临床用药必备

—LINCHUANG YONGYAO BIBEI—

主编 邵小芹 葛振永 殷艳萍 朱 敏
付瑞丽 刘 莹 邢 楠 曲 蕾

上海科学技术文献出版社
Shanghai Scientific and Technological Literature Press

图书在版编目（CIP）数据

临床用药必备 / 邵小芹等主编. -- 上海：上海科学技术文献出版社，2024. -- ISBN 978-7-5439-9214-6

Ⅰ. R97

中国国家版本馆CIP数据核字第2024333N1S号

组稿编辑：张　树
责任编辑：王　珺
封面设计：宗　宁

临床用药必备

LINCHUANG YONGYAO BIBEI

主　　编：邵小芹　葛振永　殷艳萍　朱　敏
　　　　　付瑞丽　刘　莹　邢　楠　曲　蕾

出版发行：上海科学技术文献出版社

地　　址：上海市长乐路746号

邮政编码：200040

经　　销：全国新华书店

印　　刷：山东麦德森文化传媒有限公司

开　　本：787mm×1092mm　1/16

印　　张：23.25

字　　数：592 千字

版　　次：2024年8月第1版　2024年8月第1次印刷

书　　号：ISBN 978-7-5439-9214-6

定　　价：200.00 元

主　编

邵小芹　葛振永　殷艳萍　朱　敏
付瑞丽　刘　莹　邢　楠　曲　蕾

副主编

程慎令　塔依尔·吐尔松　徐治华
刘　波　陈素平　王新玉　陈素娥
李　霞

编　委（按姓氏笔画排序）

王景荣（无棣县小泊头镇中心卫生院）
王新玉（梁山县人民医院）
付瑞丽（菏泽市牡丹人民医院）
白永杰（商丘市中医院）
邢　楠（巨野县北城医院）
曲　蕾（烟台毓璜顶医院）
朱　敏（滕州市工人医院）
刘　波（滨州市惠民县胡集镇卫生院）
刘　莹（淄博市淄川区城区卫生院）
李　霞（湖南省永州市中心医院）
陈素平（湖南省永州市中心医院）
陈素娥（湖北省阳新县疾病预防控制中心）
邵小芹（枣庄市皮肤病性病防治院）
徐治华（山西省吕梁市中医院）
殷艳萍（枣庄市薛城区中医院）
塔依尔·吐尔松（新疆医科大学第二附属医院）
葛振永（滕州市龙泉社区卫生服务中心）
程慎令（滕州市中心人民医院）

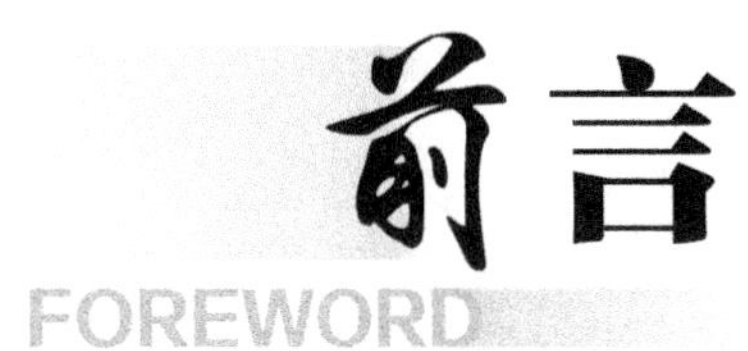

前言

FOREWORD

药学作为一门涉及药物研发、生产、质量控制、治疗等多个方面的综合性学科，在保障人类健康和治疗疾病方面发挥着重要作用。在当今时代，药学领域正面临着前所未有的机遇和挑战。一方面，随着生物技术的迅猛发展和人类对基因组、蛋白质组等生物大分子的深入研究，药学研究已经逐渐从传统的经验治疗向基于分子机制的精准治疗转变。另一方面，随着全球化和信息化的发展，药品市场的竞争也日趋激烈。药品的安全性和有效性成为公众关注的焦点，这要求药学相关人员必须不断提高药品质量、加强药品监管、优化药品供应链，以保障公众用药的安全性和有效性。在这样的背景下，编者参考大量药学著作，并结合自身经验，编写了《临床用药必备》一书，旨在为读者提供一本系统、全面、专业的药学参考书。

本书首先简单介绍了药学的基础知识及药品管理，然后深入浅出地阐述了临床常用药物的作用机制、用途、剂量与用法、不良反应、相互作用、注意事项和安全性评价等方面的知识，帮助读者全面了解药学的核心内容和精髓。同时，本书还关注药学领域的最新进展和新兴领域，展现了药学的广阔前景和无限潜力。本书内容丰富、结构合理、逻辑清晰，具有实用性和科学性，适合各级医疗机构的药师及临床医师使用，也可为药学专业的学生、药物科研人员提供参考。

在编写过程中，编者在保持内容的准确性和前瞻性的基础上，注重语言的通俗易懂和表达的清晰流畅。但由于编者编写时间紧张、编写经验有限，书中可能存在疏漏之处，希望广大读者能够提出宝贵的意见和建议。

《临床用药必备》编委会

2024年3月

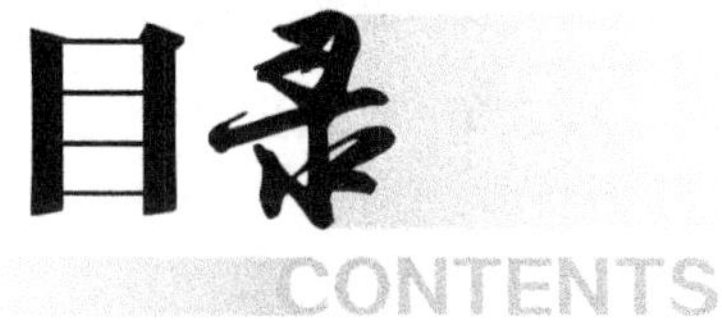

·总论·

·中药篇·

·西药篇·

·附录·

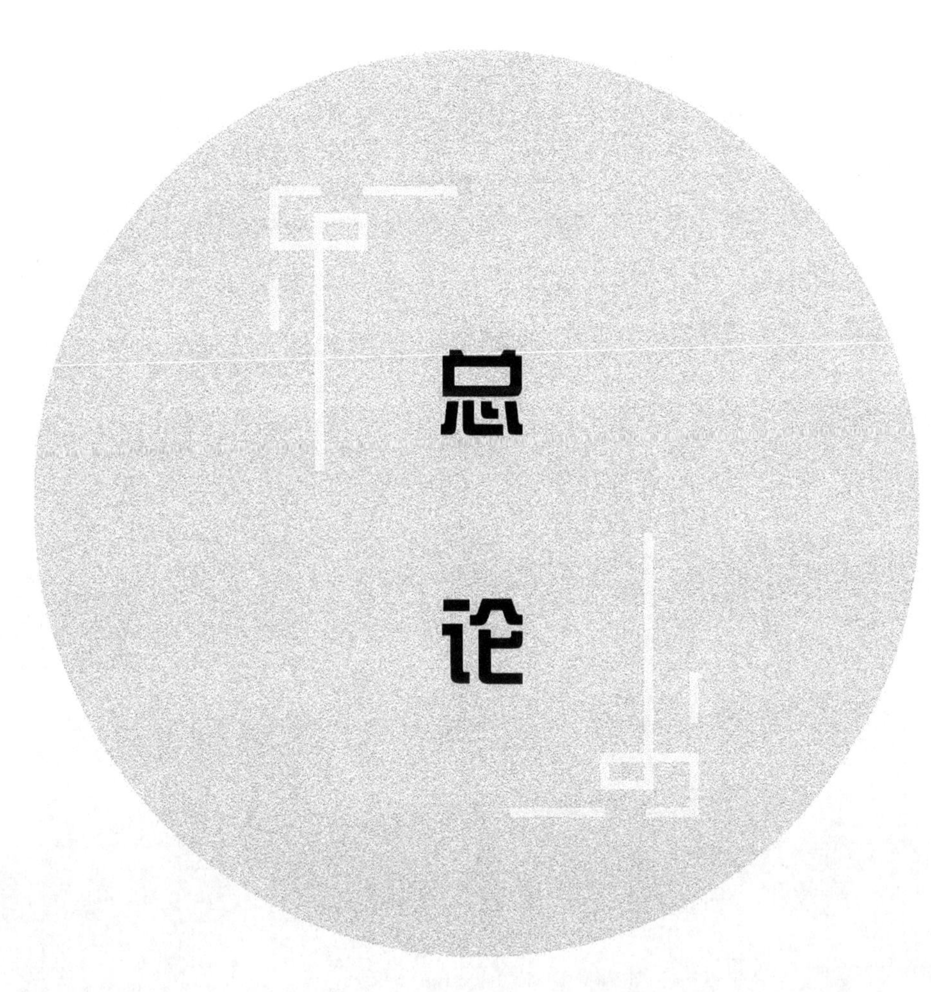

总论

第一章

药物学基础

第一节　药物代谢动力学

一、药物的体内转运与转化

药物的体内过程是指药物经各种途径进入机体到排出体外的过程，包括吸收、分布、代谢和排泄统称为药物转运，药物在体内的吸收、分布、排泄过程中，不发生生化学结构的改变而仅是空间位置的改变。代谢变化过程也称为生物转化，药物代谢和排泄合称消除。药物的体内过程见图 1-1。

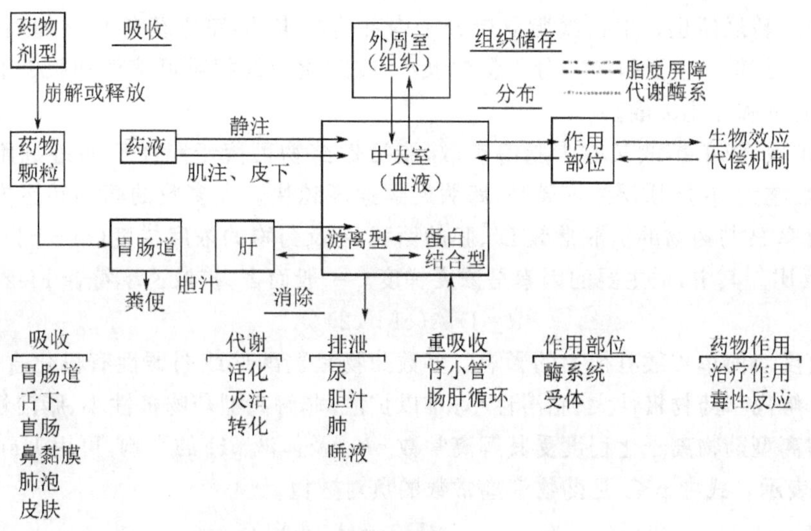

图 1-1　药物在体内的转运与转化

药动学研究反映的药物在动物或人体内动态变化规律，除可作为药效学和毒理学研究借鉴外，同时也是新药研究开发、先导化合物设计与筛选及申报临床研究或药品生产所必须提交的重要资料。研究结果还可以为确定适应证，选择给药途径、剂型，优化给药方案（如调整剂量与给药间隔时间）等临床应用提供参考依据。

(一)药物的跨膜转运

药物在体内的转运与转化或从用药部位到引起药理效应,均需要通过各种生物膜。生物膜是细胞外表的质膜和细胞内的各种细胞器膜如核膜、线粒体膜、内质网膜、溶菌酶膜等的总称,它由脂质双分子层构成,其间镶嵌着外在蛋白,可伸缩活动,具有吞噬、胞饮作用;另一类为内在蛋白,贯穿整个质膜,组成生物膜的受体、酶、载体和离子通道等。药物的吸收、分布、排泄及代谢与物质的跨膜转运密切相关。

跨膜转运的方式主要有被动转运、主动转运和膜动转运,见图 1-2。

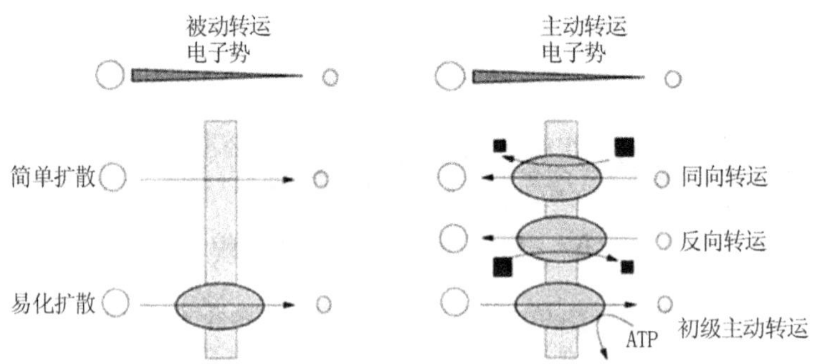

图 1-2 药物的跨膜转运

1.被动转运

被动转运是指药物分子顺着生物膜两侧的浓度梯度,由高浓度的一侧扩散到低浓度的一侧而不需要消耗 ATP,转运速度与膜两侧的浓度差成正比。浓度梯度越大,扩散越容易,当膜两侧浓度达到平衡时转运停止。生物膜脂双层分子内部为疏水性,带电荷的物质如离子很难通过。药物跨膜转运的扩散率主要取决于分子量的大小、在脂质中的相对可溶性和膜的通透性。它包括简单扩散、滤过和异化扩散。

(1)简单扩散:简单扩散又称为脂溶扩散,脂溶性药物可溶于脂质而通过细胞膜。药物的脂/水分配系数越大,在脂质层浓度越高,跨膜转运速度越快。大多数的药物转运方式属简单扩散。其扩散速率 R 与药物的扩散常数 D′、膜的面积 A 及药物的浓度梯度(c1－c2)成正比,与膜的厚度 X 成反比。其中,最主要的因素是浓度梯度。一般而言,扩散速率符合 Fiek 定律。

$$R=D'A(c1-c2)/X$$

药物解离度对简单扩散有很大的影响。多数药物是弱酸性或弱碱性有机化合物,在体液中可部分解离。解离型药物极性大、脂溶性小,难以扩散;非解离型药物极性小、脂溶性大而容易跨膜扩散。非解离型药物离子化程度受其解离常数 pK_a 及体液 pH 的影响,可用 Handerson-Hasselbalch 公式表示。式中 pK_a 是药物解离常数的负对数值。

$HA \leftrightarrow H^+ + A^-$　　　　$BH^+ \leftrightarrow H^+ + B^-$

$Ka=[H^+][A^-]/[HA]$　　　　$K_a=[H^+][B^-]/[BH^+]$

$pK_a=pH+\lg([HA]/[A^-])$　　　　$pK_a=pH+\lg([BH^+]/[B])$

$[HA]/[A^-]=\lg^{-1}(pK_a-pH)$　　　　$[BH^+]/[B]=Ig^{-1}(pK_a-PH)$

pK_a 是弱酸性或弱碱性药物在 50%解离时溶液的 pH,各药均有其固定的 pK_a。当 pK_a 与 pH 的差值以数学值增减时,药物的离子型与非离子型浓度比值相应以指数值变化,pH 的改变则可明显影响弱酸性或弱碱性药物的解离度。非离子型药物可以自由穿透,而离子型药物不易跨膜转运，这种现象称为离子障。利用这个原理可以改变药物吸收或排泄的速度，对于促进药物吸收、加速体内毒物排泄具有重要的临床意义。例如，弱酸性药物在胃液中非离子型多，在胃中即可被吸收；弱碱性药物在酸性胃液中离子型多，主要在小肠吸收；碱性较强的药物如胍乙啶（$pK_a=11.4$）及酸性较强的药物如色甘酸钠（$pK_a=2$）在胃肠道基本都已离子化，由于离子障原因，吸收均较难。$pK_a<4$ 的弱碱性药物如地西泮（$pK_a=3.3$）及 $pK_a>7.5$的弱酸性药物如异戊巴比妥（$pK_a=7.9$）在胃肠道 pH 范围内基本都是非离子型，吸收都快而完全。

由上述分析可知，弱酸性药物在酸性环境中不易解离，在碱性环境中易解离，弱碱性药物与之相反。在生理 pH 变化范围内，弱酸性或弱碱性药物大多呈非解离型，被动扩散较快。一般而言，pK_a 为 3.0～7.5 的弱酸药及 pK_a 为 7～10 的弱碱药受 pH 影响较大。强酸、强碱及强极性的季铵盐可全部解离，故不易透过生物膜而难以被吸收。

(2)滤过：滤过又称为水溶扩散，是指直径小于膜孔的水溶性的极性或非极性药物，借助膜两侧的流体静压和渗透压被水携带到低压侧的过程。滤过是指有外力促进的扩散，如肾小球滤过等。其相对扩散率与该物质在膜两侧的浓度差成正比，相对分子质量＜100、不带电荷的极性分子等水溶性药物可通过水溶扩散跨膜转运。

(3)易化扩散：易化扩散又称为载体转运，是通过细胞膜上的某些特异性蛋白质——通透酶帮助而扩散，不需要消耗 ATP。如葡萄糖进入红细胞需要葡萄糖通透酶，铁剂转运需要转铁蛋白，胆碱进入胆碱能神经末梢、甲氨蝶呤进入白细胞等分别通过特异性通透酶，或与这种分子或离子结构非常相似的物质。当药物浓度过高时，载体可被饱和，转运率达最大值。载体可被类似物占领，表现竞争性抑制作用。

2.主动转运

主动转运又称逆流转运，是指药物从细胞膜低浓度一侧向高浓度一侧转运，其转运需要膜上特异性的载体蛋白并消耗 ATP，如 Na^--K^+-ATP 酶（钠泵）、Ca^{2+}，Mg^{2+}-ATP 酶（钙泵）、质子泵（氢泵）、儿茶酚胺再摄取的胺泵等。主动转运具有饱和性，当同一载体转运两种药物时，可出现竞争性抑制现象，如丙磺舒可竞争性地与青霉素竞争肾小管上皮细胞膜载体，从而抑制青霉素的体内排泄，延长青霉素在机体内的有效浓度时间。

3.膜动转运

大分子物质的转运伴有膜的运动称为膜动转运。

(1)胞饮：胞饮又称吞饮或入胞，是指某些液态蛋白质或大分子物质可通过生物膜的内陷形成小胞吞噬而进入细胞，如脑垂体后叶粉剂可从鼻黏膜给药吸收。

(2)胞吐：胞吐又称胞裂外排或出胞，是指某些液态大分子物质可从细胞内转运到细胞外，如腺体分泌及递质释放等。

(二)药物的体内过程

药物的体内过程包括吸收、分布、生物转化和排泄。

1.吸收

药物的吸收是指药物自体外或给药部位经过细胞组成的屏蔽膜进入血液循环的过程。血管给药可使药物迅速而准确地进入体循环，没有吸收过程。除此之外，药物吸收的快慢和多少常与给药途径、药物的理化性质、吸收环境等密切相关。一般情况下，常用药物给药途径的吸收速度：气雾吸入＞腹腔＞舌下含服＞直肠＞肌内注射＞口服＞皮肤。

(1)胃肠道吸收：口服给药是最常用的给药途径。小肠内 pH 接近中性，黏膜吸收面广、血流量大，是主要的吸收部位。药物经消化道吸收后，通过门静脉进入肝脏，最后进入体循环。有些药物在通过肠黏膜及肝脏时，部分可被代谢灭活，导致进入体循环的药量减少，称为首关消除。舌下给药或直肠给药方式分别通过口腔、直肠及结肠的黏膜吸收，虽然吸收表面积小，但血流供应丰富，可避免首关消除效应且吸收迅速；但其缺点是给药量有限，有时吸收不完全。

影响胃肠道药物吸收的因素有很多，如药物的剂型、药片的崩解速度、胃的排空速率、胃液的pH、胃内容物的多少和性质等。排空快、蠕动增加或肠内容物多，可阻碍药物接触吸收部位，使吸收减慢变少；油及高脂肪食物则可促进脂溶性药物的吸收。

(2)注射给药：肌内注射及皮下注射药物沿结缔组织吸收，后经毛细血管和淋巴内皮细胞进入血液循环。毛细血管具有微孔，常以简单扩散及滤过方式转运。药物的吸收速率常与注射部位的血流量及药物剂型有关。肌肉组织的血流量比皮下组织丰富，故肌内注射比皮下注射吸收快。水溶液吸收迅速，油剂、混悬剂或植入片可在局部滞留，吸收慢，作用持久。

(3)呼吸道给药：肺泡表面积大，与血液只隔肺泡上皮及毛细管内皮各一层，且血流量大，药物到达肺泡后吸收极其迅速，气体及挥发性药物(如全身麻醉药)可直接进入肺泡。气雾剂为分散在空气中的极细气体或固体颗粒，颗粒直径为 3～10 μm，可到达细支气管，如异丙肾上腺素气雾剂可用于治疗支气管哮喘；<2 μm 可进入肺泡，但粒子过小又可随气体排出；粒径过大的喷雾剂大多滞留于支气管，可用于鼻咽部的局部治疗，如抗菌、消炎、祛痰、通鼻塞等。

(4)经皮给药：完整的皮肤吸收能力差，除汗腺外，皮肤不透水，但脂溶性药物可以缓慢通透。外用药物主要发挥局部作用，如对表皮浅表层，可将药物混合于赋形剂中敷在皮肤上，待药物溶出即可进入表皮。近年来有许多促皮吸收剂可与药物制成贴皮剂，如硝苯地平贴皮剂以达到持久的全身疗效，对于容易经皮吸收的硝酸甘油也可制成缓释贴皮剂预防心绞痛发作。

2.分布

药物进入体内循环后，经各种生理屏障到达机体组织器官的过程称为药物的分布。影响药物分布的因素主要有以下 5 种。

(1)药物与血浆蛋白的结合：大多数药物与血浆蛋白呈可逆性结合，酸性药物多与清蛋白结合，碱性药物多与 α_1 酸性糖蛋白结合，还有少数药物与球蛋白结合。只有游离型药物才能转运至作用部位产生药理效应，通常也只有游离型药物与药理作用密切相关。结合型药物由于分子量增大，不能跨膜转运及代谢或排泄，仅暂时储存于血液中，称为药物效应的“储藏库”。结合型药物与游离型药物处于相互转化的动态平衡中，当游离型药物被分布、代谢或排泄时，结合型药物可随时释放游离型药物而达到新的动态平衡。通常蛋白结合率高的药物在体内消除较慢，药理作用时间维持较长。

药物与血浆蛋白结合特异性低，而血浆蛋白结合点有限，因此两个药物可能与同一蛋白结合而发生竞争性抑制现象。如某药结合率达 99%，当被另一种药物置换而下降 1%时，游离型(具有药理活性)药物浓度在理论上将增加 100%，可能导致中毒。不过一般药物在被置换过程中，游离型药物会加速被消除，血浆中游离型药物浓度难以持续增高。药物也可能与内源性代谢物竞争与血浆蛋白结合，如磺胺药置换胆红素与血浆蛋白结合，在新生儿中应用可能导致核黄疸症。血浆蛋白过少(如肝硬化)或变质(如尿毒症)时，药物血浆蛋白结合率下降，也容易发生毒性反应。

(2)局部器官血流量：人体组织脏器的血流量分布以肝最多，肾、脑、心次之，这些器官血流丰富，血流量大。药物吸收后由静脉回到心脏，从动脉向体循环血流量大的器官分布，脂溶性静脉麻醉药如硫喷妥钠先在血流量大的脑中发挥麻醉效应，然后向脂肪等组织转移，此时脑中药物浓度迅速下降，麻醉效应很快消失。这种现象称为再分布。药物进入体内一段时间后，血药浓度趋向“稳定”，分布达到“平衡”，但各组织中药物并不均等，血浆药物浓度与组织内浓度也不相等。这是由于药物与组织蛋白亲和力不同所致，因此，这种“平衡”称为假平衡，此时的血浆药物浓度高低可以反映靶器官药物结合量多少。药物在靶器官的浓度决定药物效应的强弱，故测定血浆药物浓度可以估算药物效应强度。某些药物可以分布至脂肪、骨质等无生理活性组织形成储库，或结合于毛发指(趾)甲组织。

(3)体液的 pH：药物的 pK_a 及体液 pH 是决定药物分布的另一重要因素，细胞内液 pH(约为 7)略低于细胞外液(约为 7.4)，弱碱性药物在细胞内浓度略高，在细胞外浓度略低；而弱酸性药物则相反。口服碳酸氢钠碱化血液及尿液，可使脑细胞中的弱酸性巴比妥类药物向血浆转移，加速自尿排泄而缓解中毒症状，这是抢救巴比妥类药物中毒的措施之一。

(4)血-脑屏障：血-脑屏障是血-脑、血-脑脊液及脑脊液-脑 3 种屏障的总称，能阻碍药物穿透的主要是前两者。脑是血流量较大的器官，脑毛细血管内皮细胞间紧密连接，基底膜外还有一层星状细胞包围，药物较难穿透，因此药物在脑组织的浓度一般较低，脑脊液不含蛋白质，即使少量未与血浆蛋白结合的脂溶性药物可以穿透进入脑脊液，其后药物进入静脉的速度较快，故脑脊液中药物浓度总是低于血浆浓度，这是大脑的自我保护机制。脂溶性高、游离型分子多、分子量较小的药物可以透过血-脑屏障。脑膜炎症时，血-脑屏障通透性增加，与血浆蛋白结合较少的磺胺嘧啶能进入脑脊液，可用于治疗化脓性脑脊髓膜炎。此外，为了减少中枢神经不良反应，对于生物碱可将之季铵化以增加其极性，如将阿托品季铵化变为甲基阿托品后不能通过血-脑屏障，即不致发生中枢兴奋反应。

(5)胎盘屏障：将母亲与胎儿血液隔开的胎盘也能起屏障作用。胎盘的生理作用是母亲与胎儿间交换营养成分与代谢废物，药物可通过胎盘进入胎儿血液，其通透性与一般的毛细管无显著差别，只是到达胎儿体内的药物量和分布时间的差异，如母亲注射磺胺嘧啶 2 小时后才能与胎儿达到平衡。应该注意的是，几乎所有药物都能穿透胎盘屏障进入胚胎循环，在妊娠期间应禁用对胎儿发育有影响的药物。

3.生物转化

药物在体内经某些酶作用使其化学结构发生改变称为药物的生物转化，又称药物代谢，是体内药物作用消除的重要途径。

活性药物经生物转化后成为无活性的代谢物，称灭活；无活性或低活性药物转变为有活性或强活性药物，称为活化。大多数脂溶性药物在体内经生物转化变成极性大或解离型的代谢物，水溶性增大而不易被肾小管重吸收，利于从肾脏排出；某些水溶性高的药物在体内可不经转化以原型从肾脏排出。

机体内进行生物转化的器官主要是肝脏，胃肠道黏膜、肾脏、肺脏、体液和血液等也可参与重要的生物转化代谢作用。药物代谢通常分为两相：Ⅰ相反应包括氧化、还原或水解；Ⅱ相反应为结合反应。Ⅰ相反应主要是体内药物在某些酶，主要是肝药酶作用下，引入或除去某些功能基团如羟基、羧基和氨基等，使原型药物成为极性强的代谢产物而灭活，但少数例外(反而活化)，故生物转化不能称为解毒过程。Ⅱ相反应是在某些酶作用下，药物分子结构中的极性基团与体内化学成分如葡萄糖醛酸、硫酸、甘氨酸、谷胱甘肽等结合，生成强极性的水溶性代谢产物排出体外。Ⅱ相反应和部分Ⅰ相反应的代谢产物易通过肾脏排泄。

药物在机体内的生物转化本质上是酶促反应，其催化酶主要有两大类：特异性酶与非特异性酶。特异性酶是指具有高选择性、高活性催化作用的酶，如胆碱酯酶（AchE）特异性灭活乙酰胆碱（Ach）、单胺氧化酶（monoamin oxidase，MAO）转化单胺类药物。

非特异性酶指肝脏微粒体的细胞色素 P450 酶系统，是促进药物生物转化的主要酶系统，故又简称肝药酶，现已分离出 70 余种。它是由许多结构和功能相似的肝脏微粒体的细胞色素 P450 同工酶组成的。其基本作用是获得两个 H^-，接受一个氧分子，其中一个氧原子使药物羟化，另一个氧原子与两个 H 结合成水（$RH+NADPH+O_2+2H^+ \rightarrow ROH+NADP^+ +H_2O$），没有相应的还原产物，故又名单加氧酶，能与数百种药物起反应。此酶系统活性有限，在药物间容易发生竞争性抑制。它又不稳定，个体差异大，且易受药物的诱导或抑制。例如，苯巴比妥能促进光面肌浆网增生，其中 P450 酶系统活性增加，加速药物生物转化，这是其自身耐受性及与其他药物交叉耐受性的原因。西咪替丁抑制 P450 酶系统活性，可使其他药物效应敏化。

肝药酶催化的氧化反应如图 1-3 所示。

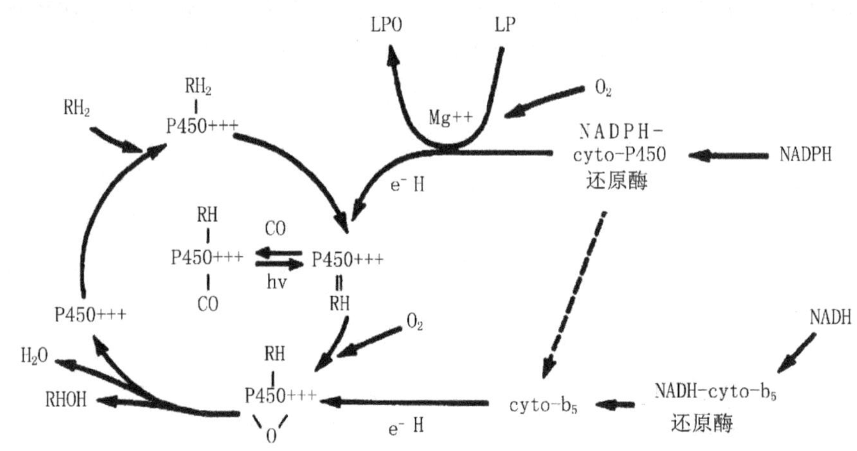

图 1-3　细胞色素 P450 酶系统对药物氧化过程示意图

4.排泄

药物在体内经吸收、分布、代谢后，最终以原型或代谢产物经不同途径排出体外称为排泄。挥发性药物及气体可从呼吸道排出，非挥发性药物主要由肾脏排泄。

（1）肾脏排泄：肾脏是主要的排泄器官。肾小球毛细管膜孔较大、滤过压也较高，故通透性较大。游离的药物能通过肾小球过滤进入肾小管。随着原尿水分的回收，肾小管中药物浓度上升。当超过血浆浓度时，那些极性低、脂溶性大的药物易经肾小管上皮细胞再吸收而向血浆扩散，排泄较少也较慢。只有那些经生物转化的极性高、水溶性代谢物不能被再吸收而顺利排出。有些药物在近曲小管由载体主动转运进入肾小管，排泄较快。肾小管有两个主动分泌通道，一是弱酸类通道，另一是弱碱类通道，分别由两类载体转运，同类药物间可能有竞争性抑制。例如，丙磺舒抑制青霉素主动分泌，使后者排泄减慢，药效延长并增强。碱化尿液使酸性药物在尿中离子化，酸化尿液使碱性药物在尿中离子化，利用离子障原理阻止药物再吸收，加速其排泄，这是药物中毒常用的解毒方法。

（2）胆汁排泄：有些药物及其代谢产物可自胆汁排泄，原理与肾排泄相似，但不是药物排泄的主要途径。药物自胆排泄有酸性、碱性及中性 3 个主动排泄通道。一些药物在肝细胞与葡萄糖醛酸等结合后排入胆中，随胆汁到达小肠后被水解，游离药物被重吸收，称为肝肠循环。在胆道引流患者，药物的血浆半衰期将显著缩短，如氯霉素、洋地黄等。

(3)乳腺排泄：乳汁 pH 略低于血浆，一些碱性药物(如吗啡、阿托品等)可以自乳汁排泄，哺乳期女性用药应慎重，以免对婴儿引起不良反应。

5.其他

药物还可从肠液、唾液、泪水或汗液中排泄。胃液酸度很高，某些生物碱(如吗啡等)注射给药也可向胃液扩散，洗胃是中毒治疗和诊断的措施。药物也可自唾液及汗液排泄。粪中药物多数是口服未被吸收的药物。肺脏是某些挥发性药物的主要排泄途径，检测呼出气中的乙醇量是诊断酒后驾车的快速简便方法。

二、体内药量变化的时间过程

(一)药物浓度-时间曲线

体内药量随时间而变化的过程是药动学研究的中心问题。在药动学研究中，药物在体内连续变化的动态过程可用体内药量或血药浓度随时间变化表示。在给药后不同时间采血，测定机体血药浓度，以血药浓度为纵坐标、时间为横坐标所绘制的曲线图称为药物浓度-时间蓝线图(简称药-时曲线)。通过药-时曲线可定量分析药物在体内的动态变化过程。

图 1-4 所示的是单次非血管途径给药后药物浓度与时间的关系及变化规律。药-时曲线可分为三期：潜伏期、持续期及残留期。潜伏期是指给药后到开始出现疗效的一段时间，主要反映药物的吸收和分布过程。静脉注射给药一般无潜伏期。当药物的吸收消除相等时达到峰浓度(C_{max})，通常与药物剂量成正比。从给药时至峰浓度的时间称为药峰时间(t_{peak})。持续期是指药物维持有效浓度的时间，长短与药物的吸收及消除速率有关；在曲线中以位于最小有效浓度(MEC)以上的时段称为有效维持时间。残留期是指体内药物已降到有效浓度以下，但又未能从体内完全消除，其长短与消除速率有关。由图 1-4 可知，药物在体内的吸收、分布和排泄没有严格的界限，只是在某一个阶段以某一过程为主。由药-时曲线与横坐标形成的面积称为线下面积(area under the curve，AUC)，反映进入体循环药物的相对量，其大小与进入体内的药量成正比。

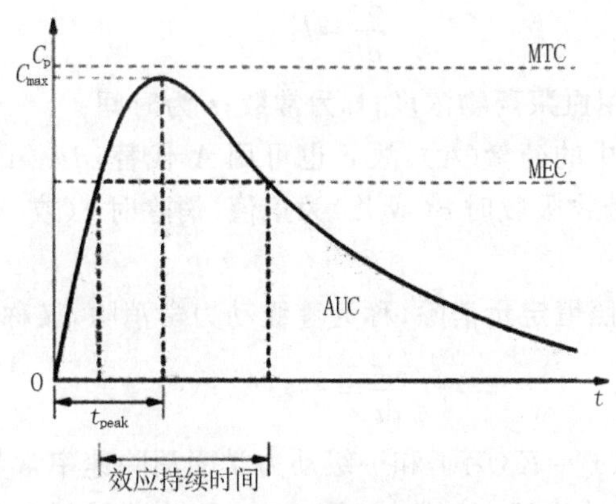

图 1-4 药物浓度-时间曲线

(二)药代动力学模型

房室模型是研究和应用较多的模型，它是依据药物在体内转运的速率和差异性，以试验与理论相结合而设置的数学模型。房室模型假设人体作为一个系统，按动力学特点内分很多房室。

这个房室的概念与解剖部位或生理功能无关，而是将对药物转运速率相同的部位均视为同一房室。目前常用的动力学分析有一室模型、二室模型和非房室模型。

1.开放性一室模型

用药后，药物进入血液循环并立即分布到全身体液和各组织器官中而迅速达到动态平衡，见图 1-5。

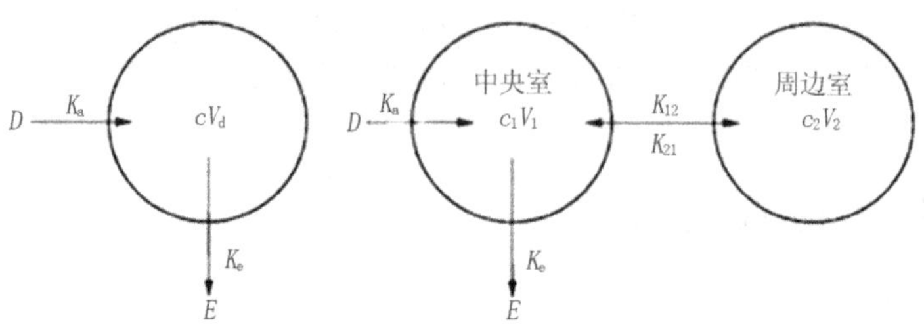

图 1-5 药代动力学模型

D：用药剂量；K_a：吸收速率常数；c：血药浓度；V_d：表观分布容积；cV_d：体内药量；K_e：消除速率常数；E：消除药量；K_{12}：药物由中央室转至周边室的一级速率常数

2.开放性二室模型

药物在体内组织器官中的分布速率不同，即中央室（血流丰富的器官如心、肝、肾）和周边室（血流量少的器官如骨、脂肪）。给药后药物迅速分布到中央室，然后再缓慢分布至周边室（图 1-5）。中央室及周边室间的转运是可逆的，即 $K_{12}=K_{21}$，但药物只能从中央室消除。大多数药物在体内的转运和分布符合二室模型。

(三)药物消除动力学模型

从生理学上看，体液被分为血浆、细胞间液及细胞内液几个部分。为了说明药动学基本概念及规律，现假定机体为一个整体，体液存在于单一空间，药物分布瞬时达到平衡（一室模型）。问题虽然被简单化，但所得理论公式不失为临床应用提供了基本规律。按此假设条件，药物在体内随时间的变化可用下列基本通式表达：

$$\frac{dc}{dt}=kc^n$$

式中，c 为血药浓度，常用血浆药物浓度；k 为常数；t 为时间。

由于 c 为单位血浆容积中的药量(A)，故 c 也可用 A 代替：$dA/dt=kc^n$（$n=0$，为零级动力学；$n=1$，为一级动力学）。药物吸收时 c（或 A）为正值，消除时 c（或 A）为负值。

1.零级消除动力学

单位时间内体内药物按照恒定量消除，称为零级动力学消除，又称恒量消除。公式如下：

$$\frac{dc}{dt}=-kc^n$$

当 $n=0$ 时，$-dc/dt=Kc_0=K$（为了和一级动力学中消除速率常数区别，用 K 代替 k）。其药-时曲线的下降部分在半对数坐标上呈曲线（图 1-6），称为非线性动力学。体内药物浓度远超过机体最大消除能力时，机体只能以最大消除速率将体内药物消除。消除速率与 c_0 大小无关，因此是恒速消除。例如，饮酒过量时，一般常人只能以每小时 10 mL 乙醇恒速消除。当血药浓度下降至最大消除能力以下时，则按一级动力学消除。按零级动力学消除的药物，其 $t_{1/2}$ 不是一个恒定的值，可随血药浓度变化而变化。

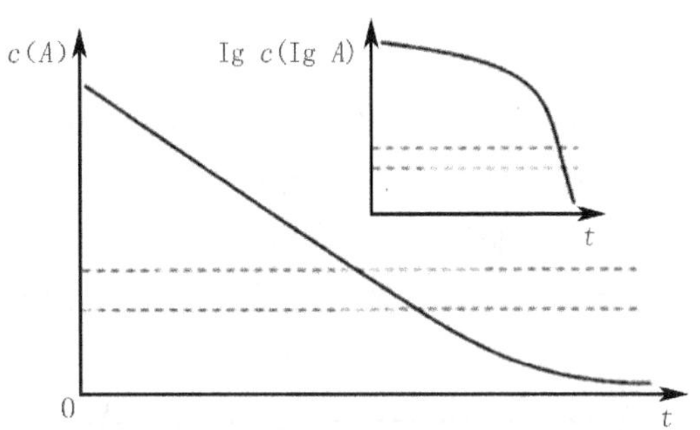

图 1-6 药物在体内消除过程的药-时曲线

2.一级消除动力学

单位时间内体内药物按恒定的比例消除，称为一级动力学消除，又称恒比消除。公式如下：

$$\frac{dc}{dt}=-kc^{n}$$

当 $n=1$ 时，$dc/dt=k_{e}c^{1}=ke^{c}$（k 用 k_{e} 表示消除速率常数）。当机体消除能力远高于血药浓度时，药物从体内的消除按一级动力学消除。进入体内的药物大多是按一级动力学消除的，药物的 $t_{1/2}$ 是恒定的。

$$c_{t}=c_{o}e^{-k_{e}t}$$

取自然对数，

$$\ln c_{t}=\ln c_{o}-k_{e}t$$

换算成常用对数，$\ln c_{t}=\ln c_{o}-\frac{k_{e}}{2.303}t$。

$$t=\lg\frac{c_{o}}{c_{t}}\times\frac{2.303}{k_{e}}$$

当 $c_{t}=1/2c_{o}$ 时，t 为药物半衰期（$t_{1/2}$）：$t_{1/2}=\lg 2\times\frac{2.303}{k_{e}}=\frac{0.693}{k_{e}}$。

可见，按一级动力学消除的药物半衰期与 c 大小无关，是恒定值。体内药物按瞬时血药浓度（或体内药量）以恒定的百分比消除，单位时间内实际消除的药量随时间递减。消除速率常数（k_{e}）的单位是 h^{-1}，它不表示单位时间内消除的实际药量，而是体内药物瞬时消除的百分率。例如，$k_{e}=0.5h^{-1}$ 不是说每小时消除 50%（如果 $t_{1/2}=1$ 小时则表示每小时消除 50%）。按 $t_{1}/2=0.693/k_{e}$ 计算，$t_{1/2}=1.39$ 小时，即需 1.39 小时后才消除 50%。再按计算，1 小时后体内尚存 60.7%。绝大多数药物都按一级动力学消除。这些药物在体内经过 t 时后尚存。

$$A_{t}=A_{o}c^{-k_{e}t},k_{e}=0.693/t_{1/2}$$

t 以 $t_{1/2}$ 为单位计算（即 $t=n\times t_{1/2}$），则 $A_{t}=A_{o}{}^{0.693}\times n=A_{o}(\frac{1}{2})^{n}$。

当 $n=5$ 时，$A_{t}\approx 3\%A_{o}$，即经过 5 个 $t_{1/2}$ 后体内药物已基本消除。与此相似，如果每隔一个 $t_{1/2}$ 给药一次（A_{o}），则体内药量（或血药浓度）逐渐累积，经过 5 个 $t_{1/2}$ 后，消除速率与给药速率相等，达到稳态。

(四)药代动力学的重要参数

1.生物利用度

生物利用度是指药物经肝脏首关消除后，进入机体循环的相对量和速度，其公式如下。

绝对生物利用度：$F=$(AUC 血管外/AUC 血管内)$\times 100\%$。

相对生物利用度：$F=$(AUC 受试制剂/AUC 标准制剂)$\times 100\%$。

从图 1-7 可以看出，某药剂量相等的三种制剂，它们的 F(AUC)值相等，但 t_{peak} 及 C_{max} 不等。

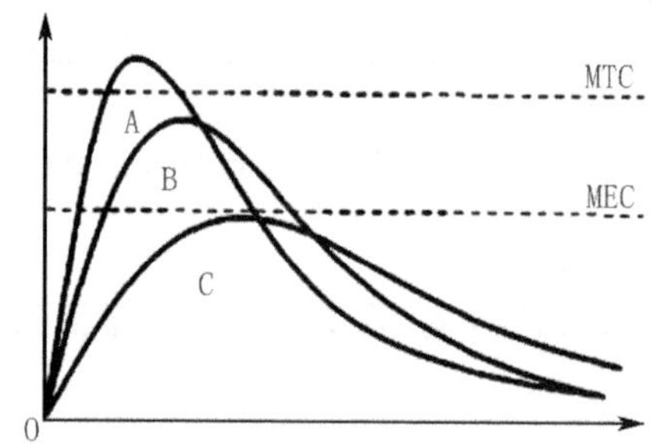

图 1-7　某药剂量相等的三种制剂的生物利用度比较

绝对生物利用度是血管外给药的 AUC 与静脉给药的 AUC 比值的百分率；而相对生物利用度是以相同给药途径来比较测试药物的 AUC 与对照标准药物 AUC 比值的百分率，常用于比较和评价不同厂家生产的同一剂型或同一厂家某一剂型不同批号的吸收率，是衡量药物制剂质量的重要指标。

2.血浆清除率(plasma clearance，CL)

它是药物在肝、肾等消除率的总和，即单位时间内多少容积血浆中的药物被消除干净，单位用$L\cdot h^{-1}$或 mL/min，计算公式：$CL=k_e V_d=c_0 V_d/AUC=A/AUC$。

按照一级动力学消除的药物，V_d(表观分布容积)和 CL 都是很重要的药动学参数。V_d 由药物的理化性质所决定。而 CL 由机体清除药物的主要组织器官的清除能力决定，因而：$CL=CL$ 肾脏$+CL_{肝脏}+CL_{其他组织}$。

可见药物的血浆清除率受多个器官功能的影响。当某个重要脏器如肝或肾的功能下降时，CL 值将下降，从而影响机体的血浆清除率。肝功能下降常影响脂溶性药物的清除率，肾功能下降则主要影响水溶性药物的清除率。

3.表观分布容积

按测得的血浆浓度计算该药应占有的血浆容积。它是指静脉注射一定量(A)药物待分布平衡后，计算公式：$V_d=A/c_0=FD/c_0$

式中，A 为体内已知药物总量；c_0 为药物在体内达到平衡时测得的药物浓度；F 为生物利用度；D 为给药量。V_d 是表观数值，不是实际的体液间隔大小。除少数不能透出血管的大分子药物外，多数药物的 V_d 值均大于血浆容积。与组织亲和力大的脂溶性药物，其 V_d 可能比实际体重的容积还大。

4.血浆半衰期($t_{1/2}$)

它是指血浆药物浓度消除一半所需的时间。

药物半衰期公式为 $t_{1/2}=\dfrac{0.693}{k_e}$。

由此可知，按一级动力学消除的药物，其 $t_{1/2}$ 与浓度无关，为恒定值，体内药物总量每隔 $t_{1/2}$ 消除一半。

零级消除动力学的半衰期 $t_{1/2}=0.5c_o/k$。

血浆半衰期 $t_{1/2}$ 在临床治疗中有非常重要的意义：①血浆半衰期 $t_{1/2}$ 反映机体消除药物的能力和消除药物的快慢程度。②按一级动力学消除的药物，一次用药后，经过 5 个 $t_{1/2}$ 后可认为体内的药物基本消除（<15%）；而间隔一个 $t_{1/2}$ 给药一次，则连续 5 个 $t_{1/2}$ 后体内药物浓度可达到稳态水平。③肝肾功能不良的患者，其药物的消除能力下降，药物的 $t_{1/2}$ 延长。

（五）连续多次用药的血药浓度变化

临床治疗常需连续给药以维持有效地血药浓度。在一级动力学药物中，开始恒速给药时，药物吸收快于药物消除，体内药物蓄积。按计算约需 5 个 $t_{1/2}$ 达到血药稳态浓度（c_{xs}）（图 1-8），此时给药速度（R_A）与消除速度（R_E）相等。

$$C_{xs}=\frac{R_E}{CL}=\frac{R_A}{CL}=\frac{D_{m/\tau}}{CL}=\frac{D_{m/\tau}}{k_eV_d}(\tau \text{ 为给药间隔时间})$$

可见，C_{xs} 随给药速度（$R_A=D_{m/\tau}$）快慢而升降，到达 C_{xs} 的时间不因给药速度加快而提前，它取决于药物的是 k_e 或 $t_{1/2}$。据此，可以用药物的 k_eV_d 或 CL 计算给药速度，以达到所需的有效药物浓度。

静脉恒速滴注时，血药浓度可以平稳地到达 C_{xs}，分次给药虽然平均血药浓度上升与静脉滴注相同，但实际上血药浓度上下波动（图 1-8）。间隔时间越长波动越大。

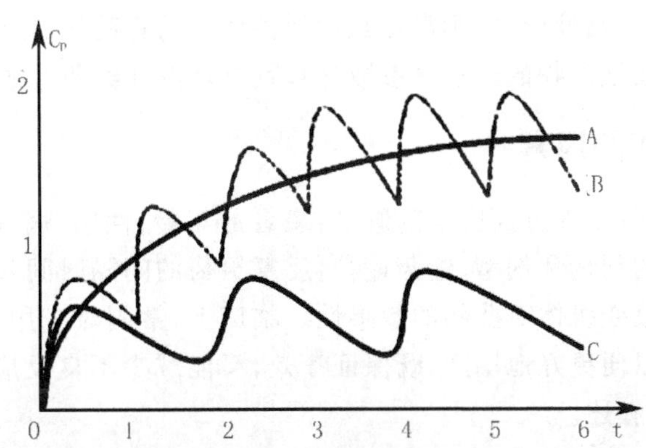

图 1-8 连续恒速给药时的时量曲线

约经 5 个半衰期血药浓度达到稳态，给药间隔越短，血药浓度波动越小；给药剂虽越大，血药浓度越高

A.静脉滴注，$D_{m/t1/2}$；B.肌内注射，$D_{m/t1/2}$；C.肌内注射，1/2 $D_{m/2t1/2}$（D_m 是维持剂量）

药物吸收达到 C_{xs} 后，如果调整剂量需再经过 5 个 $t_{1/2}$。方能达到需要的 C_{xs}。

在病情危重需要立即达到有效血药浓度时，可于开始给药时采用负荷剂量（loading dose，D_1），即每隔一个 $t_{1/2}$ 给药一次时，采用首剂加倍剂量的 D_1 可使血药浓度迅速达到 C_{xs}。

理想的给药方案应该是使 $C_{xs\text{-}max}$ 略小丁最小中毒血浆浓度（MTC）而 $C_{xs\text{-}max}$ 略大于最小有效血浆浓度（MEC），即血药浓度波动于 MTC 与 MEC 之间的治疗窗，这时 D_m 可按下列公式计算。

$D_m=(MTC\text{-}MEC)V_d$，

$D_1=ASS=1.44t_{1/2}R_A=1.44\ t_{1/2}D_{m/\tau}$，$\tau$ 可按一级消除动力学公式推算得 $\tau=(\lg co/c\tau)\times 2.303/K\tau$，令 $c_o=MTC$，$c_\tau=MEC$。

$$\tau=(\lg\frac{MTC}{MEC})\times\frac{2.303}{0.693/t_{1/2}}=3.323t_{1/2}\lg\frac{MTC}{MEC}$$

因此可以根据药物的 MTC 及 MEC 计算 D_1，Dm 及 τ。注意此时 $\tau\neq t_{1/2}$，$D_1\neq 2D_m$（图 1-9）。

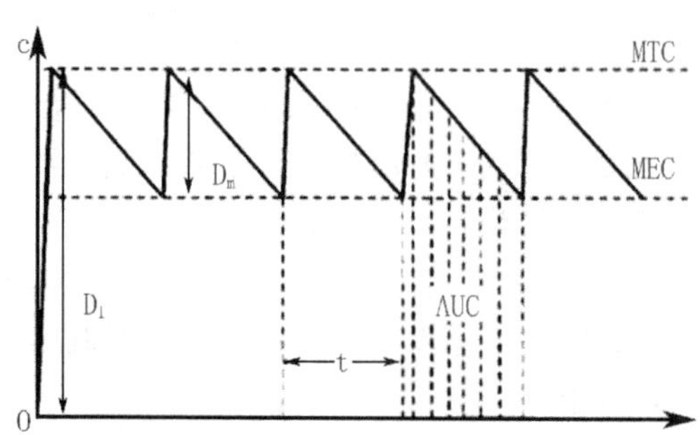

图 1-9　负荷剂量、维持剂量、给药间隔与血药浓度的关系

此外，在零级动力学药物中，体内药量超过机体最大消除能力。如果连续恒速给药，$R_A>R_E$，体内药量蓄积，血药浓度将无限增高。停药后消除时间也较长，超过 5 个 $t_{1/2}$。

临床用药可根据药动学参数如 V_d、CL、k_e、$t_{1/2}$ 及 AUC 等按以上各公式计算剂量及设计给药方案，以达到并维持有效血药浓度。除了少数 $t_{1/2}$ 特长或特短的药物以及零级动力学药物外，采用每一个半衰期给予半个有效量并将首次剂量加倍是有效、安全、快速的给药方法。

有些药在体内转化为活性产物，则需注意此活性产物的药动学，如果活性产物的消除是药物消除的限速步骤，则应按该产物的药动学参数计算剂量及设计给药方案。

三、影响药物作用的因素

药物防治疾病的疗效受多方面因素的影响：患者的年龄、性别、病理状态、个体差异、遗传因素、精神因素等。药物的剂量和剂型、给药途径、反复给药的间隔时间长短和持续次数也可影响药物的作用强度，甚至改变机体对药物的敏感性。临床上，常同时应用多种药物，故了解药物间的相互作用十分重要，以便更好地用药，既保证疗效，又能减少不良反应。现归纳为机体和药物两方面的影响因素加以叙述。

（一）药物因素

1.药物剂量与剂型

（1）剂量：同一药物在不同浓度或剂量时，作用强度不同，有时可适用于不同用途。如防腐消毒药乙醇，用于皮肤及体温计消毒时，使用浓度为 75%（体积分数）；较低浓度乙醇（40%～50%）涂擦皮肤可防治压疮；而0～30%乙醇涂擦皮肤，能使局部血管扩张，改善血液循环，为高烧患者降低体温。又如小剂量催眠药产生镇静作用，增加剂量有催眠作用，再增加剂量可出现抗惊厥作用。

（2）剂型：药物可制成气雾剂、注射剂、溶液剂、糖浆剂、片剂、胶囊、颗粒剂、栓剂和贴皮剂等，各适用于相应的给药途径。药物剂型影响药物的体内过程，主要表现为吸收和消除。如水溶剂注射液吸收较油剂和混悬剂快，但作用维持时间较短。口服给药的吸收速率为水溶液＞散剂＞片剂。但散剂或胶囊、片剂、糖衣片、肠溶片或肠溶胶囊，可减少药物对胃的刺激。缓释制剂可使药物缓慢释放，吸收和药效维持时间也较长。此外，如将药物与某些载体结合，能使药物导向分布到靶器官,减少不良反应,提高疗效。

(3)给药途径:不同给药途径可影响药物作用,不同给药途径药物的吸收速率不同,一般规律是静脉注射>吸入>肌内注射>皮下注射>口服>直肠给药>贴皮。不同给药途径其治疗剂量可相差很大,如硝酸甘油静脉注射 5～10 μg,舌下含服 0.2～0.4 mg,口服 2.5～5.0 mg,贴皮 10 mg,分别用于急救、常规或长期防治心绞痛。

2.联合用药与药物相互作用

临床常联合应用两种或两种以上药物,以达到多种治疗目的,并利用药物间的协同作用以增加疗效或利用拮抗作用以减少不良反应及解救药物中毒。但不合理的联合用药往往由于药物间相互作用而使疗效降低甚至出现意外的毒性反应。因此联合用药时,应注意以下可能发生的药物作用。

(1)配伍禁忌:药物在体外配伍直接发生物理性或化学性的相互作用而影响药物疗效或毒性反应称为配伍禁忌。注射剂在混合使用或大量稀释时易发生化学或物理改变,因此在静脉滴注时尤应注意配伍禁忌。

(2)影响药动学的相互作用:影响药动学的相互作用因素有如下几点。①阻碍药物吸收。药物吸收的主要部位在小肠,亦受胃排空速度的影响。空腹服药吸收较快,饭后服药吸收较平稳且对胃刺激较少。促进或抑制胃排空的因素都可能影响药物吸收速度。此外,胃肠道 pH 改变能影响药物的解离度,有些药物及食物间可相互作用形成络合物,如钙、镁等离子能与四环素药物形成不溶性络合物,浓茶中的鞣酸可与铁制剂或生物碱产生沉淀。②血浆蛋白结合。血浆蛋白结合率高、分布容积小、安全范围窄及消除半衰期较长的药物合用时,与其他药物竞争和血浆蛋白结合而使药理作用加强甚至产生中毒作用。③肝脏生物转化。肝药酶诱导剂及抑制药均可改变肝药酶系的活性,使药物的血药浓度升高或降低,从而影响其药理效应。如肝药酶诱导剂苯巴比妥、利福平、苯妥英及香烟、酒等能增加在肝转化药物的消除而使药效减弱。肝药酶抑制药如异烟肼、氯霉素、西咪替丁等能减慢在肝转化药物的消除而使药效加强。④肾排泄。体液和尿液 pH 的改变可影响药物的解离度,通过离子障作用影响药物的被动跨膜转运,如碱化尿液可加速酸性药物自肾排泄,减慢碱性药物自肾排泄。反之,酸化尿液可加速碱性药物排泄。弱碱性及弱酸性药物可通过竞争性抑制弱碱性和弱酸性药物的主动转运载体而减慢同类型药物的排泄。

(3)影响药效学的相互作用:联合用药时,不同的药效学作用机制可产生相反或相同的生理功能调节作用,综合表现为药物效应减弱(拮抗作用)或药物效应增强(协同作用),主要表现有如下 3 种。①生理性拮抗或协同。药物可作用不同靶点而呈现拮抗作用或协同作用,如服用催眠镇静药后饮酒(或喝浓茶、咖啡)会加重(或减轻)中枢抑制作用,影响疗效。抗凝血药华法林和抗血小板药阿司匹林合用可能导致出血反应。②受体水平的协同与拮抗。药物可作用于不同或相同的受体而产生拮抗作用或协同作用。如许多抗组胺药、吩噻嗪类、三环类抗抑郁药都有抗 M 胆碱作用,如与阿托品合用可能引起精神错乱、记忆紊乱等不良反应;β 受体阻滞剂与肾上腺素合用可能导致高血压危象等,都是非常危险的反应。③干扰神经递质的转运。三环类抗抑郁药抑制神经递质儿茶酚胺再摄取,可增加肾上腺素及其拟似药如酪胺等的升压反应,减弱可乐定及甲基多巴的中枢降压作用。

(二)机体因素

1.年龄

(1)儿童:儿童特别是新生儿与早产儿机体各种生理功能,包括自身调节功能尚未充分发育,与成年人有很大差别,对药物的反应一般比较敏感。新药批准上市不需要小儿临床治疗资料,缺少小儿的药动学数据,临床用药量时常由成年人剂量估算。新生儿体液占体重比例较大,水盐转换率较成人快;血浆蛋白总量较少,药物与血浆蛋白结合率较低;肝肾功能尚未充分发育,药物清除率低;这些因素能使血中游离药物及进入组织的药量增多。儿童的体力与智力都处于迅速发育阶段,易受中枢抑制药影响,如新生儿肝脏葡萄糖醛酸结合能力尚未发育,应用氯霉素或吗啡将分别导致灰婴综合征及呼吸抑制。因此对婴幼儿用药必须考虑他们的生理特点。

(2)老年人:老年人对药物的反应也与成人不同。老年人对药物的吸收变化不大,但老年人血浆蛋白量较低、体水较少、脂肪较多,故药物血浆蛋白结合率偏低,水溶性药物分布容积较小而脂溶性药物分布容积较大。肝肾功能随年龄增长而自然衰退,故药物清除率逐年下降,各种药物血浆半衰期都有程度不同的延长。在药效学方面,老年人对许多药物反应特别敏感。例如,中枢神经药物易致精神错乱,心血管药易致血压下降及心律失常,非甾体抗炎药易致胃肠出血,抗M胆碱药易致尿潴留、大便秘结及青光眼发作等。因此对老年人用药应慎重,用药剂量适当减少,避免不良反应的发生。

2.性别

性别差异可导致某些药物的代谢异常和妇产科问题。在动物中除大白鼠外,一般动物对药物反应的性别差异不大。女性体重较男性轻,脂肪占体重比率高于男性,而体液总量占体重比例低于男性,这些因素均可影响药物分布。在生理功能方面,女性有月经、妊娠、分娩、哺乳期等特点,在月经期和妊娠期禁用剧泻药和抗凝血药,以免引起月经过多、流产、早产或出血不止;妊娠的最初三个月内用药应特别谨慎,禁用抗代谢药、激素等能使胎儿致畸的药物。在西欧,因孕妇服用反应停(沙利度胺,催眠镇静药)而生产了一万余例畸形婴儿的悲惨结果引起了对孕妇用药的警惕。对于已知的致畸药物(如锂盐、乙醇、华法林、苯妥英钠及性激素等)在妊娠第一期胎儿器官发育期内应严格禁用。此后,在妊娠晚期及授乳期间还应考虑药物通过胎盘及乳汁对胎儿及婴儿发育的影响,因为胎盘及乳腺对药物都没有屏障作用。孕妇本身对药物的反应也有其特殊情况,需要注意。例如,抗癫痫药物产前宜适当增量,产前还应禁用阿司匹林及影响子宫肌肉收缩或可抑制胎儿呼吸的药物。

3.遗传因素

个别患者用治疗量药物后出现极敏感或极不敏感反应,或出现与往常性质不同的反应,称为特异质。某些药物的特异性反应与先天性遗传异常有关。目前已发现至少百余种与药物效应有关的遗传异常基因。特异质药物反应多数已从遗传异常表型获得解释,从而形成一个独立的药理学分支——遗传药理学。药物转化异常是遗传因素对药动学的主要影响,可分为快代谢型(extensive metabolizer,EM)及慢代谢型(poor metabolizer,PM)。前者使药物快速灭活,后者使药物灭活较缓慢。而遗传因素对药效学的影响是在不影响血药浓度的条件下,机体对药物的异常反应,如6-磷酸葡萄糖脱氢酶(G6PD)缺乏者对伯氨喹、磺胺药、砜类等药物易发生溶血反应。这些遗传异常只有在受到药物激发时才出现异常,故不是遗传性疾病。

4.心理因素

患者的精神状态与药物疗效关系密切,安慰剂是不具药理活性的剂型(如含乳糖或淀粉的片剂或含盐水的注射剂),对于头痛、心绞痛、手术后痛、感冒咳嗽、神经官能症等,30%～50%的疗效就是通过心理因素取得的。安慰剂对心理因素控制的自主神经系统功能影响较大,如血压、心率、胃分泌、呕吐、性功能等。它在患者信心不足时还会引起不良反应。安慰剂在新药临床研究的双盲对照中极其重要，可用于排除假阳性疗效或假阳性不良反应。安慰剂对任何患者都可能取得阳性效果，因此，医师不可能单用安慰剂作出真病或假病(心理病)的鉴别诊断。医师的任何医疗活动，包括一言一行等服务态度都可能发挥安慰剂的作用，要充分利用这一效应；但不应利用安慰剂去敷衍或欺骗患者，而延误疾病的诊治并可能破坏患者对医师的信心。对于情绪不佳的患者尤应多加注意，氯丙嗪、利舍平、肾上腺皮质激素及一些中枢抑制性药物在抑郁患者中可能引发悲观厌世倾向，用药时应慎重。

5.病理因素

疾病的严重度与药物疗效有关，同时存在的其他疾病也会影响药物的疗效。肝肾功能不足时，分别影响在肝转化及自肾排泄药物的清除率，可以适当延长给药间隔及(或)减少剂量加以解决。神经功能抑制(如巴比妥类中毒)时，能耐受较大剂量中枢兴奋药而不致惊厥，惊厥时却能耐受较大剂量的苯巴比妥。此外，要注意患者有无潜在性疾病避免影响药物疗效。例如，氯丙嗪诱发癫痫、非甾体抗炎药激活溃疡病、氢氯噻嗪加重糖尿病、抗 M 胆碱药诱发青光眼等。在抗菌治疗时，白细胞缺乏、未引流的脓疡、糖尿病等都会影响疗效。

6.机体对药物的反应变化

在连续用药一段时间后，机体对药物的反应可能发生改变，从而影响药物效应。

(1)致敏反应：产生变态反应已如前述。

(2)快速耐受性：药物在短时内反复应用数次后药效递减直至消失。例如，麻黄碱在静脉注射三四次后升压反应逐渐消失；临床用药两三天后对支气管哮喘就不再有效，这是由于药物会促进神经末梢释放儿茶酚胺，当释放耗竭时即不再有作用。

(3)耐受性：连续用药后机体对药物的反应强度递减，程度较快速耐受性轻也较慢，不致反应消失，增加剂量可保持药效不减，这种现象叫作耐受性。有些药物在产生耐受性后，如果停药患者会发生主观不适感觉，需要再次连续用药。如果只是精神上想再用，这称为习惯性，万一停药也不致对机体形成危害。另一些药物称为麻醉药品(narcotics，注意与 anaesthetics 区分)，用药时产生欣快感(euphoria)，停药后会出现严重的生理功能紊乱，称为成瘾性。由于习惯及成瘾性都有主观需要连续用药，故统称依赖性。药物滥用是指无病情根据的大量长期的自我用药，是造成依赖性的原因。麻醉药品的滥用不仅对用药者危害极大，对社会危害也大，吗啡、可卡因、印度大麻及其同类药都属于麻醉药品。苯丙胺类、巴比妥类、苯二氮䓬类等亦被列入国际管制的成瘾性精神药物。

(4)耐药性：病原体及肿瘤细胞等对化学治疗(简称化疗)药物敏感性降低称为耐药性，也称抗药性。有些细菌还可对某些抗生素产生依赖性。在抗癌化疗中也有类似的耐药性问题。

(三)合理用药原则

怎样才算合理用药现尚缺一具体标准，对某一疾病也没有统一的治疗方案。由于药物的有限性(即品种有限及疗效有限)和疾病的无限性(即疾病种类无限及严重度无限)，因此不能简单以疾病是否治愈作为判断用药是否合理的标准。从理论上说，合理用药是要求充分发挥药物的疗效而避免或减少可能发生的不良反应。当然这也不够具体，因此只能提几条原则供临床用药参考。

1.明确诊断

选药不仅要针对适应证还要排除禁忌证。

2.根据药理学特点选药

尽量少用所谓的“撒网疗法”，即多种药物合用以防漏诊或误诊，这样不仅浪费而且容易发生相互作用。

3.了解并掌握各种影响药效的因素

用药必须个体化，不能单纯公式化。

4.祛邪扶正并举

在采用对因治疗的同时要采用对症治疗法，这在细菌感染及癌肿化疗中尤其不应忽视。

5.对患者始终负责开出处方

仅是治疗的开始，必须严密观察病情反应，及时调整剂量或更换治疗药物。要认真分析每一病例的成功及失败的关键因素，总结经验教训，不断提高医疗质量，使用药技术更趋合理化。

（葛振永）

第二节　药物效应动力学

一、药物对机体的作用效应

药物是指用于治疗、预防和诊断疾病的化学物质。古代用药以动、植物来源为主，其本质是化学物质。无论是来源于自然界的天然产物，还是采用人工合成修饰制备的药物，对机体均能产生一定的作用。

（一）药物作用方式及特点

1.药物作用基本概念及特点

药物作用是指药物对机体各部位组织、器官的直接作用。药物效应或称药理效应，是指药物初始作用后，引起机体组织器官生理形态、生化功能发生改变，是机体对药物作用的具体表现，是药物作用的反应结果。如临床眼科治疗青光眼常用的M胆碱受体激动剂毛果芸香碱，可兴奋眼睛虹膜中瞳孔括约肌（环状肌）的M胆碱受体，使括约肌收缩，进而引起瞳孔变小，虹膜周围前房角间隙变大，房水回流通畅，眼压下降。前者是药物作用，后者是药物效应，两者从不同角度描述药物-机体作用，一般可相互通用。

药理效应主要表现为机体器官原有形态、功能水平的改变。以机体器官功能改变为分类标准，其基本作用方式分为两种：功能水平升高称为兴奋、激动；功能水平降低称为抑制、麻痹。例如，强心苷可增强心肌收缩性，使心排血量增加，改善动脉系统缺血情况；又如，巴比妥类药物可抑制中枢神经系统，用于镇静和催眠。药物对机体作用后，由过度兴奋转为衰竭，则是一种特殊形式的抑制。

2.药物作用途径及方式

药物通过与机体发生生理化学反应，体现其药物效应。药物进入机体的方式不同，发挥药物效应也不尽一致。常见给药途径分为口服给药、静脉注射、肌内注射、透皮吸收、直肠吸收及其他直接吸入肺部的气雾剂和滴剂等。同一种药物采用不同的给药途径，其药理效果不同。如口服硫酸镁不易消化，可导致腹泻脱水；采用静脉注射可舒张血管收缩肌，使血管扩张，降低血压。不同药物采取合适的给药途径，可获得满意的治疗效果。如用于治疗糖尿病的胰岛素口服后无法经胃肠吸收，只能采用皮下注射方式产生药物作用。

根据药物作用部位不同，通过药物吸收进入血液循环系统，从而分布到相关部位、器官发生作用称为全身作用或系统作用。如静脉注射青霉素水溶液，可起到退热镇痛的效果。无须药物吸收，直接在用药部位发挥的作用称为局部作用，如大多数的中药贴膏剂型可直接缓解肌肉酸痛、关节疼痛，显示其药物效果。根据疾病生成原因进行药物治疗称为对因治疗，又称“治本”。如因缺少维生素 A 而导致的“夜盲症”，通过补充一定剂量的维生素 A 或维生素 A 制剂，即可治愈。对症治疗则是用药物改善疾病症状，使其病情缓解，症状减轻，但不能消除病因。一般来说，对因治疗与对症治疗相辅相成。但在紧急情况下，如在对危重患者的救治中，对症治疗优先于对因治疗，可稳定患者病情，阻止进一步恶化，为根除疾病争取宝贵时间。在中医药治疗原则中，“辨证论治”是对因治疗与对症治疗的结合。通过症状及其原因归结到某一类“证”，进一步仔细辨认其主要矛盾与影响因素，选择适合个体的药物进行治疗。

现代分子药理学从微观的角度解释药物效应，将药物作用看作是药物与其特定位点的结合，有的放矢，从分子机制上阐明药物的作用方式。近年来，这方面的研究发展十分迅速，一般认为药物作用靶点有酶、载体分子、离子通道、受体、免疫系统、相关基因及基因组等。有针对性地开发药物，可克服传统药物不良反应大，不良反应多的缺点，更具有选择性和特异性，极大地促进了新药研究，也提高了临床用药的目的性和有效性。

（二）药物的构效关系、量效关系

药物本质是化合物，其理化性质与药物的药理作用密切相关。不同药物的化学结构决定了其药理效应，如官能团相同、结构相似的药物一般具有类似的药理效应，而同一化合物由于空间立体构象不同，则很可能其药物效应完全不同。同时，药物效应也取决于药物的血药浓度，药物剂量与效果之间存在重要的关系。

1.构效关系

药物小分子进入机体后，通过与相应的作用靶点结合发挥作用。构效关系是药物化学结构与其药物效应之间的关系。早期的构效关系研究以定性、直观的方式推测药物化学结构与药物作用结果的关系，从而推测靶活性位点的结构，设计新的活性物质结构。随着信息技术的发展，以计算机为辅助工具的三维模拟技术成为构效关系研究的主要手段，定量构效关系（QSAR）也成为合理药物设计的主要方法之一。

药效功能基团理论认为，药物与靶点作用是靶点对药物的识别，继而结合并发挥药物作用，其功能基团是符合靶点对药物分子识别结合的主要立体空间化学分子结构要素——特定的基团或结构骨架。一般来说，具备功能基团的药物，就具备发挥特定药物效应特性的潜力，其具体效果可待进一步验证。早期的药物化学理论认为功能基团对于发挥药物效应是必要的，如苯二氮䓬类药物多为1,4 苯并二氮䓬衍生物，具有相同的母核化合物结构，种类很多，临床常用作镇静催眠药。随着计算机模拟技术的兴起，功能基团概念进一步扩充，从一系列特定的化学基团、相似的骨架结构，外延为具有相似化学基团在空间特定位置的组合，如吗啡与哌替啶并不具有相同的结构骨架，但却具有相同的药效团，因而可以产生相近的生理活性。

药物进入机体后，以一定空间结构作用于机体，其空间立体构象对药物效应产生重要的影响。这种影响主要体现在光学异构、几何异构及空间构象异构这三个不同的方面。光学异构分子存在手性中心，两个对映体互为镜像和实物，除光学特性不一致，其理化性质相同，但药理活性则有许多不同的情况。如D-(－)-异丙肾上腺素作为支气管舒张剂，比 L-(＋)-异丙肾上腺素作用强 800 倍(图 1-10)；D-(－)-肾上腺素的血管收缩作用比 L-(＋)-肾上腺素强 10 倍以上。L-(＋)-乙酰基-β-甲基胆碱治疗痛风的效果比D-(－)-乙酰基-β-甲基胆碱强约 200 倍。几何异构是由双键或环等刚性或半刚性系统导致基团旋转角度不同而产生的现象。如在雌激素构效研究中发现，顺式己烯雌酚中两个羟基距离为0.72 nm，而反式己烯雌酚中两个羟基距离为 1.45 nm(图 1-11)，药用效果显著增强。有些药物会以不同的空间立体构象与不同的靶点结合，所起药物作用亦不相同。例如，组胺可以偏转式构象与 H_2 受体结合，诱导炎症反应；又可以反式构象与 H_2 受体结合，抑制胃酸分泌。

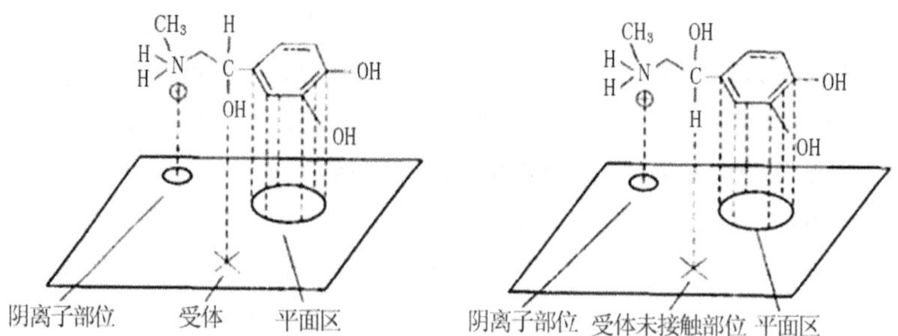

图 1-10 D-(－)-异丙肾上腺素、L-(＋)-异丙肾上腺素与受体结合示意图

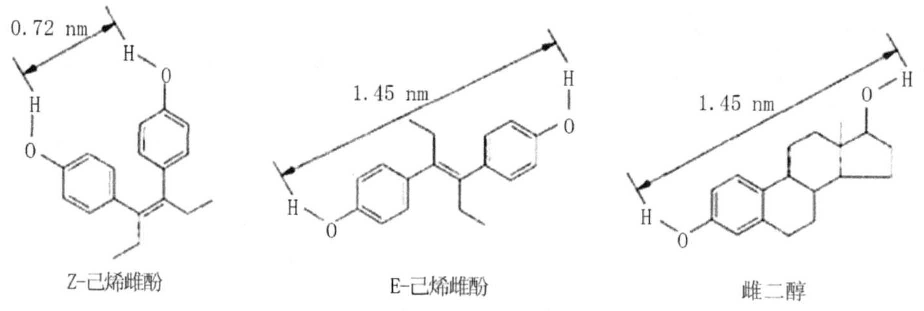

图 1-11 己烯雌酚几何异构示意图

2.剂量-效应关系

剂量-效应关系是指在一定剂量范围内，药物效应随药物剂量减小或浓度降低而减弱，随药物剂量增大或浓度升高而增强，药物剂量大小与血药浓度成正比的关系，简称量效关系。以药理效应为纵坐标、药物剂量或药物浓度为横坐标作图可以得到药物的量效曲线。

由于药物效应与血药浓度关系更为密切，在药理学研究中，常用血药浓度效应关系来直观表现这种关系。将药物剂量或药物浓度改用对数值作图，则呈典型的对称 S 形曲线，这就是通常所说的量效曲线。通过量效曲线，可直观分析药物剂量与效应之间的关系，有利于深入了解药物性质及用药规律，更好地指导临床用药。

根据不同的观测指标，可将量效曲线分为量反应和质反应两种。药物效应强度呈连续性量变，其变化量高低、多少可用具体数值或量的分级表示，称为量反应，如药物作用后血压的升降、平滑肌收缩或舒张的程度、脑部电流变化量等，可用具体数值或最大反应的百分率表示。有些药理效应只能用全或无、阳性或阴性表示则称为质反应，如死亡与生存、抽搐与不抽搐等，需用多个动物或多个试验标本以阳性反应率表示。

(1)量反应的量效曲线:以剂量或浓度为横坐标,药物效应为纵坐标,便得到量反应的量效曲线,它是一先上升、后平行的曲线(图 1-12)。能引起药理效应的最小剂量或最小浓度称最小有效剂量或最低有效浓度,亦称阈剂量或阈浓度。剂量或浓度增加,效应强度亦随之增加;当效应增加到一定程度后,若继续增加药物剂量或浓度而效应不再增加,此时的药理效应极限称为最大效应。在量反应中称为最大效能,它反映了药物的内在活性。如果反应指标是死亡,则此时的剂量称为最小致死量。如将剂量转化成对数剂量,将效应转换为最大效应百分率,则量效曲线为一左右对称的S形曲线。

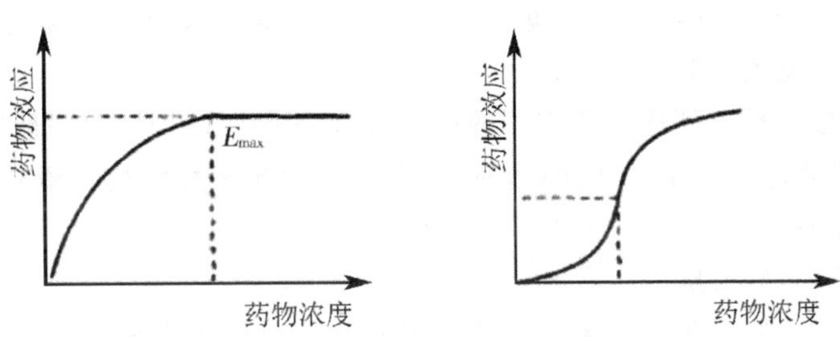

图 1-12 量反应的量效曲线与质反应的量效曲线

(2)质反应的量效曲线:参照阳性观测指标,以药物剂量或药物浓度的区段出现的阳性频率作图,得到呈正态分布的曲线称为质反应的量效曲线。如以对数剂量为横坐标,随剂量增加的累计阳性反应率为纵坐标作图,同样也可得到一条典型的对称S形量效曲线(图 1-13)。

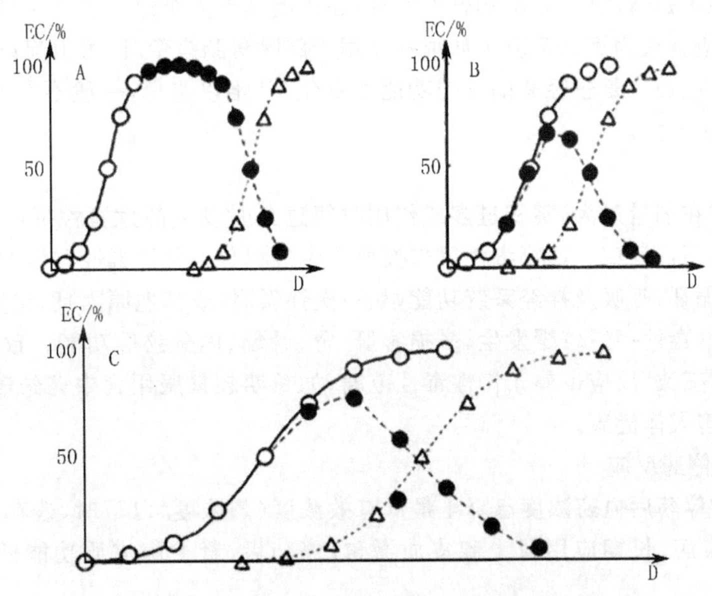

图 1-13 药物的安全性指标:治疗指数及安全范围

○有效量的量效关系;△中毒量的量效关系;●有效百分数减中毒百分数

从图 1-13 可以看出,A 药的治疗指数比 B 药大,A 药与 C 药的治疗指数相等,但 A 药的安全范围较大;C 药的治疗指数比 B 药大,而安全范围无区别。

(3)半数有效量、半数致死量及治疗指数:半数有效量是能引起 50%阳性反应(质反应)或 50%最大效应(量反应)的浓度或剂量,分别用半数有效浓度(EC_{50})及半数有效剂量(ED_{50})表示。如果效应指标为中毒或死亡，则可改用半数中毒浓度（TC_{50}）、半数中毒剂量（TD_{50}）或半数致死浓度（LC_{50}）、半数致死剂量（LD_{50}）表示。LD_{50}及ED_{50}常可通过动物试验从质反应的量效曲线上求出。在药物安全性评价中，TD_{50}/ED_{50}或TC_{50}/EC_{50}的比值称为治疗指数，它是药物的安全性指标。治疗指数为4的药物相对较治疗指数为2的药物安全。

一般治疗指数越大，药物越安全。但只用治疗指数来衡量一个药物的安全性有时并不可靠。有的药物在未充分发挥疗效时，可能已经导致少数患者中毒，造成TD与ED两条量效曲线重叠，即ED_{95}有可能大于TD_{5}。较好的药物安全性指标是ED_{95}～TD_{5}间的距离，称为安全范围，其值越大越安全。药物安全性与药物剂量或浓度有关，因此一般应用时需将ED与TD两条曲线同时画出加以比较，见图1-13。

对于药物剂量，各国药典都规定了常用的剂量范围；对于非药典药，一般在说明书上也有介绍。药典对于剧毒类药品还规定了极量（包括单剂量、一天量及疗程量），超限用药造成的不良后果及医师应负的法律责任等。

（三）药物作用与不良反应

凡不符合治疗目的，并为患者带来不适或痛楚的反应统称为不良反应。多数药物不良反应是药物作用固有效应的延伸，通过药物安全性评价一般可以预知，但不一定都能避免。少数较严重的反应难以恢复，称为药源性疾病。例如，庆大霉素引起耳聋，肼苯哒嗪引起系统性红斑狼疮等。

1.不良反应

不良反应是指药物在治疗剂量时产生与治疗目的无关，引起患者不适的药理效应。这主要是药理效应选择性不强造成的，除影响靶器官外，还影响其他多个组织器官。当某一效应用于治疗目的时，其他效应就成为不良反应。如阿托品用于解除胃肠痉挛时，可引起口干、心悸、便秘等不良反应。不良反应通常是较轻微的可逆功能性变化，常难以避免，一般不太严重，停药后能较快恢复，对身体危害不大。

2.毒性反应

毒性反应是指在剂量过大、蓄积过多或作用时间过久时发生的危害性反应，一般比较严重，是应该避免发生的不良反应。药物毒性反应按照发生过程分为急性毒性和慢性毒性。急性毒性发生较快，多损害循环、呼吸及神经系统功能，如一次性误服（或其他原因）巴比妥类药物，可导致严重急性中毒；慢性毒性一般较缓发生，多损害肝、肾、骨髓、内分泌等功能。致癌、致畸胎、致突变，即通常所说的“三致”反应也属于慢性毒性范畴，如长期超量服用含中药朱砂的药品，容易导致人体汞中毒，危害人体健康。

3.后遗效应与停药反应

后遗效应是指停药后血药浓度已降至最低有效浓度（阈浓度）以下时，残存的药理效应。如治疗系统性免疫疾病，长期应用肾上腺皮质激素，停药后，肾上腺皮质功能低下，数月内难以恢复。

突然停药后引起原有疾病或症状的加剧叫停药反应，又称回跃反应。如高血压患者长期服用降压药物，突然停药，次日血压将显著回升。

4.变态反应

变态反应是一类免疫反应，常见为非肽类药物作为半抗原与机体蛋白结合为抗原后，经过接触10天左右敏感化过程而发生的反应。常见于过敏体质患者，临床表现反应从轻微的皮疹、发热至造血系统抑制、肝肾功能损害、休克等。依据各药及个体不同，反应严重度差异较大，反应性

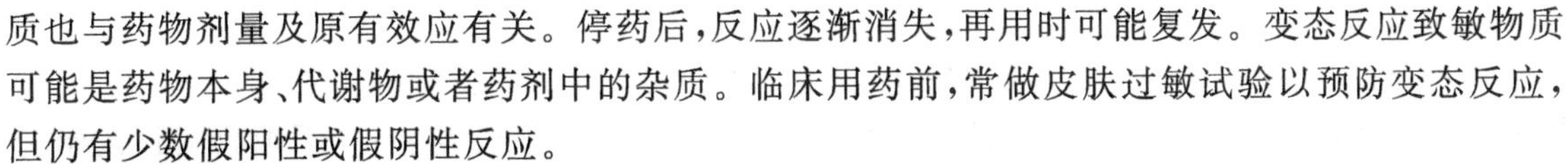

质也与药物剂量及原有效应有关。停药后，反应逐渐消失，再用时可能复发。变态反应致敏物质可能是药物本身、代谢物或者药剂中的杂质。临床用药前，常做皮肤过敏试验以预防变态反应，但仍有少数假阳性或假阴性反应。

5.特异质反应

少数特异体质患者对某些药物反应特别敏感，反应性质也与常人不同，但与药物固有药理作用基本一致，反应严重度与剂量成比例，药理阻滞剂救治可能有效，这类反应称特异质反应。它不是免疫反应，而与患者遗传异常有关。如对骨骼肌松弛药琥珀胆碱异质反应是由于先天性血浆胆碱酯酶缺乏所致。这些药理遗传异常不是遗传疾病，只在有关药物触发时才出现异常症状。

在药物早期研发过程中，应密切注意药物的不良反应，开发治疗作用好、不良反应少的药物能更有效地在后期临床应用中发挥作用，减少开发成本；在药物后期临床试验过程中，更应时刻监测不良反应，加大实验样本，扩大标本选择范围，多方面、多层次、多角度考虑实际用药情况，切实保证药品质量，保障人民群众的生命安全。特别值得一提的是，在药物生产制造过程中，应按GMP 流程规范生产，严格把关药品原料、辅料的采购，严格控制药品质量。若质量控制不严、上级监管不到位，无意或刻意带入非药物成分，患者长期服用后会引起严重的毒性反应与变态反应，甚至危及生命。

目前，世界上许多国家建立了不良反应报告体系(ADR)。近年来，我国也建立了层层监管、反应迅速的不良反应报告制度，并定期通报药物不良反应，收紧药品申报，切实保障人民群众切身利益，自下而上地建立起药物安全性评价网络，为保障人民群众健康安全筑起一道坚实的保护墙。

(四)影响药效的因素

药物-机体作用产生药理效应，其影响因素来自多方面：如患者之间的个体差异、遗传因素、机体生理状态、性别、年龄、药物剂型剂量、给药方案，与其他药物联合使用等均能影响药物效应。无论是在临床应用上，还是在新药研发过程中，充分重视各种因素对药物效应的影响，能更好地指导合理用药，获得更加科学的实验结果。

1.个体差异及遗传因素对药效动力学的影响

在给予剂量、给药途径及次数一致的情况下，绝大部分人服用正常治疗量的同一药物，可达到预期的相似治疗效果。然而在实验研究及临床工作中，人们会观察到个体差异十分明显的药理效应，包括各种不良反应。产生个体差异的原因是，由于药物在不同人体内效应及动力特性不一样，个别高敏性、特异性、耐受性体质的人，用药后会出现难以预料的结果。如极少数过敏体质的人，即便使用极少的青霉素，也可引起变态反应，甚至引发过敏性休克。

某些人对药物的异常反应与遗传因素有关，遗传因素可影响药物的吸收、分布、代谢、排泄等，是决定药物效应的重要因素之一。细胞色素 P450 酶是一系列酶，参与药物在体内的氧化代谢，对药物在体内的氧化代谢，发挥药理效应起重要作用。由于机体先天 P450 酶缺陷或活性降低，导致对药物效应区别较大的情况十分普遍。例如，属 P450 家族的异喹胍-4-羟化酶属常染色体隐性遗传病，可导致异喹胍类药物代谢变慢变弱，同时使β受体阻滞剂(如美托洛尔、噻吗洛尔等)、抗心律失常药物(如普罗帕酮)、降压药(胍乙啶)等药物的代谢变慢变弱，从而使此类患者在服用上述药物的药理效应较普通人不一致。另外，缺少高铁血红蛋白还原酶的患者，不能使高铁血红蛋白还原成血红蛋白，从而出现发绀的症状。此类患者应该尽量避免使用硝酸盐、亚硝酸盐、磺胺类药物，以免病情加重。

2.机体生理状态对药效动力学的影响

不同年龄、不同性别的人群对药物的反应不尽相同，其药物效应、药物剂量范围、不良反应的性质及严重程度均有一定差异。在使用药物时，应全面分析其共性与特性，采取针对性的给药方案。

不同年龄阶段的人对药物的反应区别较大，尤其是婴幼儿及老年人这两类特殊人群，更应该特别注意。婴幼儿发育系统尚未完善，老年人处于器官不断退化的状态，这两类人群的生理生化功能较正常人虚弱，不能简单按一般规律折算，而要具体分析、具体对待。新生儿对药物的吸收、分布不规则，其血浆蛋白与药物结合率不高，服药后游离物浓度较大，易损伤肝、肾功能，甚至是中枢神经系统，导致药物毒性反应。在应用氨基糖苷类、苯二氮䓬类、巴比妥类药物时要特别小心。婴儿血-脑屏障功能尚不完全，婴幼儿对吗啡特别敏感，小剂量吗啡即可引起中枢抑制，影响呼吸及生长发育。老年人对药物的吸收功能较正常人有所降低，但影响其药物效应动力学更重要的因素则是药物的代谢及排泄。老年人使用氯霉素、利多卡因、洋地黄毒苷等药物时，由于代谢消除延缓和血药浓度增加，易出现药物不良反应，故应适当减少给药剂量。

不同性别人群对药物效应的差异并不大，考虑到女性患者特殊的生理情况，在给药时应注意女性患者的月经、妊娠、分娩、哺乳期的生理变化，尤其是在妊娠第1～3个月，以不接触药物为宜，避免导致畸胎或流产的情况发生。

患者的心理和生理状态对药物效应也有一定影响，如情绪激动可导致血压升高，血液流动加快，从而加快药物吸收分布。特别是患者自身的生理生化功能正常与否，直接关系到药物效应与用药安全，如肝脏功能不良者在使用甲苯磺丁脲、氯霉素等药物时，肝脏生物转化变慢变弱，药物在肝脏中蓄积，作用加强，持续时间久；而对于某些需在肝脏经生物转化后才有效的药物如氢化可的松等，则作用减弱。又如肾功能不全者，可使庆大霉素、磺胺类等主要经肾脏排泄的药物消除减慢，引起蓄积中毒。另外，营养不良者脂肪组织较少，药物储存减少，血药浓度高，对药物的敏感性增强，易引起毒副作用；而心血管疾病、内分泌失调等也会影响药物效应。

3.药物剂型、剂量对药效动力学的影响

药物剂型是药物经过加工制成便于患者应用的形态。不同剂型吸收难易及起效快慢不同，同一剂型由于辅料选择及制剂工艺不同，药理效应也有所区别。按剂型形态可分为液体制剂（如口服液、中药汤剂、注射液）、固体制剂（如片剂、胶囊剂、丸剂）、半固体制剂（如糖浆剂、贴膏剂、滴丸）、气体制剂等。按药物吸收和释放可分为速效制剂（如注射剂、气雾剂、散剂）、长效制剂（如片剂、丸剂、透皮制剂）、缓释制剂、控释制剂（如肠溶剂）等。一般来说，液体制剂吸收及起效均较固体制剂快，注射液比口服液易吸收和起效快，水溶液注射液较油剂和混悬剂快。如麻醉和手术意外、溺水、药物中毒等引起的心脏停搏，可心室内注射肾上腺素给药，及时进行抢救。又如当今较为流行的激素皮下埋植剂，是一种长效缓释剂型，可达到长期避孕的效果。近年来，药物剂型研究进展迅速，各种新剂型药物已进入人们的视野，如脂质体制剂、微囊制剂、纳米球制剂等新剂型的药物，在具有传统皮下埋植剂，是一种长效缓释剂型，可达到长期避孕的效果。近年来，药物剂型研究进展迅速，各种新剂型药物已进入人们的视野，如脂质体制剂、微囊制剂、纳米球制剂等新剂型的药物，在具有传统剂型优点的同时还具有靶向作用特点，可使药物在靶器官的分布及浓度更高，选择性强，针对性好，也减小了毒副作用，使用更为安全、有效。

同一药物在不同剂量、不同浓度时，作用强度不一样。如75%（体积分数）的乙醇杀菌能力最强，用于皮肤、医疗器械的消毒；浓度高于75%，杀菌能力反而降低。低浓度的乙醇则用作其他方面：浓度为40%～50%的用于防止压疮的皮肤涂搽，浓度为20%～30%的乙醇涂搽可用于降低体温。

4.给药方案对药效动力学的影响

医师根据患者病情病况，正常诊断给予药物治疗，给药方案对是否能迅速治愈疾病，是否会引起不良反应影响重大。给药方案一般包括给药途径、给药强度等。不同的给药途径引起不同的药物效应。如采用氨茶碱类药物治疗哮喘时，其注射剂和片剂均能兴奋心脏，引起心率增加；改成栓剂给药，则可明显减轻对心脏的不良影响。药物的服用应选择合适的时间，一般来讲，饭前服用吸收较好，显效较快；饭后服用吸收较弱，显效较慢。有刺激性的药物宜在饭后服用，以减少对胃肠道的刺激。用药次数应根据病情需要及药物代谢速率而制订。代谢快的药物要相应增加给药次数，长期给药应注意蓄积毒副作用及产生耐受性。

在连续用药过程中，某些药物的药理效应会逐渐减弱，需加大剂量才能显示出药物效应，称为耐受性。某些病原体或肿瘤细胞对药物的敏感度降低，需加大剂量甚至更换药物，才能有效，称为耐药性或抗药性，大多是由于病原体基因变异而产生的。直接作用于中枢神经系统的药物，能兴奋或抑制中枢神经，连续使用后能产生生理或心理的依赖性。生理依赖性过去称成瘾性，是由于身体适应反复用药后产生愉悦感，突然中止用药，会出现严重的戒断综合征，患者烦躁不安，流泪出汗，腹痛腹泻。心理依赖性又称习惯性，是指用药者服药获得愉悦感后，渴望继续用药，甚至采用各种非法手段，以延续愉悦感。如应用镇痛药吗啡、哌替啶，催眠药甲喹酮，毒品海洛因等，使用者均可产生生理和心理依赖性，故在使用此类药物时一定要严格控制，合理使用，防止滥用。

5.药物相互作用对药效动力学的影响

经相同或不同途径，合用或先后给予两种或多种药物，在体内所起药物作用效应的相互影响，称为药物相互作用。药物之间的相互作用，使药物效应发生变化，其综合效应增强或减弱。某些药物联合应用时，会出现毒副作用，对机体产生伤害，应特别留意。目前研究得较多的是两种药物联用相互作用的效果，对两种以上的药物研究尚不多。

6.药物体外相互作用对药物效应的影响

在临床给药时，常将几种药物同时使用，某些药物在进入机体前就混合以便于使用。由于制剂工艺、药用辅料、药物赋形剂、使用条件等不同，就可能导致药物与药物发生理化性质的相互影响，从而对药物效应产生一定作用。如在同时应用多种注射剂时，需提前混合药物，酸碱度比较大的药物可能对注射剂中使用的稳定剂等有影响，使其沉淀出来，造成医疗事故。

7.药物体内相互作用对药物效应的影响

机体吸收药物进入体内，药物在体内进一步分布、代谢、排泄，完成整个起效过程。在这个过程中，不同药物在分布器官、作用位点、效应靶向、受体机制等水平上互相影响，发挥不同的药理效应。如抗酸剂碳酸氢钠可通过提高胃肠液的pH来降低四环素类药物的吸收；而含铝、镁等药物的抗酸剂，则能与四环素类药物形成螯合物，影响胃肠吸收，从而影响药物效应。药物吸收后，需与血浆蛋白结合，才能被运输分布到体内各组织器官，不同药物与血浆蛋白结合能力不同，其相互作用表现为药物结合之间的竞争。如阿司匹林、苯妥英钠等药物结合能力强，可将双香豆素类药物从蛋白结合部位置换出来，药理活性增强，甚至引起毒副作用。某些药物具有诱导或抑制药物代谢酶的作用，可影响其他药物的代谢。如苯巴比妥可加速代谢口服抗凝药，使其失效；而氯霉素可使双香豆素类药物代谢受阻，引起出血。许多药物都通过肾小管主动转运系统分泌排泄，可发生竞争性抑制作用，干扰其他药物排出，从而发生蓄积中毒，如磺胺类药物、乙酰唑胺等均可抑制青霉素的消除；另一方面，这种竞争抑制有一定的治疗意义，可使药物持续保持一定的浓度发挥药物效应，如丙磺舒可减慢青霉素和头孢菌素的肾脏排泄速度，提高血药浓度，增强药物效应。

一般来说，作用性质相近的药物联合应用，可使用药作用增强，称为协同作用。相加作用是两种药物联合应用效应等于或接近于单独使用药物效应之和，如对乙酰氨基酚与阿司匹林合用，可增强镇痛解热之功效。药物合用后效应大于单独使用药物的效果，称为增强，如甲氧苄啶(TMP)可抑制细菌二氢叶酸还原酶，与抑制二氢叶酸合成酶的磺胺药物合用，可双重阻断细菌叶酸合成，使抑菌活性增强 20～100 倍。在某些情况下，药物合并使用药效减弱，称为拮抗作用。常见的药物拮抗作用多发生在受体水平上，一种药物与特异性受体结合，阻止其激动剂与其受体结合，称为药理性拮抗；而不同激动剂与作用相反的两个特异性受体结合，其药物效应相反，称为生理性拮抗。如阿托品可与胆碱受体结合，阻滞乙酰胆碱发挥作用，是为药理性拮抗；组胺作用于 H_1 组胺受体，可引起支气管平滑肌收缩，使小动脉、小静脉和毛细血管扩张，血管通透性增加，是为生理性拮抗。

二、受体与药物效应

受体的概念是由药理学家 Langley 和 Ehrlich 分别提出的。Langley发现南美箭毒抑制烟碱引起的骨骼肌收缩，但无法抑制电刺激引起的骨骼肌收缩反应，因此设想机体内存在与化合物结合的特殊物质。他随即提出在神经与其效应器之间有一种接受物质，并认为肌肉松弛的结果是由于烟碱能与此物质结合产生兴奋，而箭毒与烟碱竞争性与其结合导致的。Ehrlich发现一系列合成化合物的抗寄生虫作用和其引起的毒性反应有高度特异性，提出了“受体”一词，并用“锁-钥匙”假说来解释药物-受体作用。此后，药物通过受体发挥作用的设想很快得到了广泛重视，后来不但证实了 N 型乙酰胆碱的存在，而且分离、纯化出 N 型乙酰胆碱蛋白，验证了受体理论的科学性。受体研究从当初只是为了解释某些现象而虚设的一个概念，到目前已成功克隆出数以千计的受体基因，并对它们的结构和功能进行了充分的研究，阐释了种类繁多的各类抗体蛋白分子结构和作用机制，发展成专门的学科。

(一)受体理论基本概念

受体是细胞内一类蛋白质大分子，由一个或多个亚基或亚单位组成，多数存在于细胞膜上，镶嵌在双层脂质膜中，少数位于细胞质或细胞核中。能与受体特异性结合的生物活性物质称为配体，两者的特异性结合部位称为结合位点或受点。一般而言，每种受体在体内都有其内源性配体，如神经递质、激素、自身活性物等；而外源性药物则常是化学结构与内源性相似的物质。受体能识别和传递信息，与配体结合后，通过一系列信息转导机制，如细胞内第二信使激活细胞，产生后续的生理反应或药理效应。

受体具有以下特点。①灵敏性：受体只需与很低浓度的配体结合即可产生显著的药理效应。②特异性：引起某一类型受体反应的配体化学结构非常相似，而光学异构体所引起的反应可能完全不同，此外，同一类型的激动剂与同一类型的受体结合后产生的效应也类似。③饱和性：细胞膜、细胞质或细胞核中的受体数目是一定的，因此配体与受体结合在高浓度具有饱和性。④可逆性：受体与配体结合是可逆的，形成的复合物可以解离而不发生化学结构的改变。⑤多样性：位于不同细胞的同一受体受生理、病理及药理因素调节，经常处于动态变化中，可以有多个亚型，因此使用对受体及亚型选择不同的药物作用可以产生不同的药理作用。⑥可调节性：受体的反应型和数量可受机体生理变化和配体的影响，因此受体的数目可以上调和下调。

(二)受体类型及调节

常见受体的命名兼用药理学和分子生物学的命名方法。对已知内源性配体的受体，按特异性的内源性配体命名；对受体及其亚型的分子结构已了解的受体，按受体结构类型命名；在药物研究过程中发现，尚不知内源性配体受体的，则以药物名命名及根据受体存在的标准命名。由于实验技术发展，特别是分子生物学技术在受体研究中的广泛应用，科学家已成功克隆出数以千计的特定受体，同时发现了许多受体亚型(受体亚型以字母及阿拉伯数字表示)。为进一步统一规范，国际药理学联合会(International Union of Pharmacology，IUPHAR)成立了专门的受体命名和药物分类委员会(简称 NC-IUPHAR)，印发了《受体特征和分类纲要》，使受体命名更为科学可信、简易可行。

受体是一个“感觉器”，是细胞膜上或细胞内能特异识别生物活性分子并与之结合，进而引起生物学效应的特殊蛋白质。大多数药物与特异性受体相互作用，通过作用改变细胞的生理生化功能而产生药理效应。目前，已确定的受体有三十余种，位于细胞质和细胞核中的受体称为胞内受体，可分为胞质受体及胞核受体，如肾上腺皮质激素受体、性激素受体是胞质受体，甲状腺素受体存在于胞质内或细胞核内；位于靶细胞膜上的受体，如胆碱受体、肾上腺素受体、多巴胺受体等称为膜受体。根据结构组成，膜受体又可分为G 蛋白耦联受体、离子通道受体和受体酪氨酸激酶 3 个亚型。

1.G 蛋白耦联受体(G-protein coupled receptor，GPCR)

此类受体是人体内最大的膜受体蛋白家族，因能结合和调节 G 蛋白活性而得名，介导许多细胞外信号的传导，包括激素、局部介质和神经递质等，如 M 乙酰胆碱受体、肾上腺素受体、多巴胺受体、5-羟色胺受体、前列腺素受体及一些多肽类受体等。这类受体在结构上都很相似，为七螺旋跨膜蛋白受体，其肽链由 7 个 α-螺旋的跨膜区段、3 个胞外环及 3～4 个胞内环组成(图 1-14)。序列分析发现，不同 GPCR 跨膜螺旋区域的氨基酸比较保守，而 C、N 末端和回环区域氨基酸的区别较大，可能与其相应配体的广泛性及功能多样性有关。

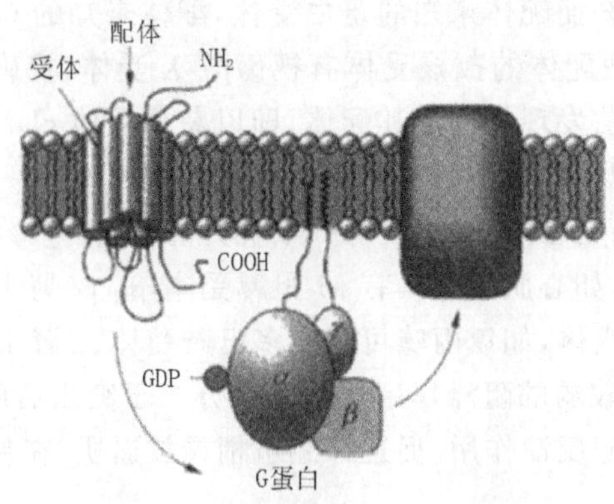

图 1-14 G 蛋白耦联受体示意图

2.离子通道受体

离子通道受体又称离子带受体，受体激动时，离子通道开放使细胞膜去极化或超极化，产生兴奋或抑制效应。离子通道有 Na^+、K^+、Ca^{2+} 等通道。如 N 乙酰胆碱受体含有 Na^+ 通道，脑中的 γ-氨基丁酸(GABA)受体、谷氨酸受体含有多种离子通道。此类受体由单一肽环往返 4 次穿透细胞膜形成 1 个亚基，并由 4～5 个亚基组成跨膜离子通道。

3.酪氨酸激酶活性受体

酪氨酸激酶活性受体为一类具有内源性酪氨酸蛋白激酶活性的单次跨膜受体，目前已发现约 60 种，按照受体与配体特征将其分为 20 个亚家族。如胰岛素受体、胰岛素样生长因子、表皮生长因子受体、血小板生长因子受体、集落刺激因子-1 受体、成纤维细胞生长因子受体等都属于这类受体。

4.核受体

核受体是配体依赖性转录因子超家族，与机体生长发育、细胞分化等过程中的基因表达调控密切相关。配体与相应核受体结合，诱导受体的二聚化并增强其与特定的 DNA 序列(激素反应元件)的结合，进而导致特定靶基因表达上调(图 1-15)。目前核受体超家族已有 150 多个成员，包括糖皮质激素受体、雌激素受体、孕激素受体、雄激素受体、维 A 酸受体、甲状腺激素受体及维生素 D 受体等。过氧化物酶体增生物激活受体(PPAR)是该家族的新成员，PPAR 激活后对体内脂肪与糖类代谢，以及细胞生长、分化和凋亡有重要的影响。

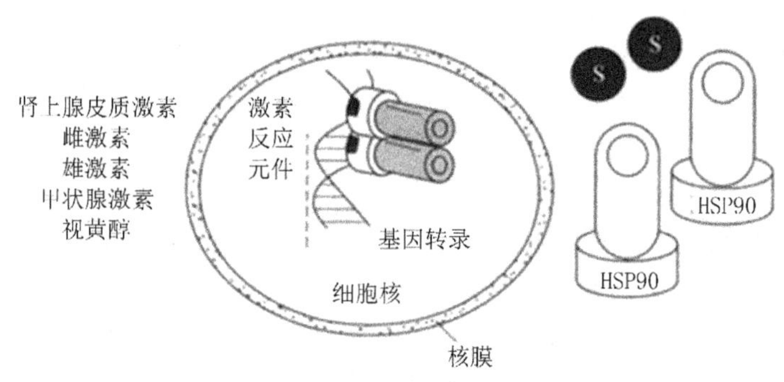

图 1-15　核受体

5.其他受体

孤儿受体是一类序列已知而配体未知的蛋白受体，配体未知的 GPCR 称为孤儿 GPCR。此外，还有孤核受体等。已发现配体的孤核受体有视磺酸 X 受体、视磺酸 Z 受体、法尼酸 X 受体等。通常采用反向药理学方法发现并确定其配体，即以获取受体 cDNA 为起点，结合功能测试，寻找相关的新配体，然后用配体和受体筛选新化合物进行新药研究，一旦找到孤儿受体的相关配体，则可能从中筛选出新的药物靶点，从而发现疗效优异的新药。

有些细胞具有多种受体，如心肌细胞具有 M 胆碱受体，β_1、β_2 肾上腺素受体，H_2 受体等。有时一种阻滞剂还可阻滞多种受体，如氯丙嗪可阻滞多巴胺受体、α 肾上腺素受体，对胆碱受体、组胺受体和 5-羟色胺受体也有较弱的阻滞作用。受体除分布于突出后膜外，有些也分布于突触前膜。激动突触前膜受体可引起反馈作用，促进神经末梢释放递质，在局部调节功能平衡。

(三)受体-配体调节

配体是指能与受体特异性结合的物质，受体只有与配体结合才能被激活并产生效应，配体与受体之间相互作用进行机体协调，发挥受体调节作用，保证机体处于正常的状态。内源性配体一般指体内存在的，能与受体特异性结合的调节物质，大致可分为：①神经递质类，如乙酰胆碱、

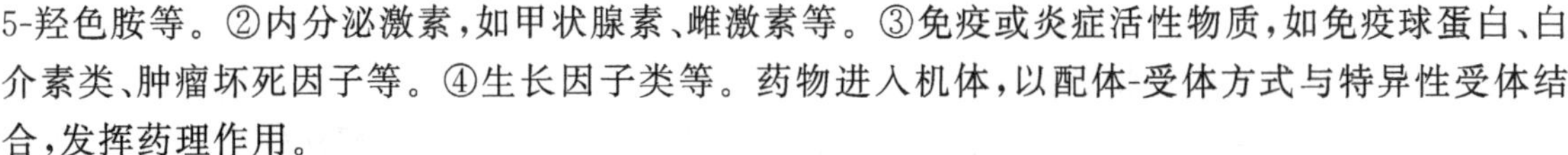

5-羟色胺等。②内分泌激素，如甲状腺素、雌激素等。③免疫或炎症活性物质，如免疫球蛋白、白介素类、肿瘤坏死因子等。④生长因子类等。药物进入机体，以配体-受体方式与特异性受体结合，发挥药理作用。

（四）第二信使的概念及作用

细胞外的信号称为第一信使，细胞表面受体接受细胞外信号后转换而来的细胞内信号称为第二信使。第二信使学说是 E.W.萨瑟兰于 1965 年首先提出的。他认为人体内各种含氮激素（蛋白质、多肽和氨基酸衍生物）都是通过细胞内的环磷酸腺苷（cAMP）而发挥作用，首次把 cAMP 叫作第二信使，激素等为第一信使。已知的第二信使种类很少，但能传递多种细胞外的不同信息，调节大量不同的生理生化过程，这说明细胞内的信号通路具有明显的通用性。

第二信使至少有两个基本特性：①第一信使同其膜受体结合后，最早在细胞膜内侧或胞质中出现，是仅在细胞内部起作用的信号分子。②能启动或调节细胞内稍晚出现的反应信号应答。第二信使都是小的分子或离子。细胞内有五种最重要的第二信使：cAMP、cGMP、1,2-二酰甘油（diacylglycerol，DAG）、1,4,5-三磷酸肌醇（inosositol 1,4,5-trisphosphate，IP_3）和细胞内外的钙离子。第二信使在细胞信号转导中起重要作用，它能够激活级联系统中酶的活性及非酶蛋白的活性。第二信使在细胞内的浓度受第一信使的调节，它可以瞬间升高，且能快速降低，并由此调节细胞内代谢系统的酶活性，控制细胞的生命活动，包括葡萄糖的摄取和利用、脂肪的储存和移动及细胞产物的分泌。第二信使也控制细胞的增生、分化和生存，并参与基因转录的调节。

部分内源性配体、受体及其第二信使见表 1-1。

表 1-1　部分内源性配体、受体及其第二信使

环腺苷酸		Ca^{2+}/肌醇磷脂	
β 肾上腺素受体	促肾上腺皮质激素	M 胆碱受体	P 物质
H_2 组胺受体	促卵泡激素	α_2 肾上腺素受体	缓激肽
5-HT_3 受体	促黄体生成素	H_1 组胺受体	促胃液素
前列腺素 E_2	促甲状腺素	5-HT_3 受体	降钙素
前列环酸	黑色细胞刺激素	抗利尿激素	促甲状腺释放激素
加压素	绒促性素	血管紧张素	上皮生长因子
高血糖素		阿片多肽	血小板来源的生长因子
		K^+ 去极化	生长抑素
		电刺激	

受体在识别相应配体并与之结合后需通过细胞内第二信使，如 cAMP、Ca^{2+}、肌醇磷脂、cGMP 等将获得的生物信息增强、分化、整合及传递，才能发挥其特定的生理功能或药理效应。受体蛋白经常代谢转换处于动态平衡状态，其数量、亲和力及效应力经常受到各种生理及药理因素的影响。连续用药后药效递减是常见的现象，一般分为耐受性、不应性、快速耐受性等。由于受体原因而产生的耐受性称为受体脱敏。β 肾上腺素（β-Adr）受体脱敏时不能激活腺苷酸环化酶（AC），是因为受体与 G 蛋白亲和力降低，或由于 cAMP 上升后引起磷酸二酯酶负反馈增加所致。具有酪氨酸激酶活性的受体可被细胞内吞而数目减少。这一现象称为受体数目的向下调节。受体与不可逆阻滞剂结合后，其后果等于失去一部分受体，如被银环蛇咬伤中毒时，N_2-ACh 受体对激动剂脱敏。与此相反，在连续应用阻滞剂后，受体会向上调节，反应敏化。如长期应用

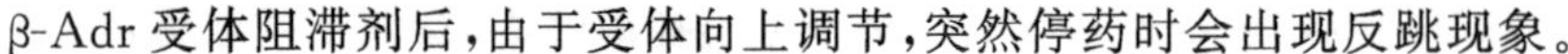

β-Adr 受体阻滞剂后，由于受体向上调节，突然停药时会出现反跳现象。

(五)受体介导的信号转导途径

细胞内存在着多种信号转导方式和途径，各种方式和途径间又有多个层次的交叉调控，是一个十分复杂的网络系统，其最终目的是使机体在整体上对外界环境的变化发生最为适宜的反应。在物质代谢调节中，往往涉及神经-内分泌系统对代谢途径在整体水平上的调节，其实质就是机体内一部分细胞发出信号，另一部分细胞接收信号并将其转变为细胞功能上的变化的过程。所以，阐明细胞信号转导的机制就意味着认清细胞在整个生命过程中的增生、分化、代谢及死亡等诸方面的表现和调控方式，进而理解机体生长、发育和代谢的调控机制。药物作用机体的本质是通过作用于细胞信号网络，影响细胞信号的传递，从而发挥其药物效应。了解信号转导的过程，有助于深入了解药物作用机制，从而指导临床用药及新药开发。细胞信号转导的途径大致可分为以下几种。

1.跨膜信号转导

(1)G 蛋白介导的信号转导途径：G 蛋白可与鸟嘌呤核苷酸可逆性结合。由 χ 和 γ 亚基组成的异三聚体在膜受体与效应器之间起中介作用。小 G 蛋白只具有 G 蛋白亚基的功能，参与细胞内信号转导。信息分子与受体结合后，激活不同G 蛋白，有以下几种途径：①腺苷酸环化酶途径通过激活 G 蛋白不同亚型，增加或抑制腺苷酸环化酶(AC)活性，调节细胞内 cAMP 浓度，cAMP 可激活蛋白激酶 A(PKA)，引起多种靶蛋白磷酸化，调节细胞功能。②磷脂酶途径激活细胞膜上磷脂酶 C(PLC)，催化质膜磷脂酰肌醇二磷酸(PIP_2)水解，生成三磷酸肌醇(IP_3)和甘油二酯(DG)，IP_3 促进肌浆网或内质网储存的 Ca^{2+} 释放。Ca^{2+} 可作为第二信使启动多种细胞反应。Ca^{2+} 与钙调蛋白结合，激活 Ca^{2+}/钙调蛋白依赖性蛋白激酶或磷酸酚酶，产生多种生物学效应。DG 与 Ca^{2+} 能协调活化蛋白激酶 C(PKC)。

(2)受体酪氨酸蛋白激酶(RTPK)与信号非受体酪氨酸蛋白激酶转导途径：受体酪氨酸蛋白激酶超家族的共同特征是受体本身具有酪氨酸蛋白激酶(TPK)的活性，配体主要为生长因子。RTPK 途径与细胞增生肥大和肿瘤的发生关系密切。配体与受体胞外区结合后，受体发生二聚化，自身具备(TPK)活性并催化胞内区酪氨酸残基自身磷酸化。RTPK 的下游信号转导通过多种丝氨酸/苏氨酸蛋白激酶的级联激活：①激活丝裂原活化蛋白激酶(MAPK)。②激活蛋白激酶 C。③激活磷脂酰肌醇 3 激酶(PI3K)，从而引发相应的生物学效应。非受体酪氨酸蛋白激酶途径的共同特征是受体本身不具有 TPK 活性，配体主要是激素和细胞因子，其调节机制差别很大。如配体与受体结合使受体二聚化后，可通过 G 蛋白介导激活 PLC-β 或与胞质内磷酸化的 TPK 结合激活 PLC-γ，进而引发细胞信号转导级联反应。

2.核受体信号转导途径

细胞内受体分布于胞质或核内，本质上都是配体调控的转录因子，均在核内启动信号转导并影响基因转录，统称核受体。核受体按其结构和功能，分为类固醇激素受体家族和甲状腺素受体家族。类固醇激素受体(雌激素受体除外)位于胞质，与热休克蛋白(HSP)结合存在，处于非活化状态。配体与受体的结合使 HSP 与受体解离，暴露 DNA 结合区。激活的受体二聚化并移入核内，与 DNA 上的激素反应元件(HRE)结合或其他转录因子相互作用，增强或抑制基因的转录。甲状腺素类受体位于核内，不与 HSP 结合，配体与受体结合后，激活受体并以 HRE 调节基因转录。

3.细胞凋亡

细胞凋亡是一个主动的信号依赖过程,可由许多因素(如放射线照射、缺血缺氧、病毒感染、药物及毒素等)诱导。这些因素大多可通过激活死亡受体而触发细胞凋亡机制。死亡受体存在于细胞表面。属于肿瘤坏死因子的受体超家族,它们与相应的配体或受体结合而活化后,其胞质区即可与一些信号转导蛋白结合,其中重要的是含有死亡结构域的胞质蛋白。它们通过死亡结构域一方面与死亡受体相连,另一方面与下游的 capase 蛋白酶结合,使细胞膜表面的死亡信号传递到细胞内。

capase 蛋白酶家族作为细胞凋亡的执行者,它们活化后进一步剪切底物。如多聚(ADP-核糖)聚合酶(PARP),该酶与 DNA 修复及基因完整性监护有关。PARP 被剪切后,失去正常的功能,使受其抑制的核酸内切酶活性增强,裂解核小体间的 DNA,最终引起细胞凋亡。这个过程可概括:死亡受体含有死亡结构域的胞质蛋白-capase 蛋白酶家族-底物 PARP-染色体断裂-细胞凋亡。不同种类的细胞在接受不同的细胞外刺激后,引起凋亡的形态学改变是高度保守的,但是它们并不是遵循同一种固定的或有规律的模式进行,而是通过各自的信号转导途径来传递的胞膜上的死亡。

(六)药物-受体相互作用

药物在机体内发挥作用的关键在于其在作用部位的浓度及其与生物靶点的相互作用(激动或拮抗)的能力。药物的结构决定了其理化性质,而理化性质决定了其与相应靶点的结合能力,进而直接决定了药物效应。药物通过作用于相应受体影响整个细胞信号通路,发挥对机体的作用效应,如何控制药物与相应受体的结合,是目前靶向给药研究的热点和难点。

1.受体与药物的相互作用学说

(1)占领学说:占领学说是由 Clark 和 Gaddum 分别提出的。占领学说认为,受体必须与配体结合才能被激活并产生效应。效应的强度与被占领的受体数量成正比,全部受体被占领时,则产生药物的最大效应。Ariens 修正了占领学说,提出了内在活性概念,即药物与受体结合时产生效应的能力,其大小用α值表示。完全激动剂 α 值为 1,完全阻滞剂 Q 值为 0,部分激动剂的 α 值则为 0～1。占领学说认为,药物与受体结合不仅需要亲和力,而且需要有内在活性才能激动受体产生效应。只有亲和力而没有内在活性的药物,虽然可以与受体结合,但不能激动受体产生效应。

(2)速率学说:Paton 提出速率学说,认为药物与受体间作用最重要的因素是药物分子与受体结合与解离的速率,即单位时间内药物分子与受体碰撞的频率。完全激动剂解离速率大,部分激动剂解离速率小,阻滞剂的解离速率最小。效应的产生是一个药物分子和受体碰撞时,产生一定量的刺激经传递而导致的,与其占有受体的数量无关。

(3)二态模型学说:此学说认为受体蛋白大分子存在两种类型构象状态,即有活性的活性态 R′和静息态 R,两者处于动态平衡且可相互转化。药物作用后均可与 R′和 R 两态受体结合,其选择性决定于药物与两态间的亲和力大小。激动剂与 R′状态的受体亲和力大,结合后可产生效应,并且促进静息态转入活性态;而阻滞剂与 R 状态的受体亲和力大,结合后不产生效应,并且促进活性态转入静息态。当激动剂与阻滞剂同时进入机体后,两者发生竞争性抑制,其作用效应取决于 R′-激动剂复合物与 R-阻滞剂复合物的比例。若后者浓度较高,则激动剂的作用被减弱甚至阻断。由于部分激动剂对 R′与 R 均有不同程度的亲和力,因而它既能引起较弱的激动效应,也能阻断激动剂的部分药理效应。

2.作用于受体的药物分类

根据药物与受体结合后产生的不同效应，将作用于受体的药物分为激动剂和阻滞剂两类。

(1)激动剂：药物与受体相互作用的首要条件是必须具有受体亲和力，而要产生药理活性则需有内在活性。激动剂(agonist)是指既有受体亲和力也有内在活性的药物，能与受体特异性结合产生效应。按照内在活性大小，可将激动剂分为完全激动剂(full agnosit，$\alpha=1$)和部分激动剂(partial agonist，$0<\alpha<1$)。前者具有较强的亲和力和内在活性，而后者有较强的亲和力但只有较弱的内在活性。部分激动剂和R结合的亲和力不小，但内在活性有限($\alpha<1$)，量效曲线高度(E_{max})较低。与激动剂同时存在，当其浓度尚未达到E_{max}时，其效应与激动剂协同；超过此限时，则因与激动剂竞争R而呈阻滞关系，此时激动剂必须增大浓度方可达到其最大效能。可见部分激动剂具有激动剂与阻滞剂双重特性。

激动剂分子与受体亲和力的大小可以用pD_2定量表示，在数值上是激动剂解离常数的负对数。pD_2越大，表明激动剂对受体的亲和力越强。

(2)阻滞剂：阻滞剂(antagonist)是指能与受体结合，具有较强亲和力而无内在活性($\alpha=0$)的药物，本身不产生作用，因占据受体而阻滞激动剂的效应。根据阻滞剂与受体结合是否可逆，可分为竞争性阻滞剂和非竞争性阻滞剂。竞争性阻滞剂能与激动剂竞争相同受体，这种结合是可逆的。因此无论阻滞剂浓度或剂量多大，通过逐渐增加激动剂的浓度或剂量与阻滞剂竞争相同受体，最终可以夺回被阻滞剂占领的受体而达到原激动剂的最大效能(效应)。此时，量效曲线将逐渐平行右移，但激动剂的最大效能(效应)不变。竞争性阻滞剂和受体的亲和力可用pA_2定量表示。当加入一定量的竞争性阻滞剂，使加倍的激动剂所产生的效能(效应)刚好等于未加入阻滞剂时，激动剂所产生的效能(效应)，则取所加入阻滞剂物质的量浓度的负对数为拮抗参数pA_2。pA_2越大，表明拮抗作用越强，与受体的亲和力也越大。

pA_2还能判断激动剂的性质。若两种激动剂被一种阻滞剂阻滞且两者pA_2相近，说明这两种激动剂作用于同一受体。

非竞争性阻滞剂与受体的结合相对是不可逆的。它能引起受体构型的改变或难逆性的化学键、共价键的结合，从而使受体反应性下降，即使逐渐增加激动剂的浓度或剂量也不能竞争性地与被占领受体结合。随着此类阻滞剂浓度或剂量的增加，激动剂量效曲线的最大效能达到原来未加入非竞争性阻滞剂时的水平，使量效曲线逐渐下移，药物的效能(效应)逐渐减小。

图1-16显示了激动剂和阻滞剂的量效曲线。图1-17是竞争性和非竞争性拮抗作用的比较。

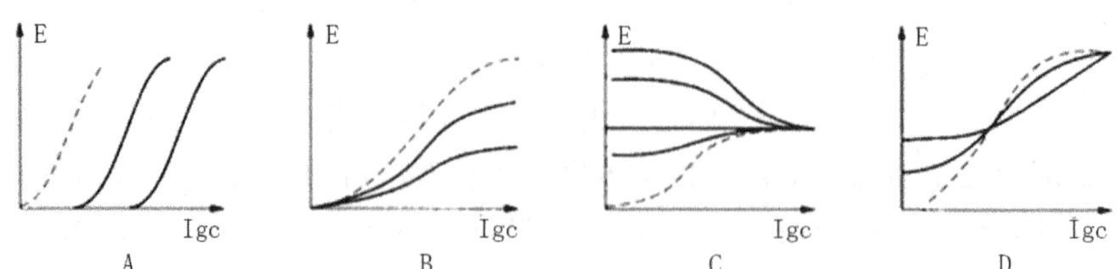

图1-16 竞争性阻滞剂(A)、非竞争性阻滞剂(B)、部分激动剂(D)对激动剂(虚线)量效的影响及激动剂(C)对部分激动剂(虚线)量效曲线的影响

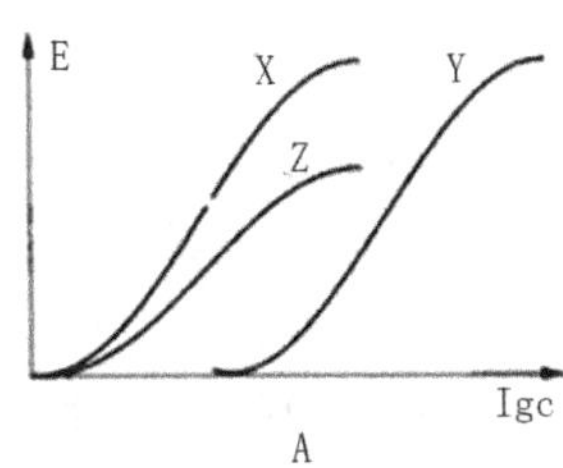

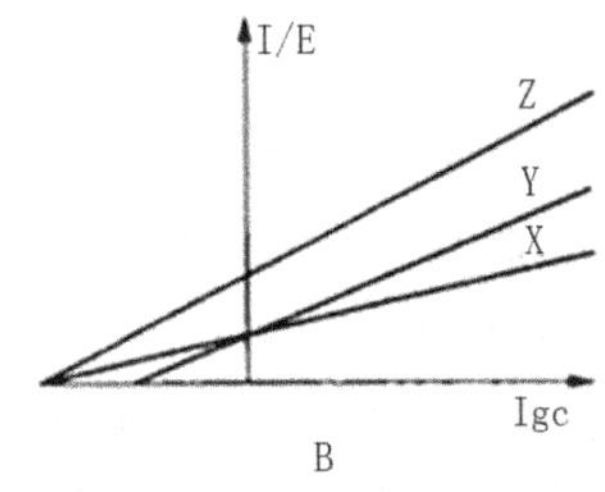

图 1-17 竞争性拮抗作用与非竞争性拮抗作用比较(A.量效曲线;B.双倒数曲线)

X.单用激动剂;Y.竞争性阻滞剂对激动剂的拮抗作用;Z.非竞争性阻滞剂对激动剂的拮抗作用

三、药效动力学研究方法及新动向

药效动力学主要研究药物效应及动力过程,其目的一是为了确认药物的治疗效果,二是为了保证用药安全,为新药研发及临床用药提供科学依据。根据试验目的不同,可将药效动力学研究大致分为体外研究和体内研究两大部分,从细胞水平、器官水平、整体动物水平及目前热门的分子基因水平等多方面多层次、全面地考察药物效应。

(一)细胞水平研究

在新药研发初期,从细胞水平出发,利用细胞培养技术对先导化合物进行初步筛选,可获得快速、高通量、稳定的结果,为后续研发工作奠定良好的基础,在抗肿瘤药物、抗生素药物及免疫药理等多方面均有应用,是十分经典、可信度高的方法。以下为细胞水平药理研究代表性的研究方法。

1.MTT 法

MTT 法又称 MTT 比色法,是一种检测细胞存活和生长的方法。其检测原理为活细胞线粒体中的琥珀酸脱氢酶能使外源性溴化 3(4,5-二甲基噻唑-2)-2,5-二苯基四氮唑(MTT)还原为水不溶性的蓝紫色结晶甲瓒(Formazan)并沉积在细胞中,而死细胞无此功能。二甲基亚砜(DMSO)能溶解细胞中的甲瓒,用酶联免疫检测仪在 490 nm 波长处测定其光吸收值,可间接反映活细胞数量。在一定细胞数范围内,MTT 结晶形成的量与细胞数成正比。该方法已广泛用于一些生物活性因子的活性检测、大规模的抗肿瘤药物筛选、细胞毒性试验及肿瘤放射敏感性测定等。它的特点是灵敏度高、经济。采用染色法区别活细胞还有 XTT 法、台盼蓝染色法、SRB 法等。

2.克隆形成法

克隆原细胞质具有持续增生能力的细胞。当单个细胞能连续分裂 6 代以上时,其后代所组成的群体(集落)便含 50 个以上的细胞,通过对集落计数可对克隆原细胞进行定量分析。由于集落反映了单个细胞的增生潜力,故能灵敏地测定抗癌药物对肿瘤细胞的抑制能力,目前被认为是一种较为理想的方法。常用的克隆形成法可分为贴壁法与半固体法。

3.Caco-2 细胞模型

Caco-2 细胞模型是最近十几年来国外广泛采用的一种研究药物小肠吸收的体外模型,帮助了解药物的吸收机制,预测体内吸收和药物相互作用,研究药物的小肠代谢情况,从而促进新药研发,具有相对简单、重复性较好、应用范围较广的特点。Caco-2 细胞来源于人的直肠癌,结构和功能类似于人小肠上皮细胞,并含有与小肠刷状缘上皮相关的酶系。在细胞培养条件下,生长在多孔的可渗透聚碳酸酯膜上的细胞可融合并分化为肠上皮细胞，形成连续的单层，这与正常的成熟小肠上皮细胞在体外培育过程中出现反分化的情况不同。细胞亚显微结构研究表明，Caco-2细胞与人小肠上皮细胞在形态学上相似，具有相同的细胞极性和紧密连接。胞饮功能的检测也表明，Caco-2 细胞与人小肠上皮细胞类似，这些性质可以恒定维持约 20 天，因此可以在这段时间进行药物的跨膜转运试验。另外，存在于正常小肠上皮中的各种转运系统、代谢酶等在Caco-2 细胞中大都也有相同的表达，如细胞色素 P450 同工酶、谷氨酰胺转肽酶、碱性磷酸酶、蔗糖酶、葡萄糖醛酸酶及糖、氨基酸、二肽、维生素 B_{12} 等多种主动转运系统在 Caco-2 细胞中都有与小肠上皮细胞类似的表达。由于其含有各种胃肠道代谢酶，因此更接近药物在人体内吸收的实际环境，从而对药物在体内的作用给出较为准确的模拟情况，药物效应也更为可信可靠。

(二)器官组织水平研究

随着药物效应研究手段的提高，与细胞水平研究相比较而言，器官水平研究药理作用更能直接反映药物的分布及药理作用。离体器官试验常用的离体器官有心脏、血管、肠段、子宫及神经肌肉标本，用离体标本可更为直观地观测药物的作用，检测药物在机体靶向器官发挥的药理效应。不同的动物标本用于测定不同类的药物作用。

1.心血管类器官

离体蛙心和兔心是观测药物对心脏活动(包括心率、心排血量、收缩力等)的影响最常用的标本。猫、兔、豚鼠和狗乳头肌标本的制备比较简单，在适宜条件下，可较长时间保持良好的实验状态，是观测药物对心肌基本生理特性(如收缩性、兴奋性、自律性)的影响较好的试验标本。兔主动脉对 α 受体兴奋药十分敏感，是测定作用于 α 受体药作用的一个理想标本，已被广泛用来鉴定和分析拟交感药和其对耐药的作用。

2.胃肠道类器官

豚鼠回肠自发活动较少，描记时有稳定的基线，可用来测定拟胆碱药的剂量反应曲线；而兔空肠具有规则律收缩活动，可观测拟肾上腺素药和抗肾上腺素药、拟胆碱药和胆碱药对活动的影响。

3.其他类器官

未孕兔子宫对 α 受体兴奋药十分敏感，可用于鉴定 α 受体激动剂或阻滞剂。豚鼠离体气管片主要含 β 受体，广泛用于鉴定和分析作用于 β 受体的药物作用。蛙坐骨神经腓肠肌标本、小鸡颈半棘肌、大白鼠膈神经标本常用来评价作用于骨骼肌的药物。而用离体脂肪组织研究作用于 β 受体的药物(脂肪组织存在 β 受体)，如果药物对 β 受体有兴奋作用，则引起游离脂肪酸释放增加。预先加入 β 受体阻滞剂，可使游离脂肪酸释放量明显减少，甚至完全阻断。因此通过测定游离脂肪酸含量，可评价作用于 β 受体的药物。

在离体器官研究中，不同动物的不同器官都要求最适宜的营养环境，对渗透压、离子强度、酸碱度等要求较高，因此各种动物的人工生理溶液成分和配制都有区别，应特别引起重视。

(三)分子细胞生物水平研究

药效动力学研究目前已从细胞和器官水平深入到受体和分子水平，分子生物学研究理论及手段日新月异的发展，也为药物效应研究带来了新思路及新技术。生物大分子，特别是蛋白质和核酸结构功能的研究，是分子生物学的基础。现代化学和物理学理论、技术和方法的应用推动了生物大分子结构功能的研究，从分子水平和基因表达的角度阐释药物作用及其机制，使药效学研究更有针对性，能更科学地研究药物-机体之间的作用。

1.受体及离子通道

受体是一种能够识别和选择性结合某种配体(信号分子)的大分子物质,多为糖蛋白,一般至少包括两个功能区域,与配体结合的区域和产生效应的区域。受体与配体结合后,构象改变而产生活性,启动一系列过程,最终表现为生物学效应。根据靶细胞上受体存在的部位,可将受体分为细胞内受体和细胞表面受体。细胞内受体介导亲脂性信号分子的信息传递,如胞内的甾体类激素受体;细胞表面受体介导亲水性信号分子的信息传递,可分为离子通道型受体、G 蛋白耦联型受体和酶耦联型受体。离子通道由细胞产生的特殊蛋白质构成,它们聚集起来并镶嵌在细胞膜上,中间形成水分子占据的孔隙,这些孔隙就是水溶性物质快速进出细胞的通道。离子通道的活性,就是细胞通过离子通道的开放和关闭调节相应物质进出细胞速度的能力,对实现细胞各种功能具有重要的意义。药物对机体细胞的作用需通过这样的生物大分子来实现。目前,此类研究多集中在采用生物物理及生物化学手段,如光镜、电镜、激光共聚焦、膜片钳等,观察药物对其的作用及引发的一系列生化反应等,从而说明其药理效应。

2.信号转导及药物靶点

高等生物所处的环境无时无刻不在变化,机体功能上的协调统一要求有一个完善的细胞间相互识别、相互反应和相互作用的机制,这一机制可以称作细胞通信。在这一系统中,细胞或者识别与之相接触的细胞,或者识别周围环境中存在的各种信号(来自周围或远距离的细胞),并将其转变为细胞内各种分子功能上的变化,从而改变细胞内的某些代谢过程,影响细胞的生跃速度,甚至诱导细胞的死亡。这种针对外源性信号所发生的各种分子活性的变化,以及将这种变化依次传递至效应分子,以改变细胞功能的过程称为信号转导,其最终目的是使机体在整体上对外界环境的变化发生最适宜的反应。药物对机体作用后,其作用靶点及作用机制需要从信号转导的途径来解释,从而阐明药物如何对细胞在整个生命过程中的增生、分化、代谢及死亡等多方面进行调控,进而理解药物对机体病情病况的调控机制。如抗癌药物研究中,药物对凋亡调控基因 caspase 家族,Bcl-2 家族等级联反应、蛋白表达等作用,直接关系到药物对肿瘤的抑制效果。

3.基因组学及蛋白质组学

基因组学是研究生物基因组的组成,组内各基因的精确结构、相互关系及表达调控的学科,同时也是研究生物基因组和如何利用基因的一门学问。该学科提供基因组信息及相关数据系统利用,研究基因及在遗传中的功能,试图解决生物、医学和工业领域的重大问题。随着几个物种基因组计划的启动,基因组学取得了长足的发展。人类基因组计划公布了人类基因组草图,为基因组学研究揭开新的一页。随着人类基因组草图的完成,现在许多学者开始探索基因与蛋白质如何通过相互作用来形成其他蛋白质,从而出现了蛋白质组学。蛋白质组学是对蛋白质特别是其结构和功能的大规模研究,一个生命体在其整个生命周期中所拥有的蛋白质的全体或者在更小的规模上,特定类型的细胞在经历特定类型刺激时所拥有的蛋白质的全体。分别被称为这个生命体或细胞类型的蛋白质组。蛋白质组学比基因组学要复杂得多——基因组是相当稳定的实体,而蛋白质组通过与基因组的相互作用而不断发生改变。一个生命体在其机体的不同部分及生命周期的不同阶段,其蛋白表达可能存在巨大的差异。鉴于药物在机体作用前后,基因及蛋白水平会发生一定变化,人们设计了一系列检测方法,尝试解释这种差异,从分子组学的角度说明药物效应。如近几年兴起的核酸探针、微阵列检测及高通量的基因芯片、蛋白芯片等,均从不同角度阐释了药物的作用及机制。

4.整体动物水平研究

整体动物试验一般应用小鼠、大鼠、兔、狗、猴、猪等，根据试验目的及要求，在试验控制条件下，在动物身上制造出类似人体的毒理、药理、清理、生理过程，构建最大限度模拟病理过程及现象的模型，与正常动物及给药动物组比照，观察药物对动物生理及行为活动的影响，亦即药理效应、机制和规律。动物选择是否得当，直接关系试验的成功和质量高低。一般应选择某一功能高度发达或敏感性较强的动物，如鸽、狗、猫的呕吐反应敏感，常用来评价引起催吐和镇吐的药物的作用，而鼠类和兔模型则反应不明显；家兔对冷损伤易发生，狗则不能发生损伤；豚鼠对铜离子及汞离子的急性毒性很敏感，而大鼠、小鼠则较耐受。因此有人说，在评价动物选择是否得当时，主要看是否用“专家”式动物。一般来说，小动物模型多用于筛选试验，大动物模型多用于试验治疗和中毒机制的研究。

(1)小动物模型：新药研发中，常采用小鼠、大鼠、豚鼠、兔、猫、鸡等小型动物，进行动物水平筛选测试。抗肿瘤药物研究中，采用动物移植肿瘤，如 Lewis 肺癌小鼠、乳腺癌骨转移小鼠等用于评价研究抗肿瘤药，是目前肿瘤药物研发使用最广泛的途径。研究抗精神病药常用阿扑吗啡造成大白鼠舔、嗅、咬等定向行为，从而观测新药的安定作用。研究镇痛药物常用热刺激法，如小白鼠热板法、电刺激小白鼠尾部法及化学刺激法，用酒石酸锑钾腹腔注射造成扭体反应，从而观测镇痛药的作用。在抗感染药物研究中，用定量的致炎剂如鸡蛋清、右旋糖酐、弗氏佐剂等注入大白鼠踝部皮下，造成关节肿胀，测定用药前后的肿胀程度，从而观测抗感染药物的作用。研究抗心律失常药物，用氯仿、肾上腺素、乌头碱等诱发小白鼠或大白鼠心律失常，或将电析直接连在心房或心室诱发心房颤动或心室颤动，是评价抗心律失常药的常用新方法。对抗溃疡药物的研究和评价，常采用大白鼠或豚鼠制备试验性溃疡模型，常用应激性刺激法(如将大白鼠浸于 20 ℃水中)、组织胺法、幽门结扎法等诱发溃疡，其中以应激法较优，成功率达 100%，更为常用。

(2)大动物模型：大型动物研究成本较高，多用于试验治疗及中毒机制的研究。Goldblatt 等采用线结扎狗肾动脉，造成肾性高血压，开创了试验性高血压研究的新时代。也是研究抗高血压药物的经典模型。利用铜圈置入健康 Beagle 犬心脏中，制备急性心肌缺血动物模型，其机制可能在于铜圈作为异物被置入冠脉内，会诱发冠脉内血栓形成，堵塞冠脉而发生急性心肌缺血，是研究心肌缺血药物的模型。镇咳药研究中，猫静脉注射致咳物二甲苯基哌嗪，引起咳嗽；咳嗽次数在一定范围内与致咳物剂量呈线性关系，是研究评价镇咳药的好方法。研究抗糖尿病药，给狗、猫、猴、羊静脉注射四氧嘧啶，选择性地损伤胰腺口细胞。引起实验动物糖尿病，是经典的研究抗糖尿病的方法。目前，采用与人类最接近的恒河猴制造了多种模型，对许多疾病及药物的研发作出了重大贡献。

(3)转基因动物及基因敲除动物：近年来，随着人类对生命认识的深入，利用分子生物学技术使传统药理研究发展到分子甚至更微观的水平，可采用基因敲除、转基因技术等制作更符合疾病病理病情的动物模型。转基因动物就是用实验室方法将人们需要的目的基因导入其基因组，使外源基因与动物本身的基因整合在一起，并随细胞的分裂而增生，在动物体内得到表达，并能稳定地遗传给后代的动物。整合到动物基因组上的外来结构基因称为转基因，由转基因编码的蛋白质称为转基因产品，通过转基因产品影响动物性状。如果转基因能够遗传给子代，就会形成转基因动物系或群体。转基因哺乳动物自诞生以来，一直是生命科学研究和讨论的热点。随着研究的不断深入和实验技术的不断完善，转基因技术得到了更广泛的应用，如目前用于研究老年痴呆症，又称阿尔茨海默病的 APP/PS1/PS2 多重转基因小鼠，能较好地表现神经纤维缠结及斑块沉积的重要病理特征，同时一定程度体现了发病机制，被公认为模拟老年痴呆的最佳模型。基因敲除动物模型是通过运用基因工程技术的方法，将动物体内的某些特定基因在染色体水平剔除或使之失活，使得与该基因相关的蛋白质表达减少或不表达。从而使动物体内与该蛋白相关的功能丧失。这一技术为探讨基因在体内的功能和疾病的发病机制提供了一种很好的研究工具，这与早期生理学研究中常用的"切除部分-观察整体-推测功能"的三部曲思想相似。目前国内研究中，已有研究机构制作出肝脏葡萄糖激酶基因条件敲除的 2 型糖尿病小鼠模型，可作为 2 型糖尿病的动物模型，正式进入产业化应用阶段。这将有助于推动 2 型糖尿病的发病与治疗的研究，诠释筛选抗糖尿病药物的作用机制，并推进抗糖尿病药物的研发。

(邵小芹)

第三节　临床药物使用原则

对任何疾病都必须始终贯彻预防为主，防治结合的原则，即未病防病(包括传染性及非传染性疾病)，有病防重(早发现，早诊断，早治疗)，病重防危(防治并发症，保护重要器官功能)，病愈早康复防复发。要随时运用辩证唯物主义的思维方法，密切联系实际，做到以下几点。

一、树立对患者的全面观点

根据病情轻重缓急，通过现象看本质，抓住主要矛盾，又要随时注意矛盾的转化。急则先治"标"，缓则先治"本"；如有必要和可能，则"标""本"同治。

(一)治"本"就是针对病因或发病因素的治疗

许多疾病，只要进行病因治疗，就可解除患者痛苦，达到治愈。例如，无并发症的轻或中度的细菌、螺旋体、原虫及其他寄生虫感染，只要给予特效抗感染药物即可治愈。有些疾病表现为功能异常或病理生理改变，如心功能不全、心律失常、心绞痛、高血压、支气管哮喘或慢性失血性贫血等，当进行对症处理后，病情虽可缓解，但由于病因未除，仍易复发。因此，一定要努力寻找病因加以治疗，只要做到病因消除才能根治疾病。

(二)治"标"就是对症治疗

所谓"标"，就是临床表现，即各器官的病理生理或功能改变所引起的症状，体征或血液的生化指标异常。它们常常是导致患者求医的主要原因。常见的有发热、全身酸痛及各系统症状；如心血管系统有心悸、水肿、气促、胸痛、血压波动、心律失常、晕厥等，呼吸系统有咳嗽、气促、咳痰、咯血、胸痛等；消化系统有食欲缺乏、恶心、呕吐、嗳气、反酸、呕血、腹痛、腹胀、腹泻、便秘、便血、黄疸等；泌尿系统有尿频、尿急、排尿疼痛、血尿、尿失禁、少尿或无尿等；精神神经系统有头痛、头晕、眩晕、嗜睡、神志不清、昏迷、失眠、躁动、抽搐、瘫痪、思维紊乱或行为异常等，其他各系统及五官各有其常见症状、体征，在此不一一列举。

当临床表现使患者感到痛苦或危及生命与远期预后时，应及时作对症处理，减轻症状，改善病理生理状况，赢得时间进行全面详细的检查，得出病因诊断并进行病因治疗。2003 年春流行的 SARS，虽已查出病因为冠状病毒变异亚型引起，但无特效药，许多患者就是靠对症支持疗法度过危险期和自身产生的抵抗力而获痊愈的。

对于“症”，也要分清本质进行有针对性的治疗，不可头痛医头，足痛医足。例如，颅内压增高可引起头痛、呕吐，不可简单地给以镇痛止吐药物，而要降低颅内压，使用降颅内压药物，而不可通过腰椎穿刺抽出脑脊液减压，因后者有引起脑疝的危险。颅内压过低也可致头痛，却需要输液治疗。硝酸酯类药是预防和治疗心绞痛常用药，对有些患者可引起颅内静脉扩张导致剧烈头痛，如果不问清楚服药史，盲目给以止痛药可能无效。血管紧张素转换酶抑制剂可引起干咳，医师不问服药情况盲目给可待因镇咳是错误的。又如，同是无尿，但阶段性不同，处理原则也不同；急性失水引起的低血容量休克所致的无尿，在起病6～7小时内快速补液改善休克后，无尿也就好转；但如无尿已持续7小时以上，肾小管已坏死，此时的快速补液虽然升高血压，改善其他器官的微循环，不但无尿不会好转，大量输液反而有害；如果无尿是肾毒性物质（如鱼胆或毒蕈）中毒所致，大量补液是有害无益的。

对症治疗虽然可解除患者痛苦，甚至使患者脱离险境，但对于诊断未明确的患者要严格掌握，以免掩盖病情延误诊断，例如，对急腹症不可滥用吗啡、哌替啶类麻醉性止痛剂，对发热性疾病不可滥用肾上腺皮质激素或解热药。

二、一切从实际出发

针对原发疾病病情及并发症的严重程度，诊断的主次，根据主客观条件，权衡轻重缓急，对患者利害得失，选择治疗方案，全面考虑，找出主要矛盾，进行综合治疗，不可单纯依赖药物。用药既要有针对性，又要分清主次、先后，不可“大包围”式地用药。另一个实际是经济问题。卫生资源匮乏是一个全球性现象，在发展中国家卫生资源不足尤其严重，一方面是国民经济生产总值增长的速度，用于健康保障费用增长的速度，通货膨胀的速度，医药费用上涨尤其是价高的新药涌现和高精尖检查技术的应用所增加的付出等不成比例，另一方面是不少医务人员未很好掌握高精尖检查技术的适应证造成滥用，和片面认为新药就是最好的药，而不愿使用“老”药，以致不适当地增加了医药费用的支出。实际上，不少“老”药不仅有效，毒副作用较少而且价廉，其显效率可能低于某些新药，但是如果它在某些患者身上已经有了好的效果，又没有不良反应，就不必更换。

三、始终贯彻个体化原则

由于患者年龄，性别，体重，生理状况，环境因素，病情程度，病变范围，病程阶段，肝、肾等解毒、排毒器官的功能状况，并发症的有无，既往治疗的反应，对药物的吸收、代谢、排泄率，免疫力及病原微生物对抗菌药物的敏感性等方面的差异，以及患者对药物反应性大小的不同，在治疗上用药的种类和剂量大小的选择均应有所不同，不可千篇一律。一般文献及本书中所列出的治疗药物的剂量范围可供读者参考。此外，还要根据患者的特点制订所要解决问题的特点或目标值，药物性能及患者所用实际药量的治疗反应，深入分析，适时调整。对于许多慢性疾病，尤其在老年人，开始用药量宜小，而且应当根据病情的严重程度制订复查疗效指标和观察毒副作用的时间和频度。

四、树立发展观点

确实了解患者用药情况（在门诊患者尤其重要），仔细观察治疗反应，以及时评价判断疗效，酌情增减药量，加用或更换药物并继续严密观察效果。与此同时还要观察药物毒副作用或者一些不应该有的情况；这里所谈的毒副作用有两种情况：一是患者自身对药物出现了异常反应，例如，有的患者在用青霉素治疗过程中虽然皮试阴性但在连续注射或滴注几次后可以突然发生过敏性休克，医护人员切不可以为皮试阴性又已经用了几剂未出现异常反应而放松了对严重变态反应的警惕性；另一种情况是由于药物带来的问题，除已知的毒副作用以外，还有医源性疾病，其中突出的有肾上腺皮质激素带来的各种不良反应及抗生素带来的二重感染或菌群失调等问题；因此，不但要严格掌握适应证，而且在使用中要有目的地加强观察，才能取得最佳疗效。

（殷艳萍）

第四节　治疗药物监测

治疗药物监测（therapeutic drug monitoring，TDM）是通过测定患者治疗用药的血浓度或其他体液浓度，以药代动力学原理和计算方法拟定最佳的适用于不同患者的个体化给药方案，包括治疗用药的剂量和给药间期，以达到使患者个体化给药方案的实施安全而有效的目的。

临床实践证明，治疗药物的疗效与该药到达作用部位或受体的浓度密切相关，而与给药剂量的关系则次于前者，药物在作用部位或受体的浓度直接与血药浓度有关，即两者呈平行关系。因此，测定血药浓度可间接地作为衡量药物在作用部位或受体浓度的指标，此即为治疗药物监测的原理。TDM 的实施对确保临床治疗用药安全有效起了重要作用。

一、血药浓度与药理效应的关系

患者经相同途径接受相同剂量药物后，其治疗反应可各不相同，部分患者疗效显著，也有患者可无反应，甚或产生毒性反应者，此均与个体差异有关，即患者生理状态如年龄、体重、病理状态，以及遗传因素、饮食、合并用药等不同，造成药物在其体内的吸收、分布、代谢和排泄过程差异，以致相同的给药方案产生的血药浓度各异，导致治疗反应的差异。

多数药物的剂量和血药浓度之间呈平行关系，药物的剂量越大，则血药浓度越高，但也有些药物在一定范围内剂量和浓度呈线性关系，超出此范围，剂量稍有增大，血药浓度即呈大幅度升高，此即为非线性药代动力学特征或称饱和动力学。主要原因在于某些药物经体内代谢，而体内药物代谢酶的代谢能力有一定限度，当剂量超过一定限度时，血药浓度明显上升，过高的血药浓度易导致毒性反应的发生。

二、治疗药物监测的条件

进行治疗药物监测时，必须具备下列条件，其结果方可对患者临床安全有效用药具有指导意义。

(1)药物的治疗作用和毒性反应必须与血药浓度呈一定相关性者。

(2)较长治疗用药疗程，而非一次性或短暂性给药者。

(3)判断药物疗效指标不明显者。

(4)已有药物的药代动力学的参数、治疗浓度范围或中毒浓度靶值者。

(5)已建立了灵敏、准确和特异的血药浓度测定标准，可迅速获得结果，并可据此调整给药方案者。

三、治疗药物监测的适应证

(1)治疗指数低、毒性大的药物,即药物的治疗浓度范围狭窄,其治疗浓度与中毒浓度甚为接近者。例如,地高辛的治疗剂量与中毒剂量接近,由于患者间存在的个体差异,在常规治疗剂量应用时亦易发生毒性反应,据报道其毒性反应发生率可达35%左右,TDM的应用可明显降低其毒性反应的发生。氨基糖苷类抗生素治疗重症感染时亦可因血浓度升高而导致耳肾毒性反应的发生。属此类情况者还有抗躁狂药碳酸锂、抗癫痫药苯妥英钠等。

(2)具非线性特性药代动力学特征的药物。属此类情况者有苯妥英钠、阿司匹林、双香豆素、氨茶碱等。

(3)患有肾、肝、心和胃肠道等脏器疾病,可明显影响药物的吸收、分布、代谢和排泄的体内过程时,血药浓度变化大,需进行监测。如肾衰竭患者应用氨基糖苷类抗生素时,由于对该类药物排泄减少,药物在体内积聚、血药浓度明显升高,可使耳肾毒性发生率升高;肝功能不全者可影响自肝内代谢药物的生物转化,减少与血浆蛋白的结合;心力衰竭患者由于心排血量的降低致使肾、肝血流量均减少,影响了药物的消除;胃肠道疾病患者则可影响口服药物的吸收。

(4)有药物毒性反应发生可能,或可疑发生毒性反应者,尤其在某些药物所致的毒性反应与所治疗疾病症状相似,需判断药物过量抑或不足时,血药浓度监测更为重要。如地高辛过量或心力衰竭本身均可发生心律失常,又如苯妥英钠用于癫痫治疗时,如过量亦可发生类似癫痫样抽搐。

(5)在常用剂量下患者无治疗反应者,测定血药浓度查找原因。

(6)需长期服药,而药物又易发生毒性反应者,可在治疗开始后测定血药浓度,调整剂量,在较短时间内建立安全有效的给药方法,如卡马西平、苯妥英钠用于癫痫的发作预防时进行TDM。

(7)联合用药发生交互作用改变了药物体内过程时,如红霉素与氨茶碱同用,前者对肝酶的抑制可使后者血浓度升高而致毒性反应产生,因此需对氨茶碱血药浓度进行监测。

(8)在个别情况下确定患者是否按医嘱服药。

(9)提供治疗上的医学法律依据。

根据上述各种情况宜进行TDM者,有下列各类药物。①抗菌药物:氨基糖苷类,包括庆大霉素、妥布霉素、阿米卡星和奈替米星等;万古霉素、氯霉素、两性霉素B、氟胞嘧啶等。②抗癫痫药物:苯巴比妥、苯妥英钠、卡马西平、扑米酮、丙戊酸和乙琥胺等。③心血管系统药物:地高辛、利多卡因、洋地黄毒苷、普鲁卡因胺、普萘洛尔、奎尼丁和胺碘酮等。④呼吸系统药物:茶碱、氨茶碱等。⑤抗肿瘤药:甲氨蝶呤、环磷酰胺、氟尿嘧啶、巯嘌呤等。⑥免疫抑制剂:环孢素、他克莫司、西罗莫司、霉酚酸、麦考酚酸等。⑦抗精神病药物:碳酸锂、氯丙嗪、氯氮平、丙米嗪、阿米替林等。⑧蛋白酶抑制剂类抗病毒药:茚地那韦、沙奎那韦、利托那韦等。

四、血药浓度监测与个体化给药方案的制订

一般情况下,以血药浓度测定结果为依据,调整给药方案;也偶有以测定唾液中药物浓度为调整用药依据者,因唾液中药物浓度与血药浓度在一定范围内呈平行关系。

血药浓度测定结果可参考各类药物的治疗浓度范围。如未在治疗浓度范围内时,则可按照

下述方法调整给药剂量或间期。

(一)峰-谷浓度法

以氨基糖苷类抗生素庆大霉素为例,如测定峰浓度过高,即可减少每天给药总量,如谷浓度过高,则可延长给药间期。调整给药方案后在治程中重复测定谷、峰浓度1～2次,如尚未达到预期结果,则可再予调整,直至建立最适宜的个体化给药方案。

(二)药代动力学分析方法

最常用的方法有稳态一点法或重复一点法。

稳态一点法为患者连续用药达稳态后,在下一剂量给药前采血测定药物浓度(谷浓度),根据所要达到稳态药物浓度求出所需调整的给药剂量。

重复一点法采血2次,比稳态一点法准确性好,此方法先拟定患者初始剂量及给药间期(τ),第1次给药后经过τ后采血并测浓度1次(C_1),经过第2个剂量τ后采血测浓度(C_2)。

(三)Bayesian法

当给予初始剂量后,未获得预定的治疗效果时,采集患者的稳态谷浓度,利用Bayesian反馈程序,估算得到患者的个体药动学参数,之后结合下一剂给药剂量和时间间隔计算血药浓度预测值,根据该预测值对给药方案进行调整。治疗药物监测中注意事项如下。

(1)必须结合临床情况拟定个体化给药方案,不能仅根据血药浓度的高低调整剂量,如结合患者的疾病诊断、年龄、肝功能、肾功能等资料,是否联合用药,取血时间及过去史等综合分析,制订合理的给药方案。

(2)必须掌握好取血标本时间,随意采血不仅毫无临床意义且可导致错误结论。对连续给药者一般应在达稳态浓度时取血,否则所得结果较实际为低。但在给予患者首剂负荷量时,可较早达稳态浓度。如药物半衰期长(如>24小时),为避免毒性反应的发生,亦可在达稳态浓度之前先测定血药浓度,此后继续进行监测。口服或肌内注射给药时的峰浓度,取血时间可在给药后0.5～1.0小时;静脉给药后瞬时的血药浓度并不能反映药理作用的浓度,仅在0.5～1.0小时后,体内达到平衡时取血,测定结果方具有临床意义。谷浓度的取血时间均在下一次给药前。

(3)某些药物血清蛋白结合率高,在一些疾病状态下,如尿毒症、肝硬化、严重烧伤、妊娠期时,由于血浆蛋白降低,药物呈结合状态者减少,游离部分增多,后者具药理作用,如显著增高亦可致毒性反应发生。在血药浓度测定时为总含量(结合与游离之和),遇有上述病情时,需考虑游离血药浓度的影响,在调整给药方案时综合考虑。

五、治疗药物监测方法简介

用于治疗药物监测的方法必须具有灵敏度高、特异性强和快速的特点,以适应及时更改给药方案的要求,目前常用分析方法如下。①免疫分析法:包括放射免疫法、酶免疫法、荧光免疫法和化学发光微粒子免疫分析法;②色谱分析法:包括高效液相色谱法、气相色谱法和液质联用仪。这些方法各有优缺点。应根据所测药物的特殊性选择相应的分析方法。如对某些药物进行TDM时,除检测其血样中原形药物外,尚需同时检测具药理活性的代谢产物。因此,宜选择可对血样中进行多组分检测并且灵敏度和特异性高的液质联用仪分析方法。

(殷艳萍)

第二章

药 品 管 理

第一节　药品质量管理

药品质量的优劣直接关系患者的身体健康和生命安全。药品的安全、有效和及时提供、准确获取、合理使用等，是患者的需求和期待。如何加强药品质量管理，确保用药者的合法权益，是全人类共同关注的重要问题。

科学有效的管理是保证和提高质量的根本途径。通过科学有效的管理来保证和提高药品质量，是人类和社会的共同期望。导致消费者受伤害甚至死亡的药品质量事件的频繁发生，暴露出药品质量管理方面的漏洞，同时也提示了药品质量问题的严重性和药品质量管理的重要性。

一、药品质量管理的概念

依据 ISO 9000 国际质量标准的有关概念，可将药品质量管理定义为在药品质量方面指挥和控制组织的协调活动。包括制定药品质量的方针和目标，进行药品质量的策划、控制、保证和改进。药品质量管理定义包括以下要点。

(1)实质：药品质量管理的实质是全面质量管理。

(2)范围：药品质量既包括药品实物质量和药品服务质量，也包括影响药品质量的工作质量。

(3)组织：组织包括药品科研、生产、经营、使用和监管组织。

(4)内容：在药品质量方面指挥和控制活动的具体内容是制定药品质量的规划，建立药品质量管理体系、药品质量标准体系和药品质量管理责任制；做好药品质量管理的各项基础工作，围绕药品质量管理开展技术创新、科研和培训工作。

二、药品质量管理模式的演变

随着人们对药品质量影响因素的认识逐渐深入，药品质量管理的含义不断地丰富、更新和发展，药品质量管理经历了从检验控制质量→生产控制质量→设计控制质量的模式演变。

(一)检验控制质量模式

检验控制质量模式基于“药品质量是通过检验来控制”的质量管理理念。其运行特点：在生产环节工艺固定的前提下，按药品质量标准进行检验，合格后放行出厂。图 2-1 表达了检验控制质量模式的运行特点。该模式的实质属事后把关型的质量管理，其劣势主要体现在 3 个方面：

①因检验是事后行为，一旦产品检验不合格，虽然可以避免劣质产品流入市场，但却会给企业造成损失；②每批药品的数量较大，检验时只能按比例抽取一定数量的样品，当药品的质量不均一时，受检样品的质量并不能完全反映整批药品的质量；③检验所依据标准的质量将直接影响对药品质量的判断。

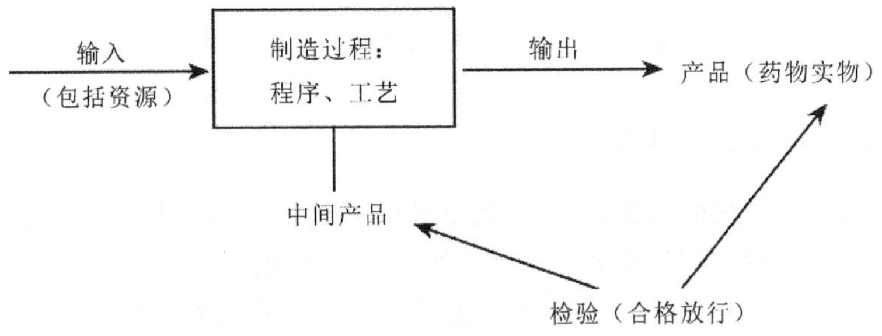

图 2-1 检验控制质量模式示意图

（二）生产控制质量模式

生产控制质量模式基于"药品质量是通过生产过程控制来实现"的质量管理理念。其运行特点：在生产环节对药品的生产工艺进行科学验证，保证严格按照经验证的工艺进行生产，同时按药品质量标准进行检验，检验合格并经过程审核后放行出厂。图 2-2 表达了生产控制质量模式的运行特点。该模式的实质是将药品质量控制的支撑点前移，针对影响药品生产质量的关键环节进行综合控制。比单纯依靠终产品检验的检验控制质量模式有了较大的进步。但是仍有明显的不足之处：①该模式焦点仍然局限在药品生产制造阶段；②生产工艺源于设计。如果药品生产工艺没有在研发阶段经过认真设计和充分的优化、筛选、验证，那么即使严格按照工艺生产，仍不能保证所生产药品的质量。

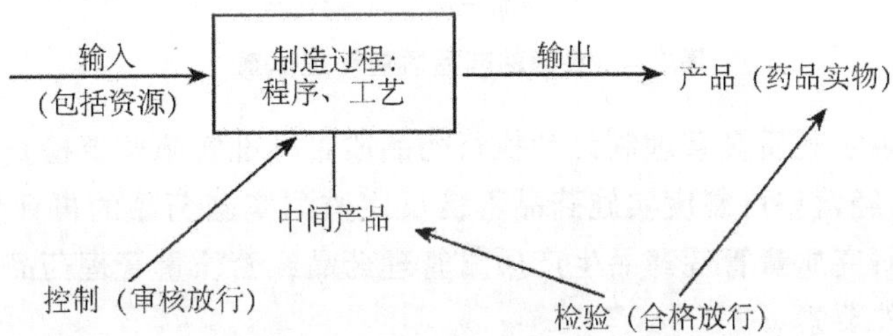

图 2-2 生产控制质量模式示意图

（三）设计控制质量模式

设计控制质量模式源于"药品质量是通过良好的设计而生产出来"的质量管理理念。其运行特点：在药品的研发阶段进行全面的设计，其中包括对药品生产工艺的优化、筛选和验证，使其科学、合理、可行。在药品的制造阶段根据生产控制质量模式的要求进行生产与检验。图 2-3 表达了设计控制质量模式的运行特点。该模式的实质是将药品质量控制的支撑点更进一步地前移至药品的设计研发阶段，消除因药品及其生产工艺设计缺陷而导致的产品质量问题，从而全面地控制药品质量。

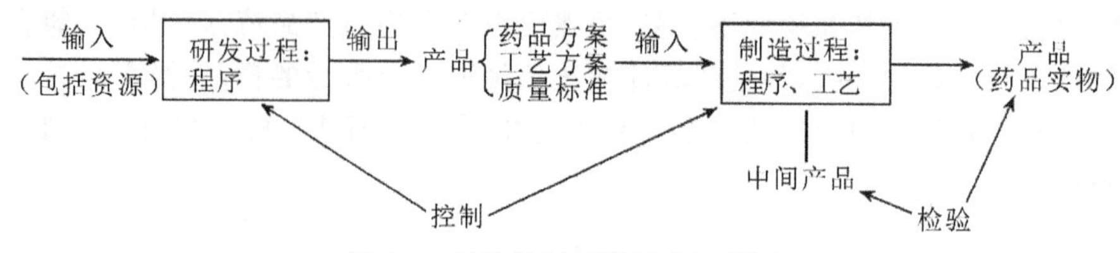

图 2-3 设计控制质量模式示意图

三、我国的药品质量管理体系

药品质量管理是一个系统的工程，包括宏观范畴的质量管理和微观范畴的质量管理。宏观质量管理指国家药品监督管理部门针对药品质量所实施的全面的质量监督管理。微观质量管理指药品研究、生产、经营、使用组织针对各环节药品质量特点所实施的质量管理，包括药品研究质量管理、药品生产质量管理、药品经营质量管理、药品使用质量管理及相关领域的质量管理。国家实施的药品质量监督管理，和药品研究、生产、经营、使用等质量管理子系统，构成了我国药品质量管理体系（图 2-4）。

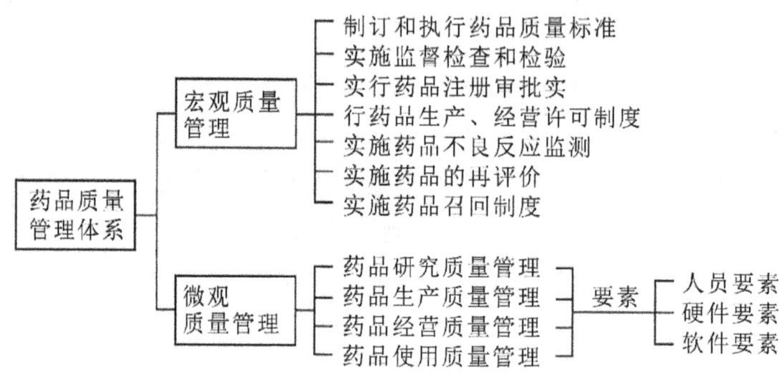

图 2-4 我国的药品质量管理体系

药品质量管理体系宏观质量管理制订和执行药品质量标准实施监督检查和检验实行药品注册审批实行药品生产、经营许可制度实施药品不良反应监测实施药品的再评价实施药品召回制度微观质量管理药品研究质量管理药品生产质量管理药品经营质量管理药品使用质量管理要素人员要素硬件要素软件要素

（一）宏观的药品质量管理

宏观的药品质量监督管理是药品监督管理的重要组成部分，是由国家政府所实施的药品质量管理。目前，我国药品质量监督管理工作的法制化、规范化建设日益完善，已逐步形成了管理体系。其监管范围包括药品研制、生产、流通、使用、广告、价格等全过程各个环节。内容包括制订和执行药品质量标准，实施监督检查和检验，对药品实行注册审批，对药品生产和经营实行许可审批，实施药品不良反应监测和再评价，以及药品分类管理和药品价格、广告、标示物等全方位、全过程和全面的质量监督管理。

1.制定和执行药品质量标准

药品质量标准包括药品标准和药品质量管理标准。以药典为代表的国家药品标准，由国家药品监管部门组织编纂和颁发并强制实施，是药品质量技术监督的核心，是市场监督的基础，是判定药品实物质量的依据。药品质量管理标准是指针对药品设计研究、生产经营和使用诸环节的质量管理规范，其中大部分由国家药品监督管理部门作为部门规章颁布并强制实施，是对药品研制、生产、流通和使用过程行政监督检查的依据，是药品研究、生产、经营、使用的准则。

2.实施监督检查和检验

国家对药品研究机构和药品生产、经营企业、医疗机构制剂的质量管理实施监督管理。其中包括实施药品质量管理规范的认证制度和日常监督管理制度。我国药品管理法规定，药品生产企业必须按照《药品生产质量管理规范》组织生产，药品经营企业必须按照《药品经营质量管理规范》组织经营。药品监督管理部门按照规定对其是否符合规范的要求进行认证，认证合格的发给认证证书。药品监督管理部门对生产、经营、使用的药品进行监督抽查检验，检验结果以质量公报的形式进行公示。药品监督检查和检验是发现药品生产、经营中的质量问题和隐患，查处违法违规行为，保证药品质量的重要措施。

3.实行药品注册审批

国家对新药、仿制药、进口药品等实施注册审批制度，该制度包括对进口药品批准文号的审批和对药品生产批准文号的审批。药品注册审批是对药品的事前监督和市场准入控制，可以从源头上保证药品质量。

4.实行药品生产、经营和医疗机构制剂许可审批

国家对药品的生产、经营和医疗机构制剂实行许可审批制度。拟开办药品生产、经营和进行制剂配制的医疗机构，必须由药品监督管理部门对其能力和条件进行审查认可，获得相应的许可证书，否则不得生产、销售和配制药品。许可审批是对药品生产、经营和医疗机构制剂配制的准入控制，可以从根本上保证药品质量。

5.实施药品不良反应监测

国家施行药品不良反应报告和监测制度，设立了各级药品不良反应监测机构，于 2004 年颁发了《药品不良反应报告和监测管理办法》等。规定药品的生产、经营企业和医疗、监测机构必须按规定报告所发现的药品不良反应。药品不良反应监测制度是药品上市后的追踪监督，是沟通药品质量信息，保证和提高药品质量的重要措施。

6.实施药品的再评价

国家施行药品再评价和淘汰制度，设立了专门的评价机构。按照《药品管理法》的规定，药品监督管理部门组织专家对批准生产和进口的药品进行再评价，对其中疗效不确切、不良反应大或其他原因危害人体健康的药品，将予以淘汰，停止其生产和使用。药品再评价制度亦为药品上市后的追踪监督，是保证药品质量的重要措施。

7.实施药品召回

国家施行药品召回制度。2007 年 12 月国家食品药品监督管理局以局令第 12 号颁布了《药品召回管理办法》。规定药品生产企业(包括进口药品的境外制药厂商)，应及时采取有效措施，按照规定程序收回已上市销售但存在安全隐患的药品。药品经营企业和使用单位应协助药品生产企业履行药品召回义务，按照召回计划要求及时传达、反馈药品召回信息，控制和收回存在安全隐患的药品。召回药品生产企业所在地省、自治区、直辖市药品监督管理部门对药品召回工作实施监管。施行药品召回制度，可有效降低质量缺陷药品所导致的风险，更大限度地保障公众用药安全，为广大消费者安全用药构建了一道保护屏障。

(二)微观的药品质量管理

微观的药品质量管理即各环节相关部门的质量管理，是在药品的研究、生产经营和使用环

节，各相关部门以确定和达到药品质量所必需的全部职能和活动作为对象进行的管理，包括药品研究质量管理、药品生产质量管理、药品经营质量管理和药品使用质量管理等。部门药品质量管理包含人员、硬件和软件三大要素，其内容主要是针对三大要素所确定和达到药品质量必需的全部职能和活动。

1.微观药品质量管理的要素

(1)人员要素：人是三大要素中的主动因素。人员的素质是保证药品设计、生产质量和药品经营企业、医疗机构药房药品服务质量的首要条件。其中药学技术人员的数量是衡量该组织专业能力和潜在力量的重要指标；各类管理和操作人员的能力和工作质量，对药品质量起着决定性的作用。

(2)硬件要素：硬件是药品设计、生产、经营的基本条件。包括用于药品研究设计的实验室、仪器设备、试验材料等，用于药品生产制造的厂房、设备、设施等，以及用于药品供应、服务的店堂、仓库、设施设备等。硬件的设计、安装和使用的水平，对药品质量起着基础性的作用。

(3)软件要素：软件即管理体系和运行程序。完善的管理体系和科学的运行机制，严格的制度、行为规范、过程控制、记录及追溯等，对各环节药品质量起着保证性的作用。

2.微观药品质量管理的内容

(1)构建合理的人员体系，主要内容：①根据各环节特点有效设置机构并合理分工、明确职责；②根据各环节特点确定各类组织人员结构，规定各类人员资格要求并明确职责；③对各类人员合理使用并进行有效培训。

(2)配备适用的硬件设施，主要内容：①根据各环节需求确定基本条件范围；②确定各类场地和仪器设备、设施的基本要求；③对其正确、合理、有效使用，并进行及时、有序地养护和更新等。

(3)构建科学的软件系统，主要内容：①明确各环节质量管理计划和目标，建立质量管理体系；②制定系统、科学、可行的管理制度和行为规范，建立包括管理、技术、工作等方面的各类标准、程序和各类记录的文件体系；③采取严格和具有针对性的措施，强化各环节的过程管理，全面监控输入要素、转换过程及其结果；④对相关物料和产品进行科学的检测和评价；⑤及时准确地进行记录及追溯。

四、药品质量管理标准

ISO 9000 国际标准是质量管理的基本通用标准，适用于所有类型的产品和组织，同样也适用于药品的质量管理。但是药品的特殊性使得世界各国政府对其质量管理给予了特别的关注，对药品质量管理进行了严格的规定，实施严格的药品质量监督管理。同时大多数国家和地区都采用标准化的手段，通过制定、发布和实施标准，进行药品质量的控制和管理。

(一)药品质量标准体系

药品质量标准体系由药品标准和药品质量管理标准等构成。

1.药品标准

药品标准是国家对药品的质量规格、检验方法作出的一系列完整的技术规定，是法定的、强制性标准，是药品质量检验、监督管理的法定依据。药品标准包括以下类别。

(1)《中国药典》：全称《中华人民共和国药典》，译为 The Pharmacopoeia of the People's Republic of China，英文简写 ChP。由国家药典委员会编纂，国家食品药品监督管理局发布。《中国药典》是国家为保证药品质量、保护人民用药安全有效而制定的法典；是监督检验药品质量的技

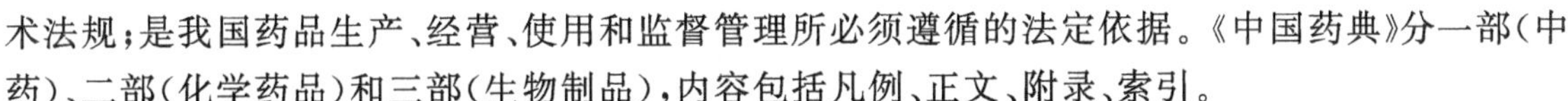

术法规；是我国药品生产、经营、使用和监督管理所必须遵循的法定依据。《中国药典》分一部（中药）、二部（化学药品）和三部（生物制品），内容包括凡例、正文、附录、索引。

（2）药品注册标准：指国家食品药品监督管理总局批准给申请人特定药品的标准，生产该药品的药品生产企业必须执行该注册标准。

（3）其他药品标准：指除药典外的局颁、部颁标准和由省级药监部门制定的《中药饮片炮制规范》，以及由原卫生部药政局制定的《中国医院制剂规范》。

2.药品质量管理标准

为保证和提高药品质量，各国政府除颁布药品标准用以明确产品质量指标外，无不积极推行质量管理标准用以规范药品研究、生产、经营、使用等行为，以此作为重要的药品质量管理措施。20 世纪，通过政府对药品质量监督管理的实践和药品生产经营企业的管理实践，逐渐形成了一系列药品质量管理的标准，这些标准大部分经立法成为药品质量管理的法规，被称为药品质量管理规范，简称药品 GXP。

目前，药品质量管理标准已覆盖药品全过程的设计研究、生产制造、经营流通、使用等各个环节，以及与各环节相关的领域，基本形成了药品质量管理标准体系。其中，《药品生产质量管理规范》（药品 GMP）目前已在世界范围内 100 多个国家和地区被广泛地推行实施；《药物非临床研究质量管理规范》（药品 GLP）和《药物临床试验质量管理规范》（药品 GCP）目前在世界范围内被倡导实施；《药品经营质量管理规范》（药品 GSP）和《优良药房工作规范》（药房 GPP）目前在日本、中国、英国等国家推行实施。

（二）药品质量管理标准的特点

药品质量管理规范是药事管理法规体系的重要组成部分。由国务院药品监管部门制定颁布，具有法规效力，或由行业制定和倡导实施。一般具有 3 个方面的特点。

1.原则性

药品质量管理规范的条款仅指明了要求的目标，而没有列出如何达到这些目标的解决办法。因此各相关部门应结合实际情况制定各种文件化程序，才能保证规范的贯彻实施。

2.时效性

各类药品质量管理规范的条款只能依据该国、该地区、现有一般水平来制定，采用目前可行的、有实际意义的方面作出规定。其条款需定期或不定期修订，对目前有法定效力或约束力或有效性的为现行规范，或者现行版规范。新版规范颁发后，前版即废止。

3.全面性

药品质量管理规范强调药品非临床安全性评价、临床试验、生产、经营、使用过程的全面质量管理，对凡能引起药品质量的诸因素，均须严格管理，强调过程的检查与防范紧密结合，且以防范为主要手段。

（三）我国药品质量管理的标准体系

我国现有的药品质量管理标准形成了较完整的药品质量管理标准体系。根据制定颁发机构和法律效力的不同，可将其分为国家政府的部门规章、地方性规章、行业自律性标准和企业倡导标准。适用范围覆盖了药品研究、生产、经营、使用等各个环节及与其相关的领域，不同类型的标准构成了我国的药品质量管理标准体系（图 2-5、表 2-1）。

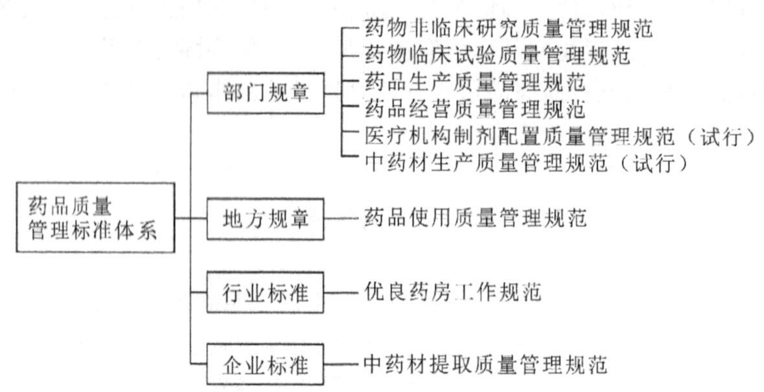

图 2-5 我国药品质量管理标准体系

表 2-1 药品研究、生产、经营、使用的质量管理规范及其相关标准

适用范围	标准名称	发布形式
药品研究	药物非临床研究质量管理规范	SFDA 部门规章
	药物临床试验质量管理规范	SFDA 部门规章
药品生产	药品生产质量管理规范	SDA 部门规章
	药品生产质量管理规范	SDA 通知
	药品 GMP 认证检查评定标准	SFDA 部门规章
	医疗机构制剂配制质量管理规范	SDA 部门规章
	中药材生产质量管理规范(试行)	SDA 部门规章
	中药材 GAP 认证评定标准(试行)	国食药监安
	药用辅料生产质量管理规范	国食药监安
	药包材生产现场考核通则	SFDA 部门规章
药品经营	药品经营质量管理规范	SDA 部门规章
	药品经营质量管理规范实施细则	国药管市
药品使用	优良药房工作规范	非处方药物协会、中国药学会医院药学专业委员会
	药品使用质量管理规范	各省级人民政府文件

1.国家政府的部门规章

从 20 世纪 80 年代开始，我国在药品研究、生产、经营等领域陆续推行实施相应的药品质量管理规范。我国主要药品质量管理规范现行版的发布与施行时间如下。

(1)《药物非临床研究质量管理规范》:国家食品药品监督管理局令第 2 号，2003 年 6 月 4 日经国家食品药品监督管理局局务会审议通过、发布，自 2003 年 9 月 1 日起施行。

(2)《药物临床试验质量管理规范》:国家食品药品监督管理局令第 3 号，2003 年 6 月 4 日经国家食品药品监督管理局局务会审议通过、发布，自 2003 年 9 月 1 日起施行。

(3)《药品生产质量管理规范》:国家食品药品监督管理局令第 9 号，1999 年 3 月 18 日经国家食品药品监督管理局局务会审议通过、发布，自 1999 年 8 月 1 日起施行。

(4)《药品经营质量管理规范》:国家食品药品监督管理局令第 20 号，2000 年 3 月 17 日经国

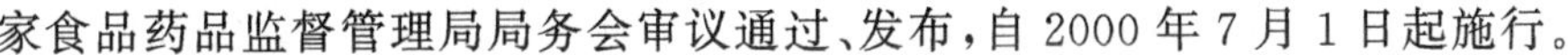

家食品药品监督管理局局务会审议通过、发布，自2000年7月1日起施行。

(5)《中药材生产质量管理规范(试行)》：国家食品药品监督管理局令第32号，2002年3月18日经国家食品药品监督管理局局务会审议通过、发布，自2002年6月1日起施行。

(6)《医疗机构制剂配制质量管理规范》(试行)：国家食品药品监督管理局令第27号，2000年12月5日经国家食品药品监督管理局局务会议通过、发布、施行。

2.地方性规章

在药品使用领域实施质量管理规范的重要性和必要性，得到了社会的广泛认可。我国的湖南省、山东省、上海市、北京市等省、直辖市，分别制定了本辖区的《药品使用质量管理规范》(药品GUP)，以地方规章的形式发布实施。

3.行业自律性标准

目前我国的行业自律性药品质量管理标准，主要是针对社会药房的质量管理规范。中国非处方药物协会发布的《优良药房工作规范》并在行业内倡导实施。中国药学会医院药学专业委员会组织制定了《优良药房工作规范》。

4.企业倡导标准

目前我国的行业自律性药品质量管理标准，主要是针对中药材提取的质量管理规范。天津天士力制药股份有限公司制定了《中药材提取质量管理规范》并在该企业实施。

(四)我国的药品质量管理规范

药品质量管理规范构成了药品质量管理标准链环，对药品研制、生产、经营和使用环节进行系统、有效地控制，为药品质量的形成和实现起到了有力的保证作用。

1.药品研究设计的质量管理规范

(1)药物非临床研究质量管理规范(药品GLP)：药品临床前毒性试验必须遵循的基本准则，适用于为申请药品注册而进行的非临床研究。其目的是为了提高药品非临床研究的质量，确保试验资料的真实性、完整性和可靠性，保障人民用药安全。

(2)药物临床试验质量管理规范(药品GCP)：药物在人体上进行生物医学研究的基本准则，是对临床试验全过程的标准规定。其目的是保证药品临床试验过程规范、结果科学可靠，保证受试者的权益及其安全。

2.药品生产制造的质量管理规范

(1)药品生产质量管理规范：药品生产和质量管理必须遵循的基本准则，是全面质量管理的重要组成部分。适用于药品制剂生产的全过程、原料药生产中影响成品质量的关键工序。是为了保证药品质量，对药品生产中影响质量的各种因素所规定的一系列基本要求。

(2)医疗机构制剂配制质量管理规范：医疗机构制剂配制和质量管理的基本准则，适用于制剂配制的全过程。是为了保证制剂质量，对医院制剂配制中影响质量的各种因素所规定的一系列基本要求。

(3)中药材生产质量管理规范：我国中药制药企业实施的GMP重要配套工程，是药学和农学结合的产物，是确保中药质量的一项绿色工程和阳光工程。适用于中药材的种植、加工和生产等过程。

此外，由企业倡导实施的《中药材提取质量管理规范》(Good Extracting Practice，简称中药材GEP)，是基于对药材提取过程进行规范化质量管理所提出的概念，是中药生产企业药品GMP实施的重要配套工程。

(4)药用辅料、药包材生产质量管理规范(药用辅料、药包材 GMP):药用辅料、药包材均为药品生产的主要物料。其中药包材是直接接触药品的包装材料和容器的简称。加强药用辅料的管理是保证药品质量的重要前提,而药包材质量优劣对保证药品质量和保障人体用药安全亦具有重要的作用。国家食品药品监督管理局于 2004 年 7 月 20 日颁发《直接接触药品的包装用材料和容器管理办法》(局令第 13 号),同时以附件的形式发布《药包材生产现场考核通则》(药包材 GMP),作为药包材生产质量管理的基本准则;于 2006 年 3 月 28 日颁发《药用辅料生产质量管理规范》(药用辅料 GMP)。上述规范为药包材、药用辅料生产企业提供生产方面的管理要求,从根本上提高了产品质量。

3.药品服务的质量管理规范

(1)药品经营质量管理规范(药品 GSP):控制药品流通环节所有可能发生质量事故的因素,从而防止质量事故发生的一整套管理程序,是经营企业质量管理的基本准则。包括对药品批发及零售环节的购进、储运和销售等环节实行质量管理。

(2)优良药房工作规范(药房 GPP):药品零售环节药品调剂和药学服务必须遵循的基本准则。适用于社会药房和医疗机构药房工作,其目的是促进科学、合理用药,保证人们用药的安全、有效、经济和药学专业服务质量。

(3)药品使用质量管理规范(药品 GUP):对药品的使用环节(医院/消费者)进行质量管理的基本准则,适用于医疗机构的药品管理、药品调剂和药品服务,其目的是保证药品的使用质量。

(五)药品质量管理规范与 ISO 9000 标准

1.相同点

药品质量管理规范与 ISO 9000 标准的相同点有 3 个方面。

(1)目标相同:药品 GMP 和 ISO 9000 标准的目标均是保证产品质量。强调生产全过程的质量管理,提高企业的质量管理水平。强调从事后把关变为预防为主,变“管结果”为“管因素”。

(2)理论基础相同:基本管理理论均围绕全面质量管理(TQM)展开,通过控制产品形成过程中的各种因素,使其始终处于受控状态,从而保证产品的质量。

(3)检查方法相同:两者采用的都是第三方认证的形式对企业质量体系进行监督检查。

2.不同点

药品质量管理规范与 ISO 9000 标准的不同点有 2 个方面。

(1)性质不同:ISO 9000 是国际标准化组织颁布的关于质量管理和质量保证的标准体系,其推进、贯彻、实施是建立在组织自愿基础上的,可进行选择、删除或补充某些要素。而药品质量管理规范是专用性、强制性标准,绝大多数国家或地区的药品 GMP、GLP 等质量管理规范具有法律效力,其实施具有强制性,所规定的内容不得增删。

(2)适用范围不同:ISO 9000 是国际性的质量标准,具有全世界通用性,不仅适用于生产行业,也适用于金融、服务、经营等行业,在应用上更具广泛性。而药品质量管理规范具有区域性,多数由各国根据本国国情制定实施,仅适用于本国的药品研究、生产、经营等行业。

(王新玉)

第二节 高警讯药品管理

一、定义

美国医疗安全委员会(Institute for Safe Medication Practices,ISMP)将高警讯药品定义为若使用不当会对患者造成严重伤害或死亡的药物,误用后极易引起伤亡的一小部分药品,此类药品引起的用药差错不一定比其他药物多,但发生用药差错的后果却是致命的。

高警讯药品包括高警示药品、相似药品(看似、听似)。医疗机构一般作为高警示药品管理的是高浓度电解质制剂、肌肉松弛剂、肿瘤化疗药品及细胞毒药品等。相似药品是指药品包装相似(看似),药名读音相似(听似)。

二、管理

(一)高警讯药品管理制度

(1)医院建立高警讯药品管理目录,并每年更新。

(2)高警讯药品应设置专门的存放药架,不得与其他药品混合存放。

(3)高警讯药品存放药架应标识醒目,设置警示牌提醒药学人员注意。

(4)高警讯药品使用前要进行充分安全性论证,有确切适应证时才能使用。

(5)高警讯药品调剂发放要实行双人复核,确保发放准确无误。

(6)加强高警讯药品的效期管理,保证先进先出、安全有效。

(7)定期和临床医护人员沟通,加强高警讯药品的不良反应监测,并定期汇总,及时反馈给临床医护人员。

(8)新引进的高警讯药品要经过药事管理与药物治疗学委员会的充分论证,引进后及时将药品的信息告知临床,指导临床合理用药和确保用药安全。

(二)常见高警讯药品目录

1.高浓度电解质制剂

10%氯化钾注射液、10%氯化钠注射液、25%硫酸镁注射液、氯化钙注射液。

2.肌肉松弛剂

(1)短效(5～10 分钟):氯化琥珀胆碱。

(2)中效(20～30 分钟):维库溴铵、阿曲库铵、罗库溴铵。

(3)长效(45～100 分钟):哌库溴铵。

3.细胞毒药物

(1)作用于 DNA 化学结构的药物:多柔比星、白消安、环磷酰胺、卡铂、顺铂、丝裂霉素、奥沙利铂、苯丁酸氮芥、吡柔比星、表柔比星、卡莫司汀、柔红霉素、异环磷酰胺。

(2)影响核酸合成的药物:阿糖胞苷、氟尿嘧啶、甲氨蝶呤、羟基脲、氟达拉滨、吉西他滨、卡培他滨、巯嘌呤、氟尿苷。

(3)作用于核酸转录的药物:放线菌素 D、平阳霉素。

(4)作用于拓扑异构酶的药物:拓扑替康、伊立替康、依托泊苷、替尼泊苷。

(5)作用于微管蛋白合成的药物:长春新碱、高三尖杉酯碱、长春地辛、长春瑞滨、多西他赛、三尖杉碱、紫杉醇。

(6)其他:门冬酰胺酶。

三、高警讯药品在调剂及使用中的管理

(1)依据高警讯药品的分类和品种,结合医院实际用药情况,制定高警讯药品目录。

(2)各药房对高警讯药品设置专门的存放区域,单独存放,并在高警讯药品存放药架处设置明显警示性提示牌。

(3)对医嘱系统、转抄系统、审核系统、住院病房摆药系统、门急诊药房发药系统中的高警示药品执行红底黑字标识,相似药品执行蓝底黑字标识,药学部负责定期维护。

(4)高警讯药品调剂和临床使用实行双人复核制度,确保调剂和使用的准确无误。

(5)高警讯药品在使用时,严格执行给药的5R原则,即正确的患者、正确的药品、正确的剂量、正确的给药时间、正确的给药途经,确保准确给药;核对患者姓名、床号、药品名称、药物剂量、给药时间及给药途径等六项内容。

(6)加强病房区高警讯药品的效期管理,保证先进先出,并建立日清月结的盘点制度,病房区药房每月盘点一次,病房区护士站每天清点一次。

(7)护士站原则上不存放高警讯药品(抢救药品除外),如确实需要,须单独贮存在固定的地方,贮存处有醒目标签标志,限量存放,并定期(每季)核查备用情况。

(8)定期和临床医护人员沟通,重点加强高警讯药品的不良反应监测,并定期汇总,及时反馈给临床医护人员。

(9)定期(如每季度)排查医院内使用药品中与高警讯药品的外观相似、发音相似的药品清单,并采取相应的防范措施。

(10)医院局域网内开设“药物警戒”,定期刊出患者安全警示、患者安全事件提示等。

(11)定期对高警讯药品目录进行更新,新引进高警讯药品须经过充分论证,引进后及时将药品信息告知临床。

(王新玉)

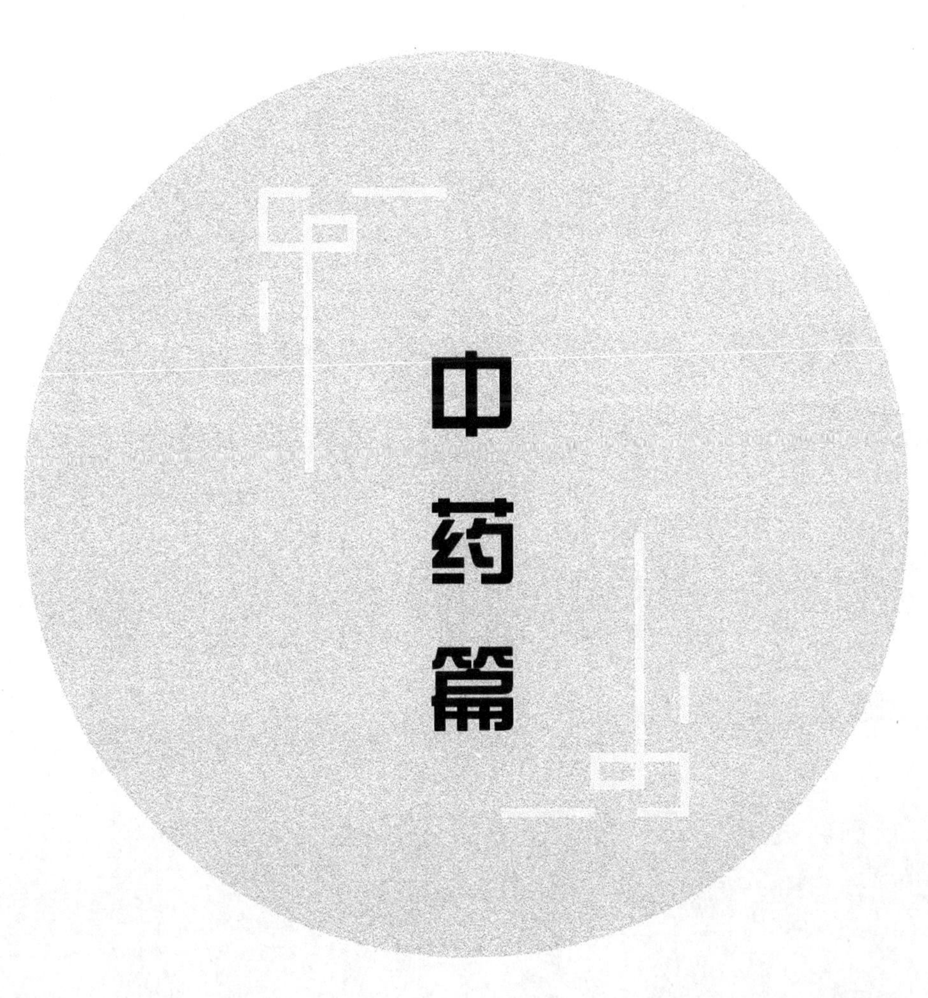

中药篇

第三章

化　痰　药

第一节　清化热痰药

一、桔梗

(一)别名

苦梗、苦桔梗。

(二)处方名

桔梗、炒桔梗、蜜桔梗。

(三)常用量

5～12 g。

(四)常用炮制

1.桔梗

取原药材洗净，急速摊开，去芦，隔一夜，切片，晒干。

2.炒桔梗

取桔梗炒至微黄为度。

3.蜜桔梗

桔梗片 0.5 kg，蜜 150 g。先将蜜炼至起泡，或加入清水炼滚后，再加桔梗片，炒至蜜尽色黄为度。

(五)常用配伍

1.配半夏

止咳祛痰。用于治疗风寒咳嗽、咳痰不利、胸闷不适等症。

2.配紫苏

宣肺止咳。用于治疗风寒感冒、咳嗽吐痰、痰稀量多等症。

3.配白芷

开气排脓。用于治疗疮痈已溃，脓出不畅或脓成不溃等症。

(六)临床应用

1.肺脓肿

桔梗 10 g,桑白皮 15 g,川贝母 10 g,当归 12 g,瓜蒌仁 12 g,防己 9 g,百合 20 g,薏苡仁 30 g,五味子 9 g,地骨皮 10 g,知母 10 g,苦杏仁 9 g,葶苈子 12 g,黄芩 15 g,枳壳 6 g,甘草 5 g。水煎服,日服 1 剂。

2.咽喉炎

桔梗 10 g,牛蒡子 9 g,薄荷 6 g,甘草 6 g,蝉蜕 6 g,乌梅 10 g,射干 9 g,青果 6 g,麦冬 10 g。水煎服,日服 1 剂。

3.外感咳嗽

桔梗 9 g,远志 6 g,蜜款冬花 9 g,紫苏叶 6 g,黄芩 9 g,炙甘草 6 g,生姜 4 片。水煎服,日服 1 剂。

4.乳腺增生症

桔梗 15 g,川芎 15 g,枳实 10 g,皂角刺 6 g,白芍 10 g,桃仁 10 g,赤芍 12 g,牡丹皮 12 g,云苓 20 g,夏枯草 15 g,麦冬 15 g,黄芩 10 g,甘草 5 g。水煎服,日服 1 次。

5.细菌性痢疾

桔梗 20 g,黄连 10 g,陈皮 6 g,枳壳 9 g,白芍 10 g,黄檗 10 g,干姜 3 g。水煎服,日服 1 剂。

(七)不良反应与注意事项

(1)剂量过大可引起恶心、呕吐、腹痛、腹泻等症。

(2)低血压反应:血压降低、头晕、乏力、心悸等。

(3)咯血者忌服。

二、前胡

(一)别名

冬前胡、信前胡、北前胡、南前胡。

(二)处方名

前胡、炙前胡、炒前胡。

(三)常用量

3～10 g。

(四)常用炮制

1.前胡

取原药材,去梢尾及芦头,切片,晒干。

2.炒前胡

取前胡片用微火炒至微焦为度。

3.蜜前胡

前胡 5 kg,蜜 1.5 kg。将蜜炼黄,加入前胡拌匀,炒至黄色即可。

(五)常用配伍

1.配杏仁

润肺止咳。用于治疗干咳少痰、咽喉发痒、胸闷气喘等症。

2.配紫菀

止咳化痰。用于治疗咳嗽痰多，久咳不止，胸中滞闷等症。

(六)临床应用

1.慢性气管炎

前胡 12 g，紫苏叶 6 g，桔梗 6 g，地龙 15 g，苦参 12 g，陈皮 10 g，黄芩 15 g，姜半夏 12 g，甘草 6 g。水煎服，日服 1 剂。

2.冠心病

前胡 15 g，枳实 10 g，延胡索 10 g，郁金 12 g，木香 6 g，党参 15 g，半夏 12 g，川芎 12 g，黄芪 30 g，香附 10 g，石菖蒲 10 g，丹参 18 g，泽泻 6 g。水煎服，日服 1 剂。

3.咽喉炎

前胡 12 g，柴胡 9 g，法半夏 10 g，桂枝 3 g，射干 15 g，紫苏叶 6 g，虎杖 6 g，葛根 12 g，川芎 12 g，桔梗 6 g，麦冬 15 g，金银花 12 g，甘草 3 g。水煎服，日服 1 剂。

4.变应性鼻炎

前胡 10 g，防风 10 g，乌梅 9 g，黄芪 15 g，银柴胡 10 g，白术 12 g，辛夷 6 g，白芷 9 g，五味子 6 g，黄芩 12 g，桑寄生 15 g，白芍 10 g，甘草 6 g。水煎服，日服 1 剂。

三、瓜蒌

(一)别名

栝楼、油栝楼、野苦瓜。

(二)处方名

瓜蒌、全瓜蒌、糖瓜蒌、炒瓜蒌。

(三)常用量

9～15 g。

(四)常用炮制

1.全瓜蒌

取原药材，阴干至其皮萎缩为度。

2.瓜蒌丝

取原药材，切丝，晒干。

(五)常用配伍

1.配薤白

通气除痰。用于治疗冠心病胸痛、气短、心悸等症。

2.配天花粉

生津润肺。用于治疗糖尿病口渴咽干、多饮多尿之症。

3.配半夏

止咳化痰。用于治疗肺热咳嗽、口咽干燥、痰黄等症。

4.配杏仁

润肺止咳。用于治疗干咳少痰、胸痛气促、口咽干燥等症。

(六)临床应用

1.冠心病

全瓜蒌 30 g,薤白 12 g,制半夏 9 g,佛手 10 g,川芎 15 g,当归 10 g,丹参 15 g,姜黄 9 g,甘草 3 g。水煎服,日服 1 剂。

2.急性乳腺炎

全瓜蒌 30 g,炒牛蒡子 12 g,天花粉 10 g,黄芩 15 g,栀子 12 g,柴胡 10 g,连翘 30 g,皂角刺 6 g,金银花 18 g,青皮 9 g,陈皮 6 g,甘草 6 g。水煎服,日服 1 剂。

3.糖尿病

全瓜蒌 30 g,炒山药 30 g,炒白术 15 g,天花粉 15 g,玉竹 12 g,黄芩 15 g,槐花 6 g,天冬 30 g,青皮10 g,夏枯草 15 g,车前草 30 g,五味子 6 g。水煎服,日服 1 剂。

4.慢性气管炎

瓜蒌 15 g,炒杏仁 10 g,川贝母 6 g,桔梗 6 g,黄芩 12 g,陈皮 6 g,紫苏叶 6 g,荆芥穗 6 g,地龙 15 g,白前 10 g,前胡 10 g,姜半夏 10 g,甘草 5 g。水煎服,日服 1 剂。

5.乳腺增生症

瓜蒌 30 g,天冬 30 g,玄参 10 g,枳壳 10 g,青皮 10 g,三棱 12 g,莪术 10 g,红花 6 g,当归 10 g,白芷6 g,石斛 10 g,沙参 12 g,甘草 6 g。水煎服,日服 1 剂。

6.便秘

全瓜蒌 30 g,肉苁蓉 12 g,郁李仁 6 g,炒杏仁 10 g,知母 12 g,何首乌 10 g,枸杞子 6 g,当归 6 g,防风 6 g,百合 15 g,生地黄 30 g,甘草 3 g。水煎服,日服 1 剂。

(七)不良反应与注意事项

(1)胃部不适、腹泻。

(2)变态反应:皮肤丘疹、瘙痒、头晕、心悸、血压下降等。

(3)脾胃虚寒者慎用。

四、川贝母

(一)别名

乌花贝母、青贝母、松贝、炉贝、平贝。

(二)处方名

川贝母、川贝。

(三)常用量

3～10 g。

(四)常用炮制

取原药材,洗净,闷 3～6 小时,去心,晒干。

(五)常用配伍

1.配杏仁

润肺化痰。用于治疗外感咳嗽及气管炎、哮喘等病所致之咳嗽痰多、胸闷气促等症。

2.配知母

清热化痰。用于治疗肺热咳嗽,痰稠而黏,咽喉干燥等症。

3.配玄参

清利咽喉。用于治疗慢性咽炎咽部干燥、咳嗽、胸闷不适等症。

(六)临床应用

1.上呼吸道感染

川贝母 10 g,款冬花 10 g,苦杏仁 9 g,炙甘草 10 g,黄芩 12 g,陈皮 12 g,紫苏叶 6 g,生姜 6 g。水煎服,日服 1 剂。

2.慢性咽炎

川贝母 9 g,玄参 15 g,青果 6 g,白芷 6 g,西瓜霜 10 g(冲服),麦冬 15 g,金银花 15 g,甘草 5 g。水煎服,日服 1 剂。

3.哮喘

川贝母 10 g,麻黄 6 g,黄芩 15 g,杏仁 10 g,生石膏 30 g,白花蛇舌草 15 g,荆芥穗 6 g,瓜蒌 30 g,枳壳 6 g,陈皮 10 g,厚朴 6 g,芦根 15 g,炙甘草 6 g。水煎服,日服 1 剂。

4.淋巴结核

川贝母 12 g,牡蛎 30 g,玄参 15 g,牡丹皮 15 g,黄芪 15 g,太子参 30 g,夏枯草 20 g,蜈蚣 2 条,甘草6 g。水煎服,日服 1 剂。

(七)不良反应与注意事项

(1)皮肤过敏,潮红、丘疹、瘙痒、药疹等。

(2)大便溏泄者慎用。

(刘　莹)

第二节　温化寒痰药

一、半夏

(一)别名

蝎子草、三步跳、地巴豆、地雷公、麻草子。

(二)处方名

半夏、清半夏、姜半夏、制半夏、法半夏。

(三)常用量

3～10 g。

(四)常用炮制

1.清半夏

取生半夏,用水浸泡 8 天,每天换水 1 次。再加白矾(每百斤加 2 斤白矾),与水共煮,至无白心、晾至六、七成干,切片,晒干。

2.姜半夏

半夏 50 kg,生姜 5 kg。取生姜汁,喷在干燥的半夏片上,拌匀晒干,以微火炒黄。

3.法半夏

半夏 50 kg,生姜、皂角刺、甘草各 3 kg,白矾冬季 1.5 kg,夏季 3 kg,芒硝夏季 1.5 kg,冬季 3 kg,除半夏外,洗净打碎。将上药分 5 份,先取 1 份用布包好,加水漂洗半夏,夏季 3 天,冬季 4 天,换水;再取另1 份药,如前法浸泡;至 5 份药泡完后,再用清水泡 1 天,取出切片,晒干。

(五)常用配伍

1.配陈皮

行气化痰。用于治疗肺寒咳嗽痰白,慢性气管炎咳嗽痰多,胃肠炎恶心呕吐、腹胀腹痛等症。

2.配黄连

清胃止呕。用于治疗胃肠炎、痢疾所致之恶心呕吐、腹痛腹泻、肠鸣下坠等症。

3.配黄芩

清热化痰。用于治疗外感风热,咳嗽痰黄、咽干口苦及慢性气管炎胸闷咳嗽、痰黄黏稠、咳吐不利等症。

4.配厚朴

温中除胀。用于治疗脾胃寒湿、脘腹胀满、肠鸣泄泻、食少纳呆等症。

(六)临床应用

1.慢性胃炎

姜半夏 12 g,黄芩 15 g,干姜 6 g,党参 9 g,黄连 5 g,陈皮 6 g,枳壳 9 g,炙甘草 6 g,大枣 4 枚。水煎服,日服 1 剂。

2.胃溃疡

清半夏 12 g,白芍 15 g,牡蛎 30 g,黄连 6 g,白及 15 g,香附 12 g,黄芪 30 g,炙甘草 9 g,生姜 6 g。水煎服,日服 1 剂。

3.妊娠呕吐

姜半夏 12 g,云苓 15 g,黄芩 6 g,黄连 3 g,党参 10 g,干姜 3 g,车前子 6 g(另包),炙甘草 2 g。水煎服,日服 1 剂。

4.慢性咽炎

法半夏 12 g,厚朴 10 g,云苓 15 g,紫苏叶 6 g,白芍 12 g,赤芍 12 g,蒲公英 30 g,天花粉 12 g,麦冬15 g。水煎服,日服 1 剂。

5.高血压

法半夏 10 g,云苓 30 g,天麻 10 g,炒杜仲 15 g,白术 15 g,黄芩 12 g,泽泻 9 g。水煎服,日服 1 剂。

6.感冒咳嗽

姜半夏 10 g,干姜 6 g,紫苏子 10 g,炒莱菔子 6 g,黄芩 10 g,党参 15 g,荆芥穗 6 g,炙甘草 6 g。水煎服,日服 1 剂。

7.癫痫

法半夏 10 g,竹茹 6 g,枳实 6 g,陈皮 6 g,云苓 9 g,全蝎 3 g,白僵蚕 6 g,天竺黄 6 g,酸枣仁 6 g,生姜 2 片,大枣 2 枚。水煎服,日服 1 剂。

8.内耳眩晕症

清半夏 10 g,白术 15 g,陈皮 6 g,竹茹 6 g,黄芩 10 g,泽泻 6 g,钩藤 20 g(后下),生姜 3 片。水煎服,日服 1 剂。

9.呕吐

姜半夏 10 g,党参 10 g。水煎服,日服 1 剂。

10.心悸

二夏清心片(炒半夏、云苓、陈皮、石菖蒲、炒枳实、葛根、炒竹茹、冬虫夏草、干姜、炙甘草),口服,一次 3 片,一天 3 次。

(七)不良反应与注意事项

(1)消化系统:生半夏粉吞服可致舌麻木、喉痒、咳嗽、恶心、腹痛、腹泻、转氨酶升高等。

(2)神经系统:过量可引起痉挛、四肢麻痹。

(3)呼吸系统:呼吸困难、不规则,严重时呼吸中枢麻痹。

(4)孕妇禁用。

(5)肝肾功能不全者禁用。

二、白芥子

(一)别名

芥菜籽、辣菜子。

(二)处方名

白芥子、炒白芥子、芥子。

(三)常用量

3～9 g。

(四)常用炮制

1.白芥子

取原药材,拣净杂质,晒干即可。

2.炒芥子

取白芥子炒至黄色,微有香气为度。

(五)常用配伍

1.配紫苏子

止咳化痰。用于治疗风寒咳嗽及气管炎咳嗽、胸闷喉痒、痰白不爽等症。

2.配地龙

止咳平喘。用于治疗慢性气管炎、支气管哮喘之咳嗽气喘、胸闷不适等症。

3.配桂枝

温经化痰。用于治疗寒湿关节疼痛、肢体麻木、腰膝怕冷等症。

(六)临床应用

1.渗出性胸膜炎

白芥子 15 g,柴胡 10 g,黄芩 12 g,半夏 12 g,白芷 9 g,陈皮 9 g,浙贝母 12 g,苦杏仁 10 g,皂角刺 8 g,昆布 15 g,葶苈子 10 g,海藻 12 g,云苓 18 g,赤芍 12 g,夏枯草 30 g,甘草 6 g。水煎服,日服 1 剂。

2.滑膜炎

白芥子 15 g,薏苡仁 30 g,苍术 15 g,白芷 10 g,云苓 30 g,木瓜 30 g,当归 10 g,土鳖虫 10 g,益母草 30 g,川芎 10 g,川牛膝 15 g,柴胡 6 g,甘草 6 g。水煎服,日服 1 剂。

3.耳软骨膜炎

白芥子 12 g,薏苡仁 30 g,半夏 10 g,泽泻 12 g,白术 15 g,云苓 30 g,柴胡 10 g,黄芩 15 g,通草 6 g,鹿角霜 30 g,蒲公英 30 g,牡蛎 30 g,甘草 6 g。水煎服,日服 1 剂。

4.淋巴结核

白芥子、百部、乌梅各等份,共研细末,拌醋调糊状,敷患处,第一次敷 7 天,第二次敷 5 天,第三次敷3 天。每次间隔 3 天。

5.慢性气管炎

白芥子 12 g,陈皮 10 g,姜半夏 12 g,地龙 12 g,五味子 6 g,炒杏仁 10 g,紫菀 12 g,黄芩 15 g,甘草6 g。水煎服,日服 1 剂。

6.急性腰扭伤

炒白芥子末,每次 5 g,每天 2 次,黄酒送服。连用 1～3 天。

(七)不良反应与注意事项

(1)胃肠道反应:恶心、呕吐、腹中隐痛等。

(2)外敷时间过长可致皮肤发疱、疼痛、瘙痒等。

三、旋覆花

(一)别名

金沸花、金盏花。

(二)处方名

旋覆花、覆花、蜜旋覆花。

(三)常用量

3～9 g。

(四)常用炮制

1.旋覆花

取原药材,拣净杂质,筛去土。晒干。

2.蜜旋覆花

旋覆花 0.5 kg,蜜 180 g。先将蜜熔化,倒入旋覆花拌炒,至老黄色不粘手为度。

3.炒旋覆花

将旋覆花用微火炒至具焦斑为度。

(五)常用配伍

1.配半夏

降逆平喘。用于治疗胃肠炎呕吐及哮喘胸闷气喘,咳嗽痰多等症。

2.配前胡

止咳化痰。用于治疗咳嗽痰多、胸闷喉痒、痰白而稀等症。

(六)临床应用

1.呕吐

旋覆花 10 g(另包),党参 12 g,姜半夏 12 g,生姜 10 g,赭石 20 g,甘草 6 g,大枣 4 枚。水煎服,日服1 剂。

2.胃神经官能症

旋覆花 6 g(另包),香附 12 g,党参 12 g,炒白术 15 g,鸡内金 10 g,神曲 30 g,淡豆豉 15 g,木香 6 g。水煎服,日服 1 剂。

3.膈肌痉挛

旋覆花 6 g(另包),代赭石 30 g(先煎),太子参 15 g,制半夏 12 g,丁香 3 g,柿蒂 9 g,麦冬 12 g,黄芪 15 g,竹茹 6 g,甘草 3 g。水煎服,日服 1 剂。

4.慢性气管炎

旋覆花 9 g(另包),桔梗 6 g,白前 6 g,紫菀 10 g,姜半夏 12 g,陈皮 10 g,前胡 6 g,远志 5 g,黄芩 10 g,干姜 6 g,沙参 10 g,甘草 6 g。水煎服,日服 1 剂。

(七)不良反应与注意事项

(1)恶心、呕吐、胸闷、烦躁等。

(2)变态反应:皮肤潮红、瘙痒、皮炎、哮喘等。

(3)大便溏泄者慎用。

四、白前

(一)别名

鹅管白前、鹅白前、南白前。

(二)处方名

白前、炒白前、蜜白前。

(三)常用量

3～10 g。

(四)常用炮制

1.白前

取原药材,洗净,切段,晒干。

2.炒白前

取白前段炒至黄色。

3.蜜白前

白前段 50 kg,蜜 12 kg。将蜜炼熟,加入白前段拌匀,炒至老黄色。

(五)常用配伍

1.配紫菀

止咳化痰。用于治疗外感风寒,咳嗽胸闷及慢性气管炎咳嗽痰多,胸闷气喘等症。

2.配桑白皮

清肺止咳。用于治疗肺热咳嗽、痰黄黏稠、口苦咽干等症。

3.配百部

润肺止咳。用于治疗干咳少痰、喉痒胸闷、肺结核咳嗽咳血等症。

(六)临床应用

1.肺热咳嗽

前胡 9 g,赤芍 10 g,麻黄 3 g,川贝母 10 g,白前 12 g,大黄 3 g,陈皮 6 g,黄芩 10 g,甘草 3 g。水煎服,日服 1 剂。

2.支气管哮喘

白前 10 g,麦冬 15 g,桑白皮 15 g,炒白果 12 g,炙紫菀 15 g,炙麻黄 6 g,款冬花 10 g,百部 15 g,陈皮 9 g,地龙 15 g,黄芩 12 g,桃仁 9 g,枳壳 10 g,细辛 4 g,紫苏叶 6 g,甘草 5 g。水煎服,日服 1 剂。

3.顽固咳嗽

白前 12 g,黄芪 15 g,枸杞子 15 g,前胡 10 g,当归 10 g,党参 15 g,金银花 18 g,连翘 15 g,牛蒡子10 g,蝉蜕 10 g,百合 12 g,南沙参 10 g,北沙参 10 g。水煎服,日服 1 剂。

4.慢性气管炎

白前 10 g,桔梗 9 g,紫菀 12 g,百部 15 g,紫苏子 9 g,陈皮 10 g。水煎服,日服 1 剂。

5.跌打胁痛

白前 15 g,香附 10 g,青皮 6 g。水煎服,日服 1 剂。

（刘　莹）

第四章

利水渗湿药

第一节　利水消肿药

一、茯苓

(一)别名

茯菟、松苓。

(二)处方名

茯苓、云茯苓、云苓、白茯苓、朱茯苓。

(三)常用量

6～15 g。

(四)常用炮制

1.茯苓

取原药材,加水浸泡 30～60 分钟或更长,闷润,去皮,切片,晒干。

2.朱茯苓

茯苓块 0.5 kg,朱砂 15 g,取茯苓块加水喷湿,再加朱砂拌匀,晒干。

3.蒸茯苓

取茯苓去皮,加米汤浸一夜,蒸热,趁热切片,晒干。

(五)常用配伍

1.配泽泻

利水消肿,用于治疗肾炎及心脏病导致之下肢水肿、胃脘腹胀、身重倦怠、小便不利等症。

2.配甘草

益气宁心,用于治疗阳虚所致的心悸、气短、面目浮肿、食少乏力等症。

3.配半夏

利湿除痰,用于治疗脾胃虚寒所致之恶心呕吐、腹痛腹胀、胃脘胀满及肺寒咳嗽吐痰、痰白清稀等症。

4.配车前子

利水通淋,用于治疗肾炎所致之水肿、小便不利及尿道炎、小便短赤、尿频尿急之症。

5.配赤芍

通阳活血,用于治疗冠心病胸闷疼痛、气短、心悸等症。

(六)临床应用

1.结肠炎

云苓 30 g,泽泻 6 g,木香 6 g,白芍 15 g,山楂 30 g,神曲 10 g,鸡内金 3 g(冲服),淡竹叶 6 g,甘草 5 g。水煎服,日服 1 剂。

2.失眠

朱茯苓 15 g,柏子仁 10 g,红花 6 g,当归 10 g,桃仁 10 g,赤芍 10 g,大黄 5 g,远志 3 g,石菖蒲 6 g,茜草 5 g,牡蛎 30 g,龙骨 30 g,姜半夏 6 g。水煎服,日服 1 剂。

3.偏头痛

云苓 30 g,白芍 20 g,川芎 20 g,白芷 10 g,水蛭 5 g,全蝎 6 g,石决明 30 g,菊花 30 g,黄芩 15 g,天麻 15 g,地龙 12 g,沙参 15 g,甘草 3 g。水煎服,日服 1 剂。

4.慢性肝炎

云苓 15 g,山药 15 g,牡丹皮 9 g,当归 6 g,五味子 10 g,蒲公英 30 g,柴胡 6 g,菟丝子 15 g,桑寄生15 g,蝉蜕 3 g,连翘 10 g,炒杜仲 6 g,甘草 3 g。水煎服,日服 1 剂。

5.胃十二指肠溃疡

云苓 30 g,香附 15 g,山药 30 g,莲子 15 g,醋延胡索 15 g,白芷 9 g,车前子 30 g(另包),葛根 15 g,清半夏 12 g,生姜 6 g,炙甘草 10 g。水煎服,日服 1 剂。

6.慢性胃炎水肿

云苓 20 g,冬瓜皮 30 g,防己 6 g,泽泻 6 g,山药 12 g,茜草 6 g,玉米须 30 g,芡实 20 g,薏苡仁 30 g,大枣 6 枚,生姜 6 g,淡竹叶 6 g。水煎服,日服 1 剂。

7.内耳眩晕症

云苓 30 g,桂枝 6 g,炒白术 15 g,姜半夏 12 g,竹茹 6 g,陈皮 10 g,泽泻 15 g,菊花 15 g,天麻 10 g,远志 6 g,槐花 3 g,黄芩 6 g,生姜 10 g。水煎服,日服 1 剂。

8.妊娠水肿

云苓 30 g,红鲤鱼 1 条,水煎服汤吃鱼肉,日服 1 剂。

9.肾病综合征

云苓 30 g,大腹皮 15 g,木瓜 30 g,厚朴 10 g,焦白术 15 g,草豆蔻 6 g,木香 6 g,干姜 6 g,炮附子(先煎 40 分钟)6 g,芡实 20 g,白扁豆 15 g,薏苡仁 15 g,黄芩 12 g,生姜 10 g,大枣 12 枚。水煎服,日服 1 剂。

10.醛固酮增多症

真武汤:云苓 12 g,白芍 12 g,白术 8 g,生姜 15 g,炮附子 10 g(先煎 30 分钟)。水煎服,日服 1 剂。

(七)不良反应与注意事项

(1)偶见胃肠道反应,表现为恶心、呕吐、腹痛、腹泻等。

(2)皮肤变态反应,可见红色丘疹、瘙痒。

(3)变应性哮喘,可见流清涕、胸闷、气短、呼吸有哮鸣音、冷汗、口唇发绀等。

(4)忌与米醋同服。

二、金钱草

(一)别名

对座草、大金钱草。

(二)处方名

金钱草、小金钱草。

(三)常用量

15～30 g。

(四)常用炮制

取原药材，拣净杂质，切段，晒干。

(五)常用配伍

1.配茵陈

清热除黄，用于治疗急、慢性肝炎所致之面目皮肤发黄、腹胀、乏力、脘腹疼痛等症。

2.配海金沙

清热通淋，用于治疗泌尿道结石、尿时涩痛、小便不畅等症。

3.配小茴香

温肾消肿，用于治疗肾虚水肿、肝痛腹水肿胀等症。

(六)临床应用

1.黄疸型肝炎

金钱草 15 g，茵陈 15 g，栀子 10 g，虎杖 6 g，郁金 10 g，金银花 20 g，小蓟 20 g，五味子 8 g，柴胡 10 g，甘草 3 g。水煎服，日服 1 剂。

2.慢性肾炎

金钱草 30 g，海金沙 9 g，郁金 9 g，白茅根 20 g，野菊花 15 g，白术 10 g，琥珀 3 g(冲服)，大枣 6 枚。水煎服，日服 1 剂。

3.胆结石

(1)金钱草 30 g，柴胡 12 g，枳壳 10 g，白芍 15 g，海螵蛸 10 g，浙贝母 10 g，郁金 6 g，甘草 3 g。水煎服，日服 1 剂。

(2)老年胆石症：金钱草 30 g，海金沙 15 g(另包)，郁金 12 g，川楝子 10 g，柴胡 10 g，鸡内金 10 g，威灵仙 10 g，生大黄 6 g(后下)，芒硝 10 g(冲服)。水煎服，日服 1 剂。

4.慢性胆囊炎

(1)金钱草 30 g，炒枳实 15 g，鸡内金 12 g，香附 10 g，炒山楂 15 g，白芍 15 g，郁金 10 g，川芎 12 g，大黄 6 g(后下)，柴胡 6 g。水煎服，日服 1 剂。

(2)胆石利胶囊(金钱草、郁金、茵陈、陈皮、黄芩、乳香、硝石、白矾、大黄、栀子、三棱、没药、甘草)，口服，一次 5 粒，一天 3 次。

5.胆管蛔虫症

金钱草 30 g，乌梅 10 g，槟榔 10 g，花椒 6 g。水煎服，日服 1 剂。

6.泌尿系统结石

(1)金钱草 50 g，海金沙 50 g(另包)，鸡内金 10 g。水煎服，日服 1 剂。

(2)金钱草 30～60 g，海金沙 10 g(另包)，鸡内金 10 g，青皮 12 g，陈皮 6 g，乌药 10 g，王不留

行 15 g,石韦 10 g,川牛膝 15 g,赤芍 15 g,车前子 20 g(另包)。水煎服,日服 1 剂。

7.冠心病

金钱草 30 g,丹参 20 g,葛根 30 g,赤芍 6 g,云苓 10 g,瓜蒌 15 g,桂枝 3 g,当归 8 g,决明子 8 g。水煎服,日服 1 剂。

8.痢疾

金钱草 40 g,山楂 40 g,白芍 15 g,车前子 15 g(另包),黄连 6 g,干姜 6 g。水煎服,日服 1 剂。

(七)不良反应与注意事项

(1)大剂量服用可产生头晕、心悸等症。

(2)变态反应:表现为皮疹、全身潮红、瘙痒、腹痛、面部肿胀等。接触或煎水外洗时,有时可引起接触性皮炎,局部红肿热痛、起疱、皮肤糜烂等。

(3)不宜与保钾利尿药螺内酯、氨苯蝶啶同服,以防引起高血钾症。

三、泽泻

(一)别名

鹄泻、及泻。

(二)处方名

泽泻、川泽泻、建泽泻、盐泽泻、炒泽泻。

(三)常用量

6～12 g。

(四)常用炮制

1.泽泻

取原药材洗净,加水浸泡,闷润,切片、晒干。

2.炒泽泻

泽泻 5 kg,麦麸 0.7 kg。先炒麦麸冒烟时,加入泽泻炒至焦黄色。

3.酒泽泻

泽泻 50 kg,酒 2.5 kg。在 100 ℃热锅中加入泽泻片,翻炒数次,用酒喷匀,炒干,放冷即可。

4.盐泽泻

泽泻片 5 kg,盐 100 g。取泽泻片放锅中,用微火炒热,慢慢喷入盐水,使匀,焙干水汽,晒干。

(五)常用配伍

1.配防己

通利小便,用于治疗水肿小便不利、脘腹胀满等症。

2.配半夏

利湿化痰,用于治疗胃肠炎所致的恶心呕吐、腹痛腹泻、肠鸣畏寒等症。

3.配白术

健脾除湿,用于治疗脾虚水肿、食欲缺乏食少、倦怠无力、头目眩晕等症。

4.配车前子

利水止泻,用于治疗肠鸣水泻、腹痛畏寒及脾虚久泻、大便溏薄等症。

5.配决明子

清肝止眩，用于治疗高脂血症所致之头目眩晕、四肢麻木、大便不畅等症。

(六)临床应用

1.高脂血症

泽泻 20 g，决明子 15 g，制何首乌 15 g，生大黄 6 g，炒白术 15 g，荷叶 15 g。水煎服，日服 1 剂。

2.脂肪肝

泽泻 20 g，何首乌 15 g，决明子 15 g，丹参 15 g，虎杖 10 g，荷叶 15 g，黄精 15 g，山楂 30 g，薏苡仁30 g。水煎服，日服 1 剂。

3.肥胖症

泽泻 30 g，决明子 15 g，生山楂 20 g，炒白术 10 g，菊花 15 g。水煎服，日服 1 剂。

4.高血压

泽泻 30 g，夏枯草 15 g，决明子 15 g，益母草 10 g，牡丹皮 12 g，钩藤 10 g(后下)，石决明 20 g，黄芩12 g。水煎服，日服 1 剂。

5.水肿

白术泽泻汤：泽泻 30 g，炒白术 30 g，猪苓 15 g，大腹皮 10 g，白茅根 10 g。水煎服，日服 1 剂。

6.内耳眩晕症

泽泻 30 g，炒白术 30 g，桂枝 4 g，钩藤 30 g(后下)，菊花 15 g，石决明 30 g，地龙 15 g，白僵蚕 10 g，甘草 3 g。水煎服，日服 1 剂。

(七)不良反应与注意事项

(1)消化系统：恶心、呕吐、肠鸣、腹痛、腹泻等。大剂量对肝细胞有一定损害，可导致中毒性肝炎、黄疸、肝大、脾大。

(2)泌尿系统：大剂量或长期服用，可导致水、电解质失调及血尿。

(3)外敷可导致发疱性皮炎。

四、猪苓

(一)别名

豕苓、黑猪苓。

(二)处方名

猪苓、粉猪苓。

(三)常用量

6～12 g。

(四)常用炮制

取原药材，加水浸泡，闷透，切片，晒干。

(五)常用配伍

1.配茯苓

增强利水渗湿功效，用于治疗肾炎、心脏病、贫血、脾虚等导致之水肿、尿少、食少倦怠等症。

2.配大腹皮

行气消胀，用于治疗肝硬化所致之腹水、脘腹胀、小便不利等症。

3.配玉米须

清热止渴，用于治疗糖尿病，口渴尿赤、烦躁不宁、下肢乏力等症。

(六)临床应用

1.肾炎水肿

猪苓 15 g，云苓 15 g，泽泻 12 g，炒白术 15 g，金银花 15 g，连翘 15 g，白茅根 15 g，地黄 15 g，枸杞子 10 g，川续断 10 g，藕节 10 g，桑白皮 12 g，车前子 15 g(另包)，陈皮 6 g，大腹皮 6 g。水煎服，日服 1 剂。

2.肝硬化腹水

猪苓 20 g，大腹皮 12 g，泽泻 15 g，阿胶 15 g(烊化)，滑石 10 g，白芍 10 g，茵陈 10 g，白茅根 18 g，冬瓜皮 30 g。水煎服，日服 1 剂。

3.尿潴留

猪苓 20 g，云苓 30 g，防己 6 g，金钱草 20 g，桃仁 10 g，红花 6 g，赤芍 15 g，白芍 10 g，滑石 10 g，车前子 30 g(另包)，阿胶 10 g(烊化)，生姜 6 g。水煎服，日服 1 剂。

4.泌尿系统感染

猪苓 20 g，黄檗 15 g，海金沙 30 g(另包)，苦参 12 g，萹蓄 6 g，连翘 15 g，白芍 12 g，生姜 6 g。水煎服，日服 1 剂。

5.银屑病

猪苓注射液(每毫升相当于生药 0.5 g)，肌内注射，一次 2 mL，一天 2 次。

6.慢性肝炎

猪苓 15 g，当归 10 g，白芍 12 g，菟丝子 12 g，薏苡仁 15 g，淡竹叶 6 g，藕节 6 g，黄精 10 g，五味子 6 g。水煎服，日服 1 剂。

7.更年期综合征

猪苓 15 g，黄芩 15 g，远志 5 g，柴胡 10 g，清半夏 10 g，泽泻 6 g，决明子 10 g，菊花 10 g，炒杜仲 10 g，荷叶 6 g，玉竹 6 g，天花粉 10 g，山楂 20 g。水煎服，日服 1 剂。

8.慢性咽炎

猪苓 20 g，金银花 20 g，麦冬 10 g，玄参 10 g，沙参 10 g，神曲 15 g，淡豆豉 20 g，清半夏 10 g，黄芩12 g，甘草 3 g。水煎服，日服 1 剂。

(七)注意事项

脾胃虚弱，无水湿者慎用。

五、薏苡仁

(一)别名

起实、回回米、草珠子、六各米、药玉米。

(二)处方名

薏苡仁、苡仁、苡米，炒苡米。

(三)常用量

10～30 g。

(四)常用炮制

1.薏苡仁

取原药材,拣净杂质,筛去破壳及灰渣,洗净,晒干。

2.炒薏苡仁

取薏苡仁置热锅中,用微火炒至黄色。

(五)常用配伍

1.配枸杞子

健脾养肝,用于治疗慢性肝炎、食少腹胀、大便不利、乏力、胁痛等症。

2.配桃仁

化瘀止痛,用于治疗女性附件炎小腹隐痛、倦怠乏力、午后低热等症。

3.配败酱草

清热消肿,用于治疗慢性阑尾炎下腹疼痛、口苦尿黄、小便不利等症。

4.配白术

健脾止泻,用于治疗脾胃虚弱、腹痛便溏、口淡不渴等症。

5.配天花粉

健脾利湿,用于治疗糖尿病口渴尿赤、手足心热、烦躁失眠等症。

(六)临床应用

1.慢性肾炎

薏苡仁 30 g,白术 15 g,蒲公英 30 g,赤芍 15 g,桃仁 10 g,大黄 3 g,石斛 6 g,金钱草 10 g,芦根 12 g,藕节 6 g,桂枝 3 g,琥珀 3 g(冲服)。水煎服,日服 1 剂。

2.慢性肝炎

薏苡仁 20 g,柴胡 10 g,鸡内金 10 g,猪苓 15 g,白芍 15 g,桑寄生 10 g,茵陈 6 g,神曲 15 g,生姜 6 g,甘草 3 g,太子参 15 g,葛根 10 g。水煎服,日服 1 剂。

3.下肢无力

黄檗 10 g,薏苡仁 30 g,苍术 10 g,川牛膝 12 g,炒杜仲 10 g,菟丝子 15 g,黄芪 10 g,红花 6 g,天花粉 12 g。水煎服,日服 1 剂。

4.结肠炎

炒薏苡仁 20 g,大黄 6 g,芡实 15 g,炒鸡内金 10 g,炒山药 20 g,焦粳米 10 g,焦糯米 10 g,土白术15 g,炒枳壳 6 g,佩兰 6 g。水煎服,日服 1 剂。

5.真菌性肠炎

薏苡仁 30 g,制附子 6 g(先煎),败酱草 15 g。水煎服,日服 1 剂。

6.痛风

薏苡仁 30 g,忍冬藤 30 g,土茯苓 20 g,黄檗 12 g,怀牛膝 12 g,山慈菇 10 g,苍术 12 g,桑枝 15 g,鸡血藤 15 g,生甘草 6 g。水煎服,日服 1 剂。

7.坐骨神经痛

薏苡仁 60 g,制附子 10 g(先煎),赤芍 18 g,炙甘草 10 g,党参 18 g,当归 10 g,鸡血藤 15 g,秦艽 12 g,海风藤 10 g,川牛膝 12 g,白芍 10 g。水煎服,日服 1 剂。

8.扁平疣

薏苡仁 30 g,水煎连渣服,日服 1 剂。

9.传染性软疣

薏苡仁 50 g,大青叶 30 g,板蓝根 30 g,升麻 10 g,菟丝子 15 g。水煎服,日服 1 剂。

10.坐骨结节滑囊炎

生薏苡仁 60 g,加水 30 mL,煎至 200 mL,分 2 次口服,连用 30 天。

(七)注意事项

孕妇忌用。

(刘　波)

第二节　利湿退黄药

一、茵陈

(一)别名

蒿子苗。

(二)处方名

茵陈、茵陈蒿、绵茵陈、嫩茵陈。

(三)常用量

6～15 g。

(四)常用炮制

取原药材,拣净杂质,筛去泥沙,阴干或晒干。

(五)常用配伍

1.配栀子

消热退黄,用于治疗黄疸型肝炎,目、皮肤发黄,小便黄赤,口苦不渴,舌苔黄腻等症。

2.配干姜

温中退黄,用于治疗慢性肝炎、脾胃虚寒、倦怠乏力、手足不温、皮肤发黄、脉沉细等症。

3.配滑石

利湿退黄,用于治疗暑湿小便不利,头重乏力、脘闷及黄疸型肝炎,内热较盛、身黄、口苦、尿赤等症。

(六)临床应用

1.高脂血症

(1)茵陈 30 g,生山楂 30 g,生麦芽 15 g。制成糖浆,口服,一次 30 mL,一天 3 次。

(2)茵陈 15 g,葛根 15 g,荷叶 15 g,泽泻 12 g。水煎服,日服 1 次。

2.胆管感染

茵陈 30 g,虎杖 60 g,生大黄 15 g,制成片剂,每片含生药 0.3 g,一次服 5～12 片,一天 3 次。

3.黄疸

茵陈五苓散加减:茵陈 15 g,党参 9 g,黄芪 10 g,白术 10 g,茯苓 12 g,制附子 3 g(先煎),干姜 3 g,肉桂 1 g。水煎服,日服 1 剂。

4.胆结石

茵陈 30 g,大黄 10 g(后下),栀子 12 g,槟榔 9 g,鸡内金 10 g,木香 6 g,黄芩 12 g,牡丹皮 12 g,金钱草 15 g,海金沙 15 g(另包),连翘 12 g,柴胡 10 g,醋延胡索 9 g,蒲公英 20 g,板蓝根 20 g,大青叶 20 g。水煎服,日服 1 剂。

5.急性乙型病毒性肝炎

(1)茵陈 20 g,茜草 15 g,山药 20 g,甘草 15 g。水煎服,日服 1 剂。

(2)茵陈 30 g,制大黄 10 g,秦皮 10 g,土茯苓 15 g,蒲公英 15 g,甘草 3 g。水煎服,日服 1 剂。

(3)肝净注射液(茵陈、栀子、板蓝根、胆汁膏、大黄、黄芩),肌内注射,一次 2～4 mL,一天 2 次。

6.麻疹

茵陈 30 g,地肤子 30 g,黄檗 15 g,甘草 12 g。水煎服,温洗全身,一天 1 剂,洗 1～2 次。

(七)不良反应

1.消化系统

恶心、上腹饱胀、灼热、轻度腹泻、呕吐等。

2.心血管系统

心悸、心律失常、发绀、脉细弱等。

3.变态反应

变应性皮炎、瘙痒、面红发热等。

二、连钱草

(一)处方名

活血丹、透骨消、马蹄草。

(二)性味与归经

味辛、微苦,性微寒。归肝、肾、膀胱经。

(三)药性特点

连钱草辛苦渗利,寒能清热,有良好的利尿通淋、除湿退黄及解毒消肿等作用,为治各种淋证及肝胆结石、膀胱结石的要药。

(四)功效

除湿退黄,利尿通淋,解毒消肿。

(五)传统应用

(1)湿热黄疸,配茵陈、郁金、大黄等。

(2)石淋,单用本品煎汤代茶饮。

(3)热淋,单用;或与海金沙、鸡内金、石韦等同用。

(4)石淋兼有肾虚者,配桑寄生、胡桃仁等。

(5)恶疮肿毒,蛇毒咬伤,单用鲜草捣汁饮,或捣敷患处;亦可与野菊花、蒲公英、万年青等同用。

(六)现代应用

(1)非细菌性胆道感染伴有低热者,每天服 30 g;无低热者,每天服 20 g。

(2)泌尿系统结石:连钱草、海金沙各 20～30 g,石韦 15～20 g。水煎服,每天 1 次。

(3)痔疮:鲜连钱草 100 g,干品减半,煎服。

(4)丹毒、带状疱疹:连钱草 250 g。用 1 000 mL 乙醇浸泡 1 周,滤液加雄黄 6 g,涂于患处。

(5)婴儿肝炎综合征:单味连钱草 30～60 g。水煎至 100 mL,每天 2 次,口服葡萄糖内酯 0.1 g及维生素 C 0.19 g,维生素 B_1 0.01 g,每天 3 次。

(6)跌打损伤:鲜连钱草洗净,捣汁 50 mL,分 2 次服。

(7)痢疾:鲜连钱草 60 g,鲜马齿苋 30 g,枳壳 9 g。水煎服。

(七)用法与用量

煎服,30～60 g。鲜品加倍。外用适量。

三、地耳草

(一)处方名

地耳草、田基黄。

(二)性味与归经

苦、甘、凉。归肝、胆经。

(三)药性特点

地耳草味苦而性凉,苦味燥湿,凉性清热。能利湿退黄,治湿热黄疸;并能清热解毒,活血消肿,治热毒疮痈、瘀血肿痛等。

(四)功效

利湿退黄,清热解毒,活血消肿。

(五)现代应用

1.肝炎

地耳草鲜品 30～60 g。水煎服,每天 1 剂,分 2 次服。

2.伤寒及副伤寒

地耳草 30～150 g。切碎,水煎 2 次,合并煎液,分 3 次口服,10 天为 1 个疗程。

3.预防感冒

地耳草 15 g。水煎,分 2 次服,连服 6 天。

4.急性眼结膜炎

地耳草适量。水煎熏洗。

5.扁桃体炎

地耳草鲜品捣汁饮。

(六)用法与用量

煎服,15～30 g。鲜品加倍。外用适量。

四、垂盆草

(一)处方名

垂盆草、狗压半支莲、白蜈蚣。

(二)性味与归经

甘、淡、微酸,凉。归心、肝、胆、小肠经。

(三)药性特点

垂盆草为甘寒清利之品,清热解毒兼利湿热,常用于治痈肿、蛇伤、烫伤及湿热黄疸、热淋涩痛。

(四)功效

利湿退黄,清热解毒。

(五)传统应用

(1)湿热黄疸:配郁金、茵陈蒿、金钱草。

(2)湿热淋证:配车前草、萹蓄。

(3)湿热泻痢:配马齿苋、地锦草等。

(4)痈疮肿毒、毒蛇咬伤、烫火伤等:单用鲜品,洗净捣烂取汁服,并以汁外涂或以渣局部外敷。

(5)咽喉肿痛、口疮:垂盆草取汁含漱。

(六)现代应用

1.肝炎

用垂盆草片(每片含垂盆草浸膏 0.32 g)口服,每次 6 片,每天 3 次。

2.结膜溃疡

用垂盆草注射液 1 mL 行结膜下注射。

3.蜂窝织炎、乳腺炎

垂盆草 60～120 g。洗净捣烂加面粉少许调成糊状外敷患处,每天或隔天 1 次。

4.静脉炎、肌肉局部热痛

将垂盆草洗净捣烂,加乙醇调敷患处,绷带固定,干后更换。

5.阑尾炎

鲜垂盆草 30～60 g。配红藤、蒲公英、紫花地丁适量。水煎服。

6.毒蛇咬伤、水火烫伤

鲜品适量,洗净捣汁服,并以汁外涂。

(七)用法与用量

煎服,15～30 g;鲜品加倍。外用适量。

(八)注意事项

脾胃虚寒者慎用。

(陈素平)

第五章

活血化瘀药

第一节　活血疗伤药

一、土鳖虫

(一)别名

金边土元、汉土元、大土元。

(二)处方名

土鳖虫、土元、地鳖虫、䗪虫。

(三)常用量

3～10 g。

(四)常用炮制

1.土鳖虫

取原药材，用淋水泡洗，晒干，再用微火隔纸焙至黄色为度。

2.炒土鳖虫

取土鳖虫炒至微焦。

(五)常用配伍

1.配大黄

活血破瘀。用于治疗瘀血积聚、皮肤甲错、眼眶发暗、胁腹疼痛等症。

2.配自然铜

行瘀消肿。用于治疗跌打损伤、筋骨受伤、赤肿疼痛等症。

3.配地龙

平肝解痉。用于治疗肝风头目眩晕、四肢抽搐之症。

(六)临床应用

1.脑梗死

土鳖虫 10 g，黄芪 30 g，当归 12 g，川芎 15 g，地龙 15 g，红花 9 g，石菖蒲 10 g，水蛭 6 g，丹参 30 g。水煎服，日服 1 剂。

2.血管性头痛

土鳖虫 12 g，当归 10 g，葛根 30 g，生地黄 30 g，川芎 12 g，三七 3 g(冲服)，地龙 20 g，黄芩

15 g,细辛 4 g,白芍 12 g,赤芍 10 g。水煎服,日服 1 剂。

3.类风湿关节炎

土鳖虫 10 g,当归 15 g,黄芪 15 g,桑寄生 18 g,乌蛇 20 g,熟地黄 15 g,全蝎 6 g,蜈蚣 2 条,白芍 15 g,两面针 10 g,三七 10 g,炙甘草 6 g。水煎服,日服 1 剂。

4.银屑病

土鳖虫 15 g,紫草 30 g,青黛 6 g(另包),蝉蜕 6 g,丹参 10 g,半夏 12 g,陈皮 6 g,黄连 9 g,厚朴 10 g,地龙 15 g,地肤子 15 g,白鲜皮 18 g,当归 15 g。水煎服,日服 1 剂。

5.子宫内膜异位症

土鳖虫 10 g,赤芍 15 g,三棱 10 g,莪术 10 g,桃仁 9 g,郁金 12 g,鸡内金 12 g,红藤 15 g,败酱草 15 g。水煎,高位灌肠,每天 1 次。

6.跌打损伤

土鳖虫 10 g,自然铜 12 g,川芎 6 g,当归 10 g,栀子 12 g,红花 6 g,葛根 20 g,赤芍 10 g,甘草 6 g。水煎服,日服 1 剂。

(七)注意事项

孕妇忌用。

二、苏木

(一)处方名

苏木、苏方木、苏方、赤木。

(二)性味与归经

甘、咸、微辛,平。归心、肝、脾经。

(三)药性特点

苏木味辛行散,味咸入血,功善活血通经,祛瘀止痛,为妇、伤科瘀血病证常用药。本品少用和血,多用破血。

(四)功效

活血疗伤,祛瘀通经,止痛。

(五)传统应用

(1)血瘀经闭,产后腹痛:配当归、桃仁、红花等。

(2)跌打损伤:配乳香、没药、自然铜等。

(3)产后血晕:配川芎、当归。

(4)产后气虚,恶露不行,败血上攻于肺,气急喘促者,常配人参同用。

(5)跌打损伤、瘀滞肿痛、骨折:配乳香、没药、血竭,内服。

(6)外伤出血:用苏木细末掺于伤口。

(六)现代应用

(1)冠心病心绞痛:苏木配川芎、丹参。

(2)破伤风:苏木为末。以酒送服。

(3)风湿性关节炎:苏木树干 30 g。水煎服。

(七)用法与用量

煎服,3~10 g。外用适量,研末撒。

(八)注意事项

苏木能引起动物呕吐、腹泻,大剂量甚至致死。血虚无瘀滞者不宜使用;月经过多者及孕妇禁服。

三、刘寄奴

(一)处方名

刘寄奴、南刘寄奴、化食丹。

(二)性味与归经

苦,温。归心、脾经。

(三)药性特点

刘寄奴苦降温通,功效为破血通经,散瘀止痛,为伤科常用药,亦治妇科血滞之证。此外,本品还醒脾开胃兼消食化积。

(四)功效

破血疗伤,止痛,止血。

(五)传统应用

(1)经闭、产后瘀阻:配当归、红花等。

(2)折伤瘀肿疼痛:配骨碎补、延胡索等。

(3)外伤出血:刘寄奴研末外敷。

(4)食积不化、脘腹胀痛:单味服用;亦可配消食导滞之品。

(六)现代应用

1.急性细菌性痢疾

将刘寄奴水煎2次,混合浓缩加适量淀粉制成片剂,每片含生药1 g。成人每次口服6片,每天4次。

2.中暑

用刘寄奴50～100 g(鲜品加倍),水煎服。

(七)用法与用量

煎服,3～10 g。外用适量。

(八)注意事项

孕妇禁服,气血虚弱、脾虚泄泻者慎服。

(李　霞)

第二节　破血消癥药

一、莪术

(一)处方名

莪术、炒莪术、醋莪术。

(二)常用量

3～9 g。

(三)常用炮制

1.莪术

取原药材,加水浸泡 1～4 小时,闷润 3～5 天至透,切片,晒干。

2.醋莪术

莪术 50 kg,醋 12 kg。取莪术,淋醋拌透,约 1 天至醋被吸尽,切片,晒干。

3.炒莪术

取莪术用微火炒至有小黑斑点为度。

(四)常用配伍

1.配青皮

破气消积。用于治疗气滞胸胁疼痛、胃脘疼痛等症。

2.配木香

消积止痛。用于治疗食积胀满、肠鸣腹痛等症。

3.配红花

活血化瘀。用于治疗瘀血胃痛、胁痛、痛经等症。

(五)临床应用

1.药流后不全流产

莪术 15 g,三棱 15 g,赤芍 18 g,红花 10 g,川芎 12 g,土鳖虫 10 g,青皮 10 g,牡丹皮 15 g,王不留行籽 20 g,益母草 20 g,桃仁 13 g,血竭 3 g(冲服)。水煎服,日服 1 剂。

2.急性腰扭伤

莪术 15 g,三棱 15 g,重楼 12 g,虎杖 12 g,川牛膝 15 g,白芍 15 g,土鳖虫 10 g,桃仁 10 g,枳壳 10 g,忍冬藤 30 克,生甘草 5 g。水煎服,日服 1 剂。

3.肌内注射后硬结

三棱 10 g,莪术 15 g,芒硝 15 g。共研细末,用食醋加蜂蜜调成糊状,局部外敷,1～2 天换药 1 次。

4.萎缩性胃炎

莪术 10 g,丹参 15 g,徐长卿 10 g,白花蛇舌草 15 g,砂仁 6 g。水煎服,日服 1 剂。

5.胃痛

莪术 15 g,青皮 15 g,白芍 15 g,黄芪 15 g,五灵脂 12 g,陈皮 6 g,枳壳 6 g,醋延胡索 10 g,甘草 6 g。水煎服,日服 1 剂。

(六)不良反应与注意事项

(1)头晕、恶心、胸闷、乏力、心悸等。

(2)偶见变应性休克。

(3)孕妇忌用。

二、三棱

(一)别名

黑三棱、白三棱。

(二)处方名

三棱、京三棱、炒三棱、醋三棱。

(三)常用量

6～12 g。

(四)常用炮制

1.三棱

取原药材，加水浸泡，闷透，切片，晒干。

2.醋三棱

三棱片 5 kg，醋 1 kg。取三棱片，用微火炒热，加醋炒干。

3.炒三棱

三棱片 5 kg，麦麸 500 g。将麦麸炒至冒烟时，加入三棱片，炒至黄色，筛去麦麸。

(五)常用配伍

1.配莪术

活血化瘀。用于治疗癥瘕积聚、肝硬化、癌肿等。

2.配牛膝

通经活血。用于治疗经闭腹痛、痛经等症。

(六)临床应用

1.子宫肌瘤

三棱 15 g，莪术 15 g，牡丹皮 10 g，桃仁 10 g，云苓 15 g，赤芍 12 g，当归 6 g。水煎服，日服 1 剂。

2.泌尿系统结石

金甲排石胶囊(制三棱、炒没药、赤芍、制桃仁、皂角刺、白芷、炒枳壳、莪术、青皮、炒乳香、薏苡仁、川牛膝、厚朴、车前子、广金钱草)，口服，1 次 5 粒，1 天 3 次。

3.痛经

三棱 12 g，莪术 10 g，小茴香 10 g，桂枝 6 g，红花 6 g，泽泻 6 g，桃仁 9 g，黄芩 6 g，生甘草 6 g。水煎服，日服 1 剂。

(七)注意事项

孕妇慎用。

三、水蛭

(一)别名

马蛭、马蟥、马鳖。

(二)处方名

水蛭、炙水蛭。

(三)常用量

3～6 g。

(四)常用炮制

1.水蛭

取原药材洗净，切段，晒干。

2.炒水蛭

取水蛭用微火炒至焦黄色为度。

3.炙水蛭

水蛭 0.5 kg,蜜 100 g。取水蛭段加蜜拌匀,炒至蜜干不粘手为度。

(五)常用配伍

1.配土鳖虫

破血化瘀。用于治疗瘀血所致之肝硬化、闭经、血淋等症。

2.配海金沙

利水消石。用于治疗泌尿系统感染及泌尿系统结石、小便涩痛不畅之症。

3.配酸枣仁

活血安神。用于治疗血瘀气阻,头痛失眠、烦躁不宁等症。

(六)临床应用

1.高脂血症

水蛭 10 g,丹参 30 g,泽泻 10 g,山楂 30 g,桃仁 10 g,川芎 12 g,大黄 6 g,清半夏 10 g,决明子 20 g,何首乌 15 g。水煎服,日服 1 剂。

2.闭经

水蛭 10 g,当归 15 g,黄芪 20 g,三棱 6 g,莪术 6 g,知母 6 g。水煎服,日服 1 剂。

3.跌打损伤

水蛭 10 g,土鳖虫 10 g,大黄 9 g,桃仁 10 g,自然铜 10 g,赤芍 12 g,皂角刺 3 g,泽兰 6 g,甘草 3 g。水煎服,日服 1 剂。

4.盆腔炎症性包块

水蛭 10 g,党参 15 g,鸡内金 10 g,白术 15 g,黄芪 20 g,山药 15 g,天花粉 15 g,知母 12 g,三棱 15 g,莪术 15 g。水煎服,日服 1 剂。

5.慢性肾功能不全

水蛭粉 3 g(冲服),黄芪 30 g,枸杞子 15 g,桑葚子 15 g,金银花 15 g,白花蛇舌草 20 g,山茱萸 10 g,淡附片 6 g(先煎),大黄 8 g,车前子 30 g(另包),益母草 30 g,丹参 15 g。水煎服,日服 1 剂。

6.不孕症

水蛭粉 3 g(冲服),桂枝 6 g,土茯苓 20 g,桃仁 12 g,牡丹皮 12 g,赤芍 12 g,三棱 10 g,莪术 10 g,延胡索 12 g,浙贝母 15 g,牡蛎 30 g,白花蛇舌草 30 g,甘草 6 g。水煎服,日服 1 剂。

7.肝硬化

水蛭 8 g,黄芪 30 g,桂枝 6 g,大黄 6 g,土鳖虫 10 g,桃仁 10 g,川牛膝 12 g,当归 10 g,吴茱萸 6 g,柴胡 9 g,薏苡仁 30 g,甘草 3 g。水煎服,日服 1 剂。

8.血栓性静脉炎

水蛭粉 3 g(冲服),黄芪 30 g,生地黄 30 g,大黄 10 g,蒲黄 10 g(另包),黄连 10 g,黄檗 10 g。水煎服,日服 1 剂。

(七)不良反应与注意事项

(1)过量可导致中毒反应,恶心、呕吐、剧烈腹痛、胃肠出血、血尿、昏迷等。

(2)孕妇忌用。

(3)体虚、血虚者慎用。

(白永杰)

第六章

止　血　药

第一节　温经止血药

一、艾叶

(一)别名

艾蒿、香艾、炙草、狼尾蒿子。

(二)处方名

艾叶、陈艾、艾叶炭。

(三)常用炮制

1.艾叶

取原药材,拣净杂质即可。

2.艾叶炭

取艾叶炒至焦黑。

3.制艾叶

艾叶 0.5 kg,酒、醋各 50 mL,食盐 10 g,生姜汁 30 g。取艾叶加入上药及适量水润透,蒸 1 小时晾干。

(四)常用配伍

1.配香附

温经行血,用于治疗气血虚寒、月经不调、腹痛、月经过多等症。

2.配炮姜

温经止痛,用于治疗虚寒痛经、小腹胀痛、经血色暗等症。

3.配桂枝

温经活血,用于治疗感受风寒,腰腿肢体疼痛、关节疼痛、麻木不仁、畏寒喜温等症。

(五)临床应用

1.血小板减少症

艾叶 15 g,蕤仁 20 g,牡蛎 60 g(先煎),制附子 3 g,黄芪 30 g,党参 15 g,当归 15 g,天冬 15 g,酒白芍 20 g,肉苁蓉 20 g,熟地黄 20 g。水煎服,日服 1 剂。

2.吐血、衄血

艾叶 12 g,荷花 9 g,侧柏叶 12 g,生地黄 15 g。水煎服,日服 1 剂。

3.月经不调

艾叶 10 g,当归 9 g,川芎 6 g,白芍 12 g,生地黄 12 g,甘草 6 g。水煎服,日服 1 剂。

4.痛经

艾附暖宫丸(艾叶、香附、吴茱萸、川芎、白芍、黄芩、川续断、生地黄、官桂、当归),口服,一次 6 g,一天 2 次。

5.功能性子宫出血

艾叶 10 g,当归 10 g,熟地黄 15 g,阿胶 15 g(烊化),益母草 10 g,白术 10 g,炒杜仲 15 g,淫羊藿 10 g,红参 6 g,黄芪 30 g,黄柏 6 g。水煎服,日服 1 剂。

6.先兆流产

艾叶 6 g,川芎 6 g,熟地黄 10 g,当归 6 g,白芍 10 g,阿胶 10 g(烊化),海螵蛸 6 g,茜草 3 g。水煎服,日服 1 剂。

7.慢性气管炎

艾叶 12 g,陈皮 10 g,清半夏 10 g,杏仁 6 g,生姜 6 g,甘草 5 g。水煎服,日服 1 剂。

8.细菌性痢疾

艾叶 15 g,黄连 10 g,白芍 15 g。水煎服,日服 1 剂。

(六)不良反应与注意事项

(1)消化系统:咽干、口渴、恶心、呕吐、黄疸等。

(2)神经系统:过量中毒可引起头晕、耳鸣、四肢颤动、痉挛、惊厥等。慢性中毒有幻觉、共济失调、感觉过敏等。

(3)生殖系统:子宫出血,孕妇可发生流产。

(4)阴虚火旺孕妇忌用。

二、炮姜

(一)处方名

炮姜、炮姜炭、姜炭。

(二)性味与归经

苦、涩,温。归脾、肝经。

(三)药性特点

炮姜苦泄祛瘀、涩收止血、性温散寒长于温经止血,并温中止泻、止痛。脾胃虚寒不摄致便血、吐血、崩漏,或泄或脘腹、小腹疼痛皆可使用。

(四)功效

温经止血,温中止痛。

(五)传统应用

(1)虚寒性吐血、便血、崩漏及月经过多等,以炮姜研末,米饮调服。

(2)血崩,配棕榈炭、乌梅炭,研末服。

(3)产后恶露不尽，小腹疼痛，或虚寒痛经，配当归、川芎、桃仁。

(4)中寒水泻，单用本品研末吞服。

(5)脾胃受寒，脘腹冷痛，配附子、干姜。

(六)用法与用量

煎服，3～6 g。研末服，1～2 g。

(七)注意事项

孕妇及阴虚有热者禁服。

三、灶心土

(一)处方名

灶心土、伏龙肝。

(二)来源

为烧杂柴草灶内中心的焦黄土。全国多数农村有产。

(三)性味与归经

辛，微温。归肺、胃经。

(四)药性特点

灶心土辛温，主入脾胃经，长于温中散寒而止血、止泻，为中焦虚寒出血要药。质重性降性温，又用于中寒呕逆。

(五)功效

温经止血，温中止呕，温脾止泻。

(六)传统应用

(1)脾胃虚寒所致吐血、便血、衄血、崩漏，配地黄、附子、阿胶等。

(2)胃寒呕吐，配半夏、干姜。

(3)妊娠恶阻，配苏梗、砂仁、竹茹等。

(4)脾胃虚寒性久泻，配附子、干姜、白术、肉豆蔻。

(七)现代应用

1.出血性疾病

灶心土 300 g(开水搅拌后，取浑水煎药)，配阿胶、白术各 15 g，附子、生地各 12 g，黄芩、炙甘草各10 g。水煎服。

2.小儿菌痢

灶心土 500 g，加水搅拌后取上清液煎煮黄连 100 g，大黄、白术各 200 g，黄芩 250 g，川楝子炭、荆芥炭各 150 g，元胡 50 g。取药汁 2 000 mL，高压灭菌备用。每次用 30～60 mL，每天1 次，保留灌肠 30～60 分钟。

(八)用法与用量

煎汤代水。布袋包，先煎，15～30 g，或 60～120 g。

(王景荣)

第二节 收敛止血药

一、紫珠

(一)处方名

紫珠、紫珠草、紫珠叶。

(二)性味与归经

苦、涩,凉。归肝、肺、胃经。

(三)药性特点

紫珠味涩收敛止血,苦凉清热消肿,对内外诸出血、烧伤、疮痈肿毒均有良效。本品性凉而不寒,兼有活血作用,故收敛止血而不留瘀,活血而无耗散,凉血而不阻遏,为止血佳品,广泛用于各种原因引起的内外出血。

(四)功效

收敛止血,解毒疗伤。

(五)传统应用

(1)吐血、咯血:配白及、仙鹤草等。

(2)外伤出血:用粉末撒布;或鲜叶捣敷;或用消毒纱布浸紫珠草压迫出血处。

(3)烧烫伤:多以煎液或粉末涂布,并同时配仙鹤草水煎服。

(4)疮痈肿毒:配金银花、蒲公英等。

(5)妇人血气疼痛、经水凝涩等:配当归、川芎等。

(6)内痔、混合痔等:配茜草、益母草。

(六)现代应用

(1)溃疡病出血、风心病二尖瓣狭窄心力衰竭咯血、肺结核咯血、支气管扩张咯血、肝硬化合并食管静脉曲张破裂呕血、青光眼术后前房积血、白内障术后前房积血、角膜穿孔出血、陈旧性宫外孕血肿剥离渗血等,单用水煎服;或研末吞服,每次 1.5～3.0 g,每天 3～6 次;或配等量的白及,共研成粉,每次 6 g,每天 3 次。

(2)手术止血:用浸有 5%～10%灭菌紫珠草溶液的纱布条置于切口处,稍加压迫。

(3)阴道炎、子宫颈炎:用稀紫珠草溶液局部冲洗后,再放入 50%紫珠草溶液的带线棉花栓,经 12～24 小时后取出。

(4)结膜炎、角膜炎、角膜溃疡、沙眼:用 10%紫珠生理盐水滴眼,每天数次。

此外,紫珠还用于治疗鼻炎、化脓性皮肤病、急性传染性肝炎等。

(七)用法与用量

煎服,10～15 g。研粉服,每次 2～3 g。外用适量。

二、仙鹤草

(一)处方名

仙鹤草、龙芽草、止血草。

(二)性味与归经

苦、涩,平。归肺、肝、脾经。

(三)药性特点

仙鹤草味涩收敛,性平和,为止血专药。广泛用于寒、热、虚、实的内外出血证,尤宜于虚寒性出血。又苦泄杀虫解毒,止血痢而用于泻痢、疟疾、滴虫病及疮肿诸证。因具补虚强壮之功,治脱力劳伤。

(四)功效

收敛止血,止痢杀虫,补虚,消积。

(五)传统应用

(1)咯血、衄血、吐血、崩漏、便血等属热者:配大蓟、地榆等;若属虚寒,配黄芪、灶心土、炮姜等。

(2)泻痢:仙鹤草配木槿花,水煎服。血痢者更为常用。

(3)脱力劳伤,神倦乏力,面色萎黄:配大枣、红糖同煎服。

(4)疮疖痈肿、痔肿:仙鹤草的茎叶熬膏调蜜外敷,并内服。

(六)现代应用

1.嗜盐菌感染性食物中毒

仙鹤草 30 g。水煎成 100 mL,口服,每天 1 次。小儿酌减。

2.滴虫性阴道炎

将仙鹤草制成 200%的浓缩液,先消毒阴道壁,再用药液涂搽阴道,然后将蘸满药液的棉条塞入阴道中 3～4 小时。每天 1 次,7 次为 1 个疗程。

3.阴部湿痒

用仙鹤草 120 g 煎浓汁冲洗阴道,再用带线棉球浸汁纳入阴道,3～4 小时取出。每天 1 次,连用 1 周。

4.过敏性紫癜

仙鹤草 90 g,生龟板 30 g,枸杞根、地榆各 60 g。水煎服。

(七)用法与用量

煎服,10～15 g,大剂量 30～60 g。外用适量。

(八)注意事项

表证发热者慎用。

三、白及

(一)处方名

白及、白及粉、白芨、白及片。

(二)性味与归经

甘、涩、苦,微寒。归肝、肺、胃经。

(三)药性特点

白及性甘润黏涩,苦寒清泻,归肝经入血分,为收敛止血,消肿生肌之良药。归肺、胃经,用于肺胃出血。还用于外科疮痈,未成脓者能使之消散,已溃者可使之生肌,内服、外用均有良效。

(四)功效

收敛止血,消肿生肌。

(五)传统应用

(1)咯血、吐血、呕血、便血:常单味研末,用糯米汤或凉开水调服;亦可随证配应用。

(2)肺阴不足干咳、咯血:配枇杷叶、藕节、阿胶等,制丸含化。

(3)外伤出血:单用粉剂;或配煅石膏外用。

(4)疮痈初起:配金银花、浙贝母、花粉等;痈肿溃后,久不收口,单用本品研末外敷。

(5)手足皲裂,肛裂:单用研末,香油或凡士林调敷。

(6)肺痈吐脓血,日渐减少:配金银花、桔梗等。

(六)现代应用

1.肺结核

单用;或用白及 12 g,配三七 6 g。共研为末,温开水送服,每次 3 g,每天 2 次。

2.腹股沟淋巴结炎

白及粉配苦参等量混合捣碎,敷患处。

3.胃肠出血,吐血,便血

用白及适量研粉,以糯米汤调服;或配地榆等量,研末共服。每次 3 g,每天 2~3 次。

4.复发性口疮、慢性唇炎、过敏性口腔炎

用白及配白糖(2∶3)混匀,患处分别用 3%过氧化氢、生理盐水洗净后,涂搽白及粉,再用棉球压迫 15~30 分钟。

此外,白及还用于治疗胃及十二指肠溃疡出血,支气管扩张咯血,肺结核咯血,小儿肺门淋巴结核,硅肺咳嗽,烫伤等。

(七)用法与用量

煎服,3~10 g。研末服,1.5~3.0 g。外用适宜。

(八)注意事项

肺痈初起者忌用。不宜与乌头类药物同用。

(塔依尔·吐尔松)

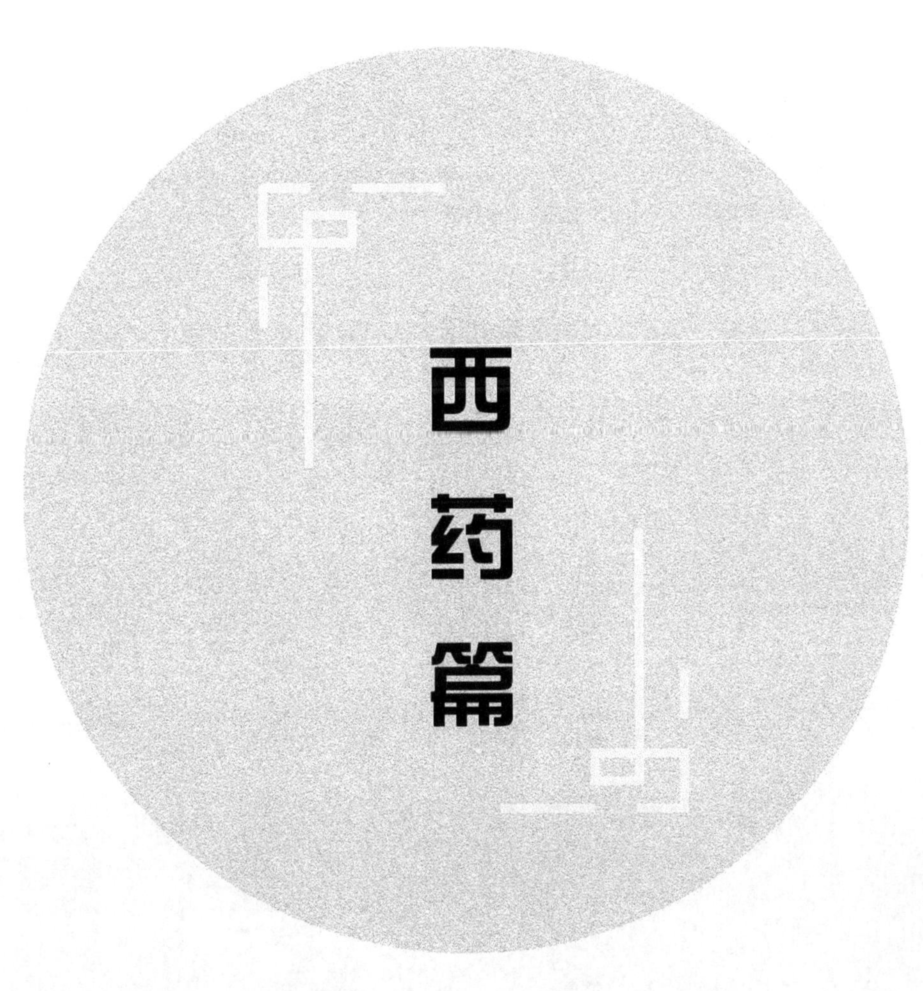
西药篇

第七章

呼吸系统疾病用药

第一节 镇 咳 药

咳嗽是呼吸道受到刺激时所产生的一种保护性反射活动，即呼吸道感受器（化学感受器、机械感受器和牵张感受器）受到刺激时，神经冲动沿迷走神经传到咳嗽中枢，咳嗽中枢被兴奋后，其神经冲动又沿迷走神经和运动神经传到效应器（呼吸道平滑肌、呼吸肌和喉头肌），并引发咳嗽。

轻度咳嗽有利于排痰，一般不需用镇咳药。但严重的咳嗽，特别是剧烈无痰的干咳可影响休息与睡眠，甚至使病情加重或引起其他并发症。此时须在对因治疗的同时，加用镇咳药。由于可能引起痰液增稠和潴留，止咳药应避免用于慢性肺部感染，由于可能增加呼吸抑制的风险也应避免用于哮喘。

一般说来，药物抑制咳嗽反射的任一环节均可产生镇咳作用。目前常用的镇咳药按其作用部位可分为两大类。①中枢性镇咳药：此类药直接抑制延脑咳嗽中枢而产生镇咳作用，其中吗啡类生物碱及其衍生物如可卡因、福尔可定、羟蒂巴酚等因具有成瘾性而又称为依赖性或成瘾性止咳药，此类药物往往还具有较强的呼吸抑制作用；而右美沙芬、喷托维林、氯哌司汀、普罗吗酯等，则属于非成瘾性或非依赖性中枢镇咳药，且在治疗剂量条件下对呼吸中枢的抑制作用不明显。中枢性镇咳药多用于无痰的干咳。②外周性（末梢性）镇咳药：凡抑制咳嗽反射弧中感受器、传入神经、传出神经及效应器中任何一环节而止咳者，均属此类。如甘草流浸膏、糖浆可保护呼吸道黏膜；祛痰药可减少痰液对呼吸道的刺激而止咳；平喘药可缓解支气管痉挛而止咳；那可丁、苯佐那酯的局麻作用可麻醉呼吸道黏膜上的牵张感受器而发挥止咳作用等。有些药（如苯丙哌林）兼具中枢性及外周性镇咳作用。

一、可待因

其他名称：甲基吗啡，Methylmorphine，PAVERAL。

ATC 编码：R05DA04。

（一）性状

可待因常用其磷酸盐，为白色细微的针状结晶性粉末，无臭，有风化性，水溶液显酸性反应。在水中易溶，在乙醇中微溶，在三氯甲烷或乙醚中极微溶解。

（二）药理学

可待因能直接抑制延脑的咳嗽中枢，止咳作用迅速而强大，其作用强度约为吗啡的 1/4。也有镇痛作用，为吗啡的 1/12～1/7，但强于一般解热镇痛药。其镇静、呼吸抑制、便秘、耐受性及成瘾性等作用均较吗啡弱。

口服吸收快而完全，其生物利用度为 40%～70%。一次口服后，约 1 小时血药浓度达高峰 $t_{1/2}$为3～4 小时。易于透过血-脑屏障及胎盘，主要在肝脏与葡萄糖醛酸结合，约 15%经脱甲基变为吗啡。其代谢产物主要经尿排泄。

（三）适应证

(1)各种原因引起的剧烈干咳和刺激性咳嗽，尤适用于伴有胸痛的剧烈干咳。由于本品能抑制呼吸道腺体分泌和纤毛运动，故对有少量痰液的剧烈咳嗽，应与祛痰药并用。

(2)可用于中等度疼痛的镇痛。

(3)局部麻醉或全身麻醉时的辅助用药，具有镇静作用。

（四）用法和用量

(1)成人：①常用量，口服或皮下注射，一次 15～30 mg，每天 30～90 mg。缓释片剂一次1 片(45 mg)，每天 2 次。②极量，一次 100 mg，每天 250 mg。

(2)儿童：镇痛，口服，每次 0.5～1.0 mg/kg，每天 3 次，或每天 3 mg/kg；镇咳，为镇痛剂量的1/3～1/2。

（五）不良反应

一次口服剂量超过 60 mg 时，一些患者可出现兴奋、烦躁不安、瞳孔缩小、呼吸抑制、低血压、心率过缓。小儿过量可致惊厥，可用纳洛酮对抗。亦可见恶心、呕吐、便秘及眩晕。

（六）禁忌证

多痰患者禁用，以防因抑制咳嗽反射，使大量痰液阻塞呼吸道，继发感染而加重病情。

（七）注意

(1)长期应用亦可产生耐受性、成瘾性。

(2)妊娠期应用本品可透过胎盘使胎儿成瘾，引起新生儿戒断症状，如腹泻、呕吐、打哈欠、过度啼哭等。分娩期应用可致新生儿呼吸抑制。

(3)缓释片必须整片吞服，不可嚼碎或掰开。

（八）药物相互作用

(1)本品与抗胆碱药合用时，可加重便秘或尿潴留的不良反应。

(2)与美沙酮或其他吗啡类中枢抑制药合用时，可加重中枢性呼吸抑制作用。

(3)与肌肉松弛药合用时，呼吸抑制更为显著。

(4)本品抑制齐多夫定代谢，避免二者合用。

(5)与甲喹酮合用，可增强本品的镇咳和镇痛作用。

(6)本品可增强解热镇痛药的镇痛作用。

(7)与巴比妥类药物合用，可加重中枢抑制作用。

(8)与西咪替丁合用，可诱发精神错乱，定向力障碍及呼吸急促。

（九）制剂

普通片剂：每片 15 mg；30 mg。缓释片剂：每片 45 mg。注射液：每支 15 mg(1 mL)；30 mg(1 mL)。糖浆剂：0.5%，10 mL、100 mL。

二、福尔可定

其他名称：吗啉吗啡，福可定，吗啉乙基吗啡，Homocodeine，PHOLCOD，ETHNINE，

PHOLDINE，ADAPHOL，PHOLEVAN。

ATC 编码：R05DA08。

(一)性状

福尔可定为白色或类白色的结晶性粉末；无臭，味苦；水溶液显碱性反应。在乙醇、丙酮或三氯甲烷中易溶，在水中略溶，在乙醚中微溶，在稀盐酸中溶解。

(二)药理学

本品与磷酸可待因相似，具有中枢性镇咳作用，也有镇静和镇痛作用，但成瘾性较磷酸可待因弱。

(三)适应证

本药可用于剧烈干咳和中等度疼痛。

(四)不良反应

不良反应偶见恶心、嗜睡等。可致依赖性。

(五)禁忌证

禁用于痰多者。

(六)用法和用量

口服：常用量，一次 5～10 mg，每天 3～4 次；极量，每天 60 mg。

(七)注意

新生儿和儿童易于耐受此药，不致引起便秘和消化紊乱。

(八)制剂

片剂：每片 5 mg、10 mg、15 mg、30 mg。

(九)贮法

本品有引湿性，遇光易变质。应密封，在干燥处避光保存。

三、喷托维林

其他名称：维静宁，咳必清，托可拉斯，Carbetapentane，TOClASE。

ATC 编码：R05DB05。

(一)性状

喷托维林常用其枸橼酸盐，为白色或类白色的结晶性或颗粒性粉末；无臭，味苦。在水中易溶，在乙醇中溶解，在三氯甲烷中略溶，在乙醚中几乎不溶。熔点 88～93 ℃。

(二)药理学

本品对咳嗽中枢有选择性抑制作用，尚有轻度的阿托品样作用和局麻作用，大剂量对支气管平滑肌有解痉作用，故它兼有中枢性和末梢性镇咳作用。其镇咳作用的强度约为可待因的 1/3。但无成瘾性。一次给药作用可持续 4～6 小时。

(三)适应证

本药可用于上呼吸道感染引起的无痰干咳和百日咳等，对小儿疗效优于成人。

(四)用法和用量

口服，成人，每次 25 mg，每天 3～4 次。

(五)不良反应

偶有轻度头晕、口干、恶心、腹胀、便秘等不良反应，乃其阿托品样作用所致。

(六)注意

青光眼及心功能不全伴有肺瘀血的患者慎用。痰多者宜与祛痰药合用。

(七)制剂

片剂:每片 25 mg。滴丸:每丸 25 mg。冲剂:每袋 10 g。糖浆剂:0.145%;0.2%;0.25%。

四、氯哌斯汀

其他名称:氯哌啶,氯苯息定,咳平,咳安宁。

ATC 编码:R05DB21。

(一)性状

氯哌斯汀为白色或类白色结晶性粉末,无臭,味苦有麻木感。在水中易溶解。熔点 145～156 ℃。

(二)药理学

氯哌斯汀为非成瘾性中枢性镇咳药,主要抑制咳嗽中枢,还具有 H_1 受体拮抗作用,能轻度缓解支气管平滑肌痉挛及支气管黏膜充血、水肿,这亦有助于其镇咳作用。本品镇咳作用较可待因弱,但无耐受性及成瘾性。服药后 20～30 分钟生效,作用可维持 3～4 小时。

(三)适应证

本药可用于急性上呼吸道炎症、慢性支气管炎、肺结核及肺癌所致的频繁咳嗽。

(四)不良反应

偶有轻度口干、嗜睡等不良反应。

(五)用法和用量

口服:成人,每次 10～30 mg,每天 3 次;儿童,每次 0.5～1.0 mg/kg,每天 3 次。

(六)制剂

片剂:每片 5 mg、10 mg。

(七)贮法

遮光密封保存。

五、苯丙哌林

其他名称:咳快好,咳哌宁,二苯哌丙烷,咳福乐,PIREXYL,BLASCORID。

ATC 编码:R05DB02。

(一)性状

常用其磷酸盐,为白色或类白色粉末;微带特臭,味苦。在水中易溶,在乙醇、三氯甲烷或苯中略溶,在乙醚或丙酮中不溶。熔点 148～153 ℃。

(二)药理学

本品为非麻醉性镇咳剂,具有较强镇咳作用。药理研究结果证明,狗口服或静脉注射本品 2 mg/kg可完全抑制多种刺激引起的咳嗽,其作用较可待因强 2～4 倍。本品除抑制咳嗽中枢外,尚可阻断肺-胸膜的牵张感受器产生的肺-迷走神经反射,并具有罂粟碱样平滑肌解痉作用,故其镇咳作用兼具中枢性和末梢性双重机制。

本品口服易吸收,服后 15～20 分钟即生效,镇咳作用可持续 4～7 小时。本品不抑制呼吸,不引起胆管及十二指肠痉挛或收缩,不引起便秘,未发现耐受性及成瘾性。

(三)适应证

本药可用于治疗急性支气管炎及各种原因如感染、吸烟、刺激物、变态反应等引起的咳嗽,对刺激性干咳效佳。有报道本品的镇咳疗效优于磷酸可待因。

(四)不良反应

偶见口干、胃部烧灼感、食欲缺乏、乏力、头晕和药疹等不良反应。

(五)用法和用量

成人,口服,一次 20～40 mg,每天 3 次;缓释片一次 1 片,每天 2 次。儿童用量酌减。

(六)禁忌证

对本品过敏者禁用。

(七)注意

服用时需整片吞服,切勿嚼碎,以免引起口腔麻木。妊娠期女性应在医师指导下应用。

(八)制剂

片(胶囊)剂:每片(粒)20 mg。泡腾片:每片 20 mg。缓释片剂:每片 40 mg。口服液:10 mg/10 mL;20 mg/10 mL。冲剂:每袋 20 mg。

(九)贮法

密闭、避光保存。

六、二氧丙嗪

其他名称:双氧异丙嗪,克咳敏,Oxymeprazine,PROTHANON。

(一)性状

其盐酸盐为白色至微黄色粉末或结晶性粉末;无臭,味苦。在水中溶解,在乙醇中极微溶解。

(二)药理学

本品具有较强的镇咳作用,并具有抗组胺、解除平滑肌痉挛、抗感染和局部麻醉作用,还可增加免疫功能,尤其是细胞免疫。

(三)适应证

本药可用于慢性支气管炎,镇咳疗效显著。双盲法对照试验指出,本品 10 mg 的镇咳作用约与可待因 15 mg 相当。多于服药后 30～60 分钟显效,作用持续 4～6 小时或更长。尚可用于过敏性哮喘、荨麻疹、皮肤瘙痒症等。未见耐药性与成瘾性。

(四)用法和用量

口服。常用量:每次 5 mg,每天 2 次或 3 次;极量:一次 10 mg,每天 30 mg。

(五)不良反应

常见困倦、乏力等不良反应。

(六)禁忌证

高空作业及驾驶车辆、操纵机器者禁用。①治疗量与中毒量接近,不得超过极量。②癫痫、肝功能不全者慎用。

(七)制剂

片剂:每片 5 mg。颗粒剂:每袋 3 g(含 1.5 mg 二氧丙嗪)。

七、右美沙芬

其他名称:美沙芬,右甲吗喃,ROMILAR,TUSSADE,SEDATUSS,Mothorphan。

ATC 编码:R05DA09。

(一)性状

本品氢溴酸盐为白色或类白色结晶性粉末,无味或微苦,溶于水、乙醇,不溶于乙醚。熔点125 ℃左右。

(二)药理学

本品为吗啡类左啡诺甲基醚的右旋异构体,通过抑制延髓咳嗽中枢而发挥中枢性镇咳作用。其镇咳强度与可待因相等或略强。无镇痛作用,长期应用未见耐受性和成瘾性。治疗剂量不抑制呼吸。

口服吸收好,15~30 分钟起效,作用可维持 3~6 小时。血浆中原形药物浓度很低。其主要活性代谢产物 3-甲氧吗啡烷在血浆中浓度高 $t_{1/2}$ 为 5 小时。

(三)适应证

本药可用于干咳,适用于感冒、急性或慢性支气管炎、支气管哮喘、咽喉炎、肺结核及其他上呼吸道感染时的咳嗽。

(四)用法和用量

口服,成人,每次 10~30 mg,每天 3 次。每天最大剂量 120 mg。

(五)不良反应

偶有头晕、轻度嗜睡、口干、便秘等不良反应。

(六)禁忌证

妊娠 3 个月内女性及有精神病史者禁用。

(七)注意

妊娠期女性及痰多患者慎用。

(八)药物相互作用

(1)与奎尼丁、胺碘酮合用,可增高本品的血药浓度,出现中毒反应。

(2)与氟西汀、帕罗西汀合用,可加重本品的不良反应。

(3)与单胺氧化酶抑制剂并用时,可致高热、昏迷等症状。

(4)与其他中枢抑制药合用可增强本品的中枢抑制作用。

(5)乙醇可增强本品的中枢抑制作用。

(九)制剂

普通片剂:每片 10 mg;15 mg。分散片:每片 15 mg。缓释片:每片 15 mg;30 mg。胶囊剂:每粒15 mg。颗粒剂:每袋 7.5 mg;15 mg。糖浆剂:每瓶 15 mg(20 mL);150 mg(100 mL)。注射剂:每支 5 mg。

1.复方美沙芬片

每片含对乙酰氨基酚 0.5 g、氢溴酸右美沙芬 15 mg、盐酸苯丙醇胺 12.5 mg、氯苯那敏2 mg。用于流行性感冒、普通感冒及上呼吸道感染,可减轻发热、咳嗽、咽痛、头痛、周身痛、流涕、打喷嚏、眼部发痒、流泪、鼻塞等症状。口服,每次 1~2 片,每天 3~4 次。12 岁以下儿童遵医嘱服。主要不良反应为嗜睡,偶有头晕、口干、胃不适及一过性转氨酶(ALT)升高。肝病患者慎用。

2.复方氢溴酸右美沙芬糖浆

每 10 mL 内含氢溴酸右美沙芬 30 mg,愈创甘油醚 0.2 g。

(十)贮法

遮光密闭保存。

八、福米诺苯

其他名称:胺酰苯吗啉,OLEPTAN,NOLEPTAN,FINATEN。

(一)性状

白色或类白色粉末,无臭,味苦,具强烈刺激味。在酸中易溶,在乙醇中略溶,在三氯甲烷中微溶,在水中极微溶解。熔点 206～208 ℃(熔融时分解)。

(二)药理学

本品镇咳特点是抑制咳嗽中枢的同时,具有呼吸中枢兴奋作用。其镇咳作用与可待因接近。呼吸道阻塞和呼吸功能不全者使用本品后,可改善换气功能,使动脉氧分压升高,二氧化碳分压降低。

(三)适应证

本药可用于各种原因引起的慢性咳嗽及呼吸困难。用于小儿顽固性百日咳,奏效较二氢可待因快,且无成瘾性。在某些病例本品还能促进支气管的分泌,降低痰液的黏滞性,有利于咳痰。

(四)用法和用量

口服,每次 80～160 mg,每天 2～3 次。静脉注射,40～80 mg,加入 25%葡萄糖溶液中缓慢注入。

(五)注意

大剂量时可致血压降低。

(六)制剂

片剂:每片 80 mg。注射剂:每支 40 mg(1 mL)。

九、苯佐那酯

其他名称:退嗽,退嗽露,TESSALONTE,VENTUSSIN。

ATC 编码:R05DB01。

(一)性状

本品为淡黄色黏稠液体,可溶于冷水,但不溶于热水。能溶于大多数有机溶剂内。

(二)药理学

本品化学结构与丁卡因相似,故具有较强的局部麻醉作用。吸收后分布于呼吸道,对肺脏的牵张感受器及感觉神经末梢有明显抑制作用,抑制肺-迷走神经反射,从而阻断咳嗽反射的传入冲动,产生镇咳作用。本品镇咳作用强度略低于可待因,但不抑制呼吸,支气管哮喘患者用药后,反能使呼吸加深加快,每分通气量增加。口服后 10～20 分钟开始产生作用,持续 2～8 小时。

(三)适应证

本药可用于急性支气管炎、支气管哮喘、肺炎、肺癌所引起的刺激性干咳、阵咳等,也可用于支气管镜、喉镜或支气管造影前预防咳嗽。

(四)用法和用量

口服,每次 50～100 mg,每天 3 次。

(五)不良反应

有时可引起嗜睡、恶心、眩晕、胸部紧迫感和麻木感、皮疹等不良反应。

(六)禁忌证

多痰患者禁用。

(七)注意

服用时勿嚼碎,以免引起口腔麻木。

(八)制剂

糖衣丸或胶囊剂:每粒 25 mg、50 mg、100 mg。

十、那可丁

其他名称:Noscapine。

ATC 编码:R05DA07。

(一)性状

本品为白色结晶性粉末或有光泽的棱柱状结晶,无臭。常用其盐酸盐。在三氯甲烷中易溶,苯中略溶,乙醇或乙醚中微溶,在水中几乎不溶。熔点 174~177 ℃。

(二)药理学

本品通过抑制肺牵张反射、解除支气管平滑肌痉挛,而产生外周性镇咳作用。尚具有呼吸中枢兴奋作用。无成瘾性。

(三)适应证

本药可用于阵发性咳嗽。

(四)用法和用量

口服,每次 15~30 mg,每天 2~3 次,剧咳可用至每次 60 mg。

(五)不良反应

偶有恶心、头痛、嗜睡等不良反应。

(六)注意

大剂量可引起支气管痉挛。不宜用于多痰患者。

(七)制剂

片剂:每片 10 mg;15 mg。糖浆剂:每瓶 100 mL。

阿斯美胶囊(强力安喘通胶囊):每粒胶囊含那可丁 7 mg,盐酸甲氧那明 12.5 mg,氨茶碱 25 mg,氯苯那敏 2 mg。口服,成人,一次 2 粒,每天 3 次;15 岁以下儿童减半。

(付瑞丽)

第二节 祛 痰 药

痰是呼吸道炎症的产物,可刺激呼吸道黏膜引起咳嗽,并可加重感染。祛痰药可稀释痰液或液化黏痰,使之易于咳出。按其作用方式可将祛痰药分为三类。①恶心性祛痰药和刺激性祛痰药:前者如氯化铵、碘化钾、愈创甘油醚、桔梗流浸膏、远志流浸膏等口服后可刺激胃黏膜,引起轻微的恶心，反射性地促进呼吸道腺体分泌增加，使痰液稀释，易于咳出。后者是一些挥发性物质，如桉叶油、安息香酊等加入沸水中，其蒸气亦可刺激呼吸道黏膜，增加腺体分泌，使痰液变稀，易于咳出。②黏痰溶解剂：如氨溴索、乙酰半胱氨酸、沙雷肽酶等可分解痰液的黏性成分如黏多糖和黏蛋白，使黏痰液化，黏滞性降低而易于咳出。③黏液稀释剂：如羧甲司坦、稀化黏素等主要作用于气管、支气管的黏液产生细胞，促其分泌黏滞性低的分泌物，使呼吸道分泌的流变性恢复正常，痰液由黏变稀，易于咳出。

一、氯化铵

其他名称：氯化錏，卤砂，AmmoniumMuriate，SALMAIC。

ATC 编码：G04BA01。

(一)性状

本品为无色结晶或白色结晶性粉末，无臭，味咸、凉。有引湿性。在水中易溶，在乙醇中微溶。

(二)药理学

口服后刺激胃黏膜的迷走神经末梢，引起轻度的恶心，反射性地引起气管、支气管腺体分泌增加。部分氯化铵吸收入血后，经呼吸道排出，由于盐类的渗透压作用而带出水分，使痰液稀释，易于咳出。能增加肾小管氯离子浓度，因而增加钠和水的排出，具利尿作用。口服吸收完全，其氯离子吸收入血后可酸化体液和尿液，并可纠正代谢性碱中毒。

(三)适应证

本药可用于急性呼吸道炎症时痰黏稠不易咳出的病例。常与其他止咳祛痰药配成复方制剂应用。纠正代谢性碱中毒(碱血症)。其酸化尿液作用可使一些需在酸性尿液中显效的药物如乌洛托品产生作用；也可增强汞剂的利尿作用及四环素和青霉素的抗菌作用；还可促进碱性药物如哌替啶、苯丙胺、普鲁卡因的排泄。

(四)用法和用量

(1)祛痰：口服，成人一次 0.3～0.6 g，每天 3 次。

(2)治疗代谢性碱中毒或酸化尿液：静脉滴注，每天 2～20 g，每小时不超过 5 g。

(五)不良反应

(1)吞服片剂或剂量过大可引起恶心、呕吐、胃痛等胃刺激症状，宜溶于水中、餐后服用。

(2)本品可增加血氨浓度，于肝功能不全者可能诱发肝性脑病。

(六)禁忌证

(1)肝、肾功能不全者禁用。

(2)应用过量或长期服用易致高氯性酸中毒，代谢性酸血症患者禁用。

(七)注意

静脉滴注速度过快，可致惊厥或呼吸停止。溃疡病患者慎用。

(八)药物相互作用

(1)与阿司匹林合用，本品可减慢阿司匹林排泄，增强其疗效。

(2)与氯磺丙脲合用，可增强氯磺丙脲的降血糖作用。

(3)与氟卡尼合用，可减弱氟卡尼的抗心律失常作用。

(4)本品可促进美沙酮的体内清除，降低其疗效。

(5)本品可增加氟卡尼的排泄,降低其疗效。

(6)本品不宜与排钾利尿药、磺胺嘧啶、呋喃妥因等合用。

(九)制剂

片剂:每片 0.3 g。注射液:每支 5 g(500 mL)。

二、溴己新

其他名称:溴己铵,必消痰,必嗽平,溴苄环己铵,BISOLVON,BRONCOKIN。

ATC 编码:R05CB02。

(一)性状

本品为鸭嘴花碱经结构改造得到的半合成品,常用其盐酸盐。系白色或类白色结晶性粉末;无臭,无味。在乙醇或三氯甲烷中微溶,在水中极微溶解。熔点 239~243 ℃。

(二)药理学

本品具有较强的黏痰溶解作用。主要作用于气管、支气管黏膜的黏液产生细胞,抑制痰液中酸性黏多糖蛋白的合成,并可使痰中的黏蛋白纤维断裂,因此使气管、支气管分泌的流变学特性恢复正常,黏痰减少,痰液稀释易于咳出。本品的祛痰作用尚与其促进呼吸道黏膜的纤毛运动及具有恶心性祛痰作用有关。服药后约 1 小时起效,4~5 小时作用达高峰,疗效维持 6~8 小时。

(三)适应证

本药可用于慢性支气管炎、哮喘、支气管扩张、硅肺等有白色黏痰又不易咳出的患者。脓性痰患者需加用抗生素控制感染。

(四)用法和用量

口服:成人一次 8~16 mg。肌内注射:一次 4~8 mg,每天 2 次。静脉滴注:每天 4~8 mg,加入 5%葡萄糖氯化钠溶液 500 mL。气雾吸入:一次 2 mL,每天 2~3 次。

(五)不良反应

偶有恶心、胃部不适,减量或停药后可消失。严重的不良反应为皮疹、遗尿。

(六)禁忌证

对本药过敏者禁用。

(七)注意

本品宜餐后服用,胃溃疡患者慎用。

(八)药物相互作用

本品能增加阿莫西林、四环素类抗生素在肺内或支气管的分布浓度,合用时能增强抗菌疗效。

(九)制剂

片剂:每片 4 mg;8 mg。注射液:每支 0.2%,2 mg(1 mL);4 mg(2 mL)。气雾剂:0.2%溶液。

(1)复方氯丙那林溴己新片:含盐酸氯丙那林 5 mg、盐酸溴己新 10 mg、盐酸去氯羟嗪 25 mg。

(2)复方氯丙那林溴己新胶囊:含盐酸氯丙那林 5 mg、盐酸溴己新 10 mg、盐酸去氯羟嗪 25 mg。

三、氨溴索

其他名称：溴环己胺醇，沐舒坦，美舒咳，安布索，百沫舒，平坦，瑞艾乐，兰苏，兰勃素，BRONCHOPRONT，MUCOSOLVAN，LASOLVAN，MUCOVENT，MUSCO，BROMUSSYL，INGTAN，RUIAILE。

ATC 编码：R05CB06。

（一）性状

常用其盐酸盐。白色或类白色结晶性粉末，无臭。溶于甲醇，在水或乙醇中微溶。

（二）药理学

本品为溴己新在体内的活性代谢产物。能促进肺表面活性物质的分泌及气道液体分泌，使痰中的黏多糖蛋白纤维断裂，促进黏痰溶解，显著降低痰黏度，增强支气管黏膜纤毛运动，促进痰液排出。改善通气功能和呼吸困难状况。其祛痰作用显著超过溴己新，且毒性小，耐受性好。

雾化吸入或口服后 1 小时内生效，作用维持 3～6 小时。

（三）适应证

本药可用于急、慢性支气管炎及支气管哮喘、支气管扩张、肺气肿、肺结核、尘肺、手术后的咳痰困难等。注射给药可用于术后肺部并发症的预防及早产儿、新生儿呼吸窘迫综合征的治疗。

本品高剂量（每次 250～500 mg，每天 2 次）有降低血浆尿酸浓度和促进尿酸排泄的作用，可用于治疗痛风。

（四）用法和用量

（1）口服：成人及 12 岁以上儿童每次 30 mg，每天 3 次。长期使用（14 天后）剂量可减半。

（2）静脉注射、肌内注射及皮下注射：成人每次 15 mg，每天 2 次。亦可加入生理盐水或葡萄糖溶液中静脉滴注。

（五）不良反应

不良反应较少，仅少数患者出现轻微的胃肠道反应如胃部不适、胃痛、腹泻等。偶见皮疹等变态反应，出现过敏症状应立即停药。

（六）禁忌证

对本品过敏者禁用。

（七）注意

妊娠头 3 个月慎用；注射液不应与 pH 大于 6.3 的其他溶液混合。

（八）药物相互作用

（1）本品与阿莫西林、阿莫西林/克拉维酸、氨苄西林、头孢呋辛、红霉素、多西环素等抗生素合用，可增加这些抗生素在肺内的分布浓度，增强其抗菌疗效。

（2）本品与 β_2 受体激动剂及茶碱等支气管扩张剂合用有协同作用。

（九）制剂

片剂：每片 15 mg；30 mg。胶囊剂：每粒 30 mg。缓释胶囊：每粒 75 mg。口服溶液剂：每支 15 mg（5 mL）；180 mg（60 mL）；300 mg（100 mL）；600 mg（100 mL）。气雾剂：每瓶 15 mg（2 mL）。注射液：每支 15 mg（2 mL）。

（十）贮法

遮光、密闭保存。

氨溴特罗口服液：每 100 mL(含盐酸氨溴索 150 mg，盐酸克伦特罗 0.1 mg)。一次 20 mL，每天 2 次。

四、溴凡克新

其他名称：溴环己酰胺，BROVAN，BRONQUIMUCIL，BROVAXINE。

(一)药理学

本品亦为溴己新的活性代谢物，可使痰中酸性黏多糖纤维断裂，降低痰液黏度，使其液化而易于咳出，同时改善肺通气功能。本品口服或直肠给药吸收良好，服后 3～4 小时，血浓度达到最高峰。毒性低。

(二)适应证

本药可用于急、慢性支气管炎。

(三)用法和用量

口服，成人每次 15～30 mg，每天 3 次。

(四)制剂

片剂：每片 15 mg、30 mg。

五、乙酰半胱氨酸

其他名称：痰易净，易咳净，富露施，MUCOMYST，AIRBRON，FLUIMUCIL，MUCO-FILIN，MUCISOL。

ATC 编码：R05CB01。

(一)性状

本品为白色结晶性粉末，有类似蒜的臭气，味酸，有引湿性。在水或乙醇中易溶。熔点 101～107 ℃。

(二)药理学

本品具有较强的黏痰溶解作用。其分子中所含巯基(－SH)能使白色黏痰中的黏多糖蛋白多肽链中的二硫键(－S－S－)断裂，还可通过分解核糖核酸酶，使脓性痰中的 DNA 纤维断裂，故不仅能溶解白色黏痰而且也能溶解脓性痰，从而降低痰的黏滞性，并使之液化，易于咳出。此外，本品进入细胞内后，可脱去乙酰基形成 L-半胱氨酸，参与谷胱甘肽(GSH)的合成，故有助于保护细胞免受氧自由基等毒性物质的损害。

(三)适应证

(1)用于手术后、急性和慢性支气管炎、支气管扩张、肺结核、肺炎、肺气肿等引起的黏稠分泌物过多所致的咳痰困难。

(2)可用于对乙酰氨基酚中毒的解毒及环磷酰胺引起的出血性膀胱炎的治疗。

(四)用法和用量

(1)喷雾吸入：仅用于非应急情况下。临用前用氯化钠溶液使其溶解成 10%溶液，每次 1～3 mL，每天 2～3 次。

(2)气管滴入：急救时以 5%溶液经气管插管或气管套管直接滴入气管内，每次 0.5～2.0 mL，每天2～4 次。

(3)气管注入：急救时以 5%溶液用 1 mL 注射器自气管的甲状软骨环骨膜处注入气管腔内，

每次0.5～2.0 mL(婴儿每次 0.5 mL,儿童每次 1 mL,成人每次 2 mL)。

(4)口服:成人一次 200 mg,每天 2～3 次。

(五)不良反应

本药可引起咳呛、支气管痉挛、恶心、呕吐、胃炎等不良反应,减量即可缓解,如遇恶心、呕吐,可暂停给药。支气管痉挛可用异丙肾上腺素缓解。

(六)禁忌证

支气管哮喘者禁用。

(七)注意

(1)本品直接滴入呼吸道可产生大量痰液,需用吸痰器吸引排痰。

(2)不宜与金属、橡皮、氧化剂、氧气接触,故喷雾器须用玻璃或塑料制作。

(3)本品应临用前配制,用剩的溶液应严封贮于冰箱中,48 小时内用完。

(八)药物相互作用

(1)本品可减弱青霉素、四环素、头孢菌素类的抗菌活性,故不宜同时应用;必要时间隔 4 小时交替使用。

(2)与硝酸甘油合用可增加低血压和头痛的发生。

(3)与金制剂合用,可增加金制剂的排泄。

(4)与异丙肾上腺素合用或交替使用可提高药效,减少不良反应。

(5)与碘化油、糜蛋白酶、胰蛋白酶有配伍禁忌。

(九)制剂

片剂:每片 200 mg;500 mg。喷雾剂:每瓶 0.5 g;1 g。颗粒剂:每袋 100 mg。泡腾片:每片 600 mg。

六、羧甲司坦

其他名称:羧甲基半胱氨酸,贝莱,费立,卡立宁,康普利,强利灵,强利痰灵,美咳片,Carboxyme thylCysteine, MUCODYNE, MUCOTAB, MUCOClS, LOVISCOL, TRANS-BRONCHIN。

ATC 编码:R05CB03。

(一)性状

本品为白色结晶性粉末;无臭。在热水中略溶,在水中极微溶解,在乙醇或丙酮中不溶,在酸或碱溶液中易溶。

(二)药理学

本品为黏液稀释剂,主要在细胞水平影响支气管腺体的分泌,使低黏度的唾液黏蛋白分泌增加,而高黏度的岩藻黏蛋白产生减少,因而使痰液的黏滞性降低,易于咳出。本品口服有效,起效快,服后 4 小时即可见明显疗效。

(三)适应证

本品可用于慢性支气管炎、支气管哮喘等疾病引起的痰液黏稠、咳痰困难和痰阻气管等。亦可用于防治手术后咳痰困难和肺炎并发症。用于小儿非化脓性中耳炎,有预防耳聋效果。

(四)用法和用量

口服,成人每次 0.25～0.50 g,每天 3 次。儿童每天 30 mg/kg。

(五)不良反应

偶有轻头晕、恶心、胃部不适、腹泻、胃肠道出血、皮疹等不良反应。

(六)注意

(1)本品与强效镇咳药合用,会导致稀化的痰液堵塞气道。

(2)有消化道溃疡病史者慎用。

(3)有慢性肝脏疾病的老年患者应减量。

(七)制剂

口服液:每支 0.2 g(10 mL);0.5 g(10 mL)。糖浆剂:2%(20 mg/mL)。片剂:每片 0.25 g。泡腾剂:每包 0.25 g。

(八)贮法

密闭,于阴凉干燥处保存。

七、沙雷肽酶

其他名称:舍雷肽酶,达先,敦净,释炎达,DASEN。

(一)性状

从沙雷杆菌提取的蛋白水解酶,是稍有特殊臭味的灰白色到淡褐色粉末。

(二)药理学

本品具有很强的抗感染症、消肿胀作用和分解变性蛋白质、缓激肽、纤维蛋白凝块作用,故可加速痰、脓和血肿液化与排出,促进血管、淋巴管对分解物的吸收,改善炎症病灶的循环,从而起到消炎消肿作用,还能增加抗生素在感染灶和血中的浓度,从而增强抗生素的作用。

(三)适应证

本品用于手术后和外伤后消炎及鼻窦炎、乳腺淤积、膀胱炎、附睾炎、牙周炎、牙槽肿胀等疾病的消炎,还可用于支气管炎、肺结核、支气管哮喘、麻醉后的排痰困难等。国外报道本品可用于治疗儿童耳炎。

(四)用法和用量

口服:成人每次 5~10 mg,每天 3 次,餐后服。

(五)不良反应

偶见黄疸、转氨酶(ALT、AST、γ-GTP)升高、厌食、恶心、呕吐、腹泻等。偶见鼻出血、血痰等出血倾向。偶见皮肤发红,瘙痒、药疹等变态反应。

(六)注意

有严重肝、肾功能障碍和血液凝固异常者慎用。使用本品时应让患者及时咳出痰液,呼吸道插管患者应及时吸出痰液,以防止痰液阻塞呼吸道。

(七)药物相互作用

(1)本品增加青霉素、氨苄西林、磺苄西林等抗生素在感染灶和血中的浓度,增强抗生素的作用。

(2)与抗凝血药合用时,可增强抗凝血药的作用。

(3)与促凝血药合用时可产生部分药理性拮抗作用。

(八)制剂

肠溶片:每片 5 mg(10 000 单位)、10 mg(20 000 单位)。 **(付瑞丽)**

第三节 平 喘 药

喘息是呼吸系统疾病的常见症状之一,尤多见于支气管哮喘和喘息性支气管炎,是支气管平滑肌痉挛和支气管黏膜炎症引起的分泌物增加和黏膜水肿所致的小气道阻塞的结果。

哮喘的发病机制包括遗传和环境因素,多数人的哮喘发作包括两个时相,即速发相和迟发相。速发相多与Ⅰ型(速发型)变态反应有关。哮喘患者接触抗原后,体内产生抗体免疫球蛋白 E,IgE),并结合于肥大细胞表面,使肥大细胞致敏。再次吸入抗原后,抗原与致敏肥大细胞表面的抗体结合,使肥大细胞裂解脱颗粒,释放变态反应介质如组胺、白三烯 C_4 和 D_4(LTC_4 和 LTD_4)、前列腺素 D_2(PGD_2)、嗜酸性粒细胞趋化因子 A(ECF-A)等。这些介质引起血管通透性增加,黏膜下多种炎性细胞如巨噬细胞、嗜酸性粒细胞和多形核粒细胞浸润,刺激支气管平滑肌痉挛,气道黏膜水肿、黏液分泌增加,从而导致气道狭窄、阻塞,甚至气道构形重建。哮喘的迟发相反应可在夜间出现,是继发于速发相的进展性炎症反应,主要是患者支气管黏膜的 Th2 细胞活化,生成 Th2 型细胞因子,进一步吸引其他炎症细胞如嗜酸性粒细胞到黏膜表面。迟发相的炎症介质有半胱氨酰白三烯,白介素 IL-3、IL-5 和 IL-8,毒性蛋白,嗜酸性粒细胞阳离子蛋白,主要碱性蛋白及嗜酸性粒细胞衍生的神经毒素。这些介质在迟发相反应中起重要作用,毒性蛋白引起上皮细胞的损伤和缺失。此外,腺苷、诱导型 NO 和神经肽也可能涉及迟发相反应。

当支气管黏膜炎症时,中性粒细胞、嗜酸性粒细胞及肥大细胞释放的溶酶体酶、炎性细胞因子产生的活性氧自由基等可损伤支气管上皮细胞,分布在黏膜的感觉传入神经纤维暴露,并使气管上皮舒张因子(EpDRF)生成减少,遇冷空气、灰尘及致敏原刺激时,感觉传入神经通过轴索反射,释放出 P 物质、神经激肽 A 和降钙素基因相关肽(CGRP),引起气道高反应性(bronchial hyperresponsi veness,BHR),则更易诱发和加重喘息。

对哮喘发病机制的解释尚有受体学说,即认为喘息发作时 β 受体功能低下,这可能与哮喘患者血清中存在 β_2 受体的自身抗体,并因此导致肺中 β_2 受体密度降低有关。由于在肺中 β_2 受体密度降低的同时,还发现 α 受体密度增加,故亦有哮喘发病时的 α 受体功能亢进学说。根据哮喘患者的呼吸道对乙酰胆碱具有高反应性,还提出了哮喘发病的 M 胆碱受体功能亢进学说。

平喘药是指能作用于哮喘发病的不同环节,以缓解或预防哮喘发作的药物。常用平喘药可分为以下 6 类:①β 肾上腺素受体激动剂。②M 胆碱受体阻滞剂。③黄嘌呤类药物。④过敏介质阻释剂。⑤肾上腺糖皮质激素类。⑥抗白三烯类药物。近年来的发展趋势是将上述几类药物制成吸入型制剂,或配伍制成复方制剂,以增强呼吸道局部疗效并减少全身用药的不良反应。

一、β 肾上腺素受体激动剂

该类药物,包括非选择性的 β 肾上腺素受体激动剂,如肾上腺素、麻黄碱和异丙肾上腺素;及选择性 β_2 肾上腺素受体激动剂,如沙丁胺醇、特布他林等。它们主要通过激动呼吸道的 β_2 受体,激活腺苷酸环化酶,使细胞内的环磷腺苷(cAMP)含量增加,游离 Ca^{2+} 减少,从而松弛支气管平滑肌,抑制炎性细胞释放变态反应介质,增强纤毛运动与黏液清除,降低血管通透性,减轻呼吸道水肿,而发挥平喘作用。近些年来,还有对 β_2 受体选择性更强、作用维持时间更久的药(福莫特罗、沙美特罗、班布特罗等）用于临床。本类药物扩张支气管作用强大而迅速，疗效确实，已成为治疗急性哮喘的一线药物。

（一）麻黄碱

麻黄碱是从中药麻黄中提取的生物碱，可人工合成。

其他名称：麻黄素，SANEDRINE，EPHETONIN。

ATC 编码：R01AA03。

1.性状

常用其盐酸盐，为白色针状结晶或结晶性粉末；无臭，味苦。在水中易溶，在乙醇中溶解，在氯仿或乙醚中不溶。熔点 217～220 ℃。

2.药理学

本品可直接激动肾上腺素受体，也可通过促使肾上腺素能神经末梢释放去甲肾上腺素而间接激动肾上腺素受体，对 α 和 β 受体均有激动作用。①心血管系统：使皮肤、黏膜和内脏血管收缩，血流量减少；冠脉和脑血管扩张，血流量增加。用药后血压升高，脉压加大。使心收缩力增强，心排血量增加。由于血压升高反射性地兴奋迷走神经，故心率不变或稍慢。②支气管：松弛支气管平滑肌；其 α-效应尚可使支气管黏膜血管收缩，减轻充血水肿，有利于改善小气道阻塞。但长期应用反致黏膜血管过度收缩，毛细血管压增加，充血水肿反加重。此外，α 效应尚可加重支气管平滑肌痉挛。③中枢神经系统：兴奋大脑皮层和皮层下中枢，产生精神兴奋、失眠、不安和震颤等。

口服后易自肠吸收，可通过血-脑屏障进入脑脊液。V_d 为 3～4 L/kg，吸收后仅少量脱胺氧化，79％以原形经尿排泄。作用较肾上腺素弱而持久 $t_{1/2}$ 为 3～4 小时。

3.适应证

预防支气管哮喘发作和缓解轻度哮喘发作，对急性重度哮喘发作效不佳。用于蛛网膜下腔麻醉或硬膜外麻醉引起的低血压及慢性低血压症。治疗各种原因引起的鼻黏膜充血、肿胀引起的鼻塞。

4.用法和用量

（1）支气管哮喘：口服：成人，常用量一次 15～30 mg，每天 45～90 mg；极量，一次 60 mg，每天150 mg。皮下或肌内注射：成人，常用量一次 15～30 mg，每天 45～60 mg；极量，一次 60 mg，每天 150 mg。

（2）蛛网膜下腔麻醉或硬膜外麻醉时维持血压：麻醉前皮下注射或肌内注射 20～50 mg。慢性低血压症，每次口服 20～50 mg，每天 2 次或 3 次。

（3）解除鼻黏膜充血、水肿：以 0.5％～1％溶液滴鼻。

5.不良反应

大量长期使用可引起震颤、焦虑、失眠、头痛、心悸、发热感、出汗等不良反应。晚间服用时，常加服镇静催眠药如苯巴比妥以防失眠。

6.禁忌证

甲状腺功能亢进症、高血压、动脉硬化、心绞痛等患者禁用。

7.注意

短期反复使用可致快速耐受现象，作用减弱，停药数小时可恢复。

8.药物相互作用

麻黄碱与巴比妥类、苯海拉明、氨茶碱合用,通过后者的中枢抑制、抗过敏、抗胆碱、解除支气管痉挛及减少腺体分泌作用。忌与帕吉林等单胺氧化酶抑制剂合用,以免引起血压过高。

9.制剂

片剂:每片 15 mg;25 mg;30 mg。注射液:每支 30 mg(1 mL);50 mg(1 mL)。滴鼻剂:0.5%(小儿);1%(成人);2%(检查、手术或止血时用)。

(二)异丙肾上腺素

其他名称:喘息定,治喘灵,Isoproterenol,ISUPREL,ALUDRINE。

ATC 编码:R03AB02。

1.性状

常用其盐酸盐,为白色或类白色结晶性粉末;无臭,味微苦,遇光和空气渐变色,在碱性溶液中更易变色。在水中易溶,在乙醇中略溶,在三氯甲烷或乙醚中不溶。熔点 165~170 ℃。

2.药理学

本品为非选择性肾上腺素 β 受体激动剂,对 β_1 和 β_2 受体均有强大的激动作用,对 α 受体几乎无作用。主要作用如下:①作用于心脏 β_1 受体,使心收缩力增强,心率加快,传导加速,心排血量和心肌耗氧量增加。②作用于血管平滑肌 β_2 受体,使骨骼肌血管明显舒张,肾、肠系膜血管及冠状动脉亦不同程度舒张,血管总外周阻力降低。其心血管作用导致收缩压升高,舒张压降低,脉压变大。③作用于支气管平滑肌 β_2 受体,使支气管平滑肌松弛。④促进糖原和脂肪分解,增加组织耗氧量。

本品口服无效。临床多采用气雾吸入给药,亦可舌下含服,在 2~5 分钟内经舌下静脉丛吸收而迅速奏效。其生物利用度为 80%~100%。有效血浓度为 0.5~2.5 mg/mL,V_d 为 0.7 L/kg。在肝脏与硫酸结合,在其他组织被儿茶酚氧位甲基转移酶甲基化代谢灭活。静脉给药后,尿中排泄原形药物和甲基化代谢产物各占 50%。气雾吸入后,尿中排泄物全部为甲基化代谢产物。

3.适应证

(1)支气管哮喘:适用于控制哮喘急性发作,常气雾吸入给药,作用快而强,但持续时间短。

(2)心脏骤停:治疗各种原因如溺水、电击、手术意外和药物中毒等引起的心脏骤停。必要时可与肾上腺素和去甲肾上腺素配伍使用。

(3)房室传导阻滞。

(4)抗休克:心源性休克和感染性休克。对中心静脉压高、心排血量低者,应在补足血容量的基础上再用本品。

4.用法和用量

(1)支气管哮喘:舌下含服,成人常用量,一次 10~15 mg,每天 3 次;极量,一次 20 mg,每天 60 mg。气雾剂吸入,常用量,一次 0.1~0.4 mg;极量,一次 0.4 mg,每天 2.4 mg。重复使用的间隔时间不应少于2 小时。

(2)心搏骤停:心腔内注射 0.5~1.0 mg。

(3)房室传导阻滞:二度者采用舌下含片,每次 10 mg,每 4 小时 1 次;三度者如心率低于 40 次/分时,可用 0.5~1.0 mg 溶于 5%葡萄糖溶液 200~300 mL 缓慢静脉滴注。

(4)抗休克:以 0.5~1.0 mg 加于 5%葡萄糖溶液 200 mL 中,静脉滴注,滴速 0.5~2.0 μg/min,

根据心率调整滴速，使收缩压维持在 12.0 kPa(90 mmHg)，脉压在 2.7 kPa(20 mmHg)以上，心率 120 次/分以下。

5.不良反应

常见心悸、头痛、头晕、喉干、恶心、软弱无力及出汗等不良反应。在已有明显缺氧的哮喘患者，用量过大，易致心肌耗氧量增加，易致心律失常，甚至可致室性心动过速及心室颤动。成人心率超过 120 次/分，小儿心率超过 140 次/分时，应慎用。

6.禁忌证

冠心病、心绞痛、心肌梗死、嗜铬细胞瘤及甲状腺功能亢进患者禁用。

7.注意

舌下含服时，宜将药片嚼碎；含于舌下，否则达不到速效。过多、反复应用气雾剂可产生耐受性，此时，不仅 β 受体激动剂之间有交叉耐受性，而且对内源性肾上腺素能递质也产生耐受性，使支气管痉挛加重，疗效降低，甚至增加死亡率。故应限制吸入次数和吸入量。

8.药物相互作用

(1)与其他拟肾上腺素药有相加作用，但不良反应也增多。

(2)与普萘洛尔合用时，可拮抗本品的作用。

(3)三环类抗抑郁药可能增强其作用。

(4)三环类抗抑郁药丙咪嗪、丙卡巴肼合用可增加本品的不良反应。

(5)与洋地黄类药物合用，可加剧心动过速。

(6)钾盐引起血钾增高，增强本品对心肌的兴奋作用，易致心律失常，禁止合用。

(7)与茶碱合用可降低茶碱的血药浓度。

9.制剂

片剂：每片 10 mg。纸片：每片 5 mg。

气雾剂：浓度为 0.25%，每瓶可喷吸 200 次左右，每揿约 0.175 mg。注射液：每支 1 mg(2 mL)。

复方盐酸异丙肾上腺素气雾剂(愈喘气雾剂)：每瓶含盐酸异丙肾上腺素 56 mg 和愈创甘油醚 70 mg，按盐酸异丙肾上腺素计算，每次喷雾吸入 0.1～0.4 mg，每次极量 0.4 mg，每天2.4 mg。

10.贮法

遮光、密闭保存。

(三)沙丁胺醇

其他名称：舒喘灵，索布氨，阿布叔醇，羟甲叔丁肾上腺素，柳丁氨醇，嗽必妥，万托林，爱纳灵，Albuterol，VENTOLIN，PROVENTIL，Sulphate，Saltanol，ETINOLINE。

ATC 编码：R03AC02。

1.性状

常用其硫酸盐。为白色或类白色的粉末；无臭，味微苦。在水中易溶，在乙醇中极微溶解，在乙醚或三氯甲烷中几乎不溶。

2.药理学

本品为选择性 β_2 受体激动剂，能选择性激动支气管平滑肌的 β_2 受体，有较强的支气管扩张作用。于哮喘患者，其支气管扩张作用比异丙肾上腺素强约 10 倍。抑制肥大细胞等致敏细胞释放变态反应介质亦与其支气管平滑肌解痉作用有关。对心脏的 β_1 受体的激动作用较弱，故其增加心率作用仅及异丙肾上腺素的 1/10。

因不易被消化道的硫酸酯酶和组织中的儿茶酚氧位甲基转移酶破坏,故本品口服有效,作用持续时间较长。口服生物利用度为30%,服后15~30分钟生效,2~4小时作用达高峰,持续6小时以上。气雾吸入的生物利用度为10%,吸入后1~5分钟生效,1小时作用达高峰,可持续4~6小时,维持时间亦为同等剂量异丙肾上腺素的3倍。V_d 为1 L/kg。大部在肠壁和肝脏代谢,进入循环的原形药物少于20%。主要经肾排泄。

3.适应证

本品可用于防治支气管哮喘,哮喘型支气管炎和肺气肿患者的支气管痉挛。制止发作多用气雾吸入,预防发作则可口服。

4.用法和用量

口服:成人,每次2~4 mg,每天3次。气雾吸入:每次0.1~0.2 mg(即喷吸1~2次),必要时每4小时重复1次,但24小时内不宜超过8次,粉雾吸入,成人每次吸入0.4 mg,每天3~4次。静脉注射:一次0.4 mg,用5%葡萄糖注射液20 mL或氯化钠注射液2 mL稀释后缓慢注射。静脉滴注:1次0.4 mg,用5%葡萄糖注射液100 mL稀释后滴注。肌内注射:一次0.4 mg,必要时4小时可重复注射。

5.不良反应

偶见恶心、头痛、头晕、心悸、手指震颤等不良反应。剂量过大时,可见心动过速和血压波动。一般减量即恢复,严重时应停药。罕见肌肉痉挛,变态反应。

6.禁忌证

对本品及其他肾上腺素受体激动剂过敏者禁用。

7.注意

(1)心血管功能不全、高血压、糖尿病、甲状腺功能亢进患者及妊娠期女性慎用。

(2)对氟利昂过敏者禁用本品气雾剂。

(3)长期用药亦可形成耐受性,不仅疗效降低,且可能使哮喘加重。

(4)本品缓释片不能咀嚼,应整片吞服。

8.药物相互作用

(1)与其他肾上腺素受体激动剂或茶碱类药物合用,其支气管扩张作用增强,但不良反应也可能加重。

(2)β受体阻滞剂如普萘洛尔能拮抗本品的支气管扩张作用,故不宜合用。

(3)单胺氧化酶抑制剂、三环抗抑郁药、抗组胺药、左甲状腺素等可增加本品的不良反应。

(4)与甲基多巴合用时可致严重急性低血压反应。

(5)与洋地黄类药物合用,可增加洋地黄诱发心动过速的危险性。

(6)在产科手术中与氟烷合用,可加重宫缩无力,引起大出血。

9.制剂

片(胶囊)剂:每片(粒)0.5 mg;2 mg。缓释片(胶囊)剂:每粒4 mg;8 mg。气雾剂:溶液型,药液浓度0.2%,每瓶28 mg,每揿0.14 mg;混悬型,药液浓度0.2%(g/g),每瓶20 mg(200揿),每揿0.1 mg。粉雾剂胶囊:每粒0.2 mg;0.4 mg,用粉雾吸入器吸入。注射液:每支0.4 mg(2 mL)。糖浆剂:4 mg(1 mL)。

(四)特布他林

其他名称:间羟叔丁肾上腺素,间羟舒喘灵,间羟舒喘宁,间羟嗽必妥,叔丁喘宁,比艾,博利康尼，喘康速，BRINCANYL，BRETHINE，BRISTURIN。

ATC 编码：R03AC03

1.性状

常用其硫酸盐，为白色或类白色结晶性粉末；无臭，或微有醋酸味；遇光后渐变色。熔点255 ℃。易溶于水，在甲醇或已醇中微溶，在乙醚、丙酮或三氯甲烷中几乎不溶。

2.药理学

本品为选择性 β_2 受体激动剂，其支气管扩张作用与沙丁胺醇相近。于哮喘患者，本品2.5 mg的平喘作用与 25 mg 麻黄碱相当。动物或人的离体实验证明，其对心脏 β_1 受体的作用极小，其对心脏的兴奋作用比沙丁胺醇小 7～10 倍，仅及异丙肾上腺素的 1/100。但临床应用时，特别是大量或注射给药仍有明显心血管系统不良反应，这除与它直接激动心脏 β_1 受体有关外，尚与其激动血管平滑肌 β_2 受体，舒张血管，血流量增加，通过压力感受器反射地兴奋心脏有关。

口服生物利用度为 15%±6%，约 30 分钟出现平喘作用，有效血浆浓度为 3 μg/mL，血浆蛋白结合率为 25%。因不易被儿茶酚氧位甲基转移酶、单胺氧化酶或硫酸酯酶代谢，故作用持久。2～4 小时作用达高峰，可持续 4～7 小时。V_d 为(1.4±0.4)L/kg。皮下注射或气雾吸入后 5～15 分钟生效，0.5～1.0 小时作用达高峰，作用维持 1.5～4.0 小时。

3.适应证

(1)用于支气管哮喘、哮喘型支气管炎和慢性阻塞性肺部疾病时的支气管痉挛。

(2)连续静脉滴注本品可激动子宫平滑肌 β_2 受体，抑制自发性子宫收缩和催产素引起的子宫收缩，预防早产。同样原理亦可用于胎儿窒息。

4.用法和用量

口服：成人，每次 2.5～5.0 mg，每天 3 次，一天中总量不超过 15 mg。静脉注射：一次0.25 mg，如15～30 分钟无明显临床改善，可重复注射一次，但 4 小时中总量不能超过 0.5 mg。气雾吸入：成人，每次0.25～0.50 mg，每天 3～4 次。

5.不良反应

少数病例可见手指震颤、头痛、头晕、失眠、心悸及胃肠障碍，偶见血糖及血乳酸升高。口服5 mg时，手指震颤发生率可达 20%～33%。故应以吸入给药为主，只在重症哮喘发作时才考虑静脉应用。

6.禁忌证

禁用于对本品及其他肾上腺素受体激动剂过敏者；严重心功能损害者。

7.注意

高血压病、冠心病、糖尿病、甲状腺功能亢进、癫痫患者及妊娠期女性慎用。

8.药物相互作用

(1)与其他肾上腺素受体激动剂合用可使疗效增加，但不良反应也增多。

(2)β 受体阻滞剂(如普萘洛尔、醋丁洛尔、阿替洛尔、美托洛尔等)可拮抗本品的作用，使疗效降低，并可致严重的支气管痉挛。

(3)与茶碱类药合用，可增加松弛支气管平滑肌作用，但心悸等不良反应也增加。

(4)单胺氧化酶抑制药、三环抗抑郁药、抗组胺药、左甲状腺素等可增加本品的不良反应。

9.制剂

片剂：每片 1.25 mg；2.5 mg；5 mg。胶囊：每粒 1.25 mg；2.5 mg。注射剂：每支 0.25 mg

(1 mL)。气雾剂每瓶 50 mg(200 喷);100 mg(400 喷)(每喷 0.25 mg)。粉雾剂:0.5 mg(每吸)。

(五)氯丙那林

其他名称:氯喘通,氯喘,喘通,邻氯喘息定,邻氯异丙肾上腺素,soprophenamine,ASTHONE。

1.性状

常用其盐酸盐,为白色或类白色结晶性粉末;无臭,味苦。在水或乙醇中易溶,在三氯甲烷中溶解,在丙酮中微溶,在乙醚中不溶。熔点 165~169 ℃。

2.药理学

本品为选择性 β_2 受体激动剂,但其对 β_2 受体的选择性低于沙丁胺醇。有明显的支气管扩张作用,对心脏的兴奋作用较弱,仅为异丙肾上腺素的 1/3。口服后 15~30 分钟生效,约 1 小时达最大效应,作用持续4~6 小时。气雾吸入 5 分钟左右即可见哮喘症状缓解。

3.适应证

本品用于支气管哮喘、哮喘型支气管炎、慢性支气管炎合并肺气肿,可止喘并改善肺功能。

4.用法和用量

口服,每次 5~10 mg,每天 3 次。预防夜间发作可于睡前服 5~10 mg。气雾吸入,每次 6~10 mg。

5.不良反应

用药初 1~3 天,个别患者可见心悸、手指震颤、头痛及胃肠道反应。继续服药,多能自行消失。

6.禁忌证

对本品过敏者禁用。

7.注意

心律失常、高血压、肾功能不全、甲状腺功能亢进及老年患者慎用。

8.药物相互作用

(1)与茶碱类及抗胆碱能支气管扩张药合用,其支气管扩张作用增强,不良反应也增强。

(2)与其他肾上腺素 β_2 受体激动剂有相加作用,但不良反应(如手指震颤等)也增多。

(3)β 受体阻滞剂如普萘洛尔可拮抗本品的作用。

(4)三环类抗抑郁药可能增强其作用。

9.制剂

片剂:每片 5 mg;10 mg。气雾剂:2%溶液。

复方氯丙那林片:每片含盐酸氯丙那林 5 mg、盐酸溴己新 10 mg、盐酸去氯羟嗪 25 mg。用于祛痰、平喘、抗过敏,每次 1 片,每天 3 次。

(六)妥洛特罗

其他名称:喘舒,妥布特罗,丁氯喘,叔丁氯喘通,氯丁喘安,CHLOBAMOL,LOBUTEROL。ATC 编码:R03CC11。

1.性状

常用其盐酸盐,为白色或类白色的结晶性粉末,无臭,味苦。熔点 161~163 ℃。溶于水、乙醇,微溶于丙酮,不溶于乙醚。

2.药理学

本品为选择性 β_2 受体激动剂,对支气管平滑肌具有较强而持久的扩张作用,对心脏的兴奋作用较弱。离体动物实验证明，本品松弛气管平滑肌作用是氯丙那林的2～10倍，而对心脏的兴奋作用是异丙肾上腺素的1/1 000，作用维持时间较异丙肾上腺素长10倍。临床试用表明，本品除有明显的平喘作用外，还有一定的止咳、祛痰作用，而对心脏的兴奋作用极微。一般口服后5～10分钟起效，作用可维持4～6小时。

3.适应证

本品可用于防治支气管哮喘、哮喘型支气管炎等。

4.用法和用量

口服，每次0.5～2.0 mg，每天3次。

5.不良反应

偶有心悸、手指震颤、心动过速、头晕、恶心、胃部不适等反应，一般停药后即消失。偶见变态反应。

6.注意

冠心病、心功能不全、肝功能不全、肾功能不全、高血压病、甲状腺功能亢进症、糖尿病患者慎用。

7.药物相互作用

本品与肾上腺素、异丙肾上腺素合用易致心律失常，与单胺氧化酶抑制药合用可出现心动过速、躁狂等不良反应。

8.制剂

片剂：每片0.5 mg、1 mg。

复方妥洛特罗片(复方叔丁氯喘通片)：每片含盐酸妥洛特罗1.5 mg、盐酸溴己新15 mg、盐酸异丙嗪6 mg。每次1片，每天2或3次。

小儿复方盐酸妥洛特罗片：盐酸妥洛特罗0.5 mg，盐酸溴己新5 mg，盐酸异丙嗪3 mg。

二、M胆碱受体阻滞剂

迷走神经在维持呼吸道平滑肌张力上具有重要作用。呼吸道的感受器如牵张感受器、刺激感受器的传入和传出神经纤维均通过迷走神经。呼吸道内迷走神经支配的M胆碱受体分为3个亚型：①主要位于副交感神经节及肺泡壁内的M_1受体，对平滑肌收缩张力的影响较小。②位于神经节后纤维末梢的M_2受体，主要通过抑制末梢释放递质乙酰胆碱而起负反馈调节作用。③位于呼吸道平滑肌、气管黏膜下腺体及血管内皮细胞的M_3受体，兴奋时可直接收缩平滑肌，使呼吸道口径缩小。哮喘患者M_3受体功能亢进，使气管平滑肌收缩、黏液分泌，血管扩张及炎性细胞聚集，从而导致喘息发作；而M_2受体功能低下，负反馈失调，胆碱能节后纤维末梢释放乙酰胆碱增加，更加剧呼吸道内平滑肌收缩痉挛。但迄今尚未寻找到理想的选择性M_3受体阻滞剂。最早应用的非选择性M胆碱受体阻滞剂阿托品虽能解痉止喘，但对呼吸道内M_1、M_2及M_3受体的拮抗无选择性，对全身其他各组织的M胆碱受体亦具有非选择性拮抗作用，可产生广泛而严重的不良反应，使其应用受限。目前所用抗胆碱平喘药均为阿托品的衍生物(如异丙托溴铵等)，对呼吸道M胆碱受体具有一定的选择性拮抗作用，但对M受体各亚型无明显选择性。

(一)异丙托溴铵

其他名称：异丙阿托品，溴化异丙托品，爱全乐，爱喘乐，ATROVENT。

ATC编码：R03BB01。

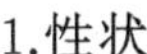

1.性状

常用其溴化物,为白色结晶性粉末,味苦。溶于水,略溶于乙醇,不溶于其他有机溶剂。熔点232～233 ℃。

2.药理学

异丙托溴铵是对支气管平滑肌M受体有较高选择性的强效抗胆碱药,松弛支气管平滑肌作用较强,对呼吸道腺体和心血管系统的作用较弱。其扩张支气管的剂量仅及抑制腺体分泌和加快心率剂量的1/20～1/10。气雾吸入本品40 μg或80 μg对哮喘患者的疗效相当于气雾吸入2 mg阿托品、70～200 μg异丙肾上腺素或200 μg沙丁胺醇的疗效。用药后痰量和痰液的黏滞性均无明显改变,但国外报道,本品可促进支气管黏膜的纤毛运动,利于痰液排出。本品为季铵盐,口服不易吸收。气雾吸入后5分钟左右起效,30～60分钟作用达峰值,维持4～6小时。

3.适应证

本品用于缓解慢性阻塞性肺疾病(COPD)引起的支气管痉挛、喘息症状。防治哮喘,尤适用于因用β受体激动剂产生肌肉震颤、心动过速而不能耐受此类药物的患者。

4.用法和用量

气雾吸入:成人,一次40～80 μg,每天3～4次。雾化吸入:成人,一次100～500 μg(14岁以下儿童50～250 μg),用生理盐水稀释到3～4 mL,置雾化器中吸入。

5.不良反应

常见口干、头痛、鼻黏膜干燥、咳嗽、震颤。偶见心悸、支气管痉挛、眼干、眼调节障碍、尿潴留。极少见变态反应。

6.禁忌证

禁用于对本品及阿托品类药物过敏者和幽门梗阻者。

7.注意

(1)青光眼、前列腺增生患者慎用。

(2)雾化吸入时避免药物进入眼内。

(3)在窄角青光眼患者,本品与β受体激动剂合用可增加青光眼急性发作的危险性。

(4)使用与β受体激动剂组成的复方制剂时,须同时注意二者的禁忌证。

8.药物相互作用

其与β受体激动剂(沙丁胺醇、非诺特罗)、茶碱、色甘酸钠合用可相互增强疗效。金刚烷胺、吩噻嗪类抗精神病药、三环抗抑郁药、单胺氧化酶抑制药及抗组胺药可增强本品的作用。

9.制剂

气雾剂:每喷20 μg,40 μg;每瓶200喷(10 mL)。吸入溶液剂:2 mL:异丙托溴铵500 μg。

雾化溶液剂:50 μg(2 mL);250 μg(2 mL);500 μg(2 mL);500 μg(20 mL)。

复方异丙托溴铵气雾剂(可必特,Combivent):每瓶14 g(10 mL),含异丙托溴铵(以无水物计)4 mg、硫酸沙丁胺醇24 mg,每揿含异丙托溴铵(以无水物计)20 μg、硫酸沙丁胺醇120 μg。每瓶总揿次为200喷。

(二)氧托溴铵

其他名称:溴乙东莨菪碱,氧托品,VENTILAT。

本品为东莨菪碱衍生物。对支气管平滑肌具有较高选择性。作用维持时间较长,可达8小时以上。无阿托品的中枢性不良反应,治疗剂量对心血管系统无明显影响。本品为季铵盐,口服不易由胃肠道吸收，须采用气雾吸入给药。用于支气管哮喘、慢性喘息性支气管炎和慢性阻塞性肺病。气雾吸入：成人和学龄儿童每天吸入 2 次，每次 2 揿，每揿约为 100 μg。

三、黄嘌呤类药物

茶碱及其衍生物均能松弛支气管平滑肌，但其作用机制仍未完全阐明。体外试验证明，茶碱能抑制磷酸二酯酶(PDE)活性，使 cAMP 破坏减少，细胞中的 cAMP 水平增高。曾认为这一作用可能与其松弛支气管平滑肌作用有关。然而茶碱抑制磷酸二酯酶的浓度 20 倍高于使支气管平滑肌松弛的浓度，再加上其他很强的磷酸二酯酶抑制剂均无支气管扩张作用，故目前对上述解释有异议，并提出了其他的几种可能性。其一是茶碱的支气管平滑肌松弛作用与其和内源性腺苷 A_1 和 A_2 受体结合，拮抗腺苷的支气管平滑肌收缩作用有关，但不能解释的是 PDE 抑制剂恩丙茶碱有支气管扩张作用，但无腺苷受体拮抗作用。其二是茶碱刺激肾上腺髓质释放内源性儿茶酚胺，间接发挥似肾上腺素作用。其三是茶碱可增强膈肌和肋间肌的收缩力，消除呼吸肌的疲劳。

(一)氨茶碱

其他名称：茶碱乙烯双胺，茶碱乙二胺盐，AMINODUR，Diaphylline，Theophylline，Euphyllin，Ethylenediamine。

ATC 编码：R03DA05。

1.性状

本品为白色至微黄色的颗粒或粉末；易结块；微有氨臭，味苦。在空气中吸收二氧化碳，并分解成茶碱。水溶液呈碱性反应。在水中溶解，在乙醇中微溶，在乙醚中几乎不溶。熔点 269～274 ℃。

2.药理学

本品为茶碱和乙二胺的复合物，含茶碱 77%～83%。乙二胺可增加茶碱的水溶性，并增强其作用。主要作用如下：①松弛支气管平滑肌，抑制过敏介质释放。在解痉的同时还可减轻支气管黏膜的充血和水肿。②增强呼吸肌(如膈肌、肋间肌)的收缩力，减少呼吸肌疲劳。③增强心肌收缩力，增加心排血量，低剂量一般不加快心率。④舒张冠状动脉、外周血管和胆管平滑肌。⑤增加肾血流量，提高肾小球滤过率，减少肾小管对钠和水的重吸收，具有利尿作用。⑥中枢神经兴奋作用。

茶碱口服吸收完全，其生物利用度为 96%。用药后 1～3 小时血浆浓度达峰值，有效血浓度为10～20 μg/mL。血浆蛋白结合率约 60%。V_d 为(0.5±0.16) L/kg。80%～90%的药物在体内被肝脏的混合功能氧化酶代谢。本品的大部分代谢物及约 10%原形药均经肾脏排出。正常人$t_{1/2}$为(9.0±2.1)小时，早产儿、新生儿、肝硬化、充血性心功能不全、肺炎、肺心病等$t_{1/2}$延长，如肝硬化患者$t_{1/2}$为 7～60 小时，急性心功能不全患者$t_{1/2}$为 3～80 小时。

3.适应证

本品可用于：①支气管哮喘和喘息性支气管炎，与β受体激动剂合用可提高疗效。在哮喘持续状态，常选用本品与肾上腺皮质激素配伍进行治疗。②治疗急性心功能不全和心源性哮喘。③胆绞痛。

4.用法和用量

口服：成人，常用量，每次 0.1～0.2 g，每天 0.3～0.6 g；极量，一次 0.5 g，每天 1 g。肌内注射或静脉注射:成人,常用量,每次 0.25～0.50 g,每天 0.5～1.0 g;极量,一次 0.5 g。以 50%葡萄糖注射液 20～40 mL 稀释后缓慢静脉注射(不得少于 10 分钟)。静脉滴注:以 5%葡萄糖注射液 500 mL稀释后滴注。直肠给药:栓剂或保留灌肠,每次 0.3～0.5 g,每天 1～2 次。

5.不良反应

常见恶心、呕吐、胃部不适、食欲缺乏、头痛、烦躁、易激动、失眠等。少数患者可出现皮肤变态反应。

6.禁忌证

禁用于:①对本品、乙二胺或茶碱过敏者。②急性心肌梗死伴有血压显著降低者。③严重心律失常者。④活动性消化性溃疡者。

7.注意

(1)本品呈较强碱性,局部刺激作用强。口服可致恶心、呕吐。一次口服最大耐受量 0.5 g。餐后服药、与氢氧化铝同服,或服用肠衣片均可减轻其局部刺激作用。肌内注射可引起局部红肿、疼痛,现已极少用。

(2)静脉滴注过快或浓度过高(血浓度>25 μg/mL)可强烈兴奋心脏,引起头晕、心悸、心律失常、血压剧降,严重者可致惊厥。故必须稀释后缓慢注射。

(3)其中枢兴奋作用可使少数患者发生激动不安、失眠等。剂量过大时可发生谵妄、惊厥。可用镇静药对抗。

(4)肝功能、肾功能不全和甲状腺功能亢进症患者慎用。

(5)可进入胎盘及乳汁,故妊娠期女性及乳母慎用。

(6)不可露置空气中,以免变黄失效。

8.药物相互作用

(1)红霉素、罗红霉素、四环素类、依诺沙星、环丙沙星、氧氟沙星;克拉霉素、林可霉素等可降低氨茶碱清除率,增高其血药浓度。

(2)苯巴比妥、苯妥英、利福平、西咪替丁、雷尼替丁等可刺激氨茶碱在肝中代谢,使其清除率增加;氨茶碱也可干扰苯妥英的吸收,两者血浆浓度均下降,合用时应调整剂量。

(3)维拉帕米可干扰氨茶碱在肝内的代谢,增加血药浓度和毒性。

(4)氨茶碱可加速肾脏对锂的排泄,降低锂盐疗效。

(5)咖啡因或其他黄嘌呤类药物可增加氨茶碱作用和毒性。

(6)本品可提高心肌对洋地黄类药物的敏感性,合用时后者的心脏毒性增强。

(7)普萘洛尔可抑制氨茶碱的支气管扩张作用。

(8)稀盐酸可减少氨茶碱在小肠吸收。酸性药物可增加其排泄,碱性药物减少其排泄。

(9)静脉输液时,应避免与维生素 C、促皮质激素、去甲肾上腺素、四环素族盐酸盐配伍。

9.制剂

片剂:每片 0.05 g;0.1 g;0.2 g。肠溶片:每片 0.05 g;0.1 g。注射液:①肌内注射用每支0.125 g(2 mL);0.25 g(2 mL);0.5 g(2 mL)。②静脉注射用每支 0.25 g(10 mL)。栓剂:每粒 0.25 g。

氨茶碱缓释片:每片 0.1 g;0.2 g。每 12 小时口服一次,每次 0.2～0.3 g。

复方长效氨茶碱片:白色外层含氨茶碱 100 mg、氯苯那敏 2 mg、苯巴比妥 15 mg、氢氧化铝 30 mg;棕色内层含氨茶碱和茶碱各 100 mg。外层在胃液内迅速崩解,而呈速效;内层为缓释层,在肠液内缓慢崩解以维持药效。口服,每次 1 片,每天 1 或 2 次。

阿斯美胶囊剂(ASMETON):每粒含氨茶碱 25 mg,那可丁 7 mg,盐酸甲氧那明 12.5 mg,氯苯那敏 2 mg。口服,成人一次 2 粒,每天 3 次。15 岁以下儿童剂量减半。

止喘栓:成人用,每个含氨茶碱 0.4 g,盐酸异丙嗪 0.025 g,苯佐卡因 0.045 g;小儿用,每个含量减半,每次 1 个,睡前塞入肛门。喘静片:含氨茶碱、咖啡因、苯巴比妥、盐酸麻黄碱、远志流浸膏。每次 1~2 片,每天 3 次。极量,每天 8 片。

10.贮法

密封、避光、存干燥处。

(二)多索茶碱

其他名称:枢维新,ANSIMAR。

ATC 编码:R03DA11。

1.性状

多索茶碱是茶碱的 N-7 位上接 1,3-二氧环戊基-2-甲基的衍生物。本品为白色针状结晶粉末,在水、丙酮、乙酸乙酯、三氯甲烷、苯溶剂中可溶解 1%,加热可溶于甲醇和乙醇,不溶于乙醚和石油醚。

2.药理学

本品对磷酸二酯酶有显著抑制作用。其支气管平滑肌松弛作用较氨茶碱强 10~15 倍,并有镇咳作用,且作用时间长,无依赖性。本品为非腺苷受体阻滞剂,因此无类似茶碱所致的中枢和胃肠道等肺外系统的不良反应,也不影响心功能。但大剂量给药后可引起血压下降。

3.适应证

本品可用于支气管哮喘、喘息性支气管炎及其他伴支气管痉挛的肺部疾病。

4.用法和用量

口服:每天 2 片或每 12 小时 1~2 粒胶囊,或每天 1~3 包散剂冲服。急症可先注射100 mg,然后每6 小时静脉注射 1 次,也可每天静脉滴注 300 mg。

5.不良反应

少数人用药后可见头痛、失眠、易怒、心悸、心动过速、期前收缩、食欲缺乏、恶心、呕吐上腹不适或疼痛、高血糖及尿蛋白。

6.制剂

片剂:每片 200 mg;300 mg;400 mg。胶囊剂:每粒 200 mg;300 mg。散剂:每包 200 mg。注射液:每支 100 mg 10 mL)。葡萄糖注射液:每瓶 0.3 g 与葡萄糖 5 g(100 mL)。

(三)二羟丙茶碱

其他名称:喘定,甘油茶碱 Dyphylline,Glyphylline,Neothylline,Lufyllin。

ATC 编码:R03DA01。

1.性状

本品为白色粉末或颗粒,无臭,味苦。在水中易溶,在乙醇中微溶,在三氯甲烷或乙醚中极微溶解。熔点 160~164 ℃。

2.药理学

平喘作用与氨茶碱相似。本品 pH 近中性,对胃肠刺激性较小,口服易耐受。肌内注射疼痛反应轻。心脏兴奋作用仅为氨茶碱的 1/20~1/10。

3.适应证

本品可用于支气管哮喘、喘息性支气管炎，尤适用于伴有心动过速的哮喘患者；亦可用于心源性肺水肿引起的喘息。

4.用法和用量

口服：每次 0.1～0.2 g，每天 3 次。极量，一次 0.5 g，每天 1.5 g。肌内注射：每次 0.25～0.50 g，静脉滴注：用于严重哮喘发作，每天 0.5～1.0 g 加于 5%葡萄糖液 1 500～2 000 mL 中滴入。直肠给药：每次0.25～0.50 g。

5.不良反应

偶有口干、恶心、头痛、烦躁、失眠、易激动、心悸、心动过速、期前收缩、食欲缺乏、呕吐、上腹不适或疼痛、高血糖及尿蛋白。

6.注意

(1)哮喘急性发作的患者不宜首选本品。

(2)静脉滴注速度过快可致一过性低血压和外周循环衰竭。

(3)大剂量可致中枢兴奋，甚至诱发惊厥，预服镇静药可防止。

7.药物相互作用

(1)与拟交感胺类支气管扩张药合用具有协同作用。

(2)苯妥英钠、卡马西平、西咪替丁、咖啡因及其他黄嘌呤类合用可增强本品的作用和毒性。

(3)克林霉素、林可霉素、大环内酯类及喹诺酮类抗菌药可降低本品的肝脏清除率，使血药浓度升高，甚至出现毒性反应。

(4)碳酸锂加速本品清除，降低本品疗效。本药也可使锂从肾脏排泄增加，影响其疗效。

(5)与普萘洛尔合用可降低本品的疗效。

8.制剂

片剂：每片 0.1 g；0.2 g。注射液：每支 0.25 g(2 mL)。葡萄糖注射液：每瓶 0.25 g 与葡萄糖 5.0 g (100 mL)。栓剂：每粒 0.25 g。

(四)茶碱

其他名称：迪帕米，ETIPRAMID。

ATC 编码：R03DA04，R03DA54，R03DA74，R03DB04。

药理学及适应证同氨茶碱。

茶碱控释片(舒弗美)：含无水茶碱 100 mg。早晚各服 1 次，成人每天 200～400 mg，儿童 8～10 mg/kg。茶碱缓释胶囊(茶喘平 THEOVENT-LA)：为无水茶碱的微粒制剂，长效、缓释。口服后在胃肠内吸收慢，约 5 小时达血药浓度峰值。作用持续 12 小时，血药浓度平稳持久。胶囊剂：每粒125 mg；250 mg。口服：成人及 17 岁以上青年，每次 250～500 mg；13～16 岁，每次 250 mg；9～12 岁，每次125～250 mg；6～8 岁，每次 125 mg。每 12 小时服 1 次，餐后服，勿嚼碎。

四、过敏介质阻释剂

以色甘酸钠为代表的抗过敏平喘药，其主要作用是稳定肺组织肥大细胞膜，抑制过敏介质释放；对多种炎性细胞如巨噬细胞、嗜酸性粒细胞及单核细胞活性亦有抑制作用。此外，尚可阻断引起支气管痉挛的神经反射，降低哮喘患者的气道高反应性。

(一)色甘酸钠

其他名称:色甘酸二钠,咽泰,咳乐钠,CromolynSodium,INTAL,NALCROM。

1.性状

本品为白色结晶性粉末;无臭,有引湿性,遇光易变色。在水中溶解,在乙醇或氯仿中不溶。

2.药理学

本品无松弛支气管平滑肌作用和β受体激动作用,亦无直接拮抗组胺、白三烯等过敏介质作用和抗感染症作用。但在抗原攻击前给药,可预防速发型和迟发型过敏性哮喘,亦可预防运动和其他刺激诱发的哮喘。目前认为其平喘作用机制可能是以下几种。①稳定肥大细胞膜,阻止肥大细胞释放过敏介质:可抑制肺组织肥大细胞中磷酸二酯酶活性,致使肥大细胞中cAMP水平增高,减少Ca^{2+}向细胞内转运,从而稳定肥大细胞膜,抑制肥大细胞裂解、脱颗粒,阻止组胺、白三烯、5-羟色胺、缓激肽及慢反应物质等过敏介质释放,从而预防变态反应的发生。②直接抑制由于兴奋刺激感受器而引起的神经反射,抑制反射性支气管痉挛。③抑制非特异性支气管高反应性(BHR)。④抑制血小板活化因子(PAF)引起的支气管痉挛。

本品口服极少吸收。干粉喷雾吸入时,其生物利用度约10%。吸入剂量的80%以上沉着于口腔和咽部,并被吞咽入胃肠道。吸入后10~20分钟即达峰血浆浓度(正常人为14~91 ng/mL,哮喘患者为1~36 ng/mL)。血浆蛋白结合率为60%~75%。迅速分布到组织中,特别是肝和肾。V_d为0.13 L/kg。血浆$t_{1/2}$为1.0~1.5小时。经胆汁和尿排泄。

3.适应证

支气管哮喘:可用于预防各型哮喘发作。对外源性哮喘疗效显著,特别是对已知抗原的年轻患者疗效更佳。对内源性哮喘和慢性哮喘亦有一定疗效,约半数患者的症状改善或完全控制。对依赖肾上腺皮质激素的哮喘患者,经用本品后可减少或完全停用肾上腺皮质激素。运动性哮喘患者预先给药几乎可防止全部病例发作。一般应于接触抗原前一周给药,但运动性哮喘可在运动前15分钟给药。与β肾上腺素受体激动剂合用可提高疗效。过敏性鼻炎,季节性花粉症,春季角膜、结膜炎,过敏性湿疹及某些皮肤瘙痒症。溃疡性结肠炎和直肠炎:本品灌肠后可改善症状,内镜检和活检均可见炎症及损伤减轻。

4.用法和用量

(1)支气管哮喘:粉雾吸入,每次20 mg,每天4次;症状减轻后,每天40~60 mg;维持量,每天20 mg。气雾吸入,每次3.5~7.0 mg,每天3~4次,每天最大剂量32 mg。

(2)过敏性鼻炎:干粉吸入或吹入鼻腔,每次10 mg,每天4次。

(3)季节性花粉症和春季角膜、结膜炎:滴眼,2%溶液,每次2滴,每天数次。

(4)过敏性湿疹、皮肤瘙痒症:外用5%~10%软膏。

(5)溃疡性结肠炎、直肠炎:灌肠,每次200 mg。

5.不良反应

少数患者因吸入的干粉刺激,出现口干、咽喉干痒、呛咳、胸部紧迫感,甚至诱发哮喘,预先吸入β肾上腺素受体激动剂可避免其发生。

6.禁忌证

对本品过敏者禁用。

7.注意

(1)原来用肾上腺皮质激素或其他平喘药治疗者,用本品后应继续用原药至少1周或至症状明显改善后，才能逐渐减量或停用原用药物。

(2)获明显疗效后，可减少给药次数。如需停药，亦应逐步减量后再停。不能突然停药，以防哮喘复发。

(3)用药过程中如遇哮喘急性发作，应立即改用其他常规治疗如吸入β肾上腺素受体激动剂等，并停用本品。

(4)肝、肾功能不全者和妊娠期女性慎用。

8.制剂

粉雾剂胶囊：每粒 20 mg，装于专用喷雾器内吸入。气雾剂：每瓶 700 mg(200 揿)，每揿 3.5 mg。软膏：5%～10%。滴眼剂：0.16 g/8 mL(2%)。

9.贮法

本品有吸湿性，应置避光干燥处保存。

(二)酮替芬

其他名称：噻喘酮，甲哌噻庚酮，Benzocycioheptathiophene，ZADITEN，ZASTEN。

ATC 编码：R06AX17。

1.性状

常用其富马酸盐，为类白色结晶性粉末；无臭，味苦。在甲醇中溶解，在水或乙醇中微溶，在丙酮或三氯甲烷中极微溶解。熔点 191～195 ℃。

2.药理学

本品为强效抗组胺和过敏介质阻释剂。本品不仅能抑制抗原诱发的人肺和支气管组织肥大细胞释放组胺和白三烯等炎症介质，还可抑制抗原、血清或钙离子介导的人嗜碱性粒细胞及中性粒细胞释放组胺及白三烯。还有强大的 H_1 受体拮抗作用。此外，本品还抑制哮喘患者的气道高反应性，但其不改变痰的性质，亦不影响黏液纤毛运动。

口服迅速从胃肠道吸收，3～4 小时达血药浓度峰值，作用持续时间较长，每天仅需给药 2 次。

3.适应证

支气管哮喘，对过敏性、感染性和混合性哮喘均有预防发作效果。喘息性支气管炎、过敏性咳嗽。过敏性鼻炎、过敏性结膜炎及过敏性皮炎。

4.用法和用量

(1)口服：①片剂，成人及儿童均为每次 1 mg，每天 2 次，早、晚服用。②小儿可服其口服溶液，每天1～2 次(一次量：4～6 岁，2 mL；6～9 岁，2.5 mL；9～14 岁，3 mL)。

(2)滴鼻：一次 1～2 滴，每天 1～3 次。

(3)滴眼：滴入结膜囊，每天 2 次，一次 1 滴，或每 8～12 小时滴 1 次。

5.不良反应

口服或滴鼻后可见镇静、嗜睡、疲倦、乏力、头晕、口(鼻)干等不良反应，少数患者出现变态反应，表现为皮肤瘙痒、皮疹、局部水肿等。

6.禁忌证

禁用于对本品过敏者。

7.注意

(1)妊娠期女性慎用。3 岁以下儿童不推荐使用。

(2)用药期间不宜驾驶车辆、操作精密机器、高空作业等。

(3)出现严重不良反应时,可暂将本品剂量减半,待不良反应消失后再恢复原剂量。

(4)应用本品滴眼期间不宜佩戴隐形眼镜。

8.药物相互作用

(1)本品与抗组胺药有协同作用。

(2)与乙醇及镇静催眠药合用可增强困倦、乏力等症状,应避免合用。

(3)与抗胆碱药合用可增加后者的不良反应。

(4)与口服降血糖药合用时,少数糖尿病患者可见血小板数减少,故二者不宜合用。

(5)本品抑制齐多夫定肝内代谢,避免合用。

9.制剂

片剂:每片 0.5 mg;1 mg。胶囊剂:每粒 0.5 mg;1 mg。口服溶液:1 mg(5 mL)。滴鼻液:15 mg(10 mL)。滴眼液:2.5 mg(5 mL)。

五、肾上腺皮质激素

肾上腺糖皮质激素是目前最为有效的抗变态反应炎症药物,已作为一线平喘药物用于临床。其平喘作用机制如下:①抑制参与炎症反应的免疫细胞如 T 淋巴细胞或 B 淋巴细胞、巨噬细胞、嗜酸性粒细胞的活性和数量。②干扰花生四烯酸代谢,减少白三烯和前列腺素的合成。③抑制炎性细胞因子如白细胞介素(IL-1β)、肿瘤坏死因子(TNF-α)及干扰素(IFN-γ)等的生成。④稳定肥大细胞溶酶体膜,减少细胞黏附分子、趋化因子等炎性介质的合成与释放。⑤增强机体对儿茶酚胺的反应性,减少血管渗出及通透性。此外还可能与抑制磷酸二酯酶,增加细胞内 cAMP 含量,增加肺组织中 β 受体的密度,具有黏液溶解作用等有关。

根据哮喘患者病情,糖皮质激素类给药方式可有以下两种。①全身用药:当严重哮喘或哮喘持续状态经其他药物治疗无效时,可通过口服或注射给予糖皮质激素控制症状,待症状缓解后改为维持量,直至停用。常用泼尼松、泼尼松龙及地塞米松。②局部吸入:为避免长期全身用药所致的严重不良反应,目前多采用局部作用强的肾上腺糖皮质激素如倍氯米松、布地奈德、氟替卡松等气雾吸入。因上述两种方式给药后均需潜伏期,即在哮喘急性发作时不能立即奏效,故应作为预防性平喘用药或与其他速效平喘药联合应用。

(一)倍氯米松

其他名称:倍氯松,必可酮,双丙酸酯,二丙酸倍氯松,AKDEClN,Proctisone,BECONASE,BE COTIDE。

ATC 编码:R03BA01。

1.性状

本品为倍氯米松的二丙酸酯。白色或类白色粉末,无臭。在丙酮或三氯甲烷中易溶,在甲醇中溶解,在乙醇中略溶,在水中几乎不溶。

2.药理学

本品是局部应用的强效肾上腺糖皮质激素。因其亲脂性强,气雾吸入后,可迅速透过呼吸道和肺组织而发挥平喘作用。其局部抗感染、抗过敏疗效是泼尼松的 75 倍,是氢化可的松的 300 倍。每天 200~400 μg即能有效地控制哮喘发作,平喘作用可持续 4~6 小时。

本品气雾吸入方式给药后,进入呼吸道并经肺吸收入血,其生物利用度为 10%~20%。另

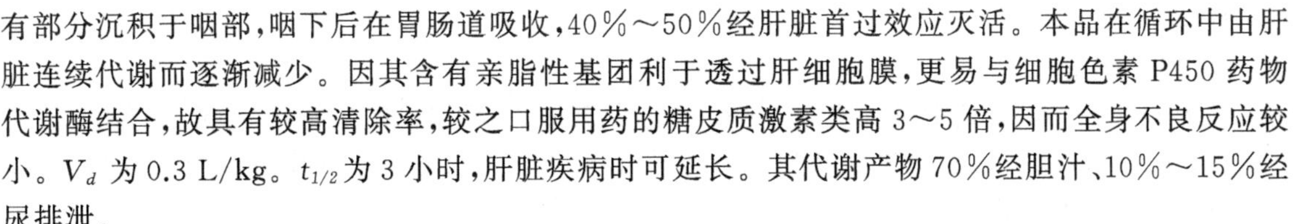

有部分沉积于咽部，咽下后在胃肠道吸收，40%～50%经肝脏首过效应灭活。本品在循环中由肝脏连续代谢而逐渐减少。因其含有亲脂性基团利于透过肝细胞膜，更易与细胞色素 P450 药物代谢酶结合，故具有较高清除率，较之口服用药的糖皮质激素类高 3～5 倍，因而全身不良反应较小。V_d 为 0.3 L/kg。$t_{1/2}$为 3 小时，肝脏疾病时可延长。其代谢产物 70%经胆汁、10%～15%经尿排泄。

3.适应证

本品吸入给药可用于慢性哮喘患者；鼻喷用于过敏性鼻炎；外用治疗过敏所致炎症性皮肤病如湿疹、神经性或接触性皮炎、瘙痒症等。

4.用法和用量

气雾吸入，成人开始剂量每次 50～200 μg，每天 2 次或 3 次，每天最大剂量 1 mg。儿童用量依年龄酌减，每天最大剂量 0.8 mg。长期吸入的维持量应个体化，以减至最低剂量又能控制症状为准。

粉雾吸入，成人每次 200 μg，每天 3～4 次。儿童每次 100 μg，每天 2 次或遵医嘱。

5.不良反应

少数患者发生声音嘶哑和口腔咽喉部念珠菌感染。每次用药后漱口，不使药液残留于咽喉部可减少发病率。

6.注意

(1)在依赖口服肾上腺皮质激素的哮喘患者，由于本品奏效较慢，在吸入本品后，仍需继续口服肾上腺皮质激素，数天后再逐渐减少肾上腺皮质激素的口服量。

(2)哮喘持续状态患者，因不能吸入足够的药物，疗效常不佳，不宜用。

(3)长期大量吸入时(每天超过 1 000 μg)，仍可抑制下丘脑-垂体-肾上腺皮质轴，导致继发性肾上腺皮质功能不全等不良反应。

(4)活动性肺结核患者慎用。

7.制剂

气雾剂：每瓶 200 喷(每喷 50 μg；80 μg；100 μg；200 μg；250 μg)；每瓶 80 喷(每喷 250 μg)。粉雾剂胶囊：每粒 50 μg；100 μg；200 μg。喷鼻剂：每瓶 10 mg(每喷 50 μg)。软膏剂：2.5 mg/10 g。霜剂：2.5 mg/10 g。

(二)布地奈德

其他名称：普米克，普米克令舒，英福美，PULMICORT，PULMICORTRESPULES，INFLAMMIDE。

ATC 编码：R03BA02。

1.性状

本品为白色或类白色粉末，无臭，几乎不溶于水，略溶于乙醇，易溶于二氯甲烷。

2.药理学

本品是局部应用的不含卤素的肾上腺糖皮质激素类药物。因与糖皮质激素受体的亲和力较强，故局部抗感染作用更强，约为丙酸倍氯米松的 2 倍，氢化可的松的 600 倍。其肝脏代谢清除率亦高，成人消除$t_{1/2}$约为 2 小时，儿童约 1.5 小时，因而几无全身肾上腺皮质激素作用。

3.适应证

本品可用于肾上腺皮质激素依赖性或非依赖性支气管哮喘及喘息性支气管炎患者，能有效地减少口服肾上腺皮质激素的用量，有助于减轻肾上腺皮质激素的不良反应；亦可用于慢性阻塞性肺疾病。

4.用法和用量

气雾吸入：成人，开始剂量每次200～800 μg，每天2次，维持量因人而异，通常为每次200～400 μg，每天2次；儿童，开始剂量每次100～200 μg，每天2次，维持量亦应个体化，以减至最低剂量又能控制症状为准。

5.不良反应

吸入后偶见咳嗽、声音嘶哑和口腔咽喉部念珠菌感染。每次用药后漱口，不使药液残留于咽喉部可减少发病率。偶有变态反应，表现为皮疹、荨麻疹、血管神经性水肿等。极少数患者喷鼻后，出现鼻黏膜溃疡和鼻中隔穿孔。

6.禁忌证

对本品过敏者。中度及重度支气管扩张患者。

7.注意

活动性肺结核及呼吸道真菌、病毒感染者慎用。

8.制剂

气雾剂：每瓶10 mg(100喷，200喷)，每喷100 μg，50 μg；每瓶20 mg(100喷)，每喷200 μg；每瓶60 mg(300喷)，每喷200 μg。粉雾剂：每瓶20 mg；40 mg，每喷200 μg。

(三)氟替卡松

其他名称：辅舒酮，辅舒良，FLOVENT，FLIXOTIDE，FLIXONASE。

ATC编码：R03BA05。

1.药理学

本品为局部用强效肾上腺糖皮质激素药物。其脂溶性在目前已知吸入型糖皮质激素类药物中为最高，易于穿透细胞膜与细胞内糖皮质激素受体结合，与受体具有高度亲和力。本品在呼吸道内浓度和存留时间较长，故其局部抗感染活性更强。吸入后30分钟作用达高峰，起效较布地奈德快60分钟。口服生物利用度仅为21%，分别是布地奈德的1/10和倍氯米松的1/20。肝清除率亦高，吸收后大部分经肝脏首过效应转化成为无活性代谢物，消除半衰期为3.1小时。全身不良反应在常规剂量下很少。

2.适应证

雾化吸入用于慢性持续性哮喘的长期治疗，亦可治疗过敏性鼻炎。

3.用法和用量

(1)支气管哮喘：雾化吸入。成人和16岁以上青少年起始剂量：①轻度持续，每天200～500 μg，分2次给予。②中度持续，每天500～1 000 μg，分2次给予。③重度持续，每天1 000～2 000 μg，分2次给予。16岁以下儿童起始剂量，根据病情及身体发育情况酌情给予，每天100～400 μg；5岁以下每天100～200 μg。维持量亦应个体化，以减至最低剂量又能控制症状为准。

(2)过敏性鼻炎：鼻喷，一次50～200 μg，每天2次。

4.制剂

(1)气雾剂：每瓶60喷；120喷(每喷25 μg、50 μg、125 μg、250 μg)。喷鼻剂：每瓶120喷(每喷50 μg)。

(2)舒利迭复方干粉吸入剂(SERETIDE)：每瓶60喷；120喷(每喷含昔萘酸沙美特罗/丙酸氟替卡松分别为50 μg/100 μg、50 μg/250 μg、50 μg/500 μg)。

(付瑞丽)

第八章

心血管系统疾病用药

第一节　强　心　药

一、概述

强心苷主要包括洋地黄类制剂，以及从其他植物提取的强心苷，如毒毛花苷 K、羊角拗苷、羚羊毒苷、黄夹苷和福寿草总苷。洋地黄类制剂是一类具有选择性作用于心脏的药物，在临床上已经使用了很多年，积累了丰富的经验。虽然仍有许多问题有待进一步研究，但临床实践和研究表明，洋地黄类制剂仍是目前治疗心力衰竭的最常用、最有效的药物之一。尽管新的增强心肌收缩力的药物不断问世，但没有任何一种强心药物能取代洋地黄的位置。洋地黄类强心苷不仅能减轻心力衰竭患者的症状，改善患者的生活质量，而且能降低心力衰竭患者的再住院率，对死亡率的影响是中性的，这是儿茶酚胺类和磷酸二酯酶类强心剂所不能比拟的。

洋地黄类制剂现已有 300 余种，但临床上经常使用的只有 5～6 种。在临床实践中，如果能掌握好一种口服制剂和一种静脉制剂，就能较好地处理充血性心力衰竭。为此，应掌握好洋地黄的负荷量、维持量、给药方法、适应证、特殊情况下的临床应用、中毒的临床表现及处理方法。

洋地黄类制剂是通过增强心肌收缩力的药理作用而发挥其治疗心力衰竭作用的，因此，它不能治疗那些只有心力衰竭症状和体征，但并非因心肌收缩力减低所致病状的患者，它也不能用于治疗因舒张功能障碍所致心力衰竭的患者，特别是那些心腔大小和射血分数正常的患者；也就是说，使用洋地黄类制剂治疗心力衰竭只适用于那些心腔增大和射血分数降低的心力衰竭患者。使用洋地黄类制剂治疗室上性心动过速、心房扑动和心房颤动时，必须除外预激综合征和室性心动过速，否则可能招致致命性后果。

本节重点介绍临床上常用、疗效肯定的一些制剂。

二、药理作用

（一）正性肌力作用

洋地黄的正性肌力作用是由其抑制心肌细胞膜上的 Na^+、K^+-ATP 酶，阻抑 Na^+ 和 K^+ 的主动转运，结果使心肌细胞内 K^+ 减少，Na^+ 增加。细胞内 Na^+ 增加能刺激 Na^+、Ca^{2+} 交换增加。结果，进入细胞的 Ca^{2+} 增加，Ca^{2+} 具有促进心肌细胞兴奋-收缩偶联的作用，故心肌收缩力增强。

已知心肌耗氧量主要取决心肌收缩力、心率和室壁张力这3个因素。虽然洋地黄使心肌收缩力增强可导致心肌耗氧量增加，但同时又使衰竭的心脏排空充分，室腔内残余的血量减少，心脏容积随之缩小，室壁张力下降，这又降低了心肌耗氧量。而且，心肌收缩力增强，心排血量增加，又能反射性地使心率下降和降低外周血管阻力，使心排血量进一步增加，这都有利于进一步降低心肌耗氧量。因此，对心力衰竭来说，使用洋地黄后心肌总的耗氧量不是增加而是减少，心脏工作效率提高。

(二)电生理影响

治疗剂量的洋地黄略降低窦房结的自律性、减慢房室传导、降低心房肌的应激性及缩短心房肌的不应期而延长房室结的不应期。中毒剂量的洋地黄使窦房结的自律性明显降低、下级起搏点的自律性增强、浦肯野纤维的舒张期除极坡度变陡，形成后电位震荡幅度增大，窦房、房室间及心房内传导减慢，心房肌、房室结和心肌不应期延长。中毒剂量的洋地黄所引起的电生理改变，为冲动形成或传导异常所致的心律失常创造了条件。

(三)自主神经系统效应

洋地黄可通过自主神经系统作用于心肌，具有拟迷走和拟交感作用。其拟迷走神经系统作用使窦性心律减慢、房室传导减慢、心房异位起搏点自律性降低，心房不应期缩短。洋地黄的拟交感作用使心肌收缩力增强。大剂量的洋地黄还能兴奋中枢神经系统，并可因交感神经冲动增强而诱发异位性心律失常。

鉴于不同的洋地黄制剂的拟迷走和拟交感神经作用不同，故提出了极性和非极性洋地黄的概念。极性洋地黄的拟迷走作用较强，如毒毛花苷K、毛花苷C、地高辛等。非极性强心苷的拟交感作用较强，具有较强的正性肌力作用，但易诱发或加重异位激动形成，如洋地黄叶、洋地黄毒苷等。

(四)外周血管作用

洋地黄本身具有增加外周阻力的作用。但心力衰竭患者使用洋地黄后心肌收缩力增强，心排血量增加，故反射性地使交感神经活性降低，小动脉和小静脉扩张，外周阻力反较使用洋地黄前下降，因而有助于使心排血量进一步增加。

(五)对肾脏的作用

心力衰竭患者使用洋地黄后尿量增加。洋地黄对肾脏的作用可能是通过：①心排血量增加而使肾血流量增加，肾小球滤过率增加。②肾血流量增加后，肾素-血管紧张素-醛固酮系统活性下降，这既可以使外周阻力进一步下降，又可使尿量增加；尿量增加可能不是洋地黄对肾脏直接作用的结果。

(六)对心率的影响

治疗剂量的洋地黄可使心力衰竭患者的心率下降，其主要机制：洋地黄的拟迷走神经作用使窦房结的自律性降低；在心肌收缩力增加的同时，心排血量增加，通过颈动脉窦、主动脉弓的压力感受器的反射机制，使交感神经紧张性下降；心排血量增加使肾血流量增加，因而肾素-血管紧张素-醛固酮系统的活性降低。

三、临床应用

(一)常用强心苷简介

临床上经常使用的强心苷有5种，分别是洋地黄叶、洋地黄毒苷、地高辛、毛花苷C和毒毛花苷 K。

使用上述任何一种洋地黄制剂，都需熟练掌握其剂量、负荷量、给药方法及维持量的补充方法，及时判断洋地黄的体存量是否不足或过量；这就要求用药医师随时观察心脏病患者用药后的治疗反应，必要时测定血液中洋地黄的浓度，以供用药时参考。

（二）有关强心苷的基本概念

近年来药代动力学研究表明，任何一种药物，只要用药剂量和时间间隔不变，那么经过该药的 5～6 个半衰期以后，该药在体内的血药浓度就会达到一个稳态水平，称之为“坪值”水平，即坪值浓度。此后，即使继续用药，体内的总药量也不会再改变。“坪值”是一个随着用药剂量和时间间隔变化的量。例如，每天用药剂量较大或用药间隔较短，坪值就高；反之则低。以地高辛为例，其半衰期为 36 小时，每天服用0.25 mg，经过 7 天就会达到坪值水平，此时，地高辛的血清浓度为 1.0～1.5 ng/mL，是发挥强心作用的最佳水平。但是，药物的吸收、代谢、排泄受体内多种因素的影响；因此，药物的血浓度或坪值也不是绝对不变的。因此，在定时定量服用地高辛一段时间后，有可能发生地高辛用量不足或过量中毒的情况。这就要求用药过程中密切观察患者的治疗反应，监测地高辛的血药浓度。

以往过分强调在短时间内给患者较大剂量的洋地黄，以达到最大疗效而不出现中毒反应，此时体内蓄积的洋地黄的量称之为“化量”“饱和量”或“全效量”。近年来研究表明，洋地黄的作用与其血浓度的关系并非“全和无”的关系，而是小剂量（低浓度）小作用，大剂量（较高浓度）大作用，即两者呈线性关系。为此，又提出“负荷量”的概念和“每天维持量”疗法，以达到有效血浓度的给药方法。

（1）体存量：指患者体内洋地黄的蓄积量。

（2）化量、饱和量、全效量：三者含义基本相似，指达到最大或最好疗效时洋地黄的体存量。

（3）有效治疗量、负荷量：两者含义相近，指发挥较好疗效时最小的洋地黄体存量，相当于洋地黄总量的 1/2～2/3。临床上采用负荷量的概念后，大大减少了洋地黄中毒的发生率，而治疗心力衰竭的疗效并未降低。负荷量概念及用药方法尤其适用于慢性充血性心力衰竭的患者。

（4）维持量及维持量疗法：维持量是指每天必须给适当剂量的洋地黄，以补充药物每天在体内代谢及排泄的量，从而保持洋地黄的有效血浓度相对稳定。

洋地黄的维持量疗法是指每天给予维持量的洋地黄剂量，经过该药的 5 个半衰期后，其体内的洋地黄浓度便达到有效治疗水平。然后继续给予维持量，以补充每天的代谢和排泄量。显而易见，每天维持量疗法只适用于半衰期较短（如地高辛）的洋地黄制剂，而不适用于半衰期较长（如洋地黄叶）的洋地黄制剂；因为若采用地高辛每天维持量疗法，达到有效治疗浓度 7 天，而洋地黄毒苷则需要 28 天。每天维持量疗法只适用于那些轻、中度慢性充血性心力衰竭的患者。

（三）给药方法

1.速给法

在 24 小时内达到负荷量，以静脉注射为好，亦可采用口服途径。适用于急危重患者，如急性左心衰竭，阵发性室上速和快速性心房颤动等。

2.缓给法

在 2～3 天达到负荷量，以口服为好，适用于轻症和慢性患者。

3.每天维持量疗法

每天服用维持量的洋地黄，经过该药的 5 个半衰期以后，即可达到该药的有效治疗浓度。地高辛的半衰期短，所以每天口服 0.25 mg，5～7 天即可达到负荷量的要求；而洋地黄毒苷的半衰期长，需经一个月才能达到负荷量的要求；故每天维持量疗法只适用于地高辛，而不适用于洋地黄毒苷。慢性或轻度心功能不全患者用这种方法较好。

4.补充维持量

每一例患者每天补充多少及维持给药多长时间，应根据患者的治疗反应来决定。例如，地高辛的维持量，有的患者只需要 0.125 mg，而个别患者可达 0.5 mg。

（四）制剂的选择

1.根据病情轻重缓急选

病情紧急或危重者，易选用起效快，经静脉给药的制剂，如毛花苷 C、毒毛花苷 K；反之，可选用地高辛或洋地黄毒苷口服。

2.根据洋地黄的极性非极性特点选

极性强心苷包括毒毛花苷 K、毛花苷 C 和地高辛，其拟迷走神经作用较强，容易引窦性心动过缓，房室传导阻滞及恶心呕吐等反应，因而适用于阵发性室上性心动过速、快速性心房颤动或心房扑动等。非极性强心苷包括洋地黄毒苷、洋地黄叶，其拟交感作用较强，很少引起恶心、呕吐；发生窦性心动过缓或房室传导阻滞也较少，能更充分地发挥正性肌力作用，使心力衰竭症状得到更好的改善。

（五）适应证和禁忌证

1.适应证

（1）各种原因引起的急、慢性心功能不全。

（2）室上性心动过速。

（3）快速心室率的心房颤动或心房扑动。

洋地黄是治疗收缩功能障碍所致心功能不全最好的强心药，大系列临床试验研究表明，洋地黄不仅能显著改善心力衰竭的症状和体征，改善患者生活质量，而且能减少住院率，对死亡率的影响为中性的。这是任何其他类别的强心剂所不能比拟的。目前认为，只要患者有心力衰竭的症状和体征，就应长期使用洋地黄治疗。

2.禁忌证

（1）预激综合征合并室上性心动过速、快速性心房颤动或心房扑动（QRS 波群宽大畸形者）。

（2）室性心动过速。

（3）肥厚性梗阻型心肌病。

（4）房室传导阻滞。

（5）单纯二尖瓣狭窄、窦性心律时发生的肺淤血症状。

（6）电复律或奎尼丁复律时。

（六）特殊情况下强心苷的临床应用

（1）高输出量心力衰竭患者，洋地黄的疗效较差，纠正原有的基础病变更为重要。高输出量心脏病常见于甲状腺功能亢进、脚气性心脏病、贫血性心脏病、动静脉瘘、慢性肺心病、急性肾小球肾炎、妊娠、类癌综合征和高动力性心血管综合征。

（2）肺心患者由于慢性缺氧及感染，对洋地黄的耐受性很低，疗效较差，且易发生心律失常，故与处理一般心力衰竭有所不同。强心剂的剂量宜小，一般为常规剂量的 1/2～2/3，同时宜选用作用快、排泄快的强心剂，如毒毛花苷 K 或毛花苷 C。低氧血症和感染均可使心律增快，故不宜以心率作为衡量强心药疗效的指标。用药期间应注意纠正缺氧，防治低钾血症。应用洋地黄的指征：①感染已控制，呼吸功能已改善，利尿药不能取得良好疗效而反复水肿的心力衰竭患者；②以右心衰竭为主要表现而无明显急性感染的诱因者；③出现急性左心衰竭者。

(3)预激综合征合并心房颤动或扑动时，由于大部分激动经旁路下传心室，故可引起极快的心室率。若此时使用洋地黄，则可使旁路不应期进一步缩短，使房室传导进一步减慢，心房激动大部分经旁路传到心室，可引起极快的心室率，使 R-R 间期有可能缩小到 0.2～0.25 秒，此时室上性激动很容易落在心室易损期上，从而引起心室颤动。故凡有条件的医院在使用洋地黄以前应常规描记心电图，以排除心房颤动合并预激的可能。

(4)预激综合征合并室上性心动过速、QRS 波群宽大畸形者，不宜使用洋地黄治疗；因为患者有可能转变为预激合并心房颤动，进而引起心室颤动。

(5)治疗室性期前收缩一般不选用洋地黄治疗，但若室性期前收缩是由于心力衰竭引起、且的确与洋地黄无关时，则使用洋地黄治疗不但无害，反而有利于消除室性期前收缩。由洋地黄中毒引起的室性期前收缩应立即停用洋地黄。

(6)急性心肌梗死合并心房颤动或室上性心动过速者，一般不首选洋地黄治疗，因洋地黄增加心肌耗氧量和心肌应激性，不仅可能引起梗死面积扩大，而且还可能引起室性心律失常或猝死。但急性心肌梗死合并心房颤动及充血性心力衰竭时，仍可慎用洋地黄制剂。

(7)急性心肌梗死合并充血性心力衰竭时，若无快速性心房颤动或阵发性室上性心动过速，头 24 小时内不主张使用洋地黄。还有的学者认为急性心肌梗死前 6 小时内为使用洋地黄的绝对禁忌证，12 小时内为相对禁忌证，24 小时后在其他治疗无效的情况下才考虑使用洋地黄。还有的学者认为，心肌梗死 1 周内使用洋地黄也不能发挥有益作用。急性心肌梗死后早期使用洋地黄治疗其合并的心力衰竭，疗效不佳的主要原因：心室尚未充分重塑，心室腔尚未扩大，此时心力衰竭的主要原因是由心室舒张功能障碍所致，因此，使用洋地黄治疗无效，反而有害。

(8)室性心动过速是使用洋地黄的禁忌证，但若室性心动过速确是由心力衰竭引起的，并且与洋地黄中毒无关，使用多种抗心律失常药物无效者，仍可使用洋地黄治疗。

(9)二尖瓣狭窄患者在窦性心律情况下发生心力衰竭，由二尖瓣口过小，导致肺淤血所致。此时使用洋地黄对二尖瓣口的大小无影响，却使右心室心肌收缩力增强，右心室排血量增多，故肺淤血更为严重。二尖瓣狭窄合并快速性心房颤动时使用洋地黄，是为了控制心室率、延长心室充盈期，故心排血量增加。

(10)病窦综合征合并心功能不全的患者是否使用洋地黄治疗仍有争议。近年来的研究表明，洋地黄并不抑制窦房传导，反而促进其传导，缩短窦房结恢复时间，并可防治心力衰竭；特别是对慢快综合征的防治有重大作用。一般来说，病窦综合征患者发作快速性心律失常时，可使用洋地黄，但剂量宜偏小；如果是病窦综合征合并心力衰竭，应慎用洋地黄，对这种患者可选用非强心苷类正性肌力药物，如多巴胺或多巴酚丁胺，必要时应安置人工心脏起搏器。

(11)房室传导阻滞合并充血性心力衰竭是否可使用洋地黄仍有争议。一般认为一度房室传导阻滞的心力衰竭患者可以慎用洋地黄，二度房室传导阻滞的心力衰竭患者最好不用洋地黄，以防发展为三度房室传导阻滞；三度房室传导阻滞的心力衰竭患者不应使用洋地黄。二度、三度房室传导阻滞的心力衰竭患者，可使用多巴胺或多巴酚丁胺治疗；如必需使用洋地黄治疗应先安置人工心脏起搏器。

(12)室内传导阻滞常指左或右束支阻滞，或双束支阻滞。治疗剂量的洋地黄不抑制室内传导;因此,室内传导阻滞不是使用洋地黄的反指征。洋地黄不增加室内传导阻滞发展为三度房室传导阻滞的发生率。

(13)肥厚性梗阻型心肌病患者一般禁忌使用洋地黄,因为洋地黄增强心肌收缩力,加重梗阻症状。但肥厚型心肌病合并快速性心房颤动或心力衰竭时,可使用洋地黄,因此时心排血量下降,梗阻症状已不突出,故可使用洋地黄治疗,但剂量应减少。

(14)心内膜弹力纤维增生症合并心力衰竭时,强调长期使用洋地黄维持治疗,一直到症状、X线、心电图恢复正常二年后才逐渐停药。不应突然停药,以防死亡。但患者对洋地黄的耐受性较低,易发生洋地黄中毒,故洋地黄的用量应偏小,并应密切观察治疗反应。

(15)法洛四联症患者应慎重使用洋地黄,因洋地黄可以加重右心室漏斗部的肌肉痉挛,使右心室进入肺动脉的血流进一步减少,加重缺血症状。

(16)心绞痛患者一般不使用洋地黄缓解症状。但夜间心绞痛患者发作前常有血流动力学改变,如肺毛细血管楔压和肺动脉压升高,外周血管阻力增加,心脏指数下降,提示夜间心绞痛可能与夜间心功能不全有关;故夜间心绞痛可试用洋地黄治疗。卧位心绞痛可能与卧位时迷走神经张力增高致冠状动脉痉挛有关;也可能与卧位时回心血量增多致心功能不全有关,故卧位心绞痛仍可试用洋地黄治疗。此外,伴有心脏肥大及左心室功能不全的患者,在发生心肌梗死前使用洋地黄能减少心肌缺血程度和减少心肌梗死面积。

(17)高血压病患者发作急性左心衰竭或伴有充血性心力衰竭时,不应首选洋地黄治疗。对这种患者应首先使用血管扩张剂和利尿药,迅速降低心脏前后负荷。若患者血压降为正常水平以后仍有心力衰竭症状存在时,才考虑使用洋地黄制剂。

(18)电复律及奎尼丁复律前必需停用地高辛 1 天以上,停用洋地黄毒苷 3 天以上,以防转复心律过程中发生严重室性心律失常或心室颤动。

(19)缩窄性心包炎患者使用洋地黄不能缓解症状,但在心包剥离术前使用洋地黄可防止术后发生严重心力衰竭和心源性休克。

(20)无心力衰竭的心脏病患者是否需要使用洋地黄应具体情况具体分析。一般认为心脏病患者处于分娩、输血输液、并发肺炎时,可预防性给予洋地黄。感染性休克患者经补液、纠正酸中毒、合用抗生素和激素后,休克仍未满意纠正时,可给予洋地黄。有的学者认为,心脏增大的幼儿,特别是心胸比例>65%者,应预防性给予洋地黄。

(21)快速性心房颤动合并或不合并心力衰竭的患者,使用洋地黄控制心室率时,应将心室率控制在休息时 70～80 次/分,活动后不超过 100 次/分。单独使用洋地黄控制心室率疗效不好时,可用维拉帕米或普萘洛尔。近年来有的学者提出,维拉帕米与洋地黄合用可引起致命性房室传导阻滞,且维拉帕米有诱发洋地黄中毒的危险,故不主张两药合用;而普萘洛尔与洋地黄合用,有诱发或加重心力衰竭的危险,故提出硫氮䓬酮与洋地黄合用疗效较好。使用洋地黄控制快速性心房颤动患者的心室率时,洋地黄的用量可以稍大一些,如未使用过洋地黄的患者在头 24 小时内可分次静脉注射毛花苷 C 总量达 1.2 mg。此外,个别患者在静脉注射毛花苷 C 0.2～0.4 mg 后,心室率反而较用药前增快,此时应做心电图检查,若除外预激综合征后,再静脉注射毛花苷 C 0.2～0.4 mg,可使心率有明显下降。

(22)窦性心律的心力衰竭患者使用洋地黄时,不应单纯以心率的快慢来指导用药,若在使用比较足量的洋地黄以后心率仍减慢不明显时,应注意寻找有无使心率加快的其他诱因,如贫血、感染、缺氧、甲状腺功能亢进、血容量不足、风湿活动、心肌炎、发热等。心力衰竭患者达到洋地黄化的指标应是综合性的，下列指标可供用药时参考：窦性心律者，心率减少到70～80次/分，活动后为80～90次/分。心房颤动者，心率应减少到70～90次/分。尿量增多，水肿消退，体重减轻；呼吸困难减轻，发绀减轻；肺水肿减轻，肺部啰音减退；肿大的肝脏缩小；患者的一般状况改善，如精神好转、体力增加、食欲增进等。

(23)妊娠心脏病患者，在妊娠期间应避免过劳、保证休息、限盐、避免并治疗心力衰竭的其他诱因。一般认为，风湿性心脏病心功能Ⅱ～Ⅳ级，过去有心力衰竭史、心脏中度扩大或严重二尖瓣狭窄、心房颤动或心率经常在110次/分以上者，应给予适当剂量的洋地黄。在分娩期，若心率>110次/分，呼吸>20次/分，有心力衰竭先兆者，为防止发生心力衰竭，应快速洋地黄化。孕妇已出现心力衰竭时，如心力衰竭严重，应选择作用快速制剂。使用快速制剂使症状改善后，可改用口服制剂。

(24)甲状腺功能亢进引起的心脏病，绝大多数合并快速性心房颤动，在使用洋地黄类制剂控制心室率的同时，应特别注意甲亢的治疗。这种患者对洋地黄的耐受性大，如果使用了足量的洋地黄以后，心室率控制仍不满意者，加用β受体阻滞剂可收到良好疗效。如果甲亢合并心房颤动的患者无心力衰竭，单独使用β受体阻滞剂控制心室率就可获得良效。

四、强心苷中毒

洋地黄的治疗量大是洋地黄中毒量的60%，洋地黄的中毒量大是洋地黄致死量的60%。心力衰竭患者洋地黄中毒的发生率可达20%，并且是患者的死亡原因之一。洋地黄中毒的诱发因素很多，但最重要的是心功能状态和心肌损害的严重程度。有学者报告，正常人一次口服地高辛100片，经治疗后好转，治疗过程中未出现或仅出现一度房室传导阻滞等心脏表现；换言之，在常规使用洋地黄的过程中，若患者出现洋地黄中毒的心脏表现，常提示其心肌损害严重。下面讨论洋地黄中毒的诱因、临床表现及防治方法。

(一)强心苷中毒的诱发因素

1.洋地黄过量

常见于较长期使用洋地黄而剂量未做适当调整的患者。只要剂量及用药间隔不变，其“坪值”应稳定在某一水平上。但洋地黄的吸收、代谢及排泄受许多因素的影响，特别是受肝、肾功能状态的影响，故长期服用固定剂量的洋地黄者，可发生洋地黄不足或中毒。也有个别患者在短期内使用过多的洋地黄而引起中毒。

2.严重心肌损害

严重心肌炎、心肌病、大面积心肌梗死及顽固性心力衰竭等严重心肌损害的患者，对洋地黄的耐受性降低，其中毒量与治疗量十分接近，有的患者甚至中毒量小于治疗量，故很容易发生洋地黄中毒，并且其中毒表现几乎都是心脏方面的。健康人对洋地黄的耐受性很强，即使一次误服十几倍常用量的洋地黄(如地高辛)，也很少发生心脏方面的毒性表现。

3.肝、肾功能损害

洋地黄毒苷、毛花苷C等主要经肝脏代谢，如地高辛、毒毛花苷K等主要经肾脏代谢。故肝肾功能不全的患者仍按常规剂量使用洋地黄时，易发生中毒。肝脏病变时使用地高辛，肾脏病变时使用洋地黄毒苷，可减少中毒的发生率。

4.老年人和瘦弱者

老年人和瘦弱者，身体肌肉总量减少，而肌肉可以结合大量洋地黄，故肌肉瘦弱者易发生洋地黄中毒。肥胖者和瘦弱者，只要他们的肌肉净重相似，则他们的洋地黄治疗量和中毒水平也相似。老年人不仅肌肉瘦弱，而且常有不同程度的肝、肾功能减退，故易发生洋地黄中毒。此外，老年人易患病窦综合征，也是容易发生中毒的原因之一。许多学者建议，老年心力衰竭患者服用洋地黄的剂量应减半，如地高辛每天口服 0.125 mg。

5.甲状腺功能减退

甲状腺功能减退的患者，对洋地黄的敏感性增高，故易发生中毒。使用洋地黄治疗甲状腺功能减退合并心力衰竭的患者时，应使用 1/2～2/3 的常规剂量；并且同时加用甲状腺素。甲状腺素应从小剂量开始服用，若剂量过大，反而会诱发或加重心力衰竭。

6.电解质紊乱

低钾、低镁、高钙时易发生洋地黄中毒。故使用洋地黄过程中应避免低钾、低镁和高钙血症。使用排钾性利尿药时，应注意补钾。只要不是高镁血症，常规静脉补镁还有助纠正心力衰竭。长期使用糖皮质激素的心力衰竭患者，容易发生低钾血症；故这种患者使用洋地黄过程中，一般不易补钙，以防诱发洋地黄中毒，甚至发生心室颤动。但若患者发生明显的低钙症状，如低钙抽搐，则可以补钙。低钙患者经补钙后还可以提高洋地黄的疗效。补钙途径可经口服、静脉滴注或静脉注射，但应避免同时静脉注射洋地黄和钙剂，如果需要静脉注射这两种药物，则两药间隔应为 6 小时以上，最好在 8 小时以上。

7.缺氧

缺氧可使心肌对洋地黄的敏感性增高，从而诱发洋地黄中毒。肺心病患者洋地黄的治疗量应较一般患者减少 1/2。

8.严重心力衰竭

严重心力衰竭提示心肌损害严重，故易发生洋地黄中毒。心力衰竭的程度越重，使用洋地黄越要小心谨慎。

9.风湿活动

有风湿活动的患者常合并风湿性心肌炎，使心肌损害进一步加重，故易发生洋地黄中毒。风湿性心脏瓣膜病合并风湿活动常不易诊断，下列各项指标提示合并风湿活动：常患感冒、咽炎并伴有心悸、气短；出现不明原因的肺水肿；血沉增快或右心衰竭时血沉正常，心力衰竭好转时血沉反而增快；有关节不适感；常出现心律失常，如期前收缩、阵发性心动过速、心房颤动等；低热或体温正常但伴有明显出汗；无任何其他原因的心功能恶化；出现新的杂音或心音改变（需除外感染性心内膜炎）；洋地黄的耐受性低，疗效差，容易中毒。

（二）强心苷中毒的表现

1.胃肠道反应

厌食、恶心、呕吐，有的患者表现为腹泻，极少表现为呃逆，上述症状若发生在心力衰竭一度好转后或发生在增加洋地黄剂量后，排除其他药物的影响，应考虑为洋地黄中毒。

2.心律失常

在服用洋地黄过程中，心律突然转变，如由规则转变为不规则、由不规则转变为规则、突然加速或显著减慢，都是诊断洋地黄中毒的重要线索。强心苷中毒可表现为各种心律失常，其中房室传导阻滞的发生率为 42%。但具有代表性的心律失常是房性心动过速伴房室传导阻滞及非阵发性交界性心动过速伴房室分离。房室传导阻滞伴异位心律提示与洋地黄中毒有关。心房颤动患者若出现成对室性期前收缩，应视为洋地黄中毒的特征性表现。多源性室性期前收缩呈二联

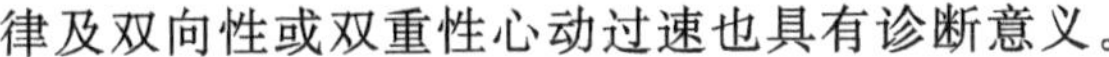

律及双向性或双重性心动过速也具有诊断意义。

3.心功能再度恶化

经洋地黄治疗后心力衰竭一度好转，但在继续使用洋地黄的过程中，无明显原因的心功能再度恶化，应疑及强心苷中毒。

4.神经系统表现

头痛、失眠、忧郁、眩晕、乏力甚至精神错乱。

5.视觉改变

黄视、绿视及视觉改变。

在服用洋地黄的过程中，心电图可出现鱼钩形的ST-T变化，这并不表示为洋地黄中毒的毒性作用，只表示患者已使用过洋地黄。而且，在洋地黄中毒引起心律失常时，心电图上一般不出现这种特征性的ST-T改变。

应用洋地黄制剂治疗心力衰竭时，测定其血清浓度，对诊断洋地黄中毒有一定参考价值。一般地高辛治疗浓度在0.5～2.0 ng/mL。如地高辛浓度1.5 ng/mL，多表示无中毒。但患者的病情各异，心肌对洋地黄的敏感性和耐受性差异很大。因此，不能单凭测定其血清浓度作出有无中毒的结论，必须结合临床表现进行全面分析。

(三)强心苷中毒的处理

1.停用强心苷

如有低钾、低镁等电解质紊乱，应停用利尿药。胃肠道反应常于停药后2～3天消失，

2.补钾

洋地黄中毒常伴有低钾，但血清钾正常并不代表细胞内不缺钾，故低钾和血钾正常者都应补钾。心电图上明显u波与低钾有关，但低钾并不一定都出现高大u波；心电图上u波高大者一般提示低钾，故u波高大者可以补钾。补钾可采用口服或静脉滴注，静脉补钾的浓度不宜超过5‰，最好不超过3‰。补钾量应视病情及治疗反应而定。补钾时切忌静脉注射，以防发生严重心律失常而死亡。但有学者报告2例患者因低钾(血清钾分别为2.0 mmol/L及2.2 mmol/L)发生心室颤动，各种治疗措施(包括反复电除颤)均不能终止室颤发作，最后将10%氯化钾1～2 mL加入5%葡萄糖注射液20 mL中静脉注射而终止了心室颤动发作。

3.补镁

镁是ATP酶的激动剂，缺镁时钾不易进入细胞内，故顽固性低钾经补钾治疗仍无效时，常表明患者缺镁，此时应予补镁。有的学者认为洋地黄中毒时，不论血钾水平如何，也不论心律失常的性质如何，只要不是高镁血症，均可补镁。补镁后洋地黄中毒症状常很快消失。补镁还有助于纠正心力衰竭、增进食欲。肾功能不全、神志不清和呼吸功能抑制者应慎重补镁，以防加重昏迷及诱发呼吸停止。补镁方法为25%硫酸镁10 mL稀释后静脉注射或静脉滴注，但以静脉滴注较安全，每天一次，7～10天为1个疗程。

4.苯妥英钠

为治疗洋地黄中毒引起的各种期前收缩和快速性心律失常最安全最有效的药物，治疗室速更为适用。服用洋地黄患者必需紧急电复律时，也常在复律前给予苯妥英钠，以防引起更为严重的心律失常。给药方法：首次剂量100～200 mg溶于注射用水20 mL静脉注射。每分钟50 mg。必要时每隔10分钟静脉注射100 mg，但总量不能超过250～300 mg。继之口服，每次50～100 mg，每6小时一次，维持2～3天。

5.利多卡因

适用于室性心律失常。常用方法:首次剂量为 50～100 mg 溶于 10%葡萄糖注射液 20 mL 静脉注入;必要时每隔 10～15 分钟重复注射一次,但总量不超过 250～300 mg。继之以 1～4 mg静脉滴注。

洋地黄中毒引起的快速性心律失常也可以选用美西律、普萘洛尔、维拉帕米、普鲁卡因胺、奎尼丁、溴苄胺、阿普林定等治疗。有学者报告使用酚妥拉明、胰高血糖素及氯氮等治疗亦有效。

6.治疗缓慢型心律失常

一般停用洋地黄即可,若心律<50 次/分,可皮下、肌内或静脉注射阿托品 0.5～1.0 mg 或 654-2 10 mg,或口服心宝等。一般不首选异丙肾上腺素,以防引起或增加室性异位搏动。

7.考来烯胺

在肠道内络合洋地黄,打断洋地黄的肝肠循环,从而减少洋地黄的吸收和血液浓度。用药方法:4～5 克/次,每天 4 次。

8.特异性地高辛抗体

用于治疗严重的地高辛中毒,它可使心肌地高辛迅速转移到抗体上,形成失去活性的地高辛片段复合物。虽然解毒效应迅速而可靠,但可致心力衰竭的恶化。

9.电复律和心脏起搏

洋地黄中毒引起的快速性心律失常一般不采用电复律治疗,因为电复律常引起致命性心室颤动。只有在各种治疗措施均无效时,电复律才作为最后一种治疗手段。在电复律前应静脉注射利多卡因或苯妥英钠,复律应从低能量(5 瓦秒)开始,无效时逐渐增加除颤能量。洋地黄中毒引起的严重心动过缓(心室率<40 次/分),伴有明显的脑缺血症状或发生晕厥等症状、药物治疗无效时,可考虑安置人工心脏起搏器。为预防心室起搏时诱发严重心律失常,易同时使用利多卡因或苯妥英钠。

五、与其他药物的相互作用

(一)抗心律失常药物

1.奎尼丁

地高辛与奎尼丁合用,可使 90%以上患者的血清地高辛浓度升高,有的甚至升高 2～3 倍,并可由此引起洋地黄中毒的症状及有关心电图表现。奎尼丁引起血清地高辛浓度升高的机制:竞争组织结合部,使地高辛进入血液;减少地高辛经肾脏及肾外的排除;可能增加胃肠道对地高辛的吸收速度。两药合用时,为避免发生地高辛中毒,应将地高辛的剂量减半,或采用替代疗法,即将地高辛改为非糖苷类强心剂,或将奎尼丁改为普鲁卡因胺或丙吡胺等。

2.普鲁卡因胺

两药合用时,血清地高辛浓度无明显改变。普鲁卡因胺可用于治疗洋地黄中毒引起的快速性心律失常。但普鲁卡因胺为负性肌力、负性频率及负性传导药物,与地高辛合用仍应慎重,特别是静脉注射时更应注意。

3.利多卡因

洋地黄与利多卡因合用,无不良相互作用。利多卡因常用于洋地黄中毒引起的快速性室性心律失常。

4.胺碘酮

胺碘酮与洋地黄合用,血清地高辛浓度升高69%,最高可达100%。血清地高辛浓度升高值与胺碘酮的剂量及血药浓度呈线性关系,停用胺碘酮两周,血清地高辛浓度才逐渐降低。胺碘酮使血清地高辛浓度升高的机制:减少肾小管对地高辛的分泌;减少地高辛的肾外排泄;将组织中的地高辛置换出来,减少了地高辛的分布容积。两药合用时,地高辛用量应减少1/3,并密切观察治疗反应1~2周。

5.美西律

美西律对地高辛的血清浓度无明显影响,故美西律常用于治疗已使用地高辛患者发生的室性心律失常。

6.普萘洛尔

地高辛与普萘洛尔合用治疗快速性心房颤动时有协同作用,但两药合用时可发生缓美西律失常;对心功能不全者可能会加重心力衰竭,两药合用时,普萘洛尔的剂量要小,逐渐增加剂量,并应密切观察治疗反应。

7.苯妥英钠

苯妥英钠是目前治疗地高辛中毒引起的各种快速性心律失常的首选药物。苯妥英钠为肝药酶诱导剂,与洋地黄毒苷合用时可促进洋地黄毒苷的代谢,因地高辛主要经肾脏代谢,故苯妥英钠对其代谢影响较小。

8.丙吡胺

丙吡胺属ⅠA类抗心律失常药物,药理作用与普鲁卡因胺相似,对房室交界区有阿托品样作用,可使不应期缩短。因此,两药合用治疗快速性心房颤动时,有可能使地高辛失去对心室律的保护作用和使心室律增加的潜在危险,故两药不宜合用,更不适用于老年患者。丙吡胺对地高辛的血清浓度并无明显影响。

9.普罗帕酮

普罗帕酮与地高辛合用,可使地高辛的血清浓度增加31.6%,这是由于普罗帕酮可减低地高辛的肾清除率。

10.溴苄胺

溴苄胺具有阻滞交感神经、提高心肌兴奋阈值的作用,可用于消除地高辛所致的各种快速性心律失常,如室性期前收缩二联律、多源性室性期前收缩、室性心动过速、心室颤动等。但亦有报告,两药合用引起新的心律失常。

11.阿义马林

地高辛与阿义马林合用,血清地高辛浓度无明显改变。

12.哌甲酯

地高辛与哌甲酯合用,血清地高辛浓度无明显改变。

13.西苯唑林

西苯唑林的药理作用与奎尼丁相似,但西苯唑林与地高辛合用时,血清地高辛浓度改变不明显,两药合用时不必调整剂量。

(二)抗心肌缺血药物

1.硫氮䓬酮

硫氮䓬酮与地高辛合用后,地高辛血清浓度增高22%~30%。这是由于硫氮䓬酮可使地高辛的体内总清除率减低，半衰期延长所致。

2.硝苯地平

硝苯地平与地高辛合用，地高辛的肾清除率减少 29%，血清地高辛浓度增加 43%。但有人认为硝苯地平对血清地高辛浓度无明显影响。

3.维拉帕米

动物实验和临床观察表明，维拉帕米与地高辛合用 7～14 天，地高辛的血清浓度增加 70% 以上，因而可诱发洋地黄中毒。中毒的主要表现是房室传导阻滞和非阵发性结性心动过速。临床上两药合用的主要适应证是单用地高辛仍不能较好控制快速性心房颤动的心室率时。为防止两药合用时发生洋地黄中毒，应将这两种药物适当减量。由于维拉帕米抑制肾脏对地高辛的清除率，肾功能不全时两药合用后更易致地高辛浓度显著而持久的升高。维拉帕米和洋地黄毒苷合用，也可使洋地黄毒苷的血药浓度升高，但不如与地高辛合用时那样显著，因洋地黄毒苷主要经肝脏代谢。

4.硝酸甘油

硝酸甘油与地高辛合用后，肾脏对地高辛的清除率增加 50%，血清地高辛浓度下降。故两药合用时应适当增加地高辛的剂量。

5.心可定

心可定属钙通道阻滞剂，具有扩血管作用，与地高辛合用未见不良反应，并且普尼拉明可抵消地高辛对室壁动脉血管的收缩作用。

6.潘生丁

潘生丁能改善微循环，扩张冠状动脉，有利于改善心功能，增强地高辛治疗心力衰竭的效果。但潘生丁有冠脉窃血作用，故两药合用时应注意心电图变化。

7.马导敏

马导敏又称马多明，具有扩张冠状动脉和舒张血管平滑肌的作用，故能减轻心脏前后负荷；与地高辛合用适用于缺血性心肌病合并心力衰竭的治疗。

(三)抗高血压药物

1.利血平

利血平具有对抗交感神经、相对增强迷走神经兴奋性、减美西律和传导的作用；与地高辛合用时可引起严重心动过缓及传导阻滞，有时还能诱发异位节律。但在单用地高辛控制快速性心房颤动的心室率不够满意时，加用适量利血平可获得一定疗效。

2.肼屈嗪

肼屈嗪具有扩张小动脉、减轻系统血管阻力和心脏后负荷的作用，与地高辛合用治疗心力衰竭有协同作用。肼屈嗪可增加肾小管对地高辛的总排泄，两药合用后地高辛的总清除率增加 50%。但两药长期合用是否需要增加地高辛的剂量尚无定论。

3.利尿药

氢氯噻嗪不改变地高辛的药代动力学，但非保钾性利尿药与地高辛合用后，可因利尿药致低钾血症而增加地高辛的毒性。低钾能降低地高辛的清除率，使其半衰期延长，当血钾低至 2～3 mmol/L 时，肾小管几乎停止排泄地高辛。故两药合用时应注意补钾。螺内酯能抑制肾小管分泌地高辛，口服 100 mg 螺内酯，可使血清地高辛浓度平均增高 20%，但个体差异很大。

4.卡托普利

卡托普利与地高辛合用治疗充血性心力衰竭具有协同作用。但两药合用两周后血清地高辛浓度增加 1.5 倍,使地高辛中毒的发生率明显增加。这是由于卡托普利抑制地高辛的经肾排泄,并且能把地高辛从组织中置换到血液中。两药合用时应尽量调整地高辛的剂量。

5.胍乙啶

胍乙啶能增强颈动脉窦压力感受器对地高辛的敏感性,两药合用后易发生房室传导阻滞。

(四)血管活性药物

1.儿茶酚胺类

肾上腺素、去甲肾上腺素、异丙肾上腺素与地高辛合用,易引起心律失常。若使用洋地黄的患者发生病窦综合征或房室传导阻滞时,静脉滴注异丙肾上腺素可收到一定疗效,但应密切观察治疗反应。

2.非糖苷类强心剂

多巴胺、多巴酚丁胺与地高辛合用治疗充血性心力衰竭,可取得协同强心作用。低剂量的多巴胺[≤2 μg/(kg·min)]还具有减低外周阻力、增加肾血流量的作用。但两药合用易诱发心律失常。洋地黄与磷酸二酯酶抑制剂(如氨力农、米力农)合用可取得协同强心作用,且氨力农还具有扩张外周血管、减轻心脏负荷作用。胰高血糖素与地高辛合用,不仅可取得治疗心力衰竭的协同作用,并且还可抑制地高辛中毒所致的心律失常。

3.酚妥拉明

酚妥拉明与地高辛合用治疗心力衰竭可取得协同疗效,并且患者心律改变也不明显。但有时可引起快速性心律失常。

4.硝普钠

硝普钠与地高辛合用,可使肾小管排泄地高辛增多,血清地高辛浓度下降。但两药合用是否需补充地高辛的剂量,尚有不同看法。

5.抗胆碱能药物

阿托品、山莨菪碱、东莨菪碱、溴丙胺太林、胃疡平等抗胆碱能药物与地高辛同服,由于前者抑制胃肠蠕动,延长地高辛在肠道内的停留时间,致使肠道吸收地高辛增多,血清地高辛浓度增高。抗胆碱能药物与地高辛合用,治疗急性肺水肿可能有协同作用,但应注意不能使患者心率过于加速。该类药物还用于治疗洋地黄中毒诱发的缓慢心律失常。由于该类药物能阻断地高辛的胆碱能反应,故有进一步加强心肌收缩力和增加心排血量的作用。

6.糖皮质激素

糖皮质激素与地高辛合用治疗顽固性心力衰竭所致水肿有一定疗效。这是由于糖皮质激素能反馈性抑制垂体分泌抗利尿激素,从而产生利尿作用;抑制心肌炎性反应,改善心肌对洋地黄的治疗反应。糖皮质激素具有保钠排钾倾向,长期使用可引起低钾血症,增加对洋地黄的敏感性,故两药合用时应注意补钾。

7.氯丙嗪

氯丙嗪能阻断肾上腺素能受体和 M 胆碱能受体,具有利尿和减轻心脏负荷的作用,与洋地黄合用,可加强心力衰竭治疗效果。但氯丙嗪可引起血压下降,老年人尤应注意。氯丙嗪可增加肠道对地高辛的吸收,致使血清地高辛浓度升高,以致诱发洋地黄中毒。有人认为两药不宜合用;必须合用强心苷时,可选用毒毛花苷 K。

(五)钾、镁、钙盐

1.钾盐

钾离子与洋地黄竞争洋地黄受体,减弱强心苷的作用。低钾时,心肌对洋地黄的敏感性增加,易发生洋地黄中毒,长期使用利尿药和洋地黄的患者,应注意补钾。已发生洋地黄中毒的患者,只要不是高钾血症或伴有严重肾衰竭者,均应补钾。

2.镁盐

长期心力衰竭患者,易发生缺镁。缺镁是低钾血症不易纠正、洋地黄效果不佳和易发生洋地黄中毒的重要原因之一。洋地黄中毒患者,只要不是高镁血症,无昏迷及严重肾功能障碍者,均可补镁治疗。

3.钙盐

洋地黄的正性肌力作用是通过钙而实现的,低钙可致洋地黄疗效不佳,高钙又能诱发洋地黄中毒。使用洋地黄的患者发生低钙抽搐时应予补钙。补钙时应注意:首先测定血钙,明确为低钙血症时再予补钙;补钙以口服最为安全。但口服起效慢,故紧急情况下仍以静脉补钙为好,一般先予静脉注射,继之给以静脉滴注;静脉注射洋地黄和钙剂绝不能同时进行,可于静脉注射洋地黄制剂后4~6小时再注射钙制剂,或在静脉注射钙剂2小时后再使用洋地黄。

(六)洋地黄自身

不同的洋地黄类制剂的用药剂量、用药途径及半衰期不同,但治疗心力衰竭的机制无本质区别。临床上选用洋地黄制剂的种类,主要依据病情的轻重缓急和医师本人的经验。心力衰竭患者对一种洋地黄制剂的治疗反应不佳时,换用另一种制剂或加用另一种制剂并不能提高疗效,反而使问题复杂化。下列情况可出现先后使用两种洋地黄制剂的情况。

(1)长期口服一定剂量的地高辛,但心力衰竭在近期内恶化,估计为地高辛用量不足时,慎重静脉注射毛花苷C 0.2 mg或毒毛花苷K 0.125 mg,若心力衰竭症状好转,则证实为地高辛用量不足,可继续口服地高辛并相应增加剂量。但如果能测定血清地高辛浓度,则应先测定之,证实为地高辛浓度未达到治疗浓度时,再注射上述药物,则更为安全可靠。

(2)两周内未使用过洋地黄的急性心力衰竭患者,可先予静脉注射毛花苷C等快效制剂,待心力衰竭控制后,再给予口服地高辛维持治疗效果。

(3)长期使用地高辛控制快速性心房颤动的心室率,心室率突然加速,估计地高辛剂量不足者,可静脉注射毛花苷C 0.2~0.4 mg,常可使心室率满意控制。

(七)其他药物

1.甲巯咪唑

顽固性心力衰竭,经常规治疗效果不佳时可加用甲巯咪唑联合治疗。联合用药时,地高辛的剂量维持不变,甲巯咪唑的用法为每次10 mg口服,每天3次,连用2周。

2.抗凝剂

在使用地高辛治疗心力衰竭的基础上,每天静脉滴注肝素50~100 mg,对心力衰竭治疗有一定疗效。有人报告,强心苷与口服抗凝剂或肝素合用时,可减弱抗凝剂的作用。故两药合用时应注意监测凝血指标的变化。

3.抗生素

地高辛与青霉素、四环素、红霉素、氯霉素等同服时,由于肠道内菌丛的变化,使地高辛在肠道内破坏减少,吸收增加,生物利用度增高,使血清地高辛浓度升高1倍以上。地高辛与新霉素

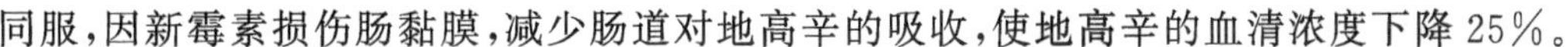

同服，因新霉素损伤肠黏膜，减少肠道对地高辛的吸收，使地高辛的血清浓度下降25%。

4.甲氧氯普胺

地高辛与甲氧氯普胺等促进胃肠道蠕动的药物合用，因肠蠕动加快，地高辛在肠道内停留时间缩短，减少了地高辛在肠道内的吸收率，故血清地高辛浓度下降，其疗效也随之减弱。

5.考来烯胺

洋地黄毒苷参与肠肝循环，考来烯胺在肠道内与洋地黄结合，干扰其肝肠循环，影响洋地黄毒苷的吸收，使其血药浓度下降，疗效减弱。考来烯胺亦可与地高辛发生络合反应，减少其吸收，降低其生物利用度。两药如需口服，应间隔2～3小时。

6.琥珀胆碱

琥珀胆碱能释放儿茶酚胺并引起组织缺氧，与洋地黄制剂合用易发生室性期前收缩。

7.苯巴比妥、保泰松、苯妥英钠

上述三药均为肝药酶诱导剂，与洋地黄制剂合用时血药浓度降低。由于洋地黄毒苷主要经肝脏代谢，地高辛主要经肾脏排泄，故上述三药对洋地黄毒苷的影响远大于对地高辛的影响。

8.抗结核药物

利福平为肝药酶诱导剂，与洋地黄制剂合用后，可加速洋地黄制剂的代谢，使其血药浓度下降，异烟肼和乙胺丁醇也可使洋地黄毒苷的血药浓度下降，但它们对地高辛的影响较小。

9.抗酸剂

氢氧化铝、三硅酸镁、碳酸钙、碳酸铋等抗酸剂与地高辛同服时，均能减少肠道对地高辛的吸收。为避免这种不良的相互影响，两药服用的间隔应在2小时以上。

10.西咪替丁

西咪替丁与地高辛合用，对地高辛的血药浓度无明显影响。西咪替丁与洋地黄毒苷合用因前者延缓洋地黄毒苷的经肝代谢，致使洋地黄毒苷的血药浓度升高。故两药合用应减少洋地黄毒苷的剂量。

（朱　敏）

第二节　抗休克药

一、概述

休克是由各种有害因素的强烈侵袭作用于机体内而导致的急性循环功能不全综合征，临床主要表现为微循环障碍、组织和脏器灌注不足及由此而引起的细胞和器官缺血、缺氧、代谢障碍和功能损害。如不及时、恰当地进行抢救，休克可逐渐发展到不可逆阶段甚至引发死亡。因此，临床必须采取紧急措施进行处理。近年来，随着研究的逐渐深入，对休克复杂的病理生理过程的认识不断提高，尤其是休克病程中众多的体液因子包括神经递质和体内活性物质、炎症介质及细胞因子等在休克发生发展中作用的确立，使休克的治疗水平跃上了一个崭新的台阶。如今，对休克的治疗已不再单纯局限于改善血流动力学的处理，而是以稳定血压为主、全面兼顾的综合治疗措施。

(一)休克的病理生理与发病机制

休克的发生机制较为复杂,不同原因引起的休克其病理生理变化也不尽一致。然而,无论休克的病因如何,在休克初期均可因心排血量减少、循环血量不足或血管扩张而出现血压降低。于是,机体迅速启动交感肾上腺素能神经系统的应激反应使体内儿茶酚胺分泌急剧增加而引起细小动、静脉和毛细血管前后括肌痉挛,周围血管阻力增加并促进动静脉短路开放。此外,肾素-血管紧张素-醛固酮系统的兴奋、抗利尿激素分泌增多及局部缩血管物质的产生,均有助于血压和循环血量的维持及血流在体内的重新分配,以保证重要脏器供血(此阶段常被冠之为“微循环痉挛期”,也称之为“休克代偿期”)。若初期情况未能及时纠治,则微循环处于严重低灌注状态,此时组织中糖的无氧酵解增强,乳酸等酸性代谢产物堆积而引起酸中毒。微动脉和毛细血管前括肌对酸性代谢产物刺激较为敏感呈舒张效应,而微静脉和毛细血管后括肌则对酸性环境耐受性强而仍呈持续性收缩状态,因而毛细血管网开放增加,大量体液淤滞在微循环内,使有效循环血量锐减。随着组织细胞缺血、缺氧的加重,微血管周围的肥大细胞释放组胺增加,ATP 分解产物腺苷及从细胞内释放出的 K^+ 也增加,机体应激时尚可产生内源性阿片样物质(如内啡肽),这些物质均有血管扩张作用,可使毛细血管通透性增大,加之毛细血管内静水压显著增高,大量体液可渗入组织间隙,由此引起血液流变性能改变;此外,革兰阴性杆菌感染释放内毒素及机体各种代谢产物也加剧细胞和组织损伤、加重器官功能障碍(此阶段常被冠之为“微循环淤滞期”,也称之为“休克进展期”)。若此时休克仍未获治疗则继续发展进入晚期,由于持续组织缺氧和体液渗出,可使血液浓缩和黏滞性增高;酸性代谢产物和体液因素,如各种血小板因子激活、血栓素 A_2 释放,均可使血小板和红细胞易于聚集形成微血栓;肠、胰及肝脏的严重缺血可导致休克因子(如 MDF)的释放,进而加剧组织和器官结构及功能的损伤。此外,损伤的血管内皮细胞使内皮下胶原纤维暴露,进而可激活内源性凝血系统而引起弥散性血管内凝血(DIC),使休克更趋恶化、进入到不可逆阶段(此期被冠之为“微循环衰竭期”,也称之为“休克难治期”)。

总之,休克是致病因子侵袭与机体内在反应相互作用的结果,机体在抵御这些侵害因素并作出调整、代偿和应激反应的过程中,常常伴发一系列的病理生理变化,同时,在这些病理生理过程中相随产生和释放的许多血管活性物质、炎症介质、休克因子等又反过来作用于机体,进一步加剧循环障碍及组织、器官功能损害,使休克进入恶性循环,这就是休克的发生机制。

(二)休克的治疗原则

1.一般治疗

(1)患者应置于光线充足、温度适宜的房间,尤其冬季病房内必须温暖,或在患者两腋下及足部放置热水袋,但要注意避免烫伤,急性心肌梗死患者应尽可能在冠心病监护病房(CCU)内监测,保持安静并避免搬动。

(2)除气喘或不能平卧者外,应使患者处于平卧位并去掉枕头,以有利于脑部供血。

(3)给氧,可低流量鼻导管给氧,或酌情采用面罩吸氧。

(4)镇痛,尤其是急性心肌梗死或严重创伤等并发剧烈疼痛引起休克时应注意止痛,一般可用吗啡5～10 mg 或哌替啶 50～100 mg 肌内注射,必要时可给予冬眠疗法。

(5)昏迷、病情持续时间较长或不能进食的重症患者最好尽早插入胃管,给予清淡饮食或混合奶,能由胃管给的药尽量从胃管给,为防止呕吐,可给予甲氧氯普胺、多潘立酮或西沙必利。这样,不仅能使患者自然吸收代谢,有利于水、电解质平衡,增加患者营养,降低因大量静脉输液而给心脏带来过度负荷以防心力衰竭,同时对保持肺部清晰、预防肺部感染、防止呼吸衰竭也有

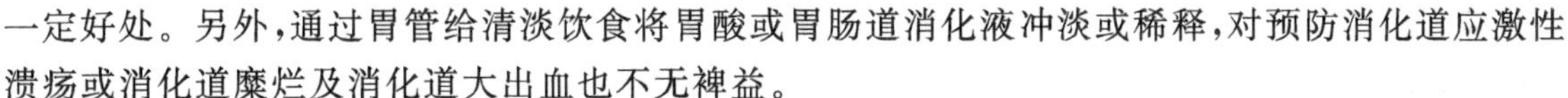

一定好处。另外，通过胃管给清淡饮食将胃酸或胃肠道消化液冲淡或稀释，对预防消化道应激性溃疡或消化道糜烂及消化道大出血也不无裨益。

2.特殊治疗

某些重要脏器的功能障碍或衰竭，往往成为休克的始动因素或其发展过程中的关键环节，在休克的治疗中，借助于某些特殊方法或在药物治疗难以奏效时将这些方法应用于休克，可能会起到令人满意的治疗效果。这些特殊治疗如下。

(1)机械辅助通气：机械通气给氧并不适于一般的休克患者，因使用机械通气，尤其是应用呼气末正压(PEEP)及持续气道正压(CPAP)时，由于胸腔压力增加，可明显减少回心血量及肺循环血量，从而可能加剧休克和缺氧。但若二氧化碳潴留及缺氧明显，出现顽固性低氧血症(如ARDS)及由于中毒或药物作用出现呼吸抑制时，则应果断建立人工气道，进行机械通气。应用人工气道时要注意清洁口腔、固定插管、防止管道及气囊压迫造成黏膜损伤，合理选择通气模式及正确调控参数，并做好呼吸道湿化、及时吸除呼吸道分泌物及定时更换或消毒机器管道、插管、气管套管、雾化器等，以防止交叉感染。

(2)机械性辅助循环：对心源性休克或严重休克继发心功能衰竭者，可应用主动脉内球囊反向搏动术(IABP)、左心室或双室辅助循环，以帮助患者渡过难关、赢得时间纠治病因。

(3)溶栓及心脏介入性治疗：对急性心肌梗死并心源性休克者尽早行溶栓或经皮冠脉腔内成形术(PTCA)开通闭塞血管、挽救濒死心肌、改善心脏功能，新近应用证明已取得显著效果；单纯二尖瓣狭窄导致急性肺水肿、心源性休克时，可急诊行经皮球囊二尖瓣扩张术(PBMV)；若明确心源性休克由心脏压塞引起时应立即行心包穿刺抽液。

(4)血液净化疗法：休克并发肾衰竭时，除药物治疗外，可采用腹膜透析来纠正肾衰竭。

(5)手术治疗：外科疾病导致的感染性休克，如化脓性胆管炎、肠梗阻、急性胃肠穿孔所致的腹膜炎、深部脓肿等，必须争取尽早手术。出血性休克患者，在经药物治疗难以止血时也应尽快手术；心源性休克由急性心肌梗死、心脏压塞或二尖瓣狭窄引起者，一旦介入性治疗失败或不能介入治疗解决时，宜迅速行冠脉搭桥术(CABG)、心包切开术或二尖瓣闭式分离术。

3.药物治疗

药物治疗是休克处理中最为关键的措施之一，针对不同的休克类型及具体情况选择用药，以及时祛除病因，维持适宜的血压水平，在提高血压水平的同时维持好末梢循环，注意保持水、电解质及酸碱平衡，保证心、脑、肾等重要脏器的供血并预防 DIC 和多器官功能衰竭，这是各型休克药物治疗的共同原则，具体治疗措施有以下几项。

(1)祛除病因和预防感染：休克发生后，针对病因及时用药可以阻止休克发展甚或使休克逆转，如失血性休克的止血、止痛，感染性休克的抗感染治疗，过敏性休克的抗过敏等。应该指出，抗生素不仅适用于感染性休克，其他休克患者也应选用适当的抗生素预防感染，尤其是病情较重或病程较长者，在选药中必须注意选择不良反应小、对肾脏无明显影响的抗生素，一般可选用哌拉西林 2～4 g 静脉滴注，每天2 次，也可选用其他抗生素。感染性休克则应根据不同的感染原进行抗感染治疗。

(2)提高组织灌流量、改善微循环。

1)补充血容量：低血容量性休克存在严重的循环血量减少，其他各型休克也程度不同地存有血容量不足问题，这是因为休克患者不仅向体外丢失液体，毛细血管内淤滞和向组织间隙渗出也使体液在体内大量分流，若不在短期内输液，则循环血量难以维持。因而，各型休克均需补充循环血量，心源性休克在补充液体时虽顾虑有加重心脏负荷的可能，但也不能列为补液的禁忌。有条件者最好监测 CVP 和 PCWP 指导补液。一般说来，CVP＜4 cmH_2O 或 PCWP＜1.1 kPa(8 mmHg)时，表明液量不足；CVP 在 3～9 cmH_2O 时可大胆补液，PCWP＜2.0 kPa(15 mmHg)时补液较为安全；但当 PCWP 达 2.0～2.4 kPa(15～18 mmHg)时补液宜慎重，若 CVP＞15 cmH_2O、PCWP＞2.7 kPa(20 mmHg)时应禁忌补液。无条件监测血流动力学指标时，可根据患者临床表现酌情补液，若患者感口渴或口唇干燥、皮肤无弹性、尿量少、两下肢不肿，说明液体量不足，应给予等渗液；若上述情况好转，且两肺部出现湿性啰音和/或两小腿水肿，表明患者体内水过多，宜及时给予利尿药或高渗液，或暂停补液观察，切忌输入等渗或低渗液体。

2)合理应用血管活性药物：血管活性药物有稳定血压、提高组织灌注、改善微循环血流及增加重要脏器供血作用，包括缩血管药和扩血管药。在实际应用过程中，应注意以下两点：①血管活性药物的浓度不同，作用迥异，应予密切监测，并适时适度调整。例如，血管收缩药去甲肾上腺素及多巴胺高浓度静脉滴注时常引起血管强烈收缩，而低浓度时则可使心排血量增加、外周血管阻力降低。根据多年的临床经验，去甲肾上腺素应低浓度静脉滴注，以防血管剧烈收缩、加剧微循环障碍和肾脏缺血，诱发或加剧心肾功能不全。②血管收缩药与血管扩张药虽作用相反，但在一定条件下又可能是相辅相成的，两者适度联用已广泛用于休克的治疗。多年的临床实践经验证明，单用血管收缩药或血管扩张药疗效不佳及短时难以明确休克类型和微循环状况的患者，先后或同时应用两类药物往往能取得较好效果。

3)纠正酸中毒，维持水、电解质平衡：酸中毒是微循环障碍恶化的重要原因之一，纠正酸中毒可保护细胞、防止 DIC 的发生和发展。碱性药物可增强心肌收缩力、提高血管壁张力及增加机体对血管活性药物的反应。扩容时应一并纠正酸中毒。常用碱性药物为 5%碳酸氢钠，一般每次静脉滴注 150～250 mL，或根据二氧化碳结合力和碱剩余(BE)计算用量，先给 1/3～1/2，其余留待机体自身调整，过量则损害细胞供氧、对机体有害无益。此外，尚应注意水、电解质平衡，防止水、电解质紊乱。

4)应用细胞保护剂：除糖皮质激素外，细胞保护剂尚包括自由基清除剂、能量合剂、莨菪碱等。其中，莨菪类药物(尤其是山莨菪碱)对感染性休克具有多方面保护作用，可提高细胞对缺氧的耐受性、稳定溶酶体膜、抑制血栓素 A_2 生成及血小板、白细胞聚集等，宜早期足量应用。辅酶 A、细胞色素 C、极化液等可为组织和细胞代谢提供能量，对休克有一定疗效。自由基清除剂也已用于休克治疗，其疗效尚待评价。

5)纠正 DIC：DIC 一旦确立，应及早给予肝素治疗。肝素用量为 0.5～1.0 mg/kg 静脉滴注，每 4～6 小时 1 次，保持凝血酶原时间延长至对照的 1.5～2.0 倍，DIC 完全控制后可停药。感染性休克患者，早期应用山莨菪碱有助于防治 DIC。此外，预防性治疗 DIC 尚可给予双嘧达莫 25 mg，每天 3 次；或阿司匹林肠溶片 300 mg，每天 1 次；或华法林 2.5 mg，每天 2 次；或噻氯匹定 250 mg，每天 1～2 次。如果出现纤溶亢进时，应加用抗纤溶药物治疗。

(3)防治多器官功能衰竭：休克时如出现器官功能衰竭，除了采取一般治疗措施外，尚应针对不同的器官衰竭采取相应措施，如出现心力衰竭时，除停止或减慢补液外，尚应给予强心、利尿和扩血管药物治疗；如发生急性肾功能不全，则可采用利尿甚或透析治疗；如出现呼吸衰竭时，则应给氧或呼吸兴奋剂，必要时使用呼吸机，以改善肺通气功能；休克合并脑水肿时，则应给予脱水、激素及脑细胞保护剂等措施。

二、抗休克药物分类

抗休克药物是指对休克具有防治作用的许多药物的共称，过去常单纯指血管活性药物。所谓血管活性药物，可概括地分为收缩血管抗休克药(血管收缩剂)和舒张血管抗休克药(血管扩张剂)。目前，休克治疗中除选择性使用上述两类药物外，还常应用强心药物、糖皮质激素、阿片受体阻滞剂等，此外，还有一些药物已试用于临床，初步结果表明效果良好，有的尚处于试验阶段、或疗效不能肯定，距离临床仍有一段距离。

三、舒张血管抗休克药

(一)血管扩张药的抗休克作用

(1)扩张阻力血管和容量血管，使血管总外围阻力及升高的中心静脉压下降，心肌功能改善，心搏量及心脏指数增加，血压回升。

(2)可扩张微动脉、解除微循环痉挛，使血液重新流入真毛细血管，增加组织血流供应、减轻细胞缺氧、改善细胞功能，使细胞代谢障碍及酸血症的情况好转。

(3)促进外渗的血浆逆转至血管内，有助于恢复血容量，改善肺水肿，脑水肿及肾脏功能。

(4)使毛细血管内血流灌注量增加，流速增快，血液淤滞解除，血浆外渗减少，且代谢及酸血症状改善。从而使休克时血液浓缩，红细胞凝聚的现象得以纠正，有助于防治 DIC。

(二)血管扩张药的应用指征

(1)冷休克或休克的微血管痉挛期，常有交感神经过度兴奋，体内儿茶酚胺释放过多，毛细血管中的血流减少，组织缺血缺氧。临床表现为皮肤苍白、四肢厥冷、发绀、脉压低、脉细、眼底小动脉痉挛、少尿甚至无尿。

(2)补充血容量后，中心静脉压已达到正常值或升高至 1.5 kPa(11 mmHg)，无心功能不全的临床表现，且动脉血压仍持续低下，提示有微血管痉挛。

(3)休克并发心力衰竭、肺水肿、脑水肿、急性肾功能不全或发生 DIC 者。

(三)血管扩张药的应用注意事项

(1)用药前必须补足血容量，用药后血管扩张，血容量不足可能再现，此时应再补液。

(2)血管扩张后淤积于毛细血管床的酸性代谢物可较大量地进入体循环，导致 pH 明显下降，应予补碱，适当静脉滴注碳酸氢钠注射液。

(3)用药过程中，应密切注意药物的不良反应，并注意纠正电解质紊乱。

(4)用药过程中如出现心力衰竭，可给予毛花苷 C 0.4 mg，以 25%葡萄糖注射液 20 mL 稀释后缓慢静脉注射。

(5)如用药后疗效不明显或病情恶化，应及时换用其他药物治疗。

四、血管收缩药

(一)血管收缩药的应用指征

(1)休克早期，限于条件无法补足血容量，而又需维持一定的血压，以提高心、脑血管灌注压力，增加其血流量。

(2)已用过血管扩张药，并采取了其他治疗措施而休克未见好转。

(3)由于广泛的血管扩张，血管容积和血容量间不相适应，全身有效循环血量急剧降低，血压下降，如神经源性休克和过敏性休克。

(二)血管收缩药在各类休克中选择应用

(1)低血容量休克早期，一般不宜应用血管收缩药。但在一些紧急情况下，由于血压急剧下降，而有明显的心、脑动脉血流量不足或伴有心、脑动脉硬化时，在尚未确立有效的纠正休克的措施之前，可应用小剂量血管收缩药如间羟胺或去甲肾上腺素，以提高冠状动脉和脑动脉灌注压，防止因严重供血不足而危及生命。但此仅为一种临时紧急措施，不能依靠其维持血压，否则弊多利少。

(2)心源性休克时，心肌收缩力减弱，心排血量下降，全身有效循环血量减少。小剂量血管收缩药(间羟胺或去甲肾上腺素)对低阻抗型心源性休克，可避免外周阻力过度下降，且能使心排血量增高。但收缩压升至 12.0 kPa(90 mmHg)以上，心排血量将降低。因此，收缩压必须控制在 12.0 kPa(90 mmHg)。对高阻抗型的心源性休克，可并用酚妥拉明治疗。

(3)对感染性休克使用血管收缩药，应注意以下几点：①应在积极控制感染、补充血容量、纠正酸中毒及维持心、脑、肾、肺等主要器官功能的综合治疗基础上适当选用。②除早期轻度休克或高排低阻型休克可单独应用外，凡中、晚期休克或低排高阻型休克，宜采用血管扩张药或将血管收缩药与血管扩张药并用。③血管收缩药单独应用时宜首选间羟胺，但也可以用去甲肾上腺素，两者的剂量均不宜大，以既能维持一定的血压又不使外周阻力过度上升并能保持一定尿量的最低剂量为宜。④血压升高不宜过度，宜将收缩压维持在 12.0～13.3 kPa(90～100 mmHg)(指原无高血压者)，脉压维持在 2.7～4.0 kPa(20～30 mmHg)。⑤当病情明显改善，血压稳定在满意水平持续 6 小时以上，应逐渐减量(可逐渐减慢滴速或逐渐降低药物浓度)，不可骤停。

(4)神经源性休克与过敏性休克时，由于小动脉扩张，外周阻力降低，血压下降。给予血管收缩药可得到很好的疗效。神经源性休克可选用间羟胺或去甲肾上腺素，过敏性休克应首选肾上腺素。由于这两类休克均有相对血容量不足，所以同时补充血容量是十分必要的。

五、阿片受体阻滞剂

随着神经内分泌学的发展及对休克病理生理研究的不断深入，内源性阿片样物质在休克发病中的作用越来越受到重视。内源性阿片样物质包括内啡肽和脑啡肽等，前者广泛存在于脑、交感神经节、肾上腺髓质和消化道，休克时其在脑组织及血液内含量迅速增多，作用于 u 受体、k 受体，可产生心血管抑制作用，表现为心肌收缩力减弱，心率减慢、血管扩张和血压下降，进而使微循环淤血加剧，因此，内啡肽已被列为一类新的休克因子。Holoday 和 Faden 首次报道阿片受体阻滞剂——纳洛酮治疗内毒素性休克取得较好疗效，其后，Gullo 等将纳洛酮应用于经输液、拟交感胺药物及激素治疗无效的过敏性休克患者也获得显著效果，使纳洛酮已成为休克治疗中重要而应用广泛的药物之一。

(一)治疗学

1.药理作用

阻断内源性阿片肽与中枢和外周组织阿片受体的结合，抑制脑垂体释放前阿皮素和外周组织释放阿片肽。

拮抗内源性阿片肽与心脏阿片受体的直接结合，逆转内阿片肽对心脏的抑制作用，加强心肌收缩力、增加心排血量，提高动脉压及组织灌注，改善休克的血流动力学。

明显改善休克时的细胞代谢，预防代谢性酸中毒，对休克伴发的电解质紊乱(如高血钾)有调节作用、纠正细胞缺血缺氧。

通过稳定组织细胞的溶酶体膜、抑制中性粒细胞释放超氧自由基对组织的脂氧化损伤，从细胞水平上发挥抗休克作用。

纠正微循环紊乱、降低血液黏度，改善休克时细胞内低氧和膜电位，促进胞内 cAMP 增多，有利于心肌细胞的能量代谢。

纳洛酮通过上述机制逆转了β-内啡肽大量释放产生的低血压效应，并防止低血容量和休克所致的肾功能衰退，增加重要器官的血流量，缩短休克病程，迅速改善休克症状并降低死亡率。

2.临床应用

纳洛酮对各种原因所致的休克均有效，尤其适用于感染中毒性休克，对经其他治疗措施无效的心源性、过敏性、低血容量性、创伤性及神经源性休克也有较好疗效。有研究认为早期、大剂量、重复使用，在休克出现 3 小时内使用效果最好。

3.用法及用量

首剂用 0.4～0.8 mg 稀释后静脉注射，继后可以 4 mg 加入 5%葡萄糖液中持续维持静脉滴注，滴速为每小时 0.25～0.30 μg/kg。

(二)不良反应与防治

治疗剂量无明显的毒性作用，超大剂量应用时尚可阻断δ受体，对呼吸和循环系统产生轻微影响。偶见恶心、呕吐、血压升高、心动过速甚或肺水肿等。对于需要麻醉性镇痛药控制疼痛、缓解呼吸困难的病例，不宜使用本品，因为止痛效果可为本品对抗。

(三)药物相互作用

(1)儿茶酚胺类药物如肾上腺素、异丙肾上腺素及血管紧张素转化酶抑制剂(ACEI)对纳洛酮有协同效应；布洛芬干扰机体前列腺素合成，可加强纳洛酮的药理作用。

(2)胍乙啶(交感神经节阻滞剂)、普萘洛尔(β受体阻滞剂)可降低交感神经兴奋性和肾上腺素的作用，拮抗纳洛酮的药理效应；维拉帕米可阻滞细胞膜的钙离子通道而干扰纳洛酮的作用。

(四)制剂

注射剂：0.4 mg(1 mL)。

(朱 敏)

第三节 调血脂药及抗动脉粥样硬化药

一、概述

动脉粥样硬化的发生和发展是一个复杂的动态过程，其始动步骤可能与动脉内皮功能障碍有关，涉及因素有血脂异常、高血压、吸烟及糖尿病等。其中，血脂异常最为重要。流行病学调查研究表明，不同国家或地区人群中的血清总胆固醇(TC)水平与冠心病的发病率和死亡率呈正相关。如芬兰 TC 水平最高，则冠心病发病率也最高；而日本 TC 水平最低，则冠心病发病率也最低。大系列临床研究和长时间随访观察表明，高胆固醇血症在动脉粥样硬化发生和发展过程中，所起的危害性作用，明显大于高血压和糖尿病，如果高胆固醇血症合并高血压和/或糖尿病，则其危害性增加数倍。动脉内皮功能障碍导致其分泌一氧化氮、选择性通透、抗白细胞黏附、抑制平滑肌细胞增殖及抗凝与纤溶等功能受损，致使血浆中脂质与单核细胞积聚于内皮下间隙，低密度脂蛋白胆固醇氧化为OX-LDL，单核细胞变为巨细胞，经清道夫受体成为泡沫细胞，形成脂质核心，而血管平滑肌细胞迁移到内膜而增殖形成纤维帽。脂质核心有很强的致血栓作用，纤维帽含致密的细胞外基质，它能使质核与循环血液分隔，从而保持斑块的稳定。

粥样斑块可分为两类：一类为稳定斑块，其特点是纤维帽厚、血管平滑肌细胞含量多，脂质核心小，炎症细胞少，不易破裂；另一类为脂质含量多（占斑块总体积的40%以上）、纤维薄、胶原与血管平滑肌细胞少，炎症细胞多，故易于破裂。Falk等4项研究分析表明，急性冠状动脉综合征（包括心肌梗死、不稳定性心绞痛）的主要原因是粥样斑块破裂或糜烂引起血栓形成，并最终导致冠脉血流阻断所致。在急性冠脉综合征的患者中。其血管犯罪病变狭窄<50%者占68%，而狭窄>70%者仅占14%，这说明，稳定斑块可以减少心血管病事件。此外，多项临床试验证明，调脂治疗可使一部分冠状动脉粥样斑块进展减慢或回缩。因此，调脂治疗是防治动脉粥样硬化的最重要措施之一。

血脂系指血浆或血清中的中性脂肪或类脂。中性脂肪主要是甘油三酯，而类脂主要是磷脂、非酯化胆固醇、胆固醇酯及酯化脂肪酸。

脂质必须与蛋白质结合成脂蛋白才能在血液循环中运转，脂蛋白是由蛋白质、胆固醇、甘油三酯和磷脂组成的复合体。脂蛋白中的球蛋白称为载脂蛋白（Apo）。正常血浆利用超速离心法可分出4种主要脂蛋白，即乳糜微粒（CM）、极低密度脂蛋白（VLDL），低密度脂蛋白（LDL）和高密度脂蛋白（HDL），载脂蛋白的组成分为ApoA、B、C、D、E。每一型又可分若干亚型，如ApoA可分AⅠ、AⅡ、AⅥ；ApoB可分B48、B100；ApoC可分CⅠ、CⅡ、CⅢ；ApoE可分EⅠ、EⅢ等。用区带电泳法可将脂蛋白分为CM、前β(pre-β)、β及α脂蛋白4种。

脂蛋白代谢需要酶的参与，主要的酶有脂蛋白脂酶（LPL）和卵磷脂胆固醇转酰酶（LCAT）。如果这些酶缺乏，就会产生脂代谢紊乱。血脂过高是由于血浆脂蛋白移除障碍或内源性产生过多，或两者同时存在而引起。

血脂异常一般是指血中总胆固醇（TC）、低密度脂蛋白-胆固醇（LDL-C）、甘油三酯（TG）超过正常范围和/或高密度脂蛋白-胆固醇（HDL-C）降低，也常称高脂血症，主要是指TC和/或LDL-C和/或TG增高及HDL-C降低。

血脂异常是脂蛋白代谢异常的结果。研究表明，高胆固醇血症、低密度脂蛋白血症、ApoB水平增高和高密度脂蛋白水平降低TG升高是冠心病的重要危险因素。血脂水平长期异常，冠心病事件的发生率增加。长期控制血脂于合适的水平，可以预防动脉粥样硬化，而控制血脂水平可以减轻动脉粥样硬化斑块，减少心血管病事件。北欧辛伐他汀生存研究（4S）表明，心肌梗死后和心绞痛患者，接受为期6年的辛伐他汀治疗，与安慰组相比较，治疗组主要冠状动脉性事件发作的危险性降低34%，死亡危险性降低30%，使需要接受冠脉搭桥手术的患者减少37%。Hebert等分析他汀类使LDL-C下降30%，非致死性和致死性冠心病下降33%，脑卒中下降29%，心血管疾病死亡率下降28%，总死亡率下降22%。最近Goud等汇总分析出现TC下降10%，冠心病死亡危险性下降15%，各种原因死亡危险下降11%。

近年来，对高甘油三酯（TG）血症在动脉粥样硬化中的意义的认识正在加深，目前认为，单纯高甘油三酯血症也是心血管病的独立危险因素，降低血甘油三酯水平，可降低心血管病临床事件及死亡率。但当高甘油三酯血症伴有高胆固醇血症或低高密度脂蛋白血症时，则冠心病事件和死亡率显著增加。研究发现富含 TG 的脂蛋白(TRL)与富含胆固醇的脂蛋白(CRL)之间通过脂质交换机制取得平衡,每一种脂蛋白都有很大的变异。LDL-C 为致动脉粥样硬化最强的脂蛋白,但其危害性因其颗粒大小而不同。LDL-C 可分为三个亚型,LDL-C_3 即为小而密 LDL(SLDL),对 LDL 受体亲和力低于大而松的 LDL-C_1 和 LDL-C_2,在血浆中停留时间长,不易从血液中清除,半衰期较其他亚型长,且易进入动脉内膜,易被氧化,被巨噬细胞吞噬形成泡沫细胞,成为动脉粥样硬化的脂肪,有高度的致动脉粥样硬化作用。而通过脂质交换机制,LDL-C 大小及分型比例受 TG 水平的控制。当 TG 增高时,LDL-C 亚型分布有变化,SLDL 增加而 HDL-C 减少,形成高 TG、HDL-C 低及 SLDL 升高三联症。这种三联症有极强的致动脉粥样硬化作用。目前已普遍认为甘油三酯水平升高是独立的心血管疾病危险因素。人们在以往使用他汀类或贝特类调血脂药物治疗血脂异常及冠心病一、二级预防中所获得的益处,很可能也是得益于这些药物在降低 TC 的同时,也降低了 TG。

现在已经认识到 HDL-C 是种"好的胆固醇",这是因为 HDL-C 具有逆转运胆固醇的作用,它可以将动脉壁中多余的胆固醇直接或间接地转运给肝脏,经相应受体途径进行分解代谢。因此升高 HDL-C 水平不仅有降低 TC 水平的作用,而且还具有防治动脉粥样硬化的作用。VAHIT 试验表明,吉非贝齐可使 HDL-C 上升,TG 水平下降,使冠心病及心肌梗死的死亡率下降 22%。

二、血脂异常的分型

血脂异常可分为原发性和继发性两大类。

继发性血脂异常的基础疾病:主要有甲状腺功能过低、糖尿病、慢性肾病和肾病综合征、阻塞性肝胆疾病、肝糖原贮存疾病、胰腺炎、乙醇中毒、特发性高血钙、退行球蛋白血症(多发性骨髓瘤、巨球蛋白血症及红斑狼疮)、神经性厌食症等。另外,还有一些药物如噻嗪类利尿药、含女性激素的口服避孕药、甲状腺素、促进合成代谢的类固醇激素、黄体内分泌素及某些 β 受体阻滞剂等,也能引起继发性脂质代谢异常。妊娠血脂代谢的变化属生理性。

(一)世界卫生组织(WTO)分型

将高脂蛋白血症分为五型,各型的实验室检查、特点及其与临床的联系见表 8-1。

表 8-1 高脂蛋白血症分型

表型	试管内血清 4 ℃冰箱过夜	区带脂蛋白电泳谱	血脂	备注
Ⅰ	血清透明,顶端有"奶油层"	CM↑	TC↑,TG↑	不发或少发冠心病,易发胰腺炎
Ⅱa	血清透明,顶端无"奶油层"	LDL-C↑	TC↑↑	易发冠心病
Ⅱb	血清透明,顶端无"奶油层"	LDL-C↑,VLDL-C↑	TC↑↑,TG↑	易发冠心病
Ⅲ	血清透明,顶端有"奶油层"	介于 LDL-C 与 VLDL-C 间的 β-VLDL-C↑	TC↑↑,TG↑	易发冠心病,需超速离心后才能确诊
Ⅳ	血清透明,顶端无"奶油层"	VLDL C↑	TC↑,TG↑↑	易发生冠心病
Ⅴ	血清透明,顶端有"奶油层"	CM↑,VLDL-C↑	TC↑,TG↑↑	少发冠心病

(二)血脂异常简易分型

惯用的高脂蛋白血症分型并不是病因学诊断,它常可因膳食、药物或其他环境因素的改变而变化。同时，它所需检测的项目繁多，个别类型的确诊，还需复杂的技术和昂贵的设备。因此，除少数特别难治性顽固性血脂异常患者外，为一般性临床治疗，可不必进行高脂蛋白血症的分型，也无须烦琐地进行其他分类，仅做血脂异常简易分型即可。实际上，血脂异常简易分型已包括了常见的与冠心病发病关系较大的高脂蛋白血症类型。血脂异常简易分型的主要目的在于指导临床医师有针对性地选用各种血脂调节药物。

三、血脂异常的治疗

高脂血症的治疗包括非药物治疗和药物治疗。非药物治疗包括饮食和其他生活方式的调节，如保持合适的体重；降低脂肪，尤其是胆固醇和饱和脂肪酸的摄入量，适当增加蛋白质和碳水化合物的比例，控制总热量；减少饮酒和戒烈性酒，运动锻炼和戒烟；注意抗高血压药物对血脂的影响；此外，血液净化亦用于高脂血症治疗。

高脂血症的药物治疗包括一级预防和二级预防，以及已有动脉硬化疾病患者的血脂水平控制。

继发性血脂异常的治疗应以治疗基础疾病为主，当这些疾病被治愈或控制后，或停用某些有关药物后，血脂异常未改善或不满意时，应按原发性血脂异常做进一步处理。另外，当血脂异常继发于某种一时难以治愈或控制的疾病，可在治疗基础疾病的同时，进行调脂治疗。

(一)病因治疗

凡是能找到高脂血症病因的患者，均应积极对病因进行治疗。高血压病者、吸烟者由于血管内皮受损，致使 LDL-C 更容易进入血管壁内；而糖尿病患者由于 LDL-C 被糖化，故容易黏附于血管壁上而进入血管壁内；肥胖和缺乏体力活动也是高脂血症的重要促发因素。

(二)一般治疗

非药物治疗是所有血脂异常患者治疗的基础。不论是冠心病的一级预防或二级预防都需要非药物治疗。

1.饮食治疗

饮食治疗是治疗高脂血症的首选措施，目前是降低已升高的血清胆固醇，同时维持营养上的合理要求。饮食治疗的方案是：脂肪酸的热量＜总热量的 30%，饱和脂肪酸占总热量的 7%以下，每天胆固醇＜200 mg。应减少食谱中的全脂奶、奶油、动物脂肪、动物内脏、饱和植物油和棕榈油及椰子油，少吃或不吃蛋黄。限制食盐、减少饮酒和戒烈性酒。超重或肥胖病患者的饮食应按“肥胖病”的要求进行。

2.戒烟

吸烟可损伤血管内皮的天然屏障作用，降低血浆 HDL-C 水平，降低其自然抗氧化能力。

3.增加体力活动

体力活动可增加能量物质的消耗，促使血浆 LDL-C 及甘油三酯水平降低，同时升高 HDL-C 水平。每周步行 13 公里，大可提高 HDL-C 水平 10%。

4.减轻体重

对于体重超过标准的患者，应减轻体重。减轻体重可降低 LDL-C 水平和提高 HDL-C 水平，降低高血压、糖尿病和冠心病的发病率。

(三)药物治疗

调血脂和抗动脉硬化药物可分为五大类，分别是胆酸螯合剂、贝特类、他汀类、烟酸类及其他。

药物治疗适用于不能进行饮食调节及非药物治疗后疗效不满意的患者。对于冠心病二级预防尤其是急性冠脉综合征的患者,应以他汀类调脂药物治疗,应越早开始治疗越好。原发性血脂异常常常与遗传因素及环境因素有关,治疗应该是长期的,尤其是冠心病二级预防,应根据患者的经济情况选择用药种类、剂量及时间,首要目标要达到靶目标。达到靶目标后,有条件者减量长期服用,无条件者应监测血脂水平,血脂水平异常后重新开始治疗。

两种或三种调血脂药物联合应用,较单一药物疗效更佳,而且由于联合用药时剂量减少而使不良反应减轻。故目前主张,对于较为明显的血脂异常,应尽早联合用药。下列联合用药方式可供参考。

(1)胆酸螯合剂与烟酸类合用:适用于 LDL-C 增高伴或不伴有 TG 增高者。

(2)贝特类与胆酸螯合剂合用:适用于 LDL-C 增高、HDL-C 降低伴或不伴有 TG 增高者。

(3)胆酸螯合剂与他汀类合用:适用于 LDL-C 增高者。

(4)胆酸螯合剂、烟酸类、他汀类联合应用:适用严重家族性高胆固醇血症,可使 LDL-C 水平降低,HDL-C 水平显著升高。

(5)诺衡与美调脂合用:有增加发生肌炎的危险,故应慎用。

某些抗高血压药物可使血脂成分发生异常改变,故使用抗高血压药物过程中应注意其对脂代谢的不良影响。

四、调血脂药的临床应用

(一)胆酸螯合剂

该类药物包括考来烯胺、考来替泊和地维烯胺。

1.作用机制

该类药物为胆汁酸结合树脂,通过阻断胆酸肝肠循环,干扰胆汁重吸收,降低胆汁酸重返肝脏,刺激肝细胞内的胆固醇降解合成新的胆汁酸,从而降低肝细胞中胆固醇浓度。而肠道内的胆酸与药物结合后由大便排出,使血中胆酸量减少,促使肝细胞表面 LDL 受体从血液中摄取胆固醇以合成胆酸,因而降低血浆 LDL 水平,平均下降 15%~30%,同时升高 HDL-C 水平(升高 5%)。

2.临床应用

该类药物主要用于治疗单独 LDL-C 水平升高者(Ⅱa 型),以 LDL-C 轻、中度升高疗效较好;严重升高者需与其他类调血脂药物合用。该类药物还可与其他类调血脂药物合用治疗混合型高脂血症。

3.不良反应及注意事项

不良反应可有异味、恶心、腹胀、食欲缺乏及便秘。多进食纤维素可缓解便秘。罕见的不良反应有腹泻、脂肪泻、严重腹痛及肠梗阻、高氯性酸中毒等。还有升高甘油三酯的作用,严重高甘油三酯血症禁用此类药物,因此时有诱发急性胰腺炎的可能。

4.药物相互作用

(1)可减少地高辛、噻嗪类利尿药、四环素、甲状腺素、普萘洛尔及华法林的吸收。上述药物应在服用胆酸螯合剂前 1~4 小时或服用胆酸螯合剂后 4 小时服用。

(2)可干扰普罗布考、贝特类调血脂药物的吸收,两类药物同服应有 4 小时间隔。

(3)影响叶酸的吸收,故处于生长期的患者服用该类药物时,每天应补充叶酸 5 mg。孕妇及哺乳期女性需补充更多一些;应于服药前 1～2 小时服叶酸。

(4)减少脂溶性维生素的吸收,长期服用该类药物者,应适当补充维生素 A、维生素 D、维生素 K 及钙剂。

(二)他汀类调血脂药物

该类药物包括洛伐他汀、辛伐他汀、普伐他汀、氟伐他汀、阿托伐他汀、西伐他汀等。

1.作用机制

通过对胆固醇生物合成早期限速酶 HMG-CoA(β-羟 β-甲基戊二酰辅酶 A)还原酶的抑制作用而起作用,在 HMG-CoA 还原酶的作用下,HMG-CoA 转变为甲基二羟戊酸,此为胆固醇生物合成的重要中间环节,从而减少了内源性胆固醇合成,使血浆总胆固醇下降,刺激 LDL 的肝摄取,降低 LDL-C 及 VLDL 的浓度。一般可降低 LDL 30%～40%,是目前已知最强的降低胆固醇药物;还可轻度升高 HDL-C 2%～10%。此外,某些他汀类药物显示抑制巨噬细胞中胆固醇的积聚。现已明确,他汀类药物有多向性效应。他汀类药物的非调脂作用主要包括改善血管内皮功能和细胞功能(平滑肌细胞的迁移、增生、分化),抗氧化过程,加强斑块纤维帽,缩小富含脂质的核心,减轻炎症反应、抑制促凝活性、抑制血小板功能;从而防止斑块破裂、出血及血栓形成,终使斑块稳定,减少冠状动脉事件和减少心血管病死亡率。

2.临床应用

本品可用于治疗严重的原发性高胆固醇血症、有冠心病或其他心血管病危险因素的中等度高胆固醇血症者。还可有胃胀气、胃灼热感、便秘、腹泻、眩晕、头痛、视物模糊、肾衰竭。禁用于活动性肝病、妊娠及哺乳期女性、对本药过敏者。

3.不良反应及注意事项

不良反应主要为肝脏损害和横纹肌溶解,后者随拜尔公司宣布在全球范围内暂停销售西立伐他汀钠(拜斯停),再度引起人们重视。近年来已多有报道指出他汀类药物(β-羟基-β-甲基戊二酰辅酶 A 还原酶,简称 HMG-CoA 还原酶抑制剂)中的洛伐他汀、辛伐他汀、普伐他汀及西立伐他汀单用或与烟酸、贝特类降脂药(如吉非贝齐)大环内酯类抗生素(如红霉素、克拉霉素)、环孢菌素 A、左甲状腺素、米贝地尔等合用时均引起危及生命的横纹肌溶解症。尤其是他汀类药物与贝特类药物联用,可使横纹肌溶解的危险性增加已是公认的事实,故在美国已禁止这两类药物合用。据报道,全球有 600 万人服用过拜斯停,其中有 34 人怀疑因剂量过大或与吉非贝齐合用导致横纹肌溶解而死亡。一旦疑及由他汀类药物引起的横纹肌溶解症应立即停药,停药后肌痛等症状多在 3 天至 3 个月后消失,CK 多在短期内恢复正常。肌无力可持续至1 年后消失。有学者给予辅酶 Q_{10},每天 250 mg 口服,可较快减缓症状。国内有西立伐他汀引起肝功能损害的报道,但未见引起横纹肌溶解症的报道,可能与国内上市晚,使用例数少,剂量小有关。影响细胞存活的潜在试验表明,同等剂量的他汀类药物中,普伐他汀毒性最小,其次为辛伐他汀,而洛伐他汀肌毒性最大。当使用此类药物时,应尽量不与其他药物合用,并嘱患者注意乏力、肌无力、肌痛等症状,并应定期监测血清 CK,一旦有横纹肌溶解症状或血清 CK 明显升高(横纹肌溶解症,血清 CK 可升高至正常值 10 倍以上),应即停药,预后多较好。

4.药物相互作用

(1)与免疫抑制剂(如环孢霉素)、吉非贝齐、烟酸合用,可引起肌病。

(2)与红霉素合用可致肾损害。

(3)可中度提高香豆素类药物的抗凝效果,故两药合用时应适当降低香豆素类药物的用量。

(三)贝特类调血脂药物

该类药物包括氯贝丁酯、苯扎贝特、益多酯、非诺贝特、吉非贝齐等。

1.作用机制

(1)增强肌肉、脂肪、肝脏的 LPL 活性,加速 VLDL 中 TG 的分解代谢,使 VLDL 形成减少,降低血浆 TG 浓度。

(2)降低脂肪组织释放游离脂肪酸数量,并抑制 HMG-CoA 还原酶,减少细胞内胆固醇合成。

(3)增加肝细胞膜上 LDL 受体数量,加速 LDL 由血液中转移到肝细胞内,从而促进血液中胆固醇的清除。

(4)改善葡萄糖耐量。

(5)诱导 HDL-C 产生,使胆固醇进入 HDL-C。

(6)降低血浆纤维蛋白原含量和血小板黏附性。

临床试验表明,诺衡能明显降低血浆甘油三酯(降低 40%～50%)、总胆固醇及 LDL-C,并可升高 HDL-C(升高 20%)水平,使冠心病发病率减少 34%,死亡率减少 26%,对癌症的发生没有影响。力平脂口服吸收良好,若与胆酸螯合剂合用,对降低总胆固醇及 LDL-C 比他汀类的辛伐他汀强,降低 VLDL 和甘油三酯更突出。

2.临床应用

降低 TG 作用较降低 TC 作用强。临床上主要用于降低 TG,如严重高甘油三酯血症(如Ⅲ、Ⅳ、Ⅴ型高脂血症)及复合性高脂血症患者。此外,本品还能减少血小板聚积,抑制血小板源生长因子,预防和延缓动脉粥样硬化进程。

3.不良反应及注意事项

患者可有恶心、呕吐、食欲缺乏、一过性肝功能异常、肌炎、阳痿、中性粒细胞减少、皮疹等不良反应发生。本品可使胆石症的发病率增加;可通过胎盘,故孕妇禁用。有报道指出,氯贝丁酯可使非冠心病的各种疾病的死亡率明显增加,故氯贝丁酯已不适用于临床应用,一些国家已禁用此药。目前主要应用诺衡和力平脂。

4.药物相互作用

本品有降低凝血作用,与抗凝剂合用时要调整后者的剂量;与他汀类合用可发生横纹肌溶解,甚至死亡,美国禁止两类药合用。

(四)烟酸类调血脂药物

该类药物包括烟酸、烟酸肌醇和阿昔莫司。

1.作用机制

其主要作用是增加脂肪细胞磷酸二酯酶活性,使 cAMP 减少,脂酶活性降低,脂肪分解减少,血浆游离脂肪酸浓度下降,肝脏合成及释放 VLDL 随之减少。同时,抑制肝脏酶活性,减少 HDL 异化作用,提高血 HDL 浓度。本品对 VLDL、IDL 及 LDL 过高的患者均有效。此外,烟酸还有较强的外周血管扩张作用。乐脂平调脂作用平缓,还有抑制血小板聚集及改善葡萄糖代谢等功能,故适用于糖尿病性血脂异常。常用剂量的烟酸类药物可使 LDL 降低 15%～30%,TG 下降 20%,HDL-C 升高 30%。

2.临床应用

该类药物可用于大多数类型的血脂异常，如Ⅱa、Ⅱb、Ⅲ、Ⅳ、Ⅴ型高脂血症，既可降低LDL-C及TG，又能升高HDL-C。与其他调脂药物合用，效果更明显。

3.不良反应及注意事项

该类药物中以烟酸的不良反应较多见。

(1)皮肤潮红、皮疹、瘙痒及胃肠道反应，如呕吐、腹泻及消化不良。

(2)心悸、肝功能减退、视觉异常。

(3)可能刺激溃疡病发作，溃疡病患者禁用。

(4)可升高血糖及引起糖耐量异常，肝病、糖尿病及痛风患者慎用。

(5)长期治疗可出现色素过度沉着，黑色棘皮症及皮肤干燥。

(6)可能加强降压药引起的血管扩张作用，有可能引起直立性低血压。

(7)肾功能不全者慎用阿昔莫司。

（朱　敏）

第四节　硝酸酯类药物

硝酸酯类药物是临床上应用的最古老的心血管药物之一，问世多年以来广泛应用于临床。英国爱丁堡的一名医师 Lauder Brunton 发现亚硝酸戊酯有扩张小血管的作用，建议用于抗心肌缺血治疗。William Murrell 首次将硝酸甘油用于缓解心绞痛发作，并首先在 Lancet 上发表了硝酸酯类药物缓解心绞痛的文章，这一年也因此被确立为硝酸酯的首次临床应用年，迄今已有多年的历史。随着时间的推移，人们对硝酸酯类药物的作用机制不断有了新的认识，如扩张冠状动脉血管的作用、扩张静脉血管的作用和抑制血小板聚集作用。近年来随着内皮源性舒张因子(EDRF)的研究进展，一氧化氮(NO)的形成在硝酸酯类作用机制中的地位日益受到重视，从而使硝酸酯成为与其他抗心绞痛药物有不同作用机制的一类药物。

随着对其作用机制的逐步认识，硝酸酯类药物的临床应用也越来越广泛。最初仅用于心绞痛的防治，后来扩大到心力衰竭和高血压的治疗。现在临床上硝酸酯类药物主要应用于心肌缺血综合征——心绞痛、冠状动脉痉挛、无痛性心肌缺血、急性心肌梗死等；充血性心力衰竭——急性或慢性；高血压——高血压急症，围术期高血压，老年收缩期高血压等。迄今为止，硝酸酯类药物仍是治疗冠心病中应用最广泛，疗效最可靠的一线药物。

硝酸酯类药物的常用剂型包括口服剂、舌下含化剂、吸入剂、静脉注射剂、经皮贴膜及贴膏等。目前国内外仍不断有新的不同的硝酸酯剂型的研制，硝酸酯在临床的应用仍大有前途。

目前将一氧化氮(NO)和不含酯键的硝普钠称为无机硝酸盐，而将含有酯键的硝酸酯类药物称为有机硝酸盐。

一、硝酸酯的作用机制

(一)血管扩张作用

硝酸酯能扩张心外膜狭窄的冠状动脉和侧支循环血管，使冠脉血流重新分布，增加缺血区域尤其是心内膜下的血流供应。在临床常用剂量范围内，不引起微动脉扩张，可避免“冠脉窃血”现象的发生。同时硝酸酯能降低肺静脉压力和肺毛细血管楔压，增加左心衰竭患者的每搏输出量和心排血量，改善心功能。

不同剂量的硝酸酯类药物作用于血管可产生不同的效应。

1.小剂量

小剂量扩张容量血管(静脉)，使静脉回流减少，左心室舒张末压下降。

2.中等剂量

中等剂量扩张传输动脉(如心外膜下的冠状动脉)。

3.大剂量

大剂量扩张阻力小动脉，可降低血压。

(二)血管受体作用

硝酸酯是非内皮依赖性的血管扩张剂，无论内皮细胞功能是否正常，均可发挥明确的血管平滑肌舒张效应。因此，“硝酸酯受体”可能位于平滑肌细胞而不是在内皮细胞。硝酸酯进入血液循环后，通过特异性的代谢酶转化为活性的一氧化氮分子(NO)，与血管平滑肌细胞膜上 NO 受体结合后，激活细胞内鸟苷酸环化酶(sGC)，使环磷酸鸟苷(cGMP)浓度增加，Ca^{2+} 水平下降，引起血管平滑肌舒张。

(三)降低心肌氧耗量

硝酸酯扩张静脉血管，使血液贮存于外周静脉血管床，从而减少回心血量，降低心脏前负荷和室壁张力；扩张外周阻力小动脉，使动脉血压和心脏后负荷下降，从而降低心肌氧耗量。

(四)抗血小板作用

硝酸酯具有抗血小板聚集、抗栓、抗增殖、改善冠脉内皮功能和主动脉顺应性、降低主动脉收缩压等机制，亦可能在硝酸酯的抗缺血和改善心功能等作用中发挥协同效应。

新近研究表明，以治疗剂量静脉滴注硝酸甘油可在健康志愿者、不稳定性心绞痛及急性心肌梗死中抑制血小板聚集，但临床并未能证实其改善了心肌梗死患者的预后，说明硝酸酯这种抗血栓的作用临床意义十分有限。除静脉滴注给药途径外，硝酸甘油贴片亦可有效抑制血小板聚集，但口服硝酸甘油给药途径未能证实有抑制血小板聚集的作用。

二、硝酸酯类药物的分类与特点

(一)硝酸酯的生物利用度和半衰期

不同的硝酸酯剂型有不同的特点，因区别很大必须区别对待。作为一类药物，硝酸酯可以从黏膜、皮肤和胃肠道吸收。其基本剂型硝酸甘油的药代动力学特点很独特，半衰期仅有几分钟，可迅速从血液中消失，大部分在肝脏外转化为更长效的活性二硝基硝酸酯——二硝基异山梨醇酯。但是后者必须首先在肝脏转化为单硝基硝酸酯，其半衰期变为 4～6 小时并最终经肾脏排泄。因此单硝基硝酸酯制剂没有肝脏首过效应，生物利用度完全，目前被临床广泛应用。

(二)硝酸酯的分类与药代动力学特点

1.硝酸甘油

硝酸甘油经皮肤和口腔黏膜吸收，较少从消化道吸收。有舌下含片、静脉、口腔喷剂和透皮贴片等多种剂型。口服硝酸甘油，药物在肝脏内迅速代谢(“首关效应”)，生物利用度极低，约为10%，因此口服硝酸甘油无效。舌下含服该药吸收迅速完全，生物利用度可达 80%，2～3 分钟起效，5 分钟达最大效应，作用持续 20～30 分钟，半衰期仅数分钟。硝酸甘油在肝脏迅速代谢为几乎无活性的两个中间产物 1,2-二硝酸甘油和 1,3-二硝酸甘油经肾脏排出，血液透析清除率低。

硝酸甘油含片性质不稳定，有效期约 3 个月，需避光保存于密闭的棕色小玻璃瓶中，每 3 个月更换一瓶新药。如舌下黏膜明显干燥需用水或盐水湿润，否则含化无效。含服时应尽可能取坐位，以免加重低血压反应。对心绞痛发作频繁者，应在大便或用力劳动前 5～10 分钟预防性含服。

硝酸甘油注射液须用 5%的葡萄糖注射液或生理盐水稀释混匀后静脉滴注，不得直接静脉注射，且不能与其他药物混合。由于普通的聚氯乙烯输液器可大量吸附硝酸甘油溶液，使药物浓度损失达 40%～50%，因而需适当增大药物剂量以达到其血药浓度，或选用玻璃瓶及其他非吸附型的特殊输液器，静脉给药时须同时尽量避光。静脉滴注硝酸甘油起效迅速，清除代谢快，剂量易于控制和调整，加之直接进入血液循环，避免了肝脏首关清除效应等优点，因此在急性心肌缺血发作，急性心力衰竭和肺水肿等治疗中占据重要地位，但大量或连续使用可导致耐药，因而需小剂量、间断给药。长期使用后需停药时，应逐渐减量，以免发生反跳性心绞痛等。因药物过量而导致低血压时，应抬高双下肢，增加静脉回流，必要时可补充血容量及加用升高血压药物。

硝酸甘油贴膏是将硝酸甘油储在容器或膜片中经皮肤吸收向血中释放，给药 60～90 分钟达最大血药浓度，有效血药浓度可持续 2～24 小时或更长。尽管贴膏中硝酸甘油含量不一样，但 24 小时内释放的硝酸甘油量取决于贴膏覆盖的面积而不是硝酸甘油的含量。无论其含量如何，在 24 小时内所释放的硝酸甘油总量是 0.5 mg/cm^2。

硝酸甘油喷雾剂释放量为每次 0.4 mg，每瓶含 200 次用量。

2.硝酸异山梨酯

硝酸异山梨酯的常用剂型包括口服平片、缓释片，舌下含片及静脉制剂等。口服吸收完全，肝脏的首关清除效应明显，生物利用度为 20%～25%，平片 15～40 分钟起效，作用持续 2～6 小时；缓释片约 60 分钟起效，作用可持续 12 小时。舌下含服生物利用度约 60%，2～5 分钟起效，15 分钟达最大效应，作用持续 1～2 小时。硝酸异山梨酯母药分子的半衰期约 1 小时，活性弱，主要的药理学作用源于肝脏的活性代谢产物 5-单硝酸异山梨酯，半衰期 4～5 小时，而另一个代谢产物 2-单硝酸异山梨酯几乎无临床意义。代谢产物经肾排出，不能经血液透析清除。其静脉注射、舌下含服和口服的半衰期分别为 20 分钟、1 小时和 4 小时。

3. 5-单硝基异山梨醇酯

5-单硝酸异山梨酯是晚近研制的新一代硝酸酯药物，临床剂型有口服平片和缓释片，在胃肠道吸收完全，无肝脏首关清除效应，生物利用度近乎 100%。母药无需经肝脏代谢，直接发挥药理学作用，平片 30～60 分钟起效，作用持续 3～6 小时，缓释片 60～90 分钟起效，作用可持续约 12 小时，半衰期为 4～5 小时。在肝脏经脱硝基为无活性产物，主要经肾脏排出，其次为胆汁排泄。肝病患者无药物蓄积现象，肾功能受损对本药清除亦无影响，可由血液透析清除。

由于 5-单硝酸异山梨酯口服无肝脏首关清除效应，静脉滴注的起效、达峰和达稳态的时间亦与同等剂量的口服片相似，因此 5-单硝酸异山梨酯静脉剂型缺乏临床应用前景，欧美国家亦无该剂型用于临床。

三、硝酸酯的应用范围与选用原则

(一)冠状动脉粥样硬化性心脏病

1.急性冠状动脉综合征

硝酸酯在急性ST段抬高型、非ST段抬高型心肌梗死及不稳定型心绞痛中的使用方法相似。对无禁忌证者应立即舌下含服硝酸甘油0.3～0.6 mg,每5分钟重复1次,总量不超过1.5 mg,同时评估静脉用药的必要性。在最初24～48小时内,进行性缺血、高血压和肺水肿可静脉滴注硝酸甘油,非吸附性输液器起始剂量5～10 μg/min(普通聚氯乙烯输液器25 μg/min),每3～5分钟以5～10 μg/min递增剂量,剂量上限一般不超过200 μg/min。剂量调整主要依据缺血症状和体征的改善及是否达到血压效应。缺血症状或体征一旦减轻,则无须增加剂量,否则逐渐递增剂量至血压效应,既往血压正常者收缩压不应降至14.7 kPa(110 mmHg)以下,基础为高血压者,平均动脉压的下降幅度不应超过25%。连续静脉滴注24小时,即可产生耐药,临床若需长时间用药,应小剂量间断给药,缺血一旦缓解,即应逐渐减量,并向口服药过渡。在应用硝酸酯抗缺血治疗的同时,应尽可能加用改善预后的β受体阻滞剂和/或ACEI。当出现血压下降等限制上述药物合用的情况时,应首先减停硝酸酯,为β受体阻滞剂或ACEI的使用提供空间。

在溶栓未成为急性心肌梗死常规治疗前的10个随机临床试验结果显示,硝酸酯可使急性心肌梗死病死率降低35%。而GISSI-3和ISIS-4两项大规模溶栓临床研究结果显示,在溶栓的基础上,加用硝酸酯没有进一步显著降低急性心肌梗死的病死率。PCI围术期应用硝酸酯能否降低心肌梗死的病死率尚需更多临床研究证实。但因硝酸酯抗缺血、缓解心绞痛症状、改善心功能等作用明确,因此仍是目前急性心肌梗死抗缺血治疗不可或缺的药物之一。

2.慢性稳定性心绞痛

在慢性稳定性心绞痛的抗缺血治疗中,应首选β受体阻滞剂,当其存在禁忌证,或单药疗效欠佳时,可使用硝酸酯及或钙通道阻滞剂。临床实践中,通常采用联合用药进行抗心绞痛治疗。β受体阻滞剂与硝酸酯联合可相互取长补短。硝酸酯降低血压和心脏后负荷后,可反射性增加交感活性,使心肌收缩力增强、心率增快,削弱其降低心肌耗氧量的作用,而β受体阻滞剂可抵消这一不良反应;β受体阻滞剂通过抑制心肌收缩力、减慢心室率等,可显著降低心肌做功和耗氧量,但心率减慢,伴随舒张期延长,回心血量增加,使左心室舒张末期容积和室壁张力增加,部分抵消了其降低心肌氧耗的作用,硝酸酯扩张静脉血管,使回心血量减少,可克服β受体阻滞剂的这一不利因素。因此,两者合用较单独使用其中的任何一种可发挥更大的抗缺血效应。表8-2列出了用于心绞痛治疗的常用硝酸酯药物及剂量。

表8-2 抗心绞痛常用的硝酸酯剂量

药物名称	用药途径	常用剂量(mg)	起效时间(分钟)	作用持续时间
硝酸甘油				
	舌下含服	0.3～0.6 mg	2～3	20～30分钟
	喷剂	0.4 mg	2～3	20～30分钟
	透皮贴片	5～10 mg	30～60	8～12小时
硝酸异山梨酯				
	舌下含服	2.5～15.0 mg	2～5	1～2小时
	口服平片	5～40 mg,2～3次/天	15～40	4～6小时

续表

药物名称	用药途径	常用剂量(mg)	起效时间(分钟)	作用持续时间
	口服缓释制剂	40～80 mg,1～2 次/天	60～90	10～14 小时
5-单硝酸异山梨酯				
	口服平片	10～20 mg,2 次/天	30～60	3～6 小时
	口服缓释制剂	60～120 mg,1 次/天	60～90	10～14 小时
		或 50～100 mg,1 次/天	同上	同上

3.无症状性心肌缺血

无症状性心肌缺血亦称隐匿性心肌缺血,是指患者存在明确的缺血客观依据而无相应的临床症状,广泛存在于各类冠心病中。有典型心绞痛症状的心肌缺血仅是临床缺血事件的一小部分,大部分缺血事件均为隐匿性的,尤以老年、糖尿病、女性和合并心力衰竭时多见。大量研究证明,频繁发作的一过性缺血(大部分为隐匿性)是急性冠脉综合征近期和远期不良预后的一个显著独立预测因素,可使死亡、再梗和再次血管重建术的危险增加 3～5 倍。因而,在临床实践中,尤其针对高危患者制定诊断和治疗策略时,只要缺血存在,无论是有症状的,还是隐匿性的,都应使用 β 受体阻滞剂、硝酸酯和/或钙通道阻滞剂等进行长期的抗缺血治疗。

预防和控制缺血发作是各类冠心病治疗的重要目标,硝酸酯是其中的重要组成部分,与改善生活方式,积极控制危险因素,合并使用抗血小板药、他汀类、β 受体阻滞剂和 ACEI 或 ARB 等药物,以及在高危患者中实施血管重建手术等综合措施联合应用,可明确改善冠心病患者的生活质量和预后。

(二)心力衰竭

1.慢性心力衰竭

在 β 受体阻滞剂、ACEI 或 ARB 及利尿药等标准治疗的基础上,对仍有明显充血性症状的慢性收缩性心力衰竭患者可加用硝酸酯,以减轻静息或活动时的呼吸困难症状,改善运动耐量。临床研究证实肼屈嗪与硝酸异山梨酯联合应用(H-ISDN)可降低非洲裔美国慢性收缩性心力衰竭患者的病死率。因而目前指南推荐,左心室射血分数≤40%的中重度非洲裔美国心力衰竭患者,在 β 受体阻滞剂、ACEI 或 ARB 和利尿药等标准治疗的基础上,如仍然存在明显临床症状,可加用 H-ISDN 改善预后。对于因低血压或肾功能不全无法耐受 ACEI 或 ARB 的有症状性心力衰竭患者,可选用 H-ISDN 作为替代治疗。但对于既往未使用过 ACEI 或 ARB,或对其可良好耐受者,不应以 H-ISDN 取而代之。硝酸酯亦可减轻左心室射血分数正常的舒张性心功能不全患者的呼吸困难等症状。

2.急性心力衰竭

硝酸甘油对不同原因包括 AMI 引起的急性肺水肿,有显著的疗效,但也含有加重血压下降及引起心动过速或过缓的危险。静脉硝酸甘油主要通过扩张静脉血管,降低心脏前负荷而迅速减轻肺瘀血,是治疗急性心力衰竭最为广泛的血管扩张药物之一,尤其适宜于合并高血压、冠状动脉缺血和重度二尖瓣关闭不全者。静脉应用硝酸甘油可以迅速根据临床和血流动力学反应增加或减少滴入量,常以 10～20 μg/min 作为起始剂量,最高可增至 200 μg/min。硝酸酯与常规方法联合应用治疗急性肺水肿已经成为临床常规疗法。

(三)高血压危象和围术期高血压

静脉硝酸甘油是指南推荐的为数不多的治疗高血压危象的静脉制剂之一,从 5 μg/min 起始,用药过程中持续严密监测血压,逐渐递增剂量,上限一般为 100 μg/min,尤其适用于冠状动脉缺血伴高血压危象者,但切忌使血压急剧过度下降。静脉硝酸甘油亦常用于围术期的急性高血压治疗,尤其是实施冠状动脉旁路移植术者。

(四)不良反应与硝酸酯耐药性

1.不良反应及硝酸酯治疗无效

无效的原因很多,或因心绞痛严重性增加;或由于患者对硝酸酯治疗心肌缺血产生耐药性;也可能由于药片失效;或用法不当(有些含化剂不能口服,有些口服剂不能含化);动脉低氧血症,特别是在慢性肺部疾病(由于静脉血混入增加引起);及不能耐受(通常由于头痛)。也可能因口腔黏膜干燥影响药物吸收。硝酸酯若能在预计心绞痛发作前给予则更有效。当由于心动过速而影响硝酸酯疗效时,加用β受体阻滞剂结果更佳。在预防性应用长效作用硝酸酯时,耐受性往往是失效的原因。硝酸酯的常见不良反应及禁忌证见表 8-3。

表 8-3 硝酸酯应用中的不良反应与禁忌证

项目	分类	内容
不良反应		
	严重不良反应	前后负荷减少可引起晕厥和低血压;若饮酒或与其他血管扩张剂合用尤甚,须平卧治疗。心动过速常见,但偶在 AMI 时见到意外的心动过缓。低血压可引起脑缺血。长期大剂量应用可引起罕见正铁血红蛋白血症,须用静脉亚甲蓝治疗。大剂量静脉注射硝酸酯,可引起对肝素的耐药性
	其他不良反应	头痛、面潮红等,舌下用药可引起口臭,少见的皮疹
	产生耐受性	连续性疗法及大剂量频繁疗法可导致耐受性,低剂量间断疗法可避免,不同类型的硝酸酯之间存在交叉耐受性
	减药综合征	已见于军火工人,减去硝酸酯后可加重症状及猝死,临床也可见到类似证据因此,长期硝酸酯治疗必须逐渐停药。用偏心剂量法时,停药间期心绞痛复发率很低
禁忌证		
	绝对禁忌证	对硝酸酯过敏;急性下壁合并右心室心肌梗死;收缩压<12.0 kPa(90 mmHg)的严重低血压状态;肥厚性梗阻型心肌病伴左心室流出道重度固定梗阻;重度主动脉瓣和二尖瓣狭窄;心脏压塞或缩窄性心包;已使用磷酸二酯酶抑制剂者;颅内压增高
	相对禁忌证	循环低灌注状态;心室率<50 次/分,或>110 次/分;青光眼;肺心病合并动脉低氧血症;重度贫血

使用长效硝酸酯失效的两个主要原因如下。

(1)出现耐药性:处理办法是逐渐减少给药剂量和次数直到造成没有硝酸甘油的间期。

(2)病情加重:处理办法是在去除诱因(如高血压、心房颤动或贫血)的同时联合用药,以及考虑介入或手术治疗。

2.硝酸酯耐药性

硝酸酯的耐药性是指连续使用硝酸酯后血流动力学和抗缺血效应的迅速减弱乃至消失的现象。可分为假性耐药、真性耐药亦称血管性耐药及交叉性耐药三类。假性耐药发生于短期

(1天)连续使用后,可能与交感-肾素-血管紧张素-醛固酮系统等神经激素的反向调节和血管容量增加有关。血管性耐药最为普遍,发生于长期(3天以上)连续使用后引起血管结构和功能的改变。交叉性耐药是指使用一种硝酸酯后,抑制或削弱其他硝酸酯或NO供体性血管扩张剂及内源性NO等的作用,两者发生机制相似,可能与血管内过氧化物生成过多及生物活化/转化过程异常等有关,如巯基耗竭可导致硝酸酯在血管内的生物转化异常而引发耐药。硝酸酯一旦发生耐药不仅影响临床疗效,而且可能加剧内皮功能损害,对预后产生不利影响,因此长期使用硝酸酯时必须采用非耐药方法给药。

任何剂型的硝酸酯使用不正确均可导致耐药,如连续24小时静脉滴注硝酸甘油,或不撤除透皮贴剂,以非耐药方式口服几个剂量的硝酸异山梨酯或5-单硝酸异山梨酯等。早在1888年这一现象即被报告,随着硝酸酯的广泛应用,这一问题日益突出,但确切机制目前仍未明确。已有大量的证据说明,如果持续维持血液中高浓度硝酸酯则必定出现对硝酸酯的耐药性,因此偏心剂量法间歇治疗已成为标准治疗法。

3.硝酸酯耐药性的预防

预防硝酸酯耐药性的常用方法如下。

(1)小剂量、间断使用静脉硝酸甘油及硝酸异山梨酯,每天提供10～12小时的无药期。

(2)每天使用12小时硝酸甘油透皮贴剂后及时撤除。

(3)偏心方法口服硝酸酯,保证10～12小时的无硝酸酯浓度期或低硝酸酯浓度期,给药方法可参考表8-4。上述方法疗效确切,在临床中使用最为广泛。

表8-4　避免硝酸酯耐药性的偏心给药方法

药物名称	用药途径	给药方法
硝酸甘油		
	静脉滴注	连续点滴10～12小时后停药,空出10～12小时的无药期
	透皮贴片	贴敷10～12小时后撤除,空出10～12小时的无药期
硝酸异山梨酯		
	静脉滴注	连续点滴10～12小时后停药,空出10～12小时的无药期
	口服平片	每天3次给药,每次给药间隔5小时:如8 AM*,1 PM*,6 PM
		每天4次给药,每次给药间隔4小时:如8 AM,12 AM,4 M,8 PM
	口服缓释制剂	每天2次给药:8 AM,2 PM
5-单硝酸异山梨酯		
	口服平片	每天2次给药间隔7～8小时:如8 AM,3 PM
	口服缓释制剂	每天1次给药:如8AM

* AM:上午,PM:下午。

(4)有研究表明,巯基供体类药物、β受体阻滞剂、他汀、ACEI或ARB及肼屈嗪等药物可能对预防硝酸酯的耐药性有益,同时这些又多是改善冠心病和心力衰竭预后的重要药物,因此提倡合并使用。在无硝酸酯覆盖的时段可加用β受体阻滞剂,钙通道阻滞剂等预防心绞痛和血管效应,心绞痛一旦发作可临时舌下含服硝酸甘油等终止发作。

四、药物间的相互作用

(一)药代动力学相互作用引起低血压

硝酸酯的药物相互作用主要是药代动力学方面的,例如,心绞痛三联疗法(硝酸酯、β受体阻滞剂和钙通道阻滞剂)的合用疗效可能因其降压作用相加导致低血压而减弱,这种反应的个体差异很大。有时仅用两种抗心绞痛药如地尔硫䓬和硝酸酯就可以引起中度低血压。另外常见的低血压反应是在急性心肌梗死,如发病早期 ACEI 与硝酸酯合用时,在下壁心梗或与β受体阻滞剂或溶栓剂合用时。

(二)与西地那非相互作用

硝酸酯与西地那非合用可引起严重的低血压,以至于西地那非的药物说明书中将其合用列为禁忌证。西地那非的降低血压作用平均可以达到 1.2/0.7 kPa(8.4/5.5 mmHg),当与硝酸酯合用时下降更多。性交的过程本身对心血管系统是增加负荷,若同时应用两药导致低血压时,偶可引起急性心肌梗死的发生。慎用西地那非的患者包括有心梗史、卒中史、低血压、高血压[22.7/14.7 kPa(170/110 mmHg)]及心力衰竭或不稳定心绞痛史者。当硝酸酯与西地那非合用发生低血压反应时,α受体阻滞剂或甚至肾上腺素的应用都有必要。近期服用西地那非的患者发生急性冠脉综合征包括不稳定型心绞痛时,24 小时内最好不要用硝酸酯以防止低血压的发生。

(三)大剂量时与肝素相互作用

在不稳定心绞痛硝酸酯与肝素合用时,肝素的用量有可能会加大,原因是静脉硝酸酯制剂常含有丙二醇,大剂量应用可引起肝素抵抗。如静脉硝酸甘油>350 μg/min 时,会见到上述反应,而低剂量如 50～60 μg/min 或用二硝酸异山梨酯时,均未见到肝素抵抗现象。

(四)与组织型纤溶酶激活剂(t-PA)的相互作用

有报告应用 t-PA 溶栓的过程中,如果静脉应用较大剂量硝酸甘油(>100 μg/min)时,t-PA 疗效下降,再灌注率降低,临床事件增多,但尚需要更多的临床资料证实。

(朱　敏)

第九章

消化系统疾病用药

第一节　抗酸药及治疗消化性溃疡药

一、复方氢氧化铝

（一）别名

达胃宁，胃舒平。

（二）作用与特点

本品有抗酸、吸附、局部止血、保护溃疡面等作用，效力较弱、缓慢而持久。

（三）适应证

本品主要用于胃酸过多、胃及十二指肠溃疡、反流性食管炎及上消化道出血等。由于铝离子在肠内与磷酸盐结合成不溶解的磷酸铝自粪便排出，故尿毒症患者服用大剂量氢氧化铝后可减少磷酸盐的吸收，减轻酸血症。鸟粪石型尿结石患者服用本品，可因磷酸盐吸收减少而减缓结石的生长或防止其复发。也可用于治疗甲状旁腺功能减退症和肾病型骨软化症患者，以调节钙磷平衡。

（四）用法与用量

口服：每次 2～4 片，每天 3 次，饭前 30 分钟或胃痛发作时嚼碎后服。

（五）不良反应与注意事项

本品可致便秘。因本品能妨碍磷的吸收，故不宜长期大剂量使用。便秘者、肾功能不全者慎用。

（六）药物相互作用

本品含多价铝离子，可与四环素类形成络合物而影响其吸收，故不宜合用。可通过多种机制干扰地高辛、华法林、双香豆素、奎宁、奎尼丁、氯丙嗪、普萘洛尔、吲哚美辛、异烟肼、维生素及巴比妥类的吸收或消除，使上述药物的疗效受到影响，应尽量避免同时使用。

（七）制剂与规格

片剂：每片含氢氧化铝 0.245 g、三硅酸镁 0.105 g、颠茄流浸膏 0.002 6 mL。

（八）医保类型及剂型

甲类：口服常释剂。

二、碳酸氢钠

(一)别名

重碳酸钠,酸式碳酸钠,重曹,小苏打。

(二)作用与特点

本药口服后能迅速中和胃中过剩的胃酸,减轻疼痛,但作用持续时间较短。口服易吸收,能碱化尿液,与某些磺胺药同服,可防止磺胺在尿中结晶析出。

(三)适应证

胃痛,苯巴比妥、阿司匹林等的中毒解救。代谢性酸血症、高钾血症及各种原因引起的伴有酸中毒症状的休克,早期脑栓塞及严重哮喘持续状态经其他药物治疗无效者。真菌性阴道炎。

(四)用法与用量

口服:每次0.5~2.0 g,每天3次,饭前服用。静脉滴注:5%溶液,成人每次100~200 mL,小儿5 mL/kg。4%溶液阴道冲洗或坐浴:每晚1次,每次500~1 000 mL,连用7天。

(五)不良反应与注意事项

本品可引起继发性胃酸分泌增加,长期大量服用可能引起碱血症。静脉滴注本品时,低钙血症患者可能产生阵发性抽搐,而对缺钾患者可能产生低钾血症的症状。严重胃溃疡患者慎用,充血性心力衰竭、水肿和肾衰竭的酸中毒患者,使用本品应慎重。

(六)药物相互作用

不宜与胃蛋白酶合剂,维生素C等酸性药物合用,不宜与重酒石酸间羟胺、庆大霉素、四环素、肾上腺素、多巴酚丁胺、苯妥英钠、钙盐等同瓶静脉滴注。

(七)制剂与规格

(1)片剂:每片0.3 g、0.5 g。

(2)注射液:0.5 g/10 mL、12.5 g/250 mL。

(八)医保类型及剂型

甲类:口服常释剂。

三、硫糖铝

(一)别名

胃溃宁、素得。

(二)作用与特点

本品能与胃蛋白酶络合,抑制该酶分解蛋白质;并能与胃黏膜的蛋白质(主要为清蛋白及纤维蛋白)络合形成保护膜,覆盖溃疡面,阻止胃酸、胃蛋白酶和胆汁酸的渗透、侵蚀,从而利于黏膜再生和溃疡愈合。本品在溃疡区的沉积能诱导表皮生长因子积聚,促进溃疡愈合。同时本品还能刺激胃黏膜合成前列腺素,改善黏液质量,加速组织修复。服用本品后,仅2%~5%的硫酸二糖被吸收,并由尿排出。

(三)适应证

胃及十二指肠溃疡。

(四)用法与用量

口服:每次1 g,每天3~4次,饭前1小时及睡前服用。

(五)不良反应与注意事项

不良反应主要为便秘。个别患者可出现口干、恶心、胃痛等。治疗收效后,应继续服药数月,以免复发。

(六)药物相互作用

不宜与多酶片合用,否则两者疗效均降低。与西咪替丁合用时可能使本品疗效降低。

(七)制剂与规格

(1)片剂:0.25 g、0.5 g。

(2)分散片:0.5 g。

(3)胶囊剂:0.25 g。

(4)悬胶剂:5 mL(含硫糖铝 1 g)。

(八)医保类型及剂型

乙类:口服常释剂、口服液体剂。

四、铝碳酸镁

(一)别名

铝碳酸镁。

(二)作用与特点

本品为抗酸药。抗酸作用迅速且作用温和,可避免 pH 过高引起的胃酸分泌加剧。作用持久是本品的另一特点。

(三)适应证

胃及十二指肠溃疡。

(四)用法与用量

一般每次 1 g,每天 3 次,饭后 1 小时服用。十二指肠壶腹部溃疡 6 周为 1 个疗程,胃溃疡 8 周为 1 个疗程。

(五)不良反应与注意事项

本品不良反应轻微,但有个别患者可能出现腹泻。

(六)药物相互作用

本品含有铝、镁等多价金属离子,与四环素类合用时应错开服药时间。

(七)制剂与规格

片剂:0.5 g。

(八)医保类型及剂型

乙类:口服常释剂。

五、奥美拉唑

(一)别名

洛赛克。

(二)作用与特点

本品高度选择性地抑制壁细胞中的 H^+-K^+-ATP 酶(质子泵),使胃酸分泌减少。其作用依赖于剂量。本品对乙酰胆碱或组胺受体均无影响。除了本品对酸分泌的作用之外,临床上未观察到明显的药效学作用。本品起效迅速，每天服 1 次即能可逆地控制胃酸分泌，持续约24 小时。本品口服后 3 小时达血药浓度峰值。血浆蛋白结合率为 95%，分布容积 0.34～0.37 L/kg。本品主要由肝脏代谢后由尿及粪中排出。其血药浓度与胃酸抑制作用无明显相关性。每天服用 1 次即能可逆地控制胃酸分泌，持续约 24 小时。

（三）适应证

十二指肠溃疡、胃溃疡、反流性食管炎、卓-艾综合征。

（四）用法与用量

口服：每次 20 mg，每天 1 次。十二指肠溃疡患者，能迅速缓解症状，大多数病例在 2 周内愈合。第 1 个疗程未能完全愈合者，再治疗 2 周通常能愈合。①胃溃疡和反流性食管炎患者能迅速缓解症状，多数病例在 4 周内愈合。第 1 个疗程后未完全愈合者，再治疗 4 周通常可愈合。对一般剂量无效者，改每天服用本品 1 次，40 mg，可能愈合。②卓-艾综合征：建议的初始剂量为 60 mg，每天 1 次。剂量应个别调整。每天剂量超过 80 mg 时，应分 2 次服用。

（五）不良反应与注意事项

本品耐受性良好，罕见恶心、头痛、腹泻、便秘和肠胃胀气，少数出现皮疹。这些作用均较短暂且轻微，并与治疗无关。因酸分泌明显减少，理论上可增加肠道感染的危险。本品尚无已知的禁忌证。孕妇及儿童用药安全性未确立，本品能延长地西泮和苯妥英的消除。与经 P450 酶系代谢的其他药物如华法林，可能有相互作用。

（六）制剂与规格

胶囊剂：20 mg。

（七）医保类型及剂型

乙类：口服常释剂、注射剂。

六、泮托拉唑

（一）别名

潘妥洛克，泰美尼克。

（二）作用与特点

泮托拉唑是第 3 个能与 H^+-K^+-ATP 酶产生共价结合并发挥作用的质子泵抑制药，它与奥美拉唑和兰索拉唑同属苯并咪唑的衍生物，与奥美拉唑和兰索拉唑相比，泮托拉唑与质子泵的结合选择性更高，而且更为稳定。泮托拉唑口服生物利用度为 77%，达峰时间为 2.5 小时，半衰期为 0.9～1.9 小时，但抑制胃酸的作用一旦出现，即使药物已经从循环中被清除以后，仍可维持较长时间。泮托拉唑无论单次、多次口服或静脉给药，药动学均呈剂量依赖性关系。

（三）适应证

本品主要用于胃及十二指肠溃疡、胃-食管反流性疾病、卓-艾综合征等。

（四）用法与用量

常用量每次 40 mg，每天 1 次，早餐时间服用，不可嚼碎；个别对其他药物无反应的病例可每天服用2 次。老年患者及肝功能受损者每天剂量不得超过 40 mg。十二指肠溃疡疗程 2 周，必要时再服 2 周；胃溃疡及反流性食管炎疗程 4 周，必要时再服 4 周。总疗程不超过 8 周。

（五）不良反应与注意事项

偶可引起头痛和腹泻，极少引起恶心、上腹痛、腹胀、皮疹、瘙痒及头晕等。个别病例出现水肿、发热和一过性视力障碍。神经性消化不良等轻微胃肠疾病不建议使用本品;用药前必须排除胃与食管恶性病变。肝功能不良患者慎用;妊娠头3个月和哺乳期女性禁用本品。

(六)制剂与规格

肠溶片:40 mg。

(七)医保类型及剂型

乙类:口服常释剂、注射剂。

七、法莫替丁

(一)作用与特点

本品拮抗胃黏膜壁细胞的组胺 H_2 受体而显示强大而持久的胃酸分泌抑制作用。本品的安全范围广,又无抗雄激素作用及抑制药物代谢的作用。本品的 H_2 受体拮抗作用比西咪替丁强10～148倍,对组胺刺激胃酸分泌的抑制作用比西咪替丁约强40倍,持续时间长3～15倍。能显著抑制应激所致大鼠胃黏膜中糖蛋白含量的减少。对大鼠实验性胃溃疡或十二指肠溃疡的发生,其抑制作用比西咪替丁强,连续给药能促进愈合,效力比西咪替丁强。对失血及给予组胺所致大鼠胃出血具有抑制作用。本品口服后2～3小时达血浓度峰值,口服及静脉给药半衰期均约3小时。尿中仅见原形及其氧化物,口服时,后者占尿中总排量的5%～15%,静脉给药时占80%,人给药后24小时内原形药物的尿排泄率,口服时为35%～44%,静脉给药为88%～91%。

(二)适应证

口服用于胃溃疡、十二指肠溃疡、吻合口溃疡、反流性食管炎;口服或静脉注射用于上消化道出血(消化性溃疡、急性应激性溃疡、出血性胃炎所致)及卓-艾综合征。

(三)用法与用量

口服:每次20 mg,每天2次(早餐后、晚餐后或临睡前)。静脉注射或滴注:每次20 mg溶于生理盐水或葡萄糖注射液20 mL中缓慢静脉注射或滴注,每天2次,通常1周内起效,患者可口服时改口服。

(四)不良反应与注意事项

不良反应较少。最常见的有头痛、头晕、便秘和腹泻,发生率分别为4.7%、1.3%、1.2%、1.7%。偶见皮疹、荨麻疹(应停药)、白细胞减少、氨基转移酶升高等。罕见腹部胀满感、食欲缺乏及心率增加、血压上升、颜面潮红、月经不调等。本品慎用于有药物过敏史、肾衰竭或肝病患者。孕妇慎用。哺乳期女性使用时应停止哺乳。对小儿的安全性尚未确立。本品应在排除恶性肿瘤后再行给药。

(五)制剂与规格

(1)片剂:10 mg、20 mg。

(2)注射剂:20 mg∶2 mL。

(3)胶囊剂:20 mg。

(六)医保类型及剂型

乙类:口服常释剂、注射剂。

八、西咪替丁

(一)别名

甲氰咪胍。

(二)作用与特点

本品属组胺 H_2 受体阻滞剂的代表性药品,能抑制基础胃酸及各种刺激引起的胃酸分泌,并能减少胃蛋白酶的分泌。本品口服生物利用度约 70%,口服后吸收迅速,1.5 小时血药浓度达峰值,半衰期约为 2 小时,小部分在肝脏氧化为亚砜化合物或 5-羟甲基化合物,50%~70%以原形从尿中排出,可排出口服量的 80%~90%。

(三)适应证

本品适用于治疗十二指肠溃疡、胃溃疡、反流性食管炎、复发性溃疡病等;本品对皮肤瘙痒症也有一定疗效。

(四)用法与用量

口服:每次 200 mg,每天 3 次,睡前加用 400 mg;注射:用葡萄糖注射液或葡萄糖氯化钠注射液稀释后静脉滴注,每次 200~600 mg;或用上述溶液 20 mL 稀释后缓慢静脉注射,每次 200 mg,4~6 小时 1 次。每天剂量不宜超过 2 g。也可直接肌内注射。

(五)不良反应与注意事项

少数患者可能有轻度腹泻、眩晕、嗜睡、面部潮红、出汗等。停药后可恢复。极少数患者有白细胞减少或全血细胞减少等。少数肾功能不全或患有脑病的老年患者可有轻微精神障碍。少数患者可出现中毒性肝炎,转氨酶一过性升高,血肌酐轻度升高或蛋白尿等,一般停药后可恢复正常。肝、肾功能不全者慎用,应根据肌酐清除率指标调整给药剂量。肌酐清除率为 0~15 mL/min者忌用。

(六)药物相互作用

本品为一种强效肝微粒体酶抑制药,可降低华法林、苯妥英钠、普萘洛尔、地西泮、茶碱、卡马西平、美托洛尔、地高辛、奎尼丁、咖啡因等药物在肝内的代谢,延迟这些药物的排泄,导致其血药浓度明显升高,合并用药时需减少上述药物的剂量。

(七)制剂与规格

(1)片剂:每片 200 mg。

(2)注射剂:每支 200 mg。

(八)医保类型及剂型

甲类:口服常释剂、注射剂。

九、大黄碳酸氢钠

(一)作用与特点

抗酸、健胃。

(二)适应证

本品可用于胃酸过多、消化不良、食欲缺乏等。

(三)用法与用量

口服,每次 1~3 片,每天 3 次,饭前服。

(四)制剂与规格

片剂：每片含碳酸氢钠、大黄粉各 0.15 g，薄荷油适量。

(五)医保类型及剂型

甲类：口服常释剂。

十、碳酸钙

(一)别名

兰达。

(二)作用与特点

本品为中和胃酸药，可中和或缓冲胃酸，作用缓和而持久，但对胃酸分泌无直接抑制作用，并可因提高胃酸 pH 而消除胃酸对壁细胞分泌的反馈性抑制。本品与胃酸作用产生二氧化碳与氯化钙，前者可引起嗳气，后者在碱性液中再形成碳酸钙、磷酸钙而引起便秘。本品在胃酸中转化为氯化钙，小肠吸收部分钙，由尿排泄，其中大部分由肾小管重吸收。本品口服后约 85%转化为不溶性钙盐如磷酸钙、碳酸钙，由粪便排出。

(三)适应证

缓解由胃酸过多引起的上腹痛、反酸、胃部烧灼感和上腹不适。

(四)用法与用量

2～5 岁儿童(11.0～21.9 kg)每次 59.2 mg，6～11 岁儿童(22.0～43.9 kg)每次 118.4 mg，饭后1 小时或需要时口服 1 次，每天不超过 3 次，连续服用最大推荐剂量不超过 14 天。

(五)不良反应与注意事项

偶见嗳气、便秘。大剂量服用可发生高钙血症。心、肾功能不全者慎用。长期大量服用本品应定期测血钙浓度。

(六)药物相互作用

本品与噻嗪类利尿药合用，可增加肾小管对钙的重吸收。慎与洋地黄类药物联合使用。

(七)制剂与规格

(1)混悬剂：11.84 g∶148 mL。

(2)片剂：0.5 g。

十一、盐酸雷尼替丁

(一)别名

西斯塔，兰百幸，欧化达，善卫得。

(二)作用与特点

本品为一选择性的 H 受体阻滞剂，能有效地抑制组胺、五肽胃泌素及食物刺激后引起的胃酸分泌，降低胃酸和胃酶的活性，但对胃泌素的分泌无影响。作用比西咪替丁强 5～8 倍，对胃及十二指肠溃疡的疗效高，具有速效和长效的特点。本品口服生物利用度约 50%，半衰期为 2～2.7 小时，静脉注射 1 mg/kg 体重，瞬间血药浓度为 3 000 ng/mL，维持在 100 ng/mL 以上可达 4 小时。大部分以原形药物从肾排泄。

(三)适应证

临床上主要用于治疗十二指肠溃疡、良性溃疡病、术后溃疡、反流性食管炎及卓-艾综合征等。

(四)用法与用量

口服：每天 2 次，每次 150 mg，早晚饭时服。

(五)不良反应与注意事项

较轻，偶见头痛、皮疹和腹泻。个别患者有白细胞或血小板计数减少。有过敏史者禁用。除必要外，妊娠哺乳女性不用本品。8 岁以下儿童禁用。肝、肾功能不全者慎用。对肝有一定毒性，个别患者转氨酶升高，但停药后即可恢复。

(六)药物相互作用

本品与普鲁卡因、N-乙酰普鲁卡因合用，可减慢后者从肾的清除速率。本品还能减少肝血流，使经肝代谢的普萘洛尔、利多卡因和美托洛尔的代谢减慢，作用增强。

(七)制剂与规格

(1)片剂：0.15 g。

(2)胶囊剂：0.15 g。

(八)医保类型及剂型

甲类：口服常释剂、注射剂。

十二、尼扎替定

(一)别名

爱希。

(二)作用与特点

本药是一种组胺 H_2 受体阻滞剂，和组胺竞争性地与组胺 H_2 受体相结合，可逆性地抑制其功能，特别是对胃壁细胞上的 H_2 受体，可显著抑制夜间胃酸分泌达 12 小时，亦显著抑制食物、咖啡因、倍他唑和五肽胃泌素刺激的胃酸分泌。口服后并不影响胃分泌液中胃蛋白酶的活性，但总的胃蛋白酶分泌量随胃液分泌量的减少相应的减少，此外可增加他唑刺激的内因子分泌，本药不影响基础胃泌素分泌。口服生物利用度为 70%以上。口服 150 mg，0.5～3.0 小时后达到血药浓度峰值，为 700～1 800 μg/L，与血浆蛋白结合率约为 35%，半衰期为 1～2 小时。90%以上口服剂量的尼扎替定在 12 小时内从尿中排出，其中约 60%以原形排出。

(三)适应证

活动性十二指肠溃疡。胃食管反流性疾病，包括糜烂或溃疡性食管炎，缓解胃灼热症状。良性活动性胃溃疡。

(四)用法与用量

(1)活动性十二指肠溃疡及良性活动性胃溃疡：300 mg/d，分 1～2 次服用；维持治疗时 150 mg，每天 1 次。

(2)胃食管反流性疾病：150 mg，每天 2 次。中、重度肾功能损害者剂量酌减。

(五)不良反应与注意事项

患者可有头痛、腹痛、肌痛、无力、背痛、胸痛、感染和发热及消化系统、神经系统、呼吸系统不良反应，偶有皮疹及瘙痒。罕见肝功异常，贫血，血小板减少症及变态反应。开始治疗前应先排除恶性溃疡的可能性。对本品过敏者及对其他 H_2 受体阻滞剂有过敏史者禁用。

(六)药物相互作用

本药不抑制细胞色素 P450 关联的药物代谢酶系统。与大剂量阿司匹林合用会增加水杨酸盐的血浓度。

(七)制剂与规格

胶囊剂:150 mg。

十三、雷贝拉唑钠

(一)别名

波利特。

(二)作用与特点

本品具有很强的 H^+-K^+-ATP 酶抑制作用,胃酸分泌抑制作用及抗溃疡作用。健康成年男子在禁食情况下口服本剂 20 mg,3.6 小时后达血药浓度峰值 437 ng/mL,半衰期为1.49 小时。

(三)适应证

胃溃疡、十二指肠溃疡、吻合口溃疡、反流性食管炎、卓-艾综合征。

(四)用法与用量

成人推荐剂量为每次 10～20 mg,每天 1 次。胃溃疡、吻合口溃疡、反流性食管炎的疗程一般以 8 周为限,十二指肠溃疡的疗程以 6 周为限。

(五)不良反应与注意事项

严重的不良反应有休克、血象异常、视力障碍。其他不良反应有变态反应,血液系统异常,肝功能异常,循环系统、精神神经系统异常。此外有水肿,总胆固醇、中性脂肪、尿素氮(BUN)升高,蛋白尿。

(六)药物相互作用

本品与地高辛合用时,可升高其血中浓度。与含氢氧化铝凝胶、氢氧化镁的制酸剂同时或其后1 小时服用,本药平均血药浓度和药时曲线下面积分别下降 8%和 6%。

(七)制剂与规格

薄膜衣片:10 mg、20 mg。

十四、枸橼酸铋钾

(一)别名

胶体次枸橼酸铋,德诺,丽珠得乐,得乐,可维加。

(二)作用与特点

本品在胃酸条件下,以极微沉淀覆盖在溃疡表面形成一层保护膜,从而隔绝了胃酸、酶及食物对溃疡黏膜的侵蚀,促进黏膜再生,使溃疡愈合。本品还有良好的抗幽门螺杆菌作用。因而本品具有明显的抗溃疡作用,给药后在胃底、胃窦部、十二指肠、空肠及回肠均有铋的吸收,其中以小肠吸收为多。血药浓度与给药剂量呈相关性,一般于给药后 4 周血药浓度达稳态。血浆浓度通常小于50 μg/L。分布主要聚集在肾脏(占吸收的 60%)。有关本品吸收后的代谢与排泄资料较少。一些铋剂中毒患者血与尿的排泄半衰期分别为 4.5 天和 5.2 天,脑脊液中可达 13.9 天。

(三)适应证

本品适用于治疗胃溃疡、十二指肠壶腹部溃疡、多发溃疡及吻合口溃疡等多种消化性溃疡。

(四)用法与用量

480 mg/d,分 2～4 次服用。除特殊情况,疗程不得超过 2 个月。若需继续用药,在开始下 1 个疗程前 2 个月须禁服任何含铋制剂。

(五)不良反应与注意事项

主要表现为胃肠道症状,如恶心、呕吐、便秘和腹泻。偶见一些轻度变态反应。服药期间舌及大便可呈灰黑色。肾功能不全者禁用。

(六)药物相互作用

本品与四环素同时服用会影响四环素的吸收。不得与其他含铋制剂同服。不宜与制酸药及牛奶合用,因牛奶及制酸药可干扰其作用。

(七)制剂与规格

(1)片剂:120 mg。

(2)胶囊剂:120 mg。

(3)颗粒剂:每小包 1.2 g(含本品 300 mg)。

(八)医保类型及剂型

乙类:口服常释剂、颗粒剂。

(程慎令)

第二节 助消化药

一、胰酶

(一)作用与特点

本品为多种酶的混合物,主要为胰蛋白酶,胰淀粉酶和胰脂肪酶。本品在中性或弱碱性环境中活性较强,促进蛋白质和淀粉的消化,对脂肪亦有一定的消化作用。

(二)适应证

本品主要用于消化不良、食欲缺乏及肝、胰腺疾病引起的消化障碍。

(三)用法与用量

每次 0.3～0.6 g,每天 3 次,饭前服。

(四)不良反应与注意事项

不宜与酸性药物同服。与等量碳酸氢钠同服可增加疗效。

(五)制剂与规格

肠溶片:0.3 g、0.5 g。

(六)医保类型及剂型

乙类:口服常释剂。

二、慷彼申

(一)作用与特点

本品可取代和补充人体本身分泌之消化酶,刺激胃和胰之天然分泌,对消化食物有重大的作用。米曲菌酶促使蛋白质及糖类在胃及十二指肠降解。在空肠及回肠中释放出的胰酶继续完成食物蛋白质、糖类及脂肪的降解。所包含的植物性酶和动物性胰酶,能在任何不同的酸碱度中发挥其最佳的效果。

(二)适应证

肠胃之消化酶不足,消化不良,受胆囊、肝或胰腺病影响而引起之消化失常。其他药物所引起的肠胃不适。高龄所致消化功能衰退。促进病后初愈,尤其是传染病或手术后之消化功能障碍,促进食物吸收,帮助咀嚼功能受限或食物限制等特种病情之消化能力。

(三)用法与用量

成人每天口服 50 mg(1 粒),每天 3 次,进食时服用。如未见效,剂量可加倍。

(四)不良反应与注意事项

急性胰腺炎和慢性胰腺炎的急性发作期禁用。

(五)制剂与规格

糖衣片:每片含胰酶 220 mg、脂肪酶 7 400 U、蛋白酶 420 U、淀粉酶 7 000 U、米曲菌中提取的酶120 mg、纤维素酶 70 U、蛋白酶 10 U 和淀粉酶 170 U。

(程慎令)

第三节　促胃肠动力药

一、多潘立酮

(一)剂型规格

片剂:10 mg。分散片:10 mg。栓剂:10 mg、30 mg 和 60 mg。注射液:2 mL∶10 mg。滴剂:1 mL∶10 mg。混悬液:1 mL∶1 mg。

(二)适应证

本品适用于由胃排空延缓、胃-食管反流、慢性胃炎和食管炎引起的消化不良。外科、妇科手术后的恶心、呕吐。抗帕金森综合征药物引起的胃肠道症状和多巴胺受体激动剂所致的不良反应。抗癌药引起的呕吐。但对氮芥等强效致吐药引起的呕吐疗效较差。胃炎、肝炎和胰腺炎等引起的呕吐,以及其他疾病,如偏头痛、痛经、颅脑外伤和尿毒症等,胃镜检查和血液透析、放射治疗(简称放疗)引起的恶心、呕吐。儿童各种原因(如感染等)引起的急性和持续性呕吐。

(三)用法用量

肌内注射:每次 10 mg,必要时可重复给药。口服:每次 10～20 mg,每天 3 次,饭前服。直肠给药:每次 60 mg,每天 2～3 次。

(四)注意事项

1 岁以下小儿慎用、哺乳期女性慎用。

(五)不良反应

偶见头痛、头晕、嗜睡、倦怠和神经过敏等。如使用较大剂量可能引起非哺乳期泌乳,并且在一些更年期后女性及男性患者中出现乳房胀痛现象;也可致月经失调。消化系统偶有口干、便秘、腹泻和短时的腹部痉挛性疼痛现象。皮肤偶见一过性皮疹或瘙痒症状。

(六)禁忌证

对本药过敏者,嗜铬细胞瘤、乳腺癌、机械性肠梗阻、胃肠道出血患者及孕妇。

(七)药物相互作用

增加对乙酰氨基酚、氨苄西林、左旋多巴、四环素等药物的吸收速度。对服用对乙酰氨基酚的患者,不影响其血药浓度。胃肠解痉药与本药合用,可能发生药理拮抗作用,减弱本药的治疗作用,两者不宜联用。与 H_2 受体阻滞剂合用,由于 H_2 受体阻滞剂改变了胃内 pH,减少本药在胃肠道的吸收,故两者不宜合用。维生素 B_6 可抑制催乳素的分泌,减轻本药泌乳反应。制酸药可以降低本药的口服生物利用度,不宜合用。口服含铝盐或铋盐的药物(如硫糖铝、胶体枸橼酸铋钾、复方碳酸铋等)后能与胃黏膜蛋白结合,形成络合物以保护胃壁,本药能增强胃部蠕动,促进胃内排空,缩短该类药物在胃内的作用时间,降低药物的疗效。

(八)药物过量

用药过量可出现困倦、嗜睡、心律失常、方向感丧失、锥体外系反应及低血压等症状,但以上反应多数是自限性的,通常在 24 小时内消失。本药过量时无特殊的解药或特效药。应予对症支持治疗,并密切监测。给患者洗胃和/或使用药用炭,可加速药物清除。使用抗胆碱药、抗帕金森病药及具有抗副交感神经生理作用的抗组胺药,有助于控制与本药毒性有关的锥体外系反应。

二、西沙必利

(一)剂型规格

片剂:5 mg、10 mg。胶囊:5 mg。干混悬剂:100 mg。

(二)适应证

本品可用于由神经损伤、神经性食欲缺乏、迷走神经切断术或部分胃切除引起的胃轻瘫。也用于X线、内镜检查呈阴性的上消化道不适;对胃-食管反流和食管炎也有良好作用,其疗效与雷尼替丁相同,与后者合用时其疗效可能得到加强;还可用于假性肠梗阻导致的推进性蠕动不足和胃肠内容物滞留及慢性便秘;对于采取体位和饮食措施仍不能控制的幼儿慢性、过多性反胃及呕吐也可试用本品治疗。

(三)注意事项

由于本品促进胃肠活动,可能发生瞬时性腹部痉挛、腹鸣或腹泻,此时可考虑酌减剂量。当幼儿或婴儿发生腹泻时应酌减剂量。本品对胃肠道功能增加的患者可能有害,必须使用时应注意观察。本品可能引起心电图 QT 间期延长、昏厥和严重的心律失常。当过量服用或与酮康唑同服时可引起严重的尖端扭转型室性心动过速。本品无胚胎毒性,也无致畸作用,但小于 34 周的早产儿应慎重用药。对于老年人,由于半衰期延长,故治疗剂量应酌减。肝、肾功能不全患者开始剂量可减半,以后可根据治疗结果及可能发生的不良反应及时调整剂量。本品虽不影响精神运动功能,不引起镇静和嗜睡,但加速中枢抑制剂如巴比妥类和乙醇等的吸收,因此使用时应注意。

(四)不良反应

曾有过敏、轻度短暂头痛或头晕的报道。偶见可逆性肝功能异常,并可能伴有胆汁淤积。罕见惊厥性癫痫、锥体外系反应及尿频等。

(五)禁忌证

对本品过敏者禁用,哺乳期女性勿用本品。

(六)药物相互作用

由于本品系通过促进肠肌层节后神经释放乙酰胆碱而发挥胃肠动力作用,因此抗胆碱药可降低本品效应。服用本品后,胃排空速率加快,如同服经胃吸收的药物,其吸收速率可能降低,而经小肠吸收的药物其吸收速率可能会增加(如苯二氮䓬类、抗凝剂、对乙酰氨基酚及 H_2 受体阻滞剂等)。对于个别与本品相关的药物需确定其剂量时,最好监测其血药浓度。

三、伊托必利

(一)剂型规格

片剂:50 mg。

(二)适应证

本品主要适用于功能性消化不良引起的各种症状,如上腹部不适、餐后饱胀、早饱、食欲缺乏、恶心和呕吐等。

(三)用法用量

口服,成人每天 3 次,每次 1 片,饭前服用。可根据年龄、症状适当增减或遵医嘱。

(四)注意事项

高龄患者用药时易出现不良反应,用时注意。严重肝、肾功能不全者和孕妇、哺乳期女性慎用,儿童不宜使用。

(五)不良反应

主要不良反应有变态反应,如皮疹、发热、瘙痒感等;消化道症状,如腹泻、腹痛、便秘、唾液增加等;神经系统症状,如头痛、刺痛感、睡眠障碍等;血液系统症状,如白细胞减少,当确认异常时应停药。偶见血尿素氮(BUN)或肌酐升高、胸背部疼痛、疲劳、手指发麻和手抖等。

(六)禁忌证

对本药过敏者。胃肠道出血穿孔、机械性梗阻的患者禁用。

(七)药物相互作用

抗胆碱药可能会对抗伊托必利的作用,故两者不宜合用;本品可能增强乙酰胆碱的作用,使用时应注意。

(八)药物过量

药物过量表现为出现乙酰胆碱作用亢进症状,应采取对症治疗,可采用阿托品解救。

四、莫沙必利

(一)剂型规格

片剂:5 mg。

(二)适应证

慢性胃炎或功能性消化不良引起的消化道症状，如上腹部胀满感、腹胀和上腹部疼痛；嗳气、恶心、呕吐和胃烧灼感等。

(三)用法用量

常用剂量每次 5 mg，每天 3 次，饭前或饭后服用。

(四)注意事项

服用本品 2 周后，如消化道症状无变化，应停止服用。孕妇和哺乳期女性、儿童及青少年、有肝、肾功能障碍的老年患者慎用。

(五)不良反应

不良反应的发生率约为 4%。主要表现为腹泻、腹痛、口干、皮疹、倦怠、头晕、不适、心悸等。另有约 3.8%的患者出现检验指标异常变化，表现为嗜酸性粒细胞增多、甘油三酯升高、ALT 升高等。

(六)禁忌证

对本药过敏者。胃肠道出血者或肠梗阻患者。

(七)药物相互作用

与抗胆碱药物合用可能减弱本品的作用。

(程慎令)

第四节 止吐药及催吐药

一、甲氧氯普胺

(一)剂型规格

片剂：5 mg。注射液：1 mL∶10 mg。

(二)适应证

本品可用于因脑部肿瘤手术、肿瘤的放疗及化疗、脑外伤后遗症、急性颅脑损伤及药物所引起的呕吐。对于胃胀气性消化不良、食欲缺乏、嗳气、恶心、呕吐有较好疗效。也可用于海空作业引起的呕吐及晕车症状。增加食管括约肌压力，从而减少全身麻醉时胃肠道反流所致吸入性肺炎的发生率；可减轻钡餐检查时的恶心、呕吐反应现象，促进钡剂通过；十二指肠插管前服用，有助于顺利插管。对糖尿病性胃轻瘫、胃下垂等有一定疗效；也用于幽门梗阻及对常规治疗无效的十二指肠溃疡。可减轻偏头痛引起的恶心，并可能由于提高胃通过率而促进麦角胺的吸收。本品的催乳作用可试用于乳量严重不足的产妇。可用于胆管疾病和慢性胰腺炎的辅助治疗。

(三)用法用量

口服：一次 5～10 mg，一天 10～30 mg。饭前半小时服用。肌内注射：一次 10～20 mg。每天剂量一般不宜超过 0.5 mg/kg 体重，否则易引起锥体外系反应。

(四)注意事项

注射给药可能引起直立位低血压。本品大剂量或长期应用可能因阻断多巴胺受体，使胆碱能受体相对亢进而导致锥体外系反应(特别是年轻人)。主要表现为帕金森综合征,可出现肌震颤、头向后倾、斜颈、阵发性双眼向上注视、发声困难、共济失调等。可用苯海索等抗胆碱药治疗。遇光变成黄色或黄棕色后,毒性增高。

(五)不良反应

本品主要为镇静作用,可有倦怠、嗜睡、头晕等。其他有便秘、腹泻、皮疹及溢乳、男子乳房发育等,但较为少见。

(六)禁忌证

孕妇禁用。禁用于嗜铬细胞瘤、癫痫、进行放疗或化疗的乳腺癌患者,也禁用于胃肠道活动增强可导致危险的病例。

(七)药物相互作用

吩噻嗪类药物能增强本品的锥体外系不良反应,不宜合用。抗胆碱药(阿托品、丙胺太林、颠茄等)能减弱本品增强胃肠运动功能的效应,两药合用时应予注意。可降低西咪替丁的口服生物利用度,两药若必须合用,服药时间应至少间隔 1 小时。能增加对乙酰氨基酚、氨苄西林、左旋多巴和四环素等的吸收速率,地高辛的吸收因合用本品而减少。

(八)药物过量

患者表现为深昏睡状态,神志不清;肌肉痉挛,如颈部及背部肌肉痉挛、拖曳步态、头部及面部抽搐样动作,以及双手颤抖摆动等锥体外系症状。处理:用药过量时,使用抗胆碱药物(如盐酸苯海索)、治疗帕金森病药物或抗组胺药(如苯海拉明),可有助于锥体外系反应的制止。

二、盐酸昂丹司琼

(一)剂型规格

片剂:4 mg、8 mg。胶囊:8 mg。注射剂:1 mL∶4 mg、2 mL∶4 mg、2 mL∶8 mg。

(二)适应证

本品适用于治疗由化疗和放疗引起的恶心呕吐,也可用于预防和治疗手术后引起的恶心、呕吐。

(三)用法用量

1.治疗由化疗和放疗引起的恶心、呕吐

(1)成人:给药途径和剂量应视患者情况因人而异。剂量一般为 8～32 mg;对可引起中度呕吐的化疗和放疗,应在患者接受治疗前,缓慢静脉注射 8 mg;或在治疗前 1～2 小时口服 8 mg,之后间隔 12 小时口服 8 mg。对可引起严重呕吐的化疗和放疗,可于治疗前缓慢静脉注射本品 8 mg,之后间隔 2～4 小时再缓慢静脉注射8 mg,共 2 次;也可将本品加入 50～100 mL 生理盐水中于化疗前静脉滴注,滴注时间为15 分钟。对可能引起严重呕吐的化疗,也可于治疗前将本品与 20 mg 地塞米松磷酸钠合用静脉滴注,以增强本品的疗效。对于上述疗法,为避免治疗后 24 小时出现恶心呕吐,均应持续让患者服药,每次 8 mg,每天 2 次,连服 5 天。

(2)儿童:化疗前按体表面积计算,每平方米静脉注射 5 mg,12 小时后再口服 4 mg,化疗后应持续给予患儿口服 4 mg,每天 2 次,连服 5 天。

(3)老年人:可依成年人给药法给药,一般不需调整。

2.预防或治疗手术后呕吐

(1)成人:一般可于麻醉诱导同时静脉滴注 4 mg,或于麻醉前 1 小时口服 8 mg,之后每隔

8 小时口服 8 mg，共 2 次。已出现术后恶心、呕吐时，可缓慢滴注 4 mg 进行治疗。

(2)肾衰竭患者：不需调整剂量、用药次数或用药途径。

(3)肝衰竭患者：由于本品主要自肝脏代谢，对中度或严重肝衰竭的患者每天用药剂量不应超过 8 mg。静脉滴注时，本品在下述溶液中是稳定的(在室温或冰箱中可保持稳定 1 周)：0.9% 氯化钠注射液、5% 葡萄糖注射液、复方氯化钠注射液和 10% 甘露醇注射液，但本品仍应于临用前配制。

(四)注意事项

怀孕期间(尤其妊娠早期)不宜使用本品。哺乳期女性服用本品时应停止哺乳。

(五)不良反应

常见有头痛、头部和上腹部发热感、静坐不能、腹泻、皮疹、急性张力障碍性反应、便秘等；部分患者可有短暂性氨基转移酶升高；少见有支气管痉挛、心动过速、胸痛、低钾血症、心电图改变和癫痫大发作。

(六)禁忌证

有过敏史或对本品过敏者不得使用。胃肠道梗阻患者禁用。

(七)药物相互作用

本品与地塞米松或甲氧氯普胺合用，可以显著增强止吐效果。

(八)药物过量

过量可引起幻视、血压升高，此时适当给予对症和支持治疗。

三、托烷司琼

(一)剂型规格

注射剂：1 mL：5 mg。胶囊剂：5 mg。

(二)适应证

本品主要用于治疗癌症化疗引起的恶心、呕吐。

(三)用法用量

每天 5 mg，总疗程 6 天。静脉给药，在化疗前将本品 5 mg 溶于 100 mL 生理盐水、林格氏液或 5% 葡萄糖注射液中静脉滴注或缓慢静脉推注。口服给药，每天 1 次，每次 1 粒胶囊(5 mg)，于进食前至少 1 小时服用或于早上起床后立即用水送服。疗程 2～6 天，轻症者可适当缩短疗程。

(四)注意事项

哺乳期女性不宜应用，儿童暂不推荐使用。本品可能对血压有一定影响，因此高血压未控制的患者每天剂量不宜超过 10 mg。

(五)不良反应

常规剂量下的不良反应多为一过性，常见有头痛、便秘、头晕、疲劳及胃肠功能紊乱，如腹痛和腹泻。

(六)禁忌证

对本品过敏者及妊娠女性禁用。

(七)药物相互作用

本品与食物同服可使吸收略延迟。本品与利福平或其他肝酶诱导剂合用可使本品血浆浓度降低，因此代谢正常者需增加剂量。

四、阿扎司琼

（一）剂型规格

注射剂：2 mL∶10 mg。片剂：10 mg。

（二）适应证

本品主要用于抗恶性肿瘤药引起的消化系统症状，如恶心、呕吐等。

（三）用法用量

成人一般用量为 10 mg，每天 1 次静脉注射。

（四）注意事项

严重肝、肾功能不全者慎用。有引起过敏性休克的可能，所以需要注意观察，一旦出现异常时应马上停药并给予适当处理。

（五）不良反应

精神系统方面有时出现头痛、头重或烦躁感；消化系统方面出现口渴，ALT、AST 和总胆红素上升；循环系统有时出现颜面苍白、冷感或心悸；其他方面有时出现皮疹、全身瘙痒、发热、乏力、双腿痉挛、颜面潮红及血管痛等。

（六）禁忌证

对本药及 5-HT_3 受体阻滞剂过敏者。胃肠道梗阻患者禁用。

（七）药物相互作用

本品与碱性药物，如呋塞米、甲氨蝶呤、氟尿嘧啶、吡咯他尼或依托泊苷等配伍时，有可能出现混浊或析出结晶，也可能降低本品的含量，因此本品应先与生理盐水混合后方可配伍，配伍后应在 6 小时内使用。

五、阿扑吗啡

（一）剂型规格

注射剂：1 mL∶5 mg。

（二）适应证

本品用于抢救意外中毒及不能洗胃的患者。

（三）用法用量

皮下注射：一次 2～5 mg，1 次最大剂量 5 mg。

（四）注意事项

儿童、老年人、过度疲劳者及有恶心、呕吐的患者慎用。

（五）不良反应

患者可出现持续的呕吐、呼吸抑制、急促和急性循环衰竭等。

（六）禁忌证

（1）与吗啡及其衍生物有交叉过敏。

（2）有心力衰竭或心力衰竭先兆的患者、醉酒状态明显者、阿片及巴比妥类中枢神经抑制药所导致的麻痹状态患者。

(七)药物相互作用

如先期服用止吐药,可降低本药的催吐作用。

(程慎令)

第五节 利 胆 药

一、非布丙醇

(一)剂型规格、用法用量

片剂:50 mg、0.1 g。胶囊剂:50 mg、0.1 g。口服:一次 0.1～0.2 g,一天 3 次,饭后服。

(二)作用

本品具有明显的利胆作用,动物实验证明,无论肝实质是否损伤,均可使胆汁分泌增加。本品也有松弛胆管平滑肌及奥狄括约肌、降低血中胆固醇的作用。本品 90%以上经胃肠道吸收,代谢率达 99%。血浆蛋白结合率为 70%。本品 85%由胆汁排出,4%由尿排泄。原形药在胆汁及尿中仅占 0.2%及 0.1%。本品毒性较低,亚急性毒性试验未见对循环系统及其他器官损害。用于治疗胆囊炎、胆石症及其他高脂血症、脂肪性消化不良和急慢性肝炎。

(三)不良反应

个别可见一过性胃部不适。

二、羟甲烟胺

(一)剂型规格、用法用量

片剂:0.5 g。胶囊剂:0.5 g。口服:一次 1 g,一天 3 次,连服 2～4 天后改为一天 2 次;儿童,一次0.25～0.5 g,一天 3 次。注射剂:10 mL:0.4 g。静脉注射:一次 0.4～0.8 g,一天 1 次,维持用药一次0.4 g,隔天 1 次。

(二)作用

本品为利胆、保肝、抑菌药。促进胆汁分泌,增加胆盐浓度,具有利胆保肝作用。并能有效地抑制胆管及肠道中的双球菌、化脓链球菌、肠球菌及大肠埃希菌,具有明显的消炎作用。用于胆管炎、胆囊炎、胆石症、传染性肝炎、肝源性黄疸、肝功障碍、胃及十二指肠炎、急性肠炎、结肠炎等。

(三)不良反应

少数患者可见胃部不适。

三、胆酸钠

(一)剂型规格、用法用量

片剂:0.2 g。胶囊:0.2 g。口服:一次 0.2～0.4 g,一天 3 次;儿童,3 岁以上一次 0.1 g,一天 3 次;溶解胆结石:一次 0.25～0.5 g,一天 3 次。

(二)作用

本品是从牛胆或猪胆中提得的胆盐混合物,为天然胆汁酸的甘氨酸和牛磺酸结合物的混合钠盐。能刺激肝细胞分泌胆汁，促进脂肪的乳化及吸收，兼有利胆作用，溶解富含胆固醇的结石，并有助于脂溶性维生素D、维生素K的吸收和增加胰酶的活性。用于胆囊或胆管瘘管的长期引流患者及胆汁缺乏、脂肪消化不良和胆囊炎。

（三）不良反应

有缓泻作用。

（四）注意事项

胆总管完全阻塞而未做体位引流前的患者禁用。

四、去氢胆酸

（一）剂型规格、用法用量

片剂：0.25 g。口服：一次0.25～0.50 g，一天3次，饭后服；儿童，1岁以下一次0.01～0.02 g，1～5岁一次0.03～0.10 g，一天3次。（钠盐）注射剂：5 mL：0.5 g、5 mL：1 g。静脉注射：一天0.5 g，必要时可逐渐增加到一天2 g。

（二）作用

本品为胆酸的合成衍生物，具有利胆、促进胆汁分泌的作用。起效迅速，静脉注射后20～30分钟达最大效应，维持时间长。本品能促进肝脏分泌大量黏度较低的胆汁，增加胆汁容量，但不改变胆盐及其色素的含量，可使胆管畅通，起到清洗胆管和利胆的作用。这与天然胆盐的作用不同，后者分泌量及其固体成分均有增加，并能促进脂肪和脂溶性维生素的吸收，而本品的这一作用很弱。本品还有促进肝脏血流及胆红素排泄和利尿作用。本品口服吸收较好。本品由粪便排出。用于慢性功能性或器质性胆囊（如慢性肝炎）胆管病变，如胆囊或胆管功能失调、胆囊切除后综合征、慢性胆囊炎、胆石症及某些肝脏疾病。

（三）不良反应

不良反应可有口干、口苦及皮肤瘙痒、缓泻等，可出现呼吸困难、心搏骤停、心律失常、肌痉挛、极度疲乏无力，一般轻微短暂，但如长期应用或一时用量过大，可导致电解质失平衡。

（四）注意事项

（1）胆管完全阻塞，严重肝、肾功能不全，阑尾炎或肠梗阻，诱因不明的直肠出血，充血性心力衰竭等患者禁用。对哮喘及有过敏史的患者慎用。可用本品20%溶液0.2 mL做皮试，阳性反应者不可静脉滴注。

（2）长期应用会出现胆汁减少，出现所谓“肝疲劳”现象。

（3）如出现嗳气、打嗝、腹泻、恶心、痉挛、直肠区周围皮肤刺激等症状时应进行对症处理。

（4）因本品代谢产物羟基酮和胆酸有增加结肠分泌水分的作用，因而可有缓泻。

（程慎令）

第六节　泻　　药

泻药是促进排便反射或使排便顺利的药物。按其作用原理可分为：①溶剂性泻药；②刺激性泻药；③滑润性泻药；④软化性泻药。

一、硫酸镁(硫苦,泻盐)

(一)制剂

注射剂:1 g/10 mL、2.5 g/10 mL。溶液剂:33 g/100 mL

(二)适应证

(1)导泻,肠内异常发酵,也可与驱虫药并用;与活性炭合用,可治疗食物或药物中毒。

(2)阻塞性黄疸及慢性胆囊炎。

(3)惊厥、子痫、尿毒症、破伤风、高血压脑病及急性肾性高血压危象等。

(4)外用热敷消炎去肿。

(三)用法用量

(1)导泻:每次口服 5～20 g,清晨空腹服,同时饮水 100～400 mL,也可用水溶解后服用。

(2)利胆:每次 2～5 g,每天 3 次,饭前或两餐间服。也可服用 33%溶液,每次 10 mL。

(3)抗惊厥、降血压:肌内注射,每次 1 g,10%溶液每次 10 mL。静脉滴注,每次 1.0～2.5 g。

(四)注意事项

(1)注射须缓慢,并注意患者的呼吸与血压。静脉滴注过快可引起血压降低及呼吸暂停。

(2)肠道出血患者、急腹症患者及孕妇、经期女性禁用本品导泻。

(3)中枢抑制药(如苯巴比妥)中毒患者不宜使用本品导泻排除毒物,以防加重中枢抑制。

二、酚酞(果导)

(一)制剂

片剂:每片 50 mg、100 mg。

(二)适应证

适用于习惯性顽固便秘,也可在各种肠道检查前用作肠道清洁剂。

(三)用法用量

睡前口服 0.05～0.20 g,经 8～10 小时排便。

(四)注意事项

(1)本品如与碳酸氢钠及氧化镁等碱性药并用,能引起变色。

(2)婴儿禁用,幼儿及孕妇慎用。

三、甘油(丙三醇)

(一)制剂

栓剂:大号每个约重 3 g,小号每个约重 1.5 g。甘油溶液:50%甘油盐水溶液。

(二)适应证

用于便秘,也可用于降低眼压和颅内压。

(三)用法用量

(1)便秘:使用栓剂,每次 1 个塞入肛门(成人用大号栓,小儿用小号栓),对小儿及年老体弱者较为适宜。也可用本品 50%溶液灌肠。

(2)降眼压和降颅内压:口服 50%甘油溶液(含 0.9%氯化钠),每次 200 mL,每天 1 次,必要时每天2 次,但要间隔 6～8 小时。

(四)注意事项

口服有轻微不良反应,如头痛、咽部不适、口渴、恶心、呕吐、腹泻及血压轻微下降等。空腹服用不良反应较明显。

四、开塞露

(一)制剂

开塞露(含山梨醇、硫酸镁):含山梨醇 45%~50%(g/g),硫酸镁 10%(g/mL),羟苯乙酯 0.05%、苯甲酸钠 0.1%。开塞露(含甘油):本品含甘油 55%(mL/mL)。

(二)适应证

主要用于便秘。

(三)用法用量

成人用量每次 20 mL(1 支),小儿酌减。

(四)注意事项

本品为治疗便秘的直肠用溶液剂。用时将容器顶端刺破,外面涂油脂少许,徐徐插入肛门,然后将药液挤入直肠内,引起排便。

(程慎令)

第七节 止 泻 药

止泻药是通过减少肠道蠕动或保护肠道免受刺激而达到止泻作用。适用于剧烈腹泻或长期慢性腹泻,以防止机体过度脱水、电解质紊乱、消化及营养障碍。

一、地芬诺酯(苯乙哌啶,氰苯哌酯,止泻宁)

(一)制剂

复方地芬诺酯片:每片含盐酸地芬诺酯 2.5 mg,硫酸阿托品 0.025 mg。

(二)适应证

适用于急、慢性功能性腹泻及慢性肠炎等。

(三)用法用量

口服:每次 2.5~5.0 mg,每天 2~4 次。至腹泻被控制时,应立即减少剂量。

(四)注意事项

(1)服药后偶尔见口干、腹部不适、恶心、呕吐、思睡、烦躁、失眠等,减量或停药后即消失。

(2)肝功能不全患者及正在服用成瘾性药物患者宜慎用。

(3)哺乳期女性慎用。

二、洛哌丁胺(氯苯哌酰胺,苯丁哌胺,易蒙停)

(一)制剂

胶囊:每胶囊 2 mg。

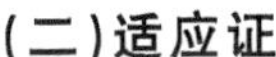

(二)适应证

适用于急性腹泻及各种病因引起的慢性腹泻。本品尤其适用于临床上应用其他止泻药效果不显著的慢性功能性腹泻。

(三)用法用量

成人首次口服 4 mg,以后每腹泻一次服 2 mg,直到腹泻停止或用量达每天 16～20 mg,连续 5 天,若无效则停服。儿童首次服 2 mg,以后每腹泻一次服 2 mg,至腹泻停止,最大用量为每天 8～12 mg。空腹或饭前半小时服药可提高疗效。慢性腹泻待显效后每天给予 4～8 mg(成人),长期维持。

(四)注意事项

(1)严重中毒性或感染性腹泻慎用;重症肝损害者慎用;因用抗生素而导致假膜性大肠炎患者不宜用。

(2)1 岁以下婴儿和肠梗阻、亚肠梗阻或便秘患者禁用;发生胃肠胀气或严重脱水的小儿禁用;孕妇和哺乳女性慎用。

(3)本品不能单独用于伴有发热和便血的细菌性痢疾病者。

三、双八面体蒙脱石(思密达)

(一)制剂

散剂:每小袋内含双八面体蒙脱石 3 g,葡萄糖 0.749 g,糖精钠 0.007 g,香兰素 0.004 g。

(二)适应证

主要用于急、慢性腹泻,尤其对儿童急慢性腹泻疗效为佳,也用于食管炎及胃、十二指肠、结肠疾病有关的疼痛的对症治疗。

(三)用法用量

成人每天 3 次,每次 1 袋;2 岁以上幼儿每天 2～3 次,每次 1 袋;1～2 岁幼儿每天 1～2 次,每次 1 袋;1 岁以下幼儿每天 1 袋,分 2 次服用。治疗急性腹泻首剂量应加倍。食管炎患者宜于饭后服用,其他患者于饭前服用。将本品溶于半杯温水送服。

(四)注意事项

(1)本品可能影响其他药物的吸收,必须合用时应在服用本品之前 1 小时服用其他药物。

(2)少数患者如出现轻微便秘,可减少剂量继续服用。

(程慎令)

第十章

泌尿系统疾病用药

第一节　利　尿　药

利尿药是作用于肾脏，增加电解质和水的排泄，使尿量增多的药物。临床主要用于治疗各种原因引起的水肿，也用于非水肿性疾病如高血压、高血钙、尿崩症等的治疗。利尿药根据作用部位及利尿作用强度分为三类。

(1)高效能利尿药：主要作用于髓袢升支粗段髓质部和皮质部，包括呋塞米、依他尼酸、布美他尼等。

(2)中效能利尿药：主要作用于髓袢升支粗段皮质部和远曲小管近端，包括噻嗪类(如氢氯噻嗪)、氯噻酮等。

(3)低效能利尿药：主要作用于远曲小管和集合管，如螺内酯、氨苯蝶啶、阿米洛利等。

一、利尿药作用的生理学基础

尿液的生成是通过肾小球滤过、肾小管和集合管的重吸收及分泌而实现的，利尿药通过作用于肾小管不同部位而产生利尿作用(图 10-1)。

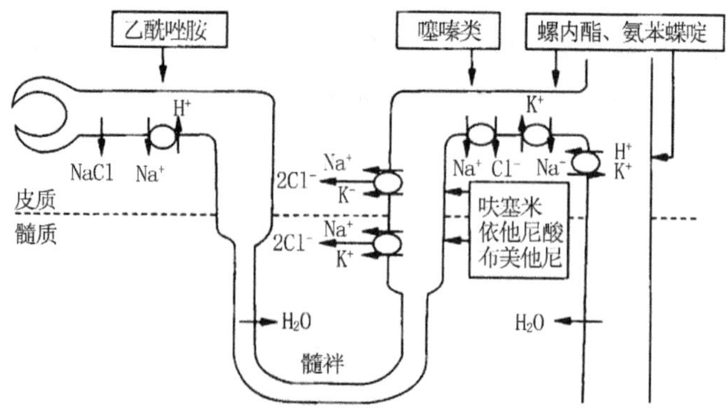

图 10-1　肾小管各段功能和利尿药作用部位

(一)肾小球滤过

正常成人每天经肾小球滤过产生的原尿达 180 L，但每天排出的尿量只有 1～2 L，这说明原尿中 99%的水和钠在肾小管和集合管中被重吸收。故单纯增加肾小球滤过率的药物，利尿作用

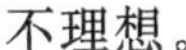

不理想。

(二)肾小管的重吸收

原尿经过近曲小管、髓袢、远曲小管及集合管的过程中,99%的水、钠被重吸收。如果肾小管和集合管的上皮细胞对 Na^+ 和水的重吸收功能受到抑制,排出的钠和尿量就会明显增加。常用利尿药大多数都是通过抑制肾小管水和电解质的重吸收而产生排钠利尿作用。

1.近曲小管

此段重吸收 Na^+ 量占原尿 Na^+ 量的60%~65%,主要通过 H^+-Na^+ 交换机制,H^+ 由肾小管细胞分泌到管液中,并将管液中 Na^+ 交换到细胞内。H^+ 来自肾小管细胞内 CO_2 和 H_2O 在碳酸酐酶的催化下生成的 H_2CO_3,乙酰唑胺可通过抑制碳酸酐酶的活性,使 H^+ 生成减少,H^+-Na^+ 交换减少,使肾小管腔内 Na^+ 和 HCO_3^- 增多,Na^+ 带出水分而产生利尿作用,但由于利尿作用较弱,又可引起代谢性酸中毒,现已少用。

2.髓袢升支粗段

髓袢升支粗段髓质和皮质部该段功能与利尿药作用关系密切,原尿中20%~30%的 Na^+ 在此段被重吸收,是高效利尿药作用的重要部位。髓袢升支粗段上皮细胞的管腔膜有 Na^+-K^+-$2Cl^-$ 共同转运载体将 NaCl 主动重吸收,但不伴有水的重吸收,是形成髓质高渗区、尿液浓缩机制的重要条件。当原尿流经该段时,由于此段对水不通透,随着 NaCl 的再吸收原尿渗透压逐渐减低,此为肾脏对尿液的稀释功能。而转运到髓质间液中的 NaCl 在逆流倍增机制作用下,与尿素一起共同形成髓质高渗区。当尿液流经集合管时,在抗利尿激素调节下,大量的水被重吸收,这是肾脏对尿液的浓缩功能。呋塞米等药抑制髓袢升支粗段髓质和皮质部 Na^+-K^+-$2Cl^-$ 共同转运系统的功能减少 NaCl 重吸收,一方面降低了肾脏的稀释功能,另一方面由于髓质高渗区不能形成而降低了肾脏的浓缩功能,排出大量的稀释尿,引起强大利尿作用,故为高效能利尿药。

3.远曲小管与集合管

远曲小管近端重吸收原尿中10%的 Na^+,由位于管腔膜的 Na^+-K^+-$2Cl^-$ 共同转运系统介导,噻嗪类利尿药抑制该段 Na^+-K^+-$2Cl^-$ 共同转运系统,可产生中度利尿作用。

远曲小管远端和集合管重吸收原尿5%的 Na^+,重吸收方式为 Na^+-H^+ 交换与 Na^+-K^+ 交换,Na^+-H^+ 交换受碳酸酐酶的调节,Na^+-K^+ 交换受醛固酮的调节。螺内酯、氨苯蝶啶等药作用于此部位,通过拮抗醛固酮或阻滞 Na^+ 通道,产生留 K^+ 排 Na^+ 作用而利尿,所以它们又称留钾利尿药。

二、常用的利尿药

(一)高效利尿药

高效能利尿药(袢利尿药)主要作用于髓袢升支粗段髓质部与皮质部,最大排钠能力为肾小球滤过 Na^+ 量的20%以上。

1.呋塞米

呋塞米(furosemide,呋喃苯氨酸,速尿)利尿作用强大而迅速。

(1)体内过程:口服易吸收,20~30分钟起效,2小时达高峰,维持6~8小时;静脉注射后2~10分钟起效,30分钟血药浓度达高峰,维持2~4小时。主要原形从肾脏近曲小管分泌排泄。$t_{1/2}$ 为30~70分钟,肾功能不全的患者 $t_{1/2}$ 为10小时。

(2)药理作用：本品能抑制髓袢升支粗段髓质部和皮质部的 Na^+-K^+-$2Cl^-$ 共同转运系统，从而抑制 NaCl 重吸收，同时影响肾脏对尿液的稀释和浓缩功能，利尿作用强而迅速。用药后尿量明显增加，Na^+、K^+、Cl^- 量排出增多，也增加 Mg^{2+} 和 Ca^{2+} 排出。由于 Na^+ 重吸收减少，使到达远曲小管尿液中的 Na^+ 浓度升高，促进 Na^+-K^+ 交换，K^+ 排出增加。由于排 Cl^- 量大于排 Na^+ 量，故可引起低氯性碱血症。此外，呋塞米还可抑制血管内 PG 分解酶，使 PGE_2 含量增加，能扩张小动脉，降低肾血管阻力，增加肾血流量，改善肾皮质内血流分布。

(3)临床用途。①严重水肿：可用于心、肝、肾性水肿的治疗，主要用于对其他利尿药无效的严重水肿。②肺水肿和脑水肿：对于肺水肿患者，可通过强大的利尿作用，迅速降低血容量，使回心血量减少，左心室充盈压降低，同时扩张小动脉，降低外周阻力，减轻左心室后负荷，迅速消除由左心力衰竭竭所引起的肺水肿。对于脑水肿，由于排出大量低渗尿液，血液浓缩，血浆渗透压增高，也有助于消除脑水肿、降低颅内压。③肾衰竭：在急性肾衰竭的早期，本品产生强大的利尿作用，冲洗阻塞的肾小管，防止肾小管萎缩、坏死；同时能扩张肾血管，增加肾血流量。大剂量用于治疗慢性肾功能不全，可使尿量增加，水肿减轻。④加速毒物排泄：大量输液配合并使用呋塞米，产生强大利尿作用，加速毒物排泄，用于主要经肾排泄的药物、食物等中毒的抢救。⑤其他：高钙血症、高钾血症、心功能不全及高血压危象等的辅助治疗。

(4)不良反应与用药护理：①水与电解质紊乱，表现为低血容量、低血钠、低血钾、低氯性碱血症，长期使用还可发生低血镁。低血钾易诱发强心苷中毒，对肝硬化患者低血钾易诱发肝性脑病，所以应注意补充钾盐或与留钾利尿药合用以防低血钾。当低血钾、低血镁同时存在时，应注意纠正低血镁，否则单纯补钾不易纠正低血钾。②耳毒性：可引起与剂量有关的可逆性听力下降，表现为眩晕、耳鸣、听力下降或暂时性耳聋。肾功能不良及大剂量快速注射时更易发生。本品静脉注射要慢，并避免与氨基糖苷类抗生素合用。③胃肠道反应：表现为恶心、呕吐、腹痛、腹泻、胃肠道出血等，宜餐后服用。④高尿酸血症：由于可抑制尿酸的排泄，故长期应用可导致高尿酸血症而诱发痛风，痛风患者慎用。⑤变态反应：与磺胺类药物有交叉变态反应，可见皮疹、剥脱性皮炎、嗜酸性粒细胞增多等，偶可致间质性肾炎。长期应用可引起高血糖、高血脂。对磺胺类过敏者禁用，糖尿病、高脂血症、冠心病及孕妇慎用。

(5)药物相互作用：顺铂或氨基糖苷类抗生素与呋塞米合用，易引起耳聋；呋塞米与头孢菌素类(头孢噻啶、头孢噻吩、头孢乙腈)合用，降低头孢菌素的肾清除率，血浓度升高，加重头孢菌素对肾脏的损害；与吲哚美辛合用，可减弱呋塞米的排钠利尿和舒张血管平滑肌的作用；阿司匹林、丙磺舒可减弱呋塞米的利尿作用。

2.布美他尼与依他尼酸

布美他尼又名丁苯氧酸，本品作用和应用与呋塞米相似，特点是起效快，作用强，不良反应少，耳毒性低，用于顽固性水肿和急性肺水肿，对急慢性肾衰竭尤为适宜，对用呋塞米无效的病例仍有效；依他尼酸又名利尿酸，化学结构与呋塞米不同，但利尿作用与机制与呋塞米相似，特点是利尿作用比呋塞米弱，不良反应较严重，耳毒性发生率高，临床应用受到限制。

(二)中效能利尿药

中效能利尿药主要作用于髓袢升支粗段皮质部和远曲小管近端，最大排钠能力为肾小球滤过 Na^+ 量的 5%～10%。

噻嗪类是临床广泛应用的一类口服利尿药和降压药，本类药物结构相似，在肾小管的作用部位及作用机制相同，主要区别是作用强度、起效快慢及维持时间各不相同，包括氢氯噻嗪(双氢克

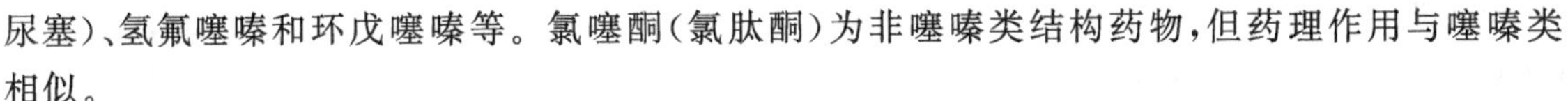

尿塞)、氢氟噻嗪和环戊噻嗪等。氯噻酮(氯肽酮)为非噻嗪类结构药物,但药理作用与噻嗪类相似。

氢氯噻嗪的用途、不良反应及用药护理如下。

(1)作用与用途:①利尿作用,作用部位在髓袢升支粗段皮质部和远曲小管近端。抑制该段 Na^+-K^+-$2Cl^-$ 共同转运系统,从而抑制氯化钠的重吸收,降低肾脏对尿液的稀释功能而不影响浓缩功能,故利尿效能较呋塞米弱。尿中除含有较多的 Cl^-、Na^+ 外,K^+ 的排出也增加。本品利尿作用温和,可用于消除各型水肿,其中对轻、中度心性水肿疗效较好。②抗利尿作用:氢氯噻嗪可明显减少尿崩症患者的口渴感和尿量。其作用机制尚未阐明,临床上主要用于肾性尿崩症及用加压素无效的垂体性尿崩症。③降血压:为治疗高血压病的基础药物之一,多与其他降压药物合用。

(2)不良反应与用药护理:①电解质紊乱,长期应用可致低血钾、低血钠、低血镁、低氯性碱中毒等。其中低血钾症最常见,表现为恶心、呕吐、腹泻、肌无力等。为避免发生低钾血症应注意:给药宜从小剂量开始,视情况逐渐增加剂量,宜间歇给药,以减少电解质紊乱的发生;长期应用要适当补充钾盐或合用留钾利尿药,与强心苷类药物合用时要特别注意补钾,以免诱发强心苷的心脏毒性;用药期间让患者多食含钾丰富的食物。低血钠多见于低钠饮食、大量饮水、心功能不全、肝硬化及肾病综合征伴有严重水肿者服用噻嗪类利尿药时易发生。②代谢障碍与剂量有关,长期应用可引起高尿酸血症、高血糖、高血脂,肾功能减退患者血尿素氮升高,痛风患者、糖尿病、高脂血症慎用,肾功能不全的患者禁用。③变态反应可见皮疹、血小板减少、溶血性贫血、急性胰腺炎、光敏性皮炎等。与磺胺类药有交叉变态反应。

(三)低效能利尿药

低效能利尿药主要作用于远曲小管和集合管,最大排钠能力为肾小球滤过 Na^+ 量的 5%以下。

本类药物抑制该段 Na^+ 的重吸收、减少 K^+ 的分泌,具有留钾排钠的作用。但利尿作用弱,单用效果差,常与排钾利尿合用,以增强疗效,减少 K^+、Mg^{2+} 的排出。

1.螺内酯

螺内酯又名安体舒通,是人工合成的甾体化合物,化学结构与醛固酮相似。口服易吸收,服药 1 天起效,2～3 天作用达高峰,停药 2～3 天后仍有利尿作用。

(1)作用与用途:螺内酯化学结构与醛固酮相似,在远曲小管末端和集合管与醛固酮竞争醛固酮受体,拮抗醛固酮而发挥排 Na^+ 留 K^+ 利尿作用。特点是利尿作用弱、起效慢,维持时间久。用于与醛固酮升高有关的顽固性水肿,如肝硬化腹水或肾病综合征患者。由于利尿作用弱,常与噻嗪类或高效利尿药合用,以提高疗效,减少血钾紊乱。

(2)不良反应与用药护理。①高钾血症:久用可引起高血钾,尤其在肾衰竭时更易发生。严重肝肾功能不全及高血钾者禁用。②性激素样作用:久用可致男性乳房发育、女性多毛症、月经周期紊乱、性功能障碍等,停药后可自行消失。③中枢神经系统反应:少数人出现头痛、嗜睡、步态不稳及精神错乱等。④胃肠道反应:恶心、呕吐、腹痛、腹泻及胃溃疡出血等。口服给药,以餐后服用为宜。胃溃疡患者禁用。

2.氨苯蝶啶和阿米洛利

氨苯蝶啶和阿米洛利两者化学结构不同,但作用机制相同,均为远曲小管和集合管 Na^+ 通道阻滞剂。

(1)作用与用途:两者作用于远曲小管和集合管,阻断 Na^+ 的再吸收和 K^+ 的分泌,使 Na^+-K^+ 交换减少,从而产生留 K^+ 排 Na^+ 的利尿作用。该作用与醛固酮无关。常与中效或强效利尿药合用治疗各种顽固性水肿,如心力衰竭、肝硬化和肾炎等引起的水肿。

(2)不良反应与用药护理:不良反应较少,长期服用可致高钾血症,严重肝、肾功能不全及高钾血症倾向者禁用。此外,氨苯蝶啶还可抑制二氢叶酸还原酶,干扰叶酸代谢,肝硬化患者服用此药引起巨幼红细胞性贫血。偶可引起变态反应,应予以注意。

(程慎令)

第二节 脱 水 药

脱水药是指能迅速提高血浆渗透压而使组织脱水的药物,由于具有渗透性利尿作用,又称渗透性利尿药。多数脱水药的特点是:在体内不被代谢或代谢较慢。静脉注射后不易透过血管壁进入组织。易经肾小球滤过。不易被肾小管重吸收。在血浆、肾小球滤过液和肾小管腔液中形成高渗透压,吸收组织水分,产生脱水和利尿作用。临床常用的药物有甘露醇、山梨醇、高渗葡萄糖。

一、甘露醇

甘露醇为己六醇,临床用其20%的高渗水溶液。

(一)作用

1.脱水作用

静脉滴注20%的高渗水溶液,甘露醇不易从毛细血管渗入组织,能迅速提高血浆渗透压,使组织间液水分向血浆转移,产生组织脱水作用;甘露醇不易进入脑或眼前房角等有屏障的特殊组织,故静脉滴注甘露醇高渗溶液,使这些组织特别容易脱水,有效降低颅内压和眼内压。

2.利尿作用

静脉滴注后,一方面因增加血容量,使肾血流量和肾小球滤过增加;另一方面,甘露醇从肾小球滤过后使肾小管腔内维持高渗透压,阻止水和电解质的重吸收,故能利尿。静脉滴注甘露醇高渗溶液后约10分钟起效,2~3小时达高峰,持续6~8小时,其最大排 Na^+ 能力为滤过 Na^+ 量的15%左右,明显增加尿量,同时也增加 K^+、Cl^-、HCO_3^-、Mg^{2+} 等电解质的排出。

3.导泻作用

口服不吸收,刺激肠壁,使肠蠕动加快,可清洁肠道,排除体内废物。

(二)临床应用

(1)治疗脑水肿:临床多用甘露醇作为治疗急性脑水肿的首选脱水药物。

(2)青光眼:静脉滴注甘露醇可降低青光眼患者的眼内压。青光眼术前使用以降低眼内压,也可作为急性青光眼的应急治疗。

(3)防治急性肾衰竭:甘露醇可增加肾血流量,提高肾小球的滤过率;同时,通过渗透性利尿可维持足够尿流量,使肾小管充盈,稀释肾小管内有害物质,有效防止肾小管萎缩坏死。用于休克、创伤、严重感染、溶血和药物中毒等各种原因引起的急性少尿,以防治急性肾衰竭。

(4)用于肠道外科手术、纤维结肠镜检查、下消化道钡剂灌肠造影前的肠道清洁准备。

(5)其他:治疗大面积烧伤引起的水肿及促进体内毒物的排泄等。

(三)不良反应和用药监护

(1)静脉注射过快可引起头痛、头晕、视力模糊。静脉注射切勿漏出血管外,否则可引起局部组织肿胀,严重则可导致组织坏死。护士应注意观察,一旦发生,应及时更换输液部位,并进行热敷。

(2)因血容量突然增加,加重心脏负荷,心功能减退或心力衰竭者禁用。

(3)颅内有活动性出血者禁用,以免因颅内压迅速下降而加重出血。

(4)气温较低时,易析出结晶,可用热水浴(80 ℃)加温,振摇溶解后使用。

二、山梨醇

山梨醇是甘露醇的同分异构体,其作用、临床应用、不良反应与甘露醇相似。山梨醇进入体内后,部分经肝脏转化为果糖而失去高渗作用,故作用弱于甘露醇。常用25%水溶液,治疗脑水肿、青光眼以及心肾功能正常的水肿、少尿患者。局部刺激性较大,可能导致高乳酸血症。

三、高渗葡萄糖

临床常用其50%的高渗溶液,静脉注射时也可产生高渗性利尿和脱水作用。但因葡萄糖在体内易被代谢,作用弱且持续时间较短。单独用于脑水肿时可有反跳现象,一般与甘露醇交替使用。

四、利尿药与脱水药常用剂量

(一)呋塞米(Furosemide)

片剂:20 mg。口服,每次20 mg,1天1~2次。从小剂量开始,可增加到1天120 mg。间歇给药,服药1~3天,停药2~4天。注射剂:20 mg∶2 mL。每次20 mg,每天1次或隔天1次,肌内注射或稀释后缓慢静脉滴注。

(二)布美他尼(Bumetanide)

片剂:1 mg。口服,每次1 mg,每天1~3次,可逐渐增加剂量到每天10 mg。注射剂:0.5 mg,剂量同口服。

(三)依他尼酸(Ethacrynic Acid)

片剂:25 mg。口服,每次25 mg,每天1~3次。

(四)氢氯噻嗪(Hydrochlorothiazide)

片剂:10 mg、25 mg。口服,成人每次25~50 mg,每天1~3次,可增加到每天100 mg。小儿按每天1~2 mg/kg(体重),每天2次。

(五)苄氟噻嗪(Bendroflumethiazide)

片剂:2.5 mg、5 mg、10 mg。口服,每次2.5~10 mg,每天1~2次,酌情调整剂量。

(六)环戊噻嗪(Cyclopenthiazide)

片剂:0.25 mg、0.5 mg。口服,每次0.25~0.5 mg,每天2次。

(七)氯噻酮(Chlortalidone)

片剂:25 mg、50 mg、100 mg。口服,从小剂量开始,每次25~100 mg,每天1次,酌情调整剂量。

(八)美托拉宗(Metolazone)

片剂:2.5 mg、5 mg、10 mg。口服,每次 5～10 mg,每天 1 次,可酌情增加剂量。

(九)螺内酯(Spironolactone)

片剂:20 mg。口服,每次 20～40 mg,每天 2～3 次。

(十)氨苯蝶啶(Triamterene)

片剂:50 mg。口服,每次 25～50 mg,每天 2～3 次,最大剂量不超过每天 300 mg,小儿每天不超过6 mg/kg。

(十一)阿米洛利(Amiloride)

片剂:5 mg。口服,从小剂量开始,每次 2.5～5 mg,每天 1 次。可增加到每天 20 mg。

(十二)甘露醇(Mannitol)

注射剂:10 g∶50 mL;20 g∶100 mL;50 g∶250 mL。每次 1～2 g/kg(体重),快速静脉滴注,必要时4～6小时重复使用。

(十三)山梨醇(Sorbitol)

注射剂:25 g∶100 mL;62.5 g∶250 mL。每次 1～2 g/kg(体重),快速静脉滴注,必要时6～12 小时重复注射。

(十四)葡萄糖(Glucose)

注射剂:10 g∶20 mL;25 g∶50 mL;50 g∶100 mL。每次 40～60 mL(20～30 g),静脉注射。

(程慎令)

第十一章

神经系统疾病用药

第一节　镇　痛　药

镇痛药是一类作用于中枢神经系统，选择性地消除或缓解疼痛的药物。本类药物镇痛作用强，反复应用易产生依赖性和成瘾性，造成用药者精神变态而出现药物滥用及停药戒断症状。因此，本类药物又称为麻醉性镇痛药，临床上常用的麻醉性镇痛药包括阿片生物碱类镇痛药和人工合成镇痛药。

一、阿片生物碱类镇痛药

吗啡是阿片中的主要生物碱。通过激活体内的阿片受体而发挥作用。

(一)中枢神经系统作用

1.镇痛镇静

吗啡有强大的选择性镇痛作用，对各种疼痛均有效，对持续性、慢性钝痛的作用大于间断性锐痛。吗啡具有明显的镇静作用，消除由疼痛引起的焦虑、紧张、恐惧等情绪，使患者在安静的环境中易入睡，并可产生欣快感。

2.抑制呼吸

治疗量的吗啡能抑制呼吸中枢，急性中毒时呼吸频率可减慢至3～4次/分。

3.镇咳作用

此类药有强大的镇咳作用，对多种原因引起的咳嗽有效。常被可待因代替。

4.其他作用

缩瞳作用，中毒时瞳孔缩小如针尖。还可引起恶心、呕吐。

(二)兴奋平滑肌

1.胃肠道

本药能提高胃肠道平滑肌和括约肌张力，肠蠕动减慢，可引起便秘。

2.胆管

本药能使胆管括约肌张力提高，胆汁排出受阻，胆囊内压力增高。

3.其他

本药能使膀胱括约肌张力提高,致排尿困难、尿潴留;能使支气管平滑肌张力提高,诱发哮喘。

(三)心血管系统作用

吗啡可扩张血管平滑肌,引起直立性低血压;抑制呼吸,二氧化碳潴留,脑血管扩张,引起颅内压升高。

(四)用途

1.镇痛

由于成瘾性大,仅用于其他镇痛药无效的急性锐痛如严重创伤、烧伤等。心肌梗死引起的剧痛,血压正常情况下可用吗啡止痛。

2.心源性哮喘

左心衰竭突发性的急性肺水肿而引起的呼吸困难(心源性哮喘),除应用强心苷、氨茶碱及吸氧外,静脉注射吗啡可产生良好效果。作用机制可能如下:①吗啡扩张外周血管,降低外周阻力,心脏负荷降低,有利于肺水肿消除;②其镇痛作用消除患者的焦虑、恐惧情绪;③降低呼吸中枢对二氧化碳的敏感性,使呼吸由浅快变深慢。

(五)不良反应

1.不良反应

不良反应有恶心、呕吐、呼吸抑制、嗜睡、眩晕、便秘、排尿困难、胆绞痛等。

2.耐受性和成瘾性

连续多次给药而产生耐受性和成瘾性,可耐受正常量的25倍而不致中毒,成瘾后一旦停药即出现戒断症状,表现为兴奋、失眠、流泪、流涕、出汗,震颤、呕吐、腹泻,甚至虚脱、意识丧失等。成瘾者为获得使用吗啡后的欣快感及避免停药后戒断症状的痛苦,常不择手段去获得吗啡,对社会造成极大的危害。

3.急性中毒

用量过大可引起急性中毒,表现为昏迷,瞳孔极度缩小如针尖、呼吸抑制、血压下降、尿量减小、体温下降。可因呼吸麻痹而死亡。抢救可采用人工呼吸、吸氧、注射吗啡阻滞剂纳洛酮等措施,必要时给予中枢兴奋药尼可刹米。

(六)用药注意事项

(1)本品属麻醉药品,必须严格按照《麻醉药品管理条例》进行管理和使用。

(2)胆绞痛、肾绞痛时须与阿托品合用,单用本品反而加剧疼痛。

(3)疼痛原因未明前慎用,以防掩盖症状,贻误诊治。

(4)禁忌证为支气管哮喘、肺心病、颅脑损伤、颅内高压、昏迷、严重肝功能不全、临产妇和哺乳期女性等。

二、人工合成镇痛药

哌替啶又名杜冷丁。

(一)作用

1.镇痛镇静

镇痛作用为吗啡的1/10,起效快持续时间短。镇静作用明显,可消除患者紧张、焦虑、烦躁不安等疼痛引起的情绪反应，易入睡。

2.抑制呼吸

抑制呼吸中枢，但作用弱，持续时间短。

3.兴奋平滑肌

提高胃肠道平滑肌及括约肌张力，减少推进性肠蠕动，但作用时间短，不引起便秘，也无止泻作用；兴奋胆管括约肌，甚至引起痉挛，胆管内压力增高；治疗量对支气管平滑肌无影响，大剂量引起收缩；对妊娠收缩无影响，不对抗催产素兴奋子宫的作用，用于分娩止痛不影响产程。

4.扩张血管

此药能扩张血管引起直立性低血压。由于呼吸抑制，使体内二氧化碳蓄积，致脑血管扩张，颅内压升高。

(二)用途

1.镇痛

哌替啶对各种疼痛有效，用于各种剧痛。

2.心源性哮喘

哌替啶可替代吗啡治疗心源性哮喘。

3.人工冬眠

哌替啶与氯丙嗪、异丙嗪组成冬眠合剂，用于人工冬眠疗法。

4.麻醉前给药

麻醉前给药可消除患者的术前紧张和恐惧感，减少麻醉药用量。

(三)不良反应和用药注意事项

(1)不良反应有眩晕、恶心、呕吐、出汗、心悸、直立性低血压等，大剂量可抑制呼吸。成瘾性久用可产生成瘾性，但较吗啡弱，仍需控制使用。

(2)剂量过大可引起呼吸抑制、震颤、肌肉痉挛、反射亢进甚至惊厥等中毒症状，解救时可配合使用抗惊厥药。

(3)胆绞痛、肾绞痛者须与阿托品等解痉药合用。

(4)新生儿对哌替啶抑制呼吸中枢作用极为敏感，故产前2～4小时内不宜使用。

(5)禁忌证与吗啡相同。

(曲　蕾)

第二节　镇静药、催眠药及抗惊厥药

一、巴比妥类

(一)苯巴比妥

1.剂型规格

(1)片剂：每片15 mg、30 mg、100 mg。

(2)注射剂：每支0.1 g。

2.作用

本品属长效催眠药,具有镇静、催眠、抗惊厥、抗癫痫作用。与解热镇痛药合用可增加其镇痛作用,还用于麻醉前给药,也用于治疗新生儿高胆红素血症。常用本品钠盐。

3.用法用量

(1)口服:镇静、抗癫痫,每次 0.015～0.03 g,每天 3 次。催眠,睡前服 0.03～0.09 g。

(2)肌内注射(钠盐):抗惊厥,每次 0.1～0.2 g,必要时 4～6 小时后重复 1 次,极量 0.2～0.5 g。麻醉前给药,术前 0.5～1.0 小时,肌内注射 0.1～0.2 g。

4.注意事项

不良反应可见头晕、嗜睡等,久用可产生耐受性及成瘾性,多次连用应警惕蓄积中毒。少数患者可发生变态反应。用于抗癫痫时不可突然停药,以免引起癫痫发作。肝、肾功能不良者慎用。密闭避光保存。

(二)异戊巴比妥

1.剂型规格

片剂:每片 0.1 g。胶囊剂:每粒 1 g。注射剂:每支 0.1 g、0.25 g、0.5 g。

2.作用用途

本品为中效巴比妥类催眠药,作用快而持续短。临床主要用于镇静、催眠、抗惊厥,也可用于麻醉前给药。

3.用法用量

(1)口服:催眠,于睡前半小时服 0.1～0.2 g。镇静,每次 0.02～0.04 g。极量:每次 0.2 g,每天 0.6 g。

(2)静脉注射或肌内注射(钠盐):抗惊厥,每次 0.3～0.5 g。极量:每次 0.25 g,每天 0.5 g。

4.注意事项

肝功能严重减退者禁用。本品久用可产生耐受性、依赖性。老年人或体弱者使用本品可能产生兴奋、精神错乱或抑郁,注意减少剂量。注射速度过快易出现呼吸抑制及血压下降,应缓慢注射,每分钟不超过 100 mg,小儿不超过 60 mg/m^2,并严密监测呼吸、脉搏、血压,有异常应立即停药。不良反应有头晕、困倦、嗜睡等。

(三)司可巴比妥

1.剂型规格

胶囊剂:每粒 0.1 g。注射剂:50 mg、100 mg。

2.作用

本品为短效巴比妥类催眠药,作用快,持续时间短(2～4 小时),适用于不易入睡的失眠者,也可用于抗惊厥。

3.用法用量

成人用法如下。①口服:催眠,每次 0.1 g;极量,每次 0.3 g。镇静,每次 30～50 mg,每天3～4 次。麻醉前给药,每次 0.2～0.3 g,术前 1～2 小时服用。②肌内注射:催眠,0.1～0.2 g。③静脉注射:催眠,每次50～250 mg。镇静,每次 1.1～2.2 mg/kg 体重。抗惊厥,每次 5.5 mg/kg 体重,需要时每隔 3～4 小时重复注射,静脉注射速度不能超过 50 mg/15 s。

4.注意事项

严重肝功能不全者禁用。老年人及体弱者酌情减量。久用本品易产生耐受性、依赖性。

二、其他催眠药

(一)格鲁米特

1.剂型规格

片剂:每片 0.25 g。

2.作用

本品主要用于催眠,服后 30 分钟可入睡,持续 4~8 小时。对于夜间易醒和焦虑、烦躁引起的失眠效果较好,可代替巴比妥类药物,或与巴比妥类药物交替使用,可缩短快波睡眠时相(REM),久用之后停药能引起反跳,故不宜久用。还可用于麻醉前给药。

3.用法用量

口服:①催眠,每次 0.25~0.50 g。②镇静,每次 0.25 g,每天 3 次。③麻醉前给药,前一晚服 0.5 g,麻醉前 1 小时再服 0.5~1.0 g。

4.注意事项

有时出现恶心、头痛、皮疹等。久用能致依赖性和成瘾性。

(二)水合氯醛

1.剂型规格

溶液剂:10%溶液 10 mL。水合氯醛合剂:由水合氯醛 65 g,溴化钠65 g,琼脂糖浆 500 mL,淀粉20 g,枸橼酸 0.25 g,浓薄荷水 0.5 mL,蒸馏水适量共配成 1 000 mL。

2.作用

本品具有催眠、镇静、抗惊厥作用。多用于神经性失眠、伴有显著兴奋的精神病及破伤风痉挛、士的宁中毒等。临床主要用于催眠,特别是顽固性失眠及其他药物无效时。

3.用法用量

口服:临睡前 1 次口服 10%溶液 10 mL。以水稀释 1~2 倍后服用或服其合剂(掩盖其不良臭味和减少刺激性)。灌肠:抗惊厥,将 10%溶液 15~20 mL 稀释 1~2 倍后一次灌入。

4.注意事项

胃炎、消化性溃疡患者禁用,严重肝、肾功能不全及心脏病患者禁用。本品致死量在 10 g 左右,口服4~5 g 可引起急性中毒,可见到针尖样瞳孔,其他症状类似巴比妥类药物中毒。长期应用可产生依赖性和成瘾性,突然停药可出现谵妄、震颤等戒断症状。本品刺激性较大,易引起恶心,呕吐。偶见变态反应,如红斑、荨麻疹、湿疹样皮炎等,偶尔发生白细胞计数减少。

(三)咪达唑仑

1.剂型规格

片剂:每片 15 mg。注射剂:每支 5 mg(1 mL)、15 mg(3 mL)。

2.作用

本品具有迅速镇静和催眠的作用,还具有抗焦虑、抗惊厥和肌松作用。适用于各种失眠症,特别适用于入睡困难及早醒,亦可作为术前及诊断时的诱眠用药。

3.用法用量

(1)年轻成人。

1)口服:①失眠症,每晚睡前 7.5~15.0 mg。从低剂量开始,治疗时间为数天至 2 周。②麻醉前给药,每次 7.5~15.0 mg,麻醉诱导前 2 小时服。③镇静、抗惊厥,每次 7.5~15.0 mg。

2)肌内注射:术前用药,一般为 10～15 mg(0.10～0.15 mg/kg),术前 20～30 分钟给药。可单用,也可与镇痛药合用。

3)静脉给药:①全麻诱导,0.10～0.25 mg/kg,静脉注射。②全麻维持,分次静脉注射,剂量和给药间隔时间取决于患者当时的需要。③局部麻醉或椎管内麻醉辅助用药,0.03～0.04 mg/kg,分次静脉注射。④ICU 患者镇静,先静脉注射 2～3 mg,再以 0.05 mg/(kg·h)静脉滴注维持。

(2)老年人:推荐剂量为每天 7.5 mg,每天 1 次。

(3)儿童:肌内注射,术前给药,为 0.15～0.20 mg/kg 体重,麻醉诱导前 30 分钟给药。

4.注意事项

精神病和严重抑郁症中的失眠症患者禁用。器质性脑损伤、严重呼吸功能不全者慎用。长期持续大剂量应用易引起成瘾性。极少有遗忘现象。

(四)溴替唑仑

1.剂型规格

片剂:每片 0.25 mg。

2.作用

本品为短效苯二氮䓬类镇静催眠药,具有催眠、镇静、抗惊厥、肌肉松弛等作用。临床用于治疗失眠症。还可用于术前催眠。口服吸收迅速而完全,血药浓度达峰时间为 0.5～2.0 小时。经肝脏代谢,大部分经肾由尿排出,其余随粪便排出,半衰期为 3.6～7.9 小时。

3.用法用量

口服:①失眠症,推荐剂量为每次 0.25 mg,睡前服。②术前催眠,每次 0.5 mg。③用于失眠症,老年人推荐剂量为每次0.125 mg,睡前服。④用于长时间飞行后调整时差,每次 0.25 mg。⑤用于倒班工作后改善睡眠,每次 0.125 mg。

4.注意事项

精神病(如抑郁症)患者、急性呼吸功能不全者、重症肌无力患者、急性闭角型青光眼患者、孕妇、哺乳期女性、18 岁以下患者禁用。肝硬化患者慎用。可产生药物耐受性或短暂性遗忘。本品可使高血压患者血压下降,使用时应注意。用药期间不宜驾驶车辆或操作机器。

(五)佐匹克隆

1.剂型规格

片剂:每片 7.5 mg。

2.作用

本品为环吡咯酮类催眠药,具有很强的催眠和抗焦虑作用,并有肌松和抗惊厥作用。其作用迅速,能缩短入睡时间,延长睡眠时间,减少夜间觉醒和早醒次数。临床主要用于失眠症及麻醉前给药。

3.用法用量

口服:每次 7.5 mg,临睡前服,连服 21 天。肝功能不全者、年龄超过 70 岁者每次 3.75 mg。手术前服 7.5～10.0 mg。

4.注意事项

15 岁以下儿童、孕妇、哺乳期女性、对本品过敏者禁用。肌无力,肝功能、肾功能、呼吸功能不全者慎用。驾驶员、高空作业人员、机械操作人员禁用。偶见嗜睡、口苦等,少数可出现便秘、倦怠、头晕等。

(徐治华)

第三节 抗帕金森病药

帕金森病又称震颤麻痹，是锥体外系功能紊乱引起的中枢神经系统疾病，其主要临床表现为静止性震颤、肌强直、运动迟缓及姿势步态异常等，多见于中老年人，65 岁以上人群患病率为 1 000/10 万。黑质中的多巴胺能神经元上行纤维到达纹状体，其末梢释放多巴胺，为抑制性递质，对脊髓前角运动神经元起抑制作用；同时纹状体中存在有胆碱能神经元，其末梢释放乙酰胆碱，为兴奋性递质，对脊髓前角运动神经元起兴奋作用。生理状态下，多巴胺和乙酰胆碱两种神经相互制约，处于动态平衡状态，共同调节机体的运动功能。当中枢神经系统黑质多巴胺能神经元受损变性，引起黑质-纹状体通路中的多巴胺能神经功能减弱，纹状体多巴胺含量显著降低，造成胆碱能神经功能相对亢进，引起帕金森病（图 11-1）。

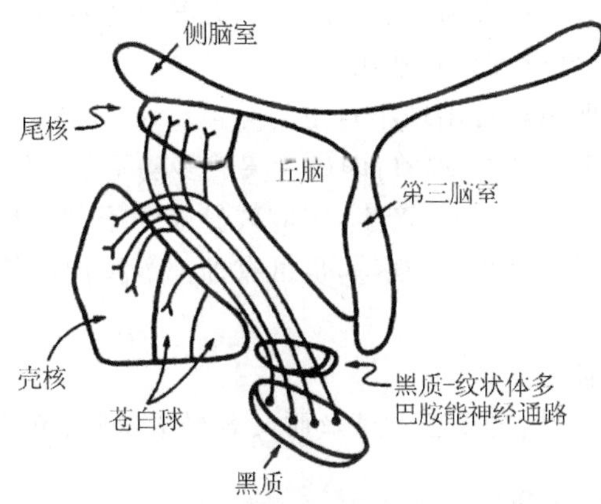

图 11-1 黑质-纹状体多巴胺能神经通路

抗帕金森病药分为中枢拟多巴胺药和中枢抗胆碱药两类。

一、中枢拟多巴胺药

（一）补充中枢递质药

补充中枢递质药以左旋多巴为主。左旋多巴又称 *L*-多巴，为酪氨酸的羟化物。因多巴胺不能透过血-脑屏障，故选用其前韶体物质。

1.体内过程

口服在小肠迅速吸收，12 小时血药浓度达高峰，半衰期为 13 小时，吸收后首次通过肝脏大部分被脱羧转化为多巴胺，而多巴胺不易透过血-脑屏障。临床用药过程中，实际进入脑内的左旋多巴不足用量的 1%。如同时给予脱羧酶抑制剂（如卡比多巴），可减少在外周的脱羧，使进入脑组织的左旋多巴量明显增多，以减少用量，并降低外周的不良反应。维生素 B_6 是脱羧酶的辅基，可促进左旋多巴在外周脱羧，降低疗效。

2.作用和临床应用

（1）抗帕金森病：进入中枢的左旋多巴在脑内多巴脱羧酶的作用下，转化为多巴胺，直接补充纹状体内多巴胺递质的不足，从而增强多巴胺能神经的功能，缓解帕金森病症状。临床用于治疗各种类型帕金森病。其作用特点：①对轻症、年轻和治疗初期的患者疗效好，而对重症、年老体弱的患者疗效差。②显效慢，用药后 2～3 周才能改善症状，1～6 个月才能获得稳定疗效。③用药早期效果好，随着治疗时间的延长，疗效逐渐下降。④服药后，先改善肌强直及运动障碍，后缓解肌震颤，但对后者作用差。⑤对氯丙嗪等抗精神病药引起的帕金森病无效。

(2)改善肝昏迷：肝功能衰竭时，体内芳香氨基酸的代谢产物苯乙胺与酪胺难以迅速被氧化解毒，进入脑内后代谢生成为胺类伪递质而干扰 NE 的正常作用，导致中枢神经信息传导障碍。左旋多巴为多巴胺和去甲肾上腺素的前体物质，用药后通过补充脑内多巴胺与去甲肾上腺素以恢复神经系统功能，从而使肝昏迷患者意识苏醒，但无改善肝功能作用。

3.不良反应和用药监护

不良反应主要是体内左旋多巴脱羧产物多巴胺引起的外周反应和部分中枢反应所致。

(1)胃肠道反应：治疗初期 80%患者出现厌食、恶心、呕吐等，主要是左旋多巴在外周和中枢脱羧成多巴胺，分别直接刺激胃肠道和兴奋延髓。呕吐中药多潘立酮是消除恶心、呕吐的有效药。

(2)心血管反应：表现有直立性低血压、心律失常，尤其是老年患者易发生。与外周脱羧酶抑制剂合用可减轻。心脏病、心律失常患者禁用。

(3)长期用药反应：①长期用药可出现不自主的异常动作，表现为咬牙、吐舌、点头、舞蹈样动作等。②长期用药的患者出现“开-关”现象，即患者突然多动不安(开)，而后又出现肌强直、运动不能(关)，这两种现象可交替出现。一旦产生，则应减量或停用，7～10 天再从小剂量开始服用。③出现精神错乱，有逼真的梦幻、幻想、幻视等，也可有抑郁等精神症状。

(二)脱羧酶抑制药

其中以卡比多巴和苄丝肼为主。

卡比多巴又名 α-甲基多巴肼、洛得新。苄丝肼又名羟苄丝肼、色丝肼。

1.作用和临床应用

两药均是脱羧酶的抑制剂，具有较强的抑制外周脱羧酶活性，与左旋多巴合用可明显减少左旋多巴在外周的脱羧作用，使进入脑内的左旋多巴增加，提高治疗帕金森病的疗效。同时，配伍用药还可减少左旋多巴的用量，明显减少其外周不良反应。

左旋多巴的复方制剂帕金宁(左旋多巴与卡比多巴混合比为 10∶1)、美多巴(左旋多巴与苄丝肼混合比为 4∶1)是治疗帕金森病的首选药。

2.不良反应和用药监护

在治疗剂量时不良反应较少见。使用时注意剂量个体化，应逐渐增加剂量至患者的病情有显著改善而无明显不良反应为宜。

(三)多巴胺受体激动剂

其中以溴隐亭和培高利特为主。

溴隐亭又名溴麦角亭、溴麦亭，为半合成麦角生物碱。培高利特又名硫丙麦角林。

1.作用和临床应用

两药均能选择性激动黑质-纹状体通路的 D_2 受体，缓解帕金森病患者的肌肉强直和运动障碍，但对改善肌肉震颤疗效差。激动垂体部位的 D_2 受体，可抑制催乳素和生长激素分泌。

临床主要用于不能耐受左旋多巴治疗或用其他药物疗效不佳的帕金森病患者。其抑制催乳素及生长素的分泌，可用于退乳及治疗催乳素分泌过多症和肢端肥大症。

2.不良反应和用药监护

不良反应与左旋多巴相似,有恶心、呕吐、直立性低血压、运动困难和精神症状等,尤其精神症状多见。长期用药偶有肢端红痛和肺纤维化,一旦出现应立即停药。有精神病史者、心肌梗死患者禁用,末梢血管疾病、消化性溃疡患者慎用。

(四)促多巴胺释放药

促多巴胺释放药以金刚烷胺为主。金刚烷胺又名金刚胺。

1.作用和临床应用

本药主要是通过促进帕金森病患者脑中黑质-纹状体内残余多巴胺能神经递质的释放,表现为多巴胺受体激动剂的作用,产生抗帕金森病效果。同时,也具有抑制激动多巴胺受体、较弱的中枢抗胆碱作用。对帕金森病的肌肉强的缓解作用较强,疗效虽不及左旋多巴,但优于抗胆碱药。与左旋多巴合用,能相互补充不足,产生协同作用。

临床主要用于不能耐受左旋多巴的患者。

2.不良反应和用药监护

常见有眩晕、嗜睡、言语不清、运动失调、恶心、呕吐、便秘和口干等不良反应。一天用量如超过 300 mg 或与抗胆碱药合用,不良反应明显增强,严重者可致精神错乱和惊厥。长期用药常见下肢网状青斑、踝部水肿等。有癫痫病史、心力衰竭、肾功能不全患者及孕妇禁用。

二、中枢抗胆碱药

中枢抗胆碱药以苯海索为主。苯海索又名安坦。

(一)作用和临床应用

苯海索通过选择性阻断中枢神经系统纹状体内胆碱受体,降低胆碱能神经功能,恢复胆碱能神经与多巴胺能神经的功能平衡,从而改善帕金森病患者的肌肉强直、运动障碍及肌震颤症状,疗效不及左旋多巴和金刚烷胺。其外周抗胆碱作用较弱,仅为阿托品的 1/10～1/3。

临床主要用于轻症或不能耐受左旋多巴的患者及抗精神病药引起的帕金森综合征。也可用于脑炎或动脉硬化引起的帕金森病,可有效改善流涎、震颤等症状。

(二)不良反应和用药监护

有类似阿托品样不良反应,表现为口干、便秘、尿潴留、瞳孔散大和视物模糊等。前列腺肥大、幽门梗阻和青光眼患者禁用。

(三)制剂和用法

1.左旋多巴

片剂 50 mg。口服,抗帕金森病,开始每次 0.10～0.25 g,1 天 2～4 次,每隔 2～4 天递增 0.25～0.75 g,直至疗效显著而不良反应不明显为止。一般,有效量为 1 天 2～5 g,最大日用量不超过 8 g。与外周多巴脱羧酶抑制剂同用,每天 0.6 g,最大日用量不超过2 g。治疗肝昏迷,每次 0.5～1.0 g,口服或鼻饲,1 天 2～4 次或5 g,保留灌肠;或每次 0.2～0.6 g 加入 5%葡萄糖注射液 500 mL 内,缓慢滴入,清醒后减量至1 天0.2 g。

2.复方卡比多巴

片剂,开始治疗时以小剂量为妥,1 天 3 次。间隔 2～3 天,增加 0.5～1.0 片,每天剂量卡比多巴不超过 75 mg,左旋多巴不超过 750 mg。

3.美多巴

片剂，开始服用时，本品 25 mg，左旋多巴 100 mg，1 天 3 次。每天剂量美多巴不超过 250 mg，左旋多巴不超过 1 000 mg。

4.溴隐亭

片剂，2.5 mg。口服，开始每次 1.25 mg，1 天 2 次，在 2～4 周内每天增加2.5 mg，渐增至1 天 20 mg，以找到最佳疗效的最小剂量。

5.金刚烷胺

片剂或胶囊剂，100 mg。口服，每次 100 mg，1 天 2 次，早晚各 1 次。极量为一次 400 mg。

6.盐酸苯海索

片剂，2 mg。口服，抗帕金森病，开始每次 1～2 mg，1 天 3 次，逐渐递增，1 天不超过 20 mg。抗精神病药引起的帕金森综合征，开始 1 天 1 mg，逐渐递增至 1 天 5～10 mg，1 天 3 次。

（徐治华）

第四节　治疗阿尔茨海默病药

促智药又称认知增强剂，是一类改善记忆障碍、智能损害，促进认知功能恢复的药物，主要用于治疗阿尔茨海默病(AD)、血管性痴呆、混合性痴呆及轻度认知功能损害。鉴于 AD 病因不明，故目前临床应用的治疗药物仍以对症为主，包括胆碱酯酶抑制剂、抗氧化剂、脑细胞代谢激活剂、脑血循环促进剂、谷氨酸受体阻滞剂和雌激素等。但这些药物治疗 AD 的作用机制尚不确切，作用靶位亦不专一，疗效有限，还有待开发新型药物。

一、胆碱酯酶抑制剂

(一)概述

胆碱酯酶抑制剂是一类间接增强乙酰胆碱功能药物。AChEI 能与乙酰胆碱酯酶结合，形成水解较慢的复合物，使 AChE 活性受抑制，导致末梢释放的 ACh 不被水解，产生拟胆碱作用。

自美国食品药品监督管理局批准他克林作为治疗 AD 的第一个药物，从此引发世界对治疗 AD 药物的开发与应用研究热潮。他克林属于 AChEI，通过阻断 AChE，改善患者的认知功能。AChEI 可分为三类。①非共价结合的抑制剂：与 AChE 的活性位点以可逆的、非共价的形式结合。对 AChE 的亲和力较强，亲脂性强，易透过血-脑屏障，可抑制中枢神经系统内 AChE 的活性，并有作用时间长的特点。包括吖啶类他克林、哌啶类多奈哌齐。②氨甲酰类抑制剂：如利斯的明，也具有易通过血-脑屏障，作用时间长的特点。③菲样生物碱类：包括加兰他敏等。

AD 病因不明，其发病机制复杂。病理学研究显示，AD 患者大脑皮层弥漫性萎缩、沟回增深、脑室扩大，神经元大量减少。并可见老年斑、神经元纤维缠结，颗粒性空泡小体等病理性改变，胆碱乙酰化酶和 ACh 含量显著减少。有学者发现 AD 患者脑胆碱能神经元功能障碍，它的退变成为疾病过程的中心问题之一。由此，有学者提出 AD 的胆碱能假说，这种假说认为，AD 的认知障碍与中枢胆碱能功能缺陷相关。其根据：①皮层和海马胆碱能神经元减少。②脑的胆碱乙酰转移酶活性减少。③胆碱能缺陷与认知损害密切相关。在研究学习、记忆障碍的动物模型中，用物理或化学方法破坏基底前脑复合体的胆碱能神经元的胞体，可引起动物学习、记忆能力下降。病理研究显示，迈纳特基底核胆碱能神经元明显减少，神经元丢失的程度与学习、记忆障碍的程度密切相关。④AChEI 能改善 AD 患者的症状。中枢胆碱能功能的缺陷，可由 ACh 前体物质缺乏，ChAT 活性降低，AChE 活性增加，或突触后 ACh 受体和受体后信号转导过程障碍等原因所致。实际上，上述各环节都有不同程度的缺陷。AD 的治疗能通过纠正这些缺陷，来改善胆碱能神经元功能。

可采用以下 3 种方法。①增加胆碱能前体和促 ACh 释放剂：胆碱和卵磷脂是合成 ACh 的前体，因 AD 患者脑内缺少 ChAT，目前临床试验结果并不令人满意；促 ACh 释放剂孟替瑞林正处于临床试验阶段。②受体激动剂：AD 的重要病理变化是胆碱能系统退行性变，其中以前脑基底部到海马和皮质的投射部位特别明显，这些区域退行性变的程度和认知功能的丧失相关。在海马和皮层的突触后毒蕈碱受体大部分无损害，应用毒蕈碱激动剂直接刺激突触后受体，使胆碱功能得到部分恢复。早期临床试验中，用槟榔碱、氧化震颤素、甲氨酰甲基胆碱等毒蕈碱激动剂的结果令人失望。新药有呫诺美林、米拉美林和 SB202026 等，正处在临床试验的早期。③AChEI：目前认为，最有效的药物作用靶位是抑制胆碱酯酶活性，即 AChEI。

经国际多中心、随机对照试验，AChEI 被认为是当前治疗 AD 的主要药物。其应用范围为早、中期 AD 患者，AChEI 可改善认知功能，延缓病程 1～2 年，并不能阻止疾病的进展。AChEI 对 AD 治疗仅是对症治疗，使 ACh 在突触维持一定水平。有关轻度认知障碍及其他痴呆的应用效果还需进一步研究。目前，虽然对 AD 治疗尚无肯定有效的治愈方法，近 10 年来 AChEI 的发展带来一些希望。但这些药物的前景尚难预测，疗效、不良反应、价格三大因素是决定药物前景的关键。他克林因其肝脏毒性严重、高剂量、半衰期短等原因，在我国临床应用已趋淘汰。多奈哌齐、利斯的明和加兰他敏，经过系统和规范的临床研究证实，确有临床疗效，目前已成为治疗 AD 的主要药物。

(二)多奈哌齐

多奈哌齐（donepezil，安理申，Aricept）属六氧吡啶类氧化物，是一种有哌啶基的可逆性胆碱酯酶抑制剂。由日本卫材公司开发，美国食品药品监督管理局批准上市的第 2 个 AChEI。化学名为(±)-2,3-双羟基-5,6-二甲氧基-2-[(1-苯甲基-4-哌啶基)甲基]-1H-茚-1-酮盐酸盐。分子结构见图 11-2。

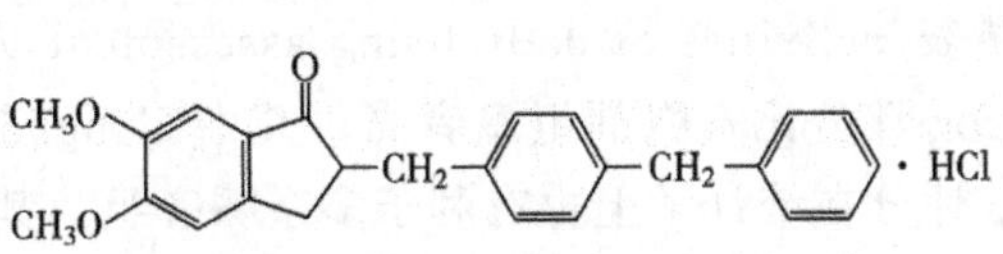

图 11-2 盐酸多奈哌齐分子结构式

1.药理学

多奈哌齐主要作用机制为可逆性、高度选择性抑制脑内乙酰胆碱酯酶对乙酰胆碱的水解，使突触间隙的乙酰胆碱增加，增强中枢神经系统乙酰胆碱能作用。中枢乙酰胆碱主要分布海马、脑皮质和杏仁核等区，参与大脑的学习和记忆功能。

多奈哌齐的选择性作用，主要作用于中枢神经系统，而对外周心肌、小肠平滑肌等无作用。胆碱酯酶按生化性质可分为两种，即乙酰胆碱酯酶（AChE）和丁酰胆碱酯酶（Butyryl Cholinesterase，BuChE）。BuChE 分布广泛，包括心血管、呼吸、消化、生殖和泌尿等系统，对中枢神经系统功能影响小。药理学研究，多奈哌齐对 AChE 的半数抑制浓度(IC_{50})为(5.7±0.2)nmol/L，对 BuChE 的 IC_{50}为(7 138±133)nmol/L，BuChE 与 AChE 的比值为 1 250，由此可以看出多奈哌齐对 AChE 的选择性好。BuChE 与外周胆碱能作用有关，表明多奈哌齐具有良好的中枢神经系统效应，而很少有外周胆碱能的不良效应。口服多奈哌齐对脑内胆碱酯酶产生抑制作用，呈剂量效应关系，而对心脏和消化道中胆碱酯酶没有显著的抑制作用，明显优于他克林和毒扁豆碱。AD 患者服用多奈哌齐 3 mg/d 及 5 mg/d，12 周后发现对红细胞中的 AChE 的产生明显的抑制作用。当药物达稳态浓度时，对 AChE 的抑制作用分别为 44%及 64%，并与认知功能的改善有关。对 AChE 抑制效应的研究，Rogers 报道多奈哌齐的血浆浓度和红细胞 AChE 抑制作用之间的关系，血浆浓度在 50～75 ng/mL，酶活性抑制在 76.7%～83.5%是药物治疗有效的标志。

2.药代学

口服吸收良好，进食不影响药物的吸收，生物利用度为 100%。达峰浓度时间(T_{max})3～4 小时。不同剂量和曲线下面积(AUC)呈线性关系。血浆浓度达到一定水平后，再增加浓度并不能明显抑制红细胞的 AChE 活性。表明血浆中达到相当高浓度后，就不需要增加剂量，而只需要维持量即可。稳态分布容积为 12 L/kg。血浆蛋白结合率为 96%，主要是清蛋白(75%)和 α_1 酸性糖蛋白(21%)。多次给药可在 15 天内达到稳态。消除半衰期($t_{1/2}$)约 70 小时。在肝脏内由 CYP3D4 和 2D6 代谢，并经葡萄糖醛酸化过程。在给药 10 天后，多奈哌齐原型及其 4 种代谢产物，从尿中排出占 57%，从肠道排出占 15%。其代谢产物6-O-去甲基-多奈哌齐(11%)具有药理活性，其他代谢产物的作用尚未明确。有肝脏疾病(酒精性肝硬化)的患者肝脏清除率比健康人低 20%。肾脏病对清除率无影响。

3.临床药物试验

Rogers 等在美国 20 个单位 473 例患者入组，分为多奈哌齐 5 mg/d 组、10 mg/d 组和安慰剂组，进行为期 24 周的双盲对照试验。入组符合 DSMⅢ-R AD 诊断标准。评定工具应用阿尔茨海默病评定量表认知分量表(Alzheimer's disease assessment scale-cognitive subscale, ADAS-cog)、临床医师问卷为基础加照料者反应的病情改变的印象(clinician's inter view-based impression of change plus caregiver in put，CIBIC plus)、简易智力状态检查(mini-mental status examination，MMSE)、Boxes 测量法临床痴呆评分总和(clinical dementia rating-sum of the Boxes measure, CDR-SB)和日常生活能力量表(activities of daily living assessment，ADL)。24 周后结果，多奈哌齐治疗组患者的 ADAS-cog 评分比安慰剂组患者高。其中 5 mg/d 组与10 mg/d组之间差异没有统计意义。CIBIC plus 评分在统计学上也有利于多奈哌齐组。其他各项评定结果药物治疗组均有改善。

另有三篇报道应用剂量的研究，研究收集 161 例，年龄 55～85 岁，分为多奈哌齐 1 mg/d 组、3 mg/d 组、5 mg/d 组和安慰剂组，治疗 12 周，应用 ADAS-cog、ADL、MMSE、CDR-SB 评定，结果 5 mg/d 组在改善认知功能比其他三组有效。研究二在 24 个中心进行 15 周双盲临床试验，468 例，年龄>50 岁，分为多奈哌齐 5 mg/d、10 mg/d 和安慰剂组，应用 ADAS-cog、CIBIC plus 评定，结果 5 mg/d 组和 10 mg/d 组均能改变认知功能，但 5 mg/d 组与 10 mg/d 组之间 ADAS-cog 评分无显著性差异。研究三有 450 例患者，分为多奈哌齐 5 mg/d、10 mg/d 和安慰剂，使用 ADAS-cog、CIBIC plus、MMSE 和 CDR-SB 评定，结果5 mg/d和 10 mg/d 均改善认知功能，两组间无明显差别。治疗效果在停药后 6 周减少。

多奈哌齐的临床疗效评价,多数研究报告认为用于治疗轻至中度的AD患者,在改善认知功能方面有肯定效果。但由英国卫生部支持“AD 2000”的临床试验,是一项随机、双盲、安慰剂对照,历时5年的研究。共纳入565例轻、中度AD,随机分为多奈哌齐和安慰剂组。结果显示,在治疗最初2年内,多奈哌齐组患者的认知功能和生活能力有所改善。但在治疗3年后,多奈哌齐组有42%和安慰剂组有44%被送入专业护理机构而中止研究,两组生活能力丧失的速度没有差异,两组疾病进展率分别为58%和59%,表明远期效果并不理想。有关长期疗效尚需进一步研究。

4.剂量和用法

多奈哌齐片剂,白色为5 mg,黄色为10 mg。起始剂量,每天5 mg,一次服。通常在晚上服用,血浆峰浓度出现在入睡后,可减少消化道的不良反应。对于有失眠的患者,则在白天服用。根据临床开放试验,用6周时间将剂量加至10 md/d时,其不良反应发生率与5 mg/d组没有显著差异。一般治疗剂量为5 mg/d,部分患者需要10 mg/d。老年患者因其药代学改变导致半衰期延长,使用5 mg/d的剂量更为适宜。有轻度肝、肾功能损害,不需调整剂量。

5.不良反应

常见有腹泻、恶心、呕吐、失眠、肌肉痛性痉挛、疲倦和厌食。这些不良反应通常很轻,持续短暂,继续治疗可缓解。总体来看,多奈哌齐耐受性较好。用5 mg/d治疗时,因不良反应而停止治疗的发生率与安慰剂接近。临床试验中,中止治疗常见的不良反应是恶心、腹泻和呕吐。多奈哌齐通常不引起肝脏毒性反应,这明显优于他克林。对心脏疾病、室上性心律失常、哮喘或阻塞性肺部疾病有影响,有增加消化道出血危险。与抗胆碱能药、琥珀酰胆碱类肌松剂可能有相互作用。

(三)利斯的明

利斯的明(卡巴拉汀,艾斯能,Exelon)是氨基甲酸类衍生物,属于第二代胆碱酯酶抑制剂(AChEI)。由瑞士诺华公司开发。化学名称:(S)-氮-乙基-3-[(1-二甲氨基)乙基]-氮-甲氨基甲酸苯酯。分子结构式见图11-3。

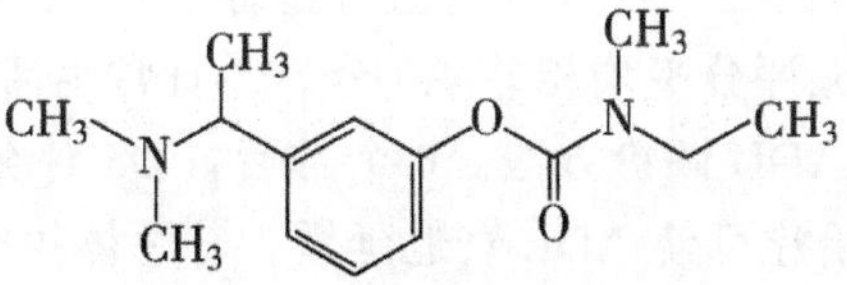

图11-3 利斯的明分子结构

1.药理学

(1)选择性作用:在体内、外实验证明,利斯的明在中枢神经系统对AChE抑制具有选择性。动物实验表明,本品抑制皮层和海马的作用明显强于脑的其他部位。在健康志愿者研究中,顿服3 mg,1.5小时内,脑内AChE活性抑制近40%。对脑AChE的亲和力是外周的10倍,而外周红细胞和血浆中AChE活性几乎不受影响,表明本品引起心血管系统和肌肉痉挛等外周不良反应较少。AChE存在不同亚型,在脑内以G_1和G_4亚型最丰富。在AD患者脑中G_1和G_4之比较正常人升高。有研究显示,本品对G_1型有选择性作用,对G_1型的抑制作用是G_4型的6倍。

(2)对BuChE的抑制作用:BuChE主要分布在周围器官,在中枢神经系统含量很少,但BuChE可能与AChE一起协同调节中枢ACh水平。Kenndey等研究显示,应用利斯的明后,脑脊液中 BuChE 明显减少，认知功能显著改善。由此推测本品作用机制具有中枢 AChE 与 BuChE 双重抑制作用。

(3)作用时间长：利斯的明是一种新型"假性不可逆性"AChE 抑制剂，它与 AChE 的酯侧结合，并使其降解，在与 AChE 形成氨基甲酰化复合物时，AChE 处于被抑制状态，直到酯位上的甲酰基部分被羟基取代才恢复其活性。利斯的明的氨基甲酸酯分子与酶的酯化位点拆离缓慢，即产生所谓的"假性不可逆"性抑制。结果在 10 小时内阻止了 ACh 的进一步水解，使其作用时间延长。

2.药代学

口服吸收迅速，几乎完全被吸收。服后 1 小时达峰浓度，与食物同用，血浆峰浓度延后 90 分钟。老年人吸收缓慢，1～2 小时达峰浓度。服用 3 mg 绝对生物利用度约 36%，生物利用度随剂量增高。蛋白结合率 40%。易通过血-脑屏障，表观分布容积为 1.8～27.0 L/kg，大于全身水体积，表明分布到血管外腔隙。

代谢主要通过胆碱酯酶代谢，本品与 AChE 作用产生酚类降解物，这种降解物仅有微弱(<10%)的胆碱酯酶抑制作用。对代谢酶影响小，其代谢不依赖肝微粒体 P450 酶灭活，很少发生药物相互作用。半衰期为 10 小时，每天 2 次给药。其代谢物主要由肾脏排泄，服用示踪标记的本品 24 小时内>90%经肾脏迅速排出，尿中未发现原型药物。仅 1%由粪便排泄。快速清除，而无蓄积作用，停药 24 小时内可恢复正常 AChE 功能。

在肝硬化患者，利斯的明及其代谢产物的曲线下面积(AUC)比正常人分别高 23 倍和 0.8 倍。说明肝损害时代谢减少，严重肝损害时应注意。轻、中度肾损害患者的 AUC 比健康人高 2 倍，根据个体耐受调整剂量后，未见两组间 AUC 存在显著差异。

3.临床药物试验

Anand 等设计主要用以评价利斯的明治疗 AD 的有效性和安全性方案，有 3 300 例纳入为期6 个月，双盲、对照和长期随访研究。结果：①利斯的明能改善认知功能，6 个月试验后，统计结果显示疗效显著。轻到中度 AD 患者的认知功能临床上有相对提高，包括语言能力、单词回忆、单词识认、定向和记忆测验。ADAS-cog 评分均值有显著提高，在第 6 个月，服用 6～12 mg/d治疗组与安慰剂组比较ADAS-cog评分平均相差 4.9 分。②日常生活活动能力，应用进展性恶化量表(PDS)，是一种区域特异性 ADL 评价方法。6 个月后，PDS 评分安慰剂组下降5.2 分，利斯的明组下降 1 分，表明利斯的明治疗可使 ADL 衰退延缓。③总体执行功能，是对认知、行为和执行功能进行的临床评估，常用工具 CIBIC-plus。服用6～12 mg/d组与安慰剂组相比，证实有明显改善。

Rosler 等在欧洲和南美洲 45 个中心进行前瞻性、双盲对照，把 725 例轻、中度 AD 患者随机分为利斯的明 1～4 mg/d 低剂量组 243 例，6～12 mg/d 高剂量组 243 例，安慰剂组239 例。经6 个月治疗，结果 ADAS-cog 评分改变高剂量组(24%)显著高于安慰剂组(16%)，CIBIC-plus 高剂量组(37%)显著高于安慰剂组(20%)。PDS 衡量改善状况，两组间具有统计学意义的差异($P<0.01$)。

Spenser 等综合三篇Ⅱ、Ⅲ期临床试验，有 1 479 例接受不同剂量利斯的明治疗，并以安慰剂 647 例做对照。结果显示，利斯的明能明显改善患者的认知功能，减缓总体功能衰退，延长日常生活能力的时间，并减轻病情严重程度。剂量 6～12 mg/d 疗效最显著，一般在第 12 周起效。

4.剂量和用法

利斯的明胶囊剂，有 1.5 mg、3 mg、4.5 mg 和 6 mg 4 种规格。本品适用于轻度、中度阿尔茨海默病。对血管性痴呆的治疗尚未见报道。

开始剂量 1.5 mg，每天 2 次。两周后耐受良好，剂量递增到 3～6 mg，每天 2 次。调整剂量时，注意患者耐受能力。加药过程中出现不良反应，应减量。最高治疗剂量为 6 mg，每天 2 次。推荐在早、晚进食时服用。

注意：①病态窦房结综合征或伴严重心律失常患者慎用。②溃疡患者应注意观察。③不宜与拟胆碱能药合用。

5.不良反应

常见不良反应恶心、呕吐、食欲缺乏、眩晕、腹泻和头痛。多为轻到中度，持续时间有限，常发生在治疗开始的前几周，继续治疗症状可消失。采用进食时服药可以改善。如症状明显，不能耐受则减少剂量。不良反应发生频率与程度和剂量相关。

对心电图及肝功能无影响，不需特殊监护。肝、肾功能减退的患者一般不必调整剂量。

本品安全性高，服药过量，出现恶心、呕吐和腹泻，多数不需要处理。乙酰胆碱酯酶抑制作用周期约9 小时，对无症状的用药过量患者，在随后 24 小时内不应继续用药。严重过量患者可使用阿托品，初始剂量为 0.03 mg/kg 静脉注射。1 例一次服用 46 mg，24 小时内完全恢复正常。目前未见因服过量中毒死亡的报告。

二、抗氧化剂

AD 患者脑内老年斑的核心成分是 β 淀粉样蛋白（amyloid-protein，Aβ），它能引起自由基大量产生，可导致神经细胞死亡。氧化代谢生成的自由基和其他一些含氧化合物如过氧化氢等总称为活性氧物质。活性氧物质在神经退行性疾病中发挥重要作用。机体在代谢过程中可产生自由基，由于它带有不成对电子，因此很容易与蛋白和脂质发生反应而破坏细胞膜和组织。抗氧化剂具有减少自由基生成和保护神经元免受自由基损害的作用。

（一）维生素 E

维生素 E（vitamin E，生育酚，tocopherol）有很强的抗氧化作用，能够清除自由基，保护细胞内过氧化氢酶和过氧化物酶的活性，减少脑细胞中脂褐素的形成，有助于延缓衰老过程。动物试验显示，维生素 E 能延缓神经细胞损害和死亡，可促进人体新陈代谢，增强机体活力，推迟细胞衰老。

临床研究认为，维生素 E 对延缓衰老和痴呆的进展有效。一项流行病学调查结果，高剂量维生素 E 与 AD 的低发生率有显著相关性。支持抗氧化剂能延缓 AD 的观点。另一项多中心、双盲随机临床试验，应用维生素 E 1 000 IU，每天 2 次，治疗中度 AD 患者，结果可使患者病情进展延缓 7 个月，但不能改善患者总体情况。Sano 等对 341 例门诊 AD 患者随机分为维生素 E 2 000 IU/d 组，司来吉兰 10 mg/d 组，两药联合组和安慰剂组。结果显示，3 个治疗组与安慰剂比较在死亡、住院和日常活动能力的终点时间有显著的延迟。与安慰剂比较维生素 E 组延长 230 天，司来吉兰组 215 天，联合治疗组 145 天。但 3 个治疗组的认知功能均没有显著性改变。

胶丸剂：5 mg；100 mg。每次口服 10～100 mg，每天 2～3 次。

大剂量可引起恶心、呕吐、唇炎、口角炎、眩晕和视物模糊、性腺功能障碍、低血糖等。

长期大剂量（200～600 mg/d），可引起血栓性静脉炎、肺栓塞和下肢水肿等。因此，应限制大剂量应用。

(二)银杏叶提取物

银杏叶提取物(金纳多、天保宁、达纳康和舒血宁,Ginkgo Biloba Leaf Extract、Ginaton)能阻止自由基所致的损害,是一种抗氧化剂。有效成分为银杏黄酮苷和萜类化合物。

Packer 等提出,银杏叶提取物具有抗氧化和拟胆碱能作用。它可以清除体内过多的自由基,抑制细胞膜的脂质过氧化反应,保护细胞膜,防止自由基对机体的损害。通过刺激儿茶酚胺的释放和抑制其降解及刺激前列环素和内皮舒张因子的形成而产生动脉舒张作用,增加血流量。增加缺血组织对氧及葡萄糖的供应量,增加中枢毒蕈碱受体数量,增强中枢胆碱能系统的功能。

口服易吸收,生物利用度 60%～70%,半衰期 4～5 小时,大部分经肾脏排出,29%从粪便排出。

Le Bar 等对 263 例符合 DSM-Ⅲ-R AD 诊断标准入组,有 137 例完成 52 周观察,结果银杏叶组有 78 例(50%),对照组有 59 例(38%)在日常生活和社会行为评估中有轻微提高,对照组相对于基线显示有明显恶化,结果有统计意义。而 CGI-C 和 ADAS-cog 量表中未见显著性差异。

临床上适用于 AD,血管性痴呆和混合性痴呆,可改善认知功能,但对严重痴呆者效果不显著。

剂量与用法:片剂,40 毫克/片;针剂,17.5 mg/5 mL。口服剂量 40～80 mg,每天 3 次。静脉注射,每次 5～10 mL,每天 1～2 次。静脉滴注时用生理盐水,葡萄糖或右旋糖酐 40 稀释。

不良反应:少见,可有易激惹、情绪不稳,罕有胃肠不适、头痛、血压下降和变态反应。静脉注射时应变换注射部位,以防静脉炎。

(三)司来吉兰

司来吉兰(selegiline、司立吉林、克金平、Jumex 和 L-deprenyl)是单胺氧化酶-B 抑制剂。老年人单胺氧化酶-B(MAO-B)的活性增高,以海马、顶叶和颞叶皮层最明显。MAO-B 在脑内参与生物源性脱氨作用,通过抑制 MAO-B 活性减少自由基形成,具有神经元保护作用。亦可增加儿茶酚胺水平,增强记忆功能。

有六项随机双盲临床试验,应用司来吉兰治疗 500 例痴呆患者,研究期限为 1～24 个月。其中 Sano 等样本最大,以司来吉兰、维生素 E 与安慰剂对照研究。结果显示,司来吉兰与维生素 E 在延缓病情进展疗效相似,均比安慰剂好。另有 5 项自身交叉对照研究,均证实司来吉兰的疗效。一项对 341 例中度痴呆患者的多中心、双盲对照试验,单用维生素 E 1 000 IU,每天2 次。单用司来吉兰 5 mg,每天 2 次。经 2 年观察,均可延缓痴呆的进展速度。

司来吉兰可用于治疗痴呆患者,尤其适用于不宜应用胆碱酯酶抑制剂的患者。

片剂:每片 5 mg。每次 5 mg,每天 2 次,早午服。推荐剂量 5～10 mg/d,分次服。

不良反应:主要是直立性低血压,严重者不能耐受。部分患者可出现焦虑、易激惹、眩晕、失眠、口干、腹痛、恶心、呕吐。

本品不宜与 5-羟色胺再摄取抑制剂、三环类抗抑郁剂、哌替啶配伍用,联合应用可出现精神症状、癫痫、高血压危象严重的相互作用。

三、促脑代谢及脑循环药

(一)吡拉西坦

吡拉西坦(脑复康,吡乙酰胺,酰胺吡酮)是氨基丁酸的衍生物。在促智药临床研究中,常作为阳性对照药物。

吡拉西坦直接作用于大脑皮质，具有激活、保护和修复神经细胞的功能。通过激活腺苷酸激酶，促使脑内 ADP 转化为 ATP。增加大脑对氨基酸、蛋白质、葡萄糖的吸收和利用，促进脑细胞代谢，改善脑功能。它影响胆碱能神经元兴奋传递，促进乙酰胆碱合成，具有改善学习、记忆和回忆功能。

适用于治疗轻度认知功能障碍，轻、中度痴呆，以及脑缺氧、脑外伤、脑卒中、药物中毒、一氧化碳中毒引起的记忆、思维障碍。

口服吸收快，30～40 分钟达峰浓度，生物利用度大于 90%，易透过血-脑屏障及胎盘障碍，半衰期为5～6 小时。98%以原形从尿排出，仅 2%从粪便排出。

剂量和用法如下。片剂：0.4 g、0.8 g；胶囊：0.2 g；口服液：0.4 g∶10 mL、0.8 g∶10 mL；注射剂：1 g∶5 mL、2 g∶10 mL、3 g∶15 mL、4 g∶20 mL。

口服 0.8～1.6 g，每天 3 次。6 周为 1 个疗程。静脉滴注 8 g/d。

不良反应轻微，偶有口干、食欲缺乏、呕吐、失眠、荨麻疹等。大剂量时出现失眠、头晕、呕吐、过度兴奋，停药后恢复。锥体外系疾病、亨廷顿病禁用。

（二）茴拉西坦

茴拉西坦（阿尼西坦，三乐喜，脑康酮）属于 2-吡咯烷酮衍生物。由瑞士 Roche 公司开发，在日本上市。化学名为 1-(4-甲氧基苯酰基)-2-吡咯烷酮。

选择性作用于大脑，促进和增强记忆。动物模型研究中，被动或主动逃逸、选择性行为反应和迷宫学习试验，均显示茴拉西坦对学习和记忆的作用。研究表明，本品可以激活丘脑网状结构的胆碱能通路，增加 ACh 释放。ACh 是通过胆碱受体兴奋中枢运动神经元的兴奋介质，与学习记忆有关。口服茴拉西坦 100 mg/kg，可增加大鼠海马 ACh 释放，使海马 ACh 水平下降得以恢复。能刺激中枢神经系统中谷氨酸受体而产生促智作用。本品没有镇静或兴奋作用，也没有血管扩张作用。

口服吸收完全，口服后 1 小时达峰浓度。生物利用度 0.2%。能透过血-脑屏障，药物浓度-时间曲线下面积（AUC）与剂量无线性关系。蛋白结合率约 66%，在体内主要分布在胃肠道、肾、肝、脑和血液。在肝脏代谢，对肝药酶无明显影响，主要代谢产物为对甲氧基苯甲酰氨基丁酸（ABA）和 2-吡咯烷酮。半衰期为 35 分钟。代谢产物的 84%由尿排出，0.8%经粪便排泄，11%随 CO_2 呼出。

茴拉西坦用于治疗 AD，可改善认知功能，长短记忆及学习能力。Senin 等对 109 例轻到中度认知功能损害的 AD 患者进行多中心、双盲随机对照研究，应用茴拉西坦治疗 6 个月，结果治疗组的心理测量评分较对照组有显著提高。

临床用于治疗健忘症、记忆减退、AD 及血管性痴呆患者。

剂量和用法如下。片剂：100 mg、200 mg、750 mg、1 500 mg。口服每次 200 mg，每天 2～3 次。治疗剂量为 600～1 500 mg/d。有明显失眠、焦虑不安的患者，建议每天晨 1 次服。1～2 个月为 1 个疗程。

本品安全性和耐受性良好，偶有失眠、激动、头痛、眩晕、腹泻、上腹痛、皮疹和口干等。反应轻微，一般不需停药。在人体研究中尚未发现与其他药物相互作用。严重肾功能不全者，每天剂量减至 750 mg。

(三)二氢麦角碱

二氢麦角碱(dihydroergotoxine、HYDER GIN、安得静和海特琴)由二氢麦角可宁、二氢麦角汀和α、β二氢麦角隐亭甲磺酸盐组成的混合物。

本品能增加ACh的合成,增加胆碱能受体数量,可改善记忆。它能抑制ATP酶和腺苷酸环化酶的活性,增加神经细胞内ATP水平,使神经细胞能量增加。本品为α受体阻滞剂,能抑制血管紧张,使血管扩张。同时,作用于中枢多巴胺和5-羟色胺受体,缓解血管痉挛,改善脑的微循环,能增加脑血流量和对氧的利用,改善脑细胞代谢功能。

口服吸收25%,服药后1小时达峰浓度,生物利用度5%~12%。血浆蛋白结合率为31%,半衰期为4小时,主要由肝代谢。随胆汁经粪排出,仅2%以原形排出。

适用于血管性痴呆,动脉硬化症及卒中后遗症。对297例AD患者治疗结果显示,神经心理和行为症状的疗效评价有改善,但总体疗效无显著意义。

剂量和用法如下。片剂:1毫克/片;注射剂:0.3 mg/mL。口服3~6 mg/d,12周为1个疗程;静脉滴注:2~4 mg/d。

不良反应:轻微,偶有恶心、呕吐、鼻塞和面部潮红。

避免与吩噻嗪类、利尿药和降压药伍用。急慢性精神病、低血压、心脏器质性损害、严重心动过缓和肾功能不全禁用。

(四)阿米三嗪/萝巴新

阿米三嗪/萝巴新(都可喜、almitrine/rau basine和Duxil)是由阿米三嗪与萝巴新组成的复方制剂。

阿米三嗪作用于颈动脉体化学感受器,兴奋呼吸,从而增强气体交换,增加动脉氧分压和血氧饱和度。萝巴新可增加大脑线粒体的氧利用,增强阿米三嗪作用强度和作用时间。二药合用可使脑组织氧供应和利用增强,促进代谢,有改善脑代谢和微循环的作用。

本品适用于记忆下降及脑卒中后的功能恢复。

常用片剂:每片含阿米三嗪30 mg和萝巴新10 mg。口服每次1片,每天2次,餐后服。

不良反应:极少数可有恶心、呕吐和头晕。忌与单胺氧化酶抑制剂合用。孕妇及哺乳期女性慎用。

(五)吡硫醇

吡硫醇(脑复新)为维生素B_6的类似物,能促进脑内新陈代谢,增加脑血流量,改善脑功能。用于脑动脉硬化,阿尔茨海默病。每次口服100~200 mg,每天3次。不良反应可有恶心、皮疹。

(六)环扁桃酯

环扁桃酯(抗栓丸)对照研究表明,本品能提高AD患者注意力,改善情绪。剂量600~900 mg/d,分3~4次服。维持量300~400 mg/d。不良反应为颜面潮红、皮肤灼热感,头痛和胃肠反应。

(七)萘呋胺

萘呋胺能增加脑细胞ATP合成,增加脑细胞的葡萄糖利用率。有报道能增进记忆,提高智力测验评分。剂量300 mg/d,分3次服。有失眠、胃不适反应。

(八)脑蛋白水解物

脑蛋白水解物(脑活素,丽珠赛乐,优尼泰,Cerebrolysin)用标准化控制的酶分解而来,含游离谷氨酸和多肽,其中具有活性的多肽可透过血-脑屏障,进入神经细胞,促进蛋白质合成,改善

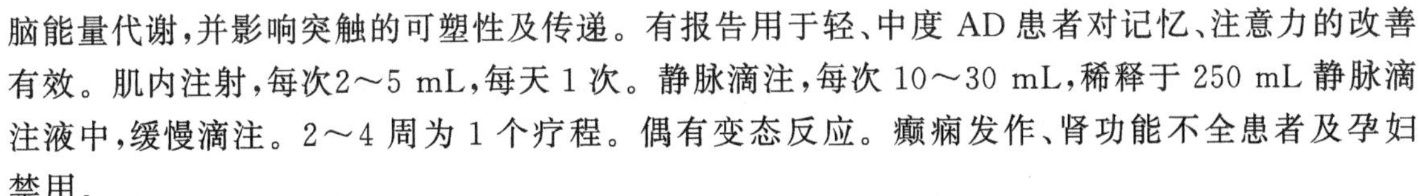

脑能量代谢，并影响突触的可塑性及传递。有报告用于轻、中度 AD 患者对记忆、注意力的改善有效。肌内注射，每次2～5 mL，每天 1 次。静脉滴注，每次 10～30 mL，稀释于 250 mL 静脉滴注液中，缓慢滴注。2～4 周为 1 个疗程。偶有变态反应。癫痫发作、肾功能不全患者及孕妇禁用。

四、谷氨酸受体阻滞剂

谷氨酸是脑皮质和海马的主要兴奋性神经递质，在学习与记忆功能中具有重要作用。早年有学者提出 AD 发病的谷氨酸能神经功能异常假说，神经元受到谷氨酸异常强烈的作用，引起大量的 Ca^{2+} 内流，产生活性氧物质，可能会导致神经元变性死亡。这种由氨基酸兴奋引起的毒性称为兴奋性神经毒性。谷氨酸受体过多的激活会引起神经元变性和丧失，试验证明，兴奋性毒性在神经退行性疾病中起重要作用。

N-甲基-D-天冬氨酸(N-methyl-D-aspartate，NMDA)受体阻滞剂可以阻止过量的神经递质谷氨酸传递而达到保护神经元作用；另一方面，增加 NMDA 受体数量和功能有助于增强和调节认知功能。

美金刚(二甲金刚胺，memantine，Ebixa)是一种 NMDA 受体阻滞剂。由德国 Merz 药厂出品，已在欧洲批准用于治疗中、重度 AD。其主要成分为盐酸 1-氨基-3，5-二甲基金刚烷。

临床前试验表明，本品具有神经保护作用，长期应用能保护海马免受 NMDA 特异性内源性神经毒剂——喹啉酸毒性作用。在大鼠缺血模型试验中，本品对大脑和局灶具有保护缺血过度损伤作用。

本品对 NMDA 拮抗作用像 Mg^{2+} 一样占据 NMDA 通道，增加动作电位。主要是通过直接利用电压依赖方式，阻断 NMDA 受体，防止大量 Ca^{2+} 内流，因此具有保护神经元免受谷氨酸兴奋性毒性作用。

本品对谷氨酸能神经递质具有双重调节作用。①对 α 氨基-3 羟基-5-甲基-4 异噁唑丙酸(AMPA)受体作用：阿尔茨海默病谷氨酸释放异常减少，美金刚对 AMPA 受体具有促进作用，而保证正常的谷氨酸能神经传导，促使学习和记忆功能的恢复。②对 NMDA 作用：在突触前谷氨酸释放病理性增加时，如脑缺血时，美金刚通过突触后膜阻断谷氨酸调节的离子通道(NMDA 通道)而抑制谷氨酸的作用，从而减少谷氨酸的兴奋性毒性作用。

口服吸收迅速、完全。单次口服剂量为 10～40 mg，3.0～7.7 小时达峰浓度，其曲线下面积和达峰浓度与剂量呈线性关系。在体内分布广泛，对肺、肝、肾脏有特殊亲和力，能透过血-脑屏障，脑脊液浓度是血浆浓度的 1/20。血浆蛋白结合率为 42%～45%，清除半衰期为 67～104 小时。主要通过肾脏排泄，少量存在粪便中。

动物试验表明，小剂量 NMDA 受体阻滞剂治疗 AD，对改善认知功能有效。近年年，美金刚在欧洲用于治疗各种形式、各个阶段的痴呆，临床资料也证实了动物试验。

Pante 等对 60 例中重痴呆患者进行 4 周随机双盲对照试验，应用美金刚剂量为20 mg，结果显示认知障碍及动力缺乏治疗有效反应率为 70%。另一项 160 例重度痴呆患者进行 12 周随机双盲对照试验，其中 151 例完成 12 周观察，75 例为治疗组，76 例为对照组。结果治疗组临床总体印象评定反应率为 76%，对照组为 45%，两组有显著性差异。

有 5 项双盲、对照的临床研究，应用美金刚 4～6 周，进行有效性评价。结果均证实，在改善认知功能、驱动力和情感状态，日常生活中的运动功能方面有效，使患者的社会功能、独立能力得到改善。

Reisberg 等用美金刚治疗中度和重度 AD 患者的双盲对照研究显示，美金刚在改善 AD 患者认知功能、社会功能方面明显优于安慰剂。

剂量和用法：起始剂量 5 mg/d，第 2 周加量到 10 mg/d，第 3 周为 15 mg/d，第 4 周为 20 mg/d，疗程4 个月。剂量大时，应分 2 次服，午后宜在 4 点前用药，以减少失眠。不宜与抗胆碱能药伍用。

大量临床试验表明，本品无明显毒副作用，耐受性良好，其不良反应轻微，常见有兴奋、激越、失眠、不安和运动增多。

五、雌激素

流行病学调查表明，经绝后女性 AD 的发病率比同龄组男性高 1.5～3.0 倍。据报道，雌激素能促进胆碱能神经元生长和生存，减少脑内淀粉样蛋白沉积。脑内存在特定神经元有雌激素受体的表达，其分布与 AD 患者脑内病理改变区一致。AD 女性患者雌激素水平较健康同龄女性低。这说明雌激素缺乏可能与 AD 有关。

临床试验证实，雌激素可降低绝经期后女性 AD 的危险度，并减轻痴呆程度，改善 AD 的症状。Rice观察雌激素治疗 829 例，发现单用雌激素比雌孕激素联合治疗，在改善认知功能效果更好。另有研究应用雌激素替代疗法，治疗 3 周，AD 患者的症状显著好转，以记忆力，时间空间定向力和计算力的提高明显。一旦停药，各项评定指标又恢复治疗前状况，总病程还有恶化。目前认为，雌激素替代治疗，只能减轻症状，延缓疾病进程，不能达到治愈的目的。近期研究表明，长期联合应用雌激素和孕激素存在诸多危险，使乳腺癌、子宫内膜癌、冠心病、卒中和静脉血栓等发生率增高，这些影响不容忽视。因此，雌激素在预防、延缓 AD 的价值，尚待研究。

六、抗β淀粉样蛋白药

AD 病理学特征是脑内存在老年斑、神经纤维缠结及选择性神经元死亡。老年斑的核心成分是β淀粉样蛋白(amyloid β-protein，Aβ)。Aβ 由细胞分泌，在细胞基质沉淀聚集后可产生很强的神经毒性。目前认为，Aβ 是 AD 患者脑内老年斑周边神经元变性和死亡的主要原因。研究发现，环境或基因突变可引起β淀粉样前体蛋白(APP)代谢异常。在神经细胞外导致 Aβ 沉积，形成老年斑，造成神经元损伤。采取抑制与 Aβ 形成有关的蛋白酶，恢复神经元对 APP 代谢的正常调节，阻止 Aβ 形成有毒性的聚合体，保护神经元免遭 Aβ 的神经毒性，修复损伤的基因，可达到治疗 AD 的目的。

抗β折叠多肽($iA\beta_{11}$)是一种含有 11 个氨基酸的多肽，它与 Aβ 结合的亲和力很高，离体实验中能抑制淀粉样肽形成。有一种 $iA\beta_{11}$ 的 5 个氨基酸的衍生物，命名为 $iA\beta_5$，它对已形成的 Aβ 具有更强的抑制和灭活作用。新近研制成功 Aβ“疫苗”，已进入临床试验阶段。Schenk 等在美国完成 24 例剂量效应研究的Ⅰ期临床试验，初步结果提示，“疫苗”安全性好，为 AD 治疗带来了希望。多年前开始了Ⅱ期临床试验，可能是因免疫引起的中枢神经系统炎症反应，而停止了试验。虽然 Aβ 肽免疫疗法临床试验受到挫折，但免疫抗体疗法仍然具有重大潜力，是一种新药开发快捷途径。

（邢　楠）

第五节 抗癫痫药

癫痫是一种由各种原因引起的脑灰质的偶然、突发、过度、快速和局限性放电而导致的神经系统临床综合征，尽管近年来手术方法对难治性癫痫的治疗取得了很大进展，但80%的癫痫患者仍然可通过抗癫痫药物获得满意疗效。随着人们对抗癫痫药物的体内代谢和药理学参数的深入研究，临床医师能更加有效地使用抗癫痫药物，使抗癫痫治疗的效益和风险比达到最佳水平。

根据化学结构可将抗癫痫药物分为以下几类。①乙内酰脲类：苯妥英、美芬妥英等。②侧链脂肪酸类：丙戊酸钠、丙戊酰胺等。③亚芪胺类：卡马西平。④巴比妥类：巴比妥钠、异戊巴比妥、甲苯比妥、扑米酮。⑤琥珀酰亚胺类：乙琥胺、甲琥胺、苯琥胺等。⑥磺胺类：乙酰唑胺、舒噻美等。⑦双酮类：三甲双酮、双甲双酮等。⑧抗癫痫新药：氨乙烯酸、氟氯双胺、加巴喷丁、拉莫三嗪、非尔氨酯、托吡酯。⑨激素类：促肾上腺皮质激素，泼尼松。⑩苯二氮䓬类：地西泮、氯硝西泮等。

一、苯妥英钠

苯妥英钠别名为大仑丁、二苯乙内酰脲。

(一)药理作用与应用

该药能稳定细胞膜，调节神经元的兴奋性，抑制癫痫灶内发作性电活动的传播和扩散，阻断癫痫灶对周围神经元的募集作用。对于全身性强直阵挛发作、局限性发作疗效好，对精神运动性发作次之，对小发作无效。是临床上应用最广泛的抗癫痫药物之一。口服主要经小肠吸收，成人单剂口服后t_{max}为3～8小时，长期用药后半衰期为10～34小时，平均20小时。有效血药浓度为10～20 μg/mL，开始治疗后达到稳态所需时间为7～11天。

(二)不良反应

1.神经精神方面

神经症状有眩晕、构音障碍、共济失调、眼球震颤、视物模糊和周围神经病变。精神症状包括智力减退、人格改变、反应迟钝和神经心理异常。

2.皮肤、结缔组织和骨骼

患者可有麻疹样皮疹、多形性红斑、剥脱性皮炎和多毛等表现。齿龈增生常见于儿童和青少年。小儿长期服用可引起钙磷代谢紊乱、骨软化症和佝偻病。

3.造血系统

巨红细胞贫血、再生障碍性贫血和白细胞计数减少等。

4.代谢和内分泌

该药可作用于肝药酶，加速皮质激素分解，也可抑制胰岛素分泌、降低血中T_3的浓度。

5.消化系统

患者可有轻度厌食、恶心、呕吐和上腹疼痛，饭后服用可减轻症状。

6.致畸作用

癫痫母亲的胎儿发生颅面和肢体远端畸形的危险性增加，但是否与服用苯妥英钠有关目前尚无定论。

(三)注意事项

应定期检查血常规和齿龈的情况,长期服用时应补充维生素 D 和叶酸。妊娠哺乳期女性和肝、肾功能障碍者慎用。

(四)禁忌证

对乙内酰脲衍生物过敏者禁用。

(五)药物相互作用

(1)与卡马西平合用,可使两者的浓度交互下降。

(2)与苯巴比妥合用,可降低苯妥英钠的浓度,降低疗效。

(3)与扑米酮合用,有协同作用,可增强扑米酮的疗效。

(4)与丙戊酸钠合用,可使苯妥英钠的血浓度降低。

(5)与乙琥胺和三甲双酮合用,可抑制苯妥英钠的代谢,使其血浓度增高,增加毒性作用。

(6)与三环类抗抑郁药合用,可使两者的作用均增强。

(7)与地高辛合用,可增加地高辛的房室传导阻滞作用,引起心动过缓。地高辛能抑制苯妥英钠的代谢,增加其血浓度。

(8)不宜与氯霉素、西咪替丁和磺胺甲噁唑合用。

(9)与地西泮、异烟肼和利福平合用时,应监测血浓度,并适当调整剂量。

(10)与孕激素类避孕药合用时可降低避孕药的有效性。

(六)用法与用量

成人,50～100 mg,每天 2～3 次,一般 200～500 mg/d,推荐每天 1 次给药,最好晚间服用,超大剂量时可每天 2 次。儿童每天 5～10 mg/kg 体重,分 2 次给药。静脉用药时,缓慢注射(<50 mg/min),成人15～18 mg/kg 体重,儿童 5 mg/kg 体重,注射时需心电图监测。

(七)制剂

(1)片剂:100 mg。

(2)注射剂:5 mL∶0.25 g。

(3)粉针剂:0.1 g、0.25 g。

二、乙苯妥英

乙苯妥英别名皮加隆,乙妥英,Peganone。

(一)药理作用与应用

本药类似苯妥英钠,但作用及不良反应均比苯妥英钠小。临床常与其他抗癫痫药合用,对全身性发作和复杂部分性发作有较好疗效。

(二)不良反应

本药不良反应比苯妥英钠少,有头痛、嗜睡、恶心、呕吐,共济失调、多毛和齿龈增生少见。

(三)用法与用量

口服,成人,开始剂量 0.5～1.0 g/d,每 1～3 天增加 0.25 g,最大可达 3 g/d,分 4 次服用。儿童,1 岁以下 0.3～0.5 g/d,2～5 岁 0.5～0.8 g/d,6～12 岁 0.8～1.2 g/d。

(四)制剂

片剂:250 mg、500 mg。

三、甲妥英

甲妥英别名美芬妥英，Methenytoin，Methoin。

(一)药理作用与应用

甲妥英与苯妥英钠相似，但有镇静作用。主要用于对苯妥英钠效果不佳的患者，对小发作无效。

(二)不良反应

毒性较苯妥英钠强，有嗜睡、粒细胞减少、再生障碍性贫血、皮疹、中毒性肝炎反应。

(三)用法与用量

成人，50～200 mg，每天 1～3 次。儿童，25～100 mg，每天 3 次。

(四)制剂

片剂 50 mg、100 mg。

四、丙戊酸钠

丙戊酸钠别名二丙二乙酸钠，抗癫灵，戊曲酯。

(一)药理作用与应用

本药可能通过增加脑内抑制性神经递质 γ-氨基丁酸(GABA)的含量，降低神经元的兴奋性，或直接稳定神经元细胞膜而发挥抗癫痫作用。口服吸收完全，t_{max} 为 1～4 小时，半衰期为 14 小时，达到稳态所需时间 4 天，有效血浓度为67～82 μg/mL。本品是一种广谱抗癫痫药，对各型小发作、肌阵挛发作、局限性发作、大发作和混合型癫痫均有效，对复杂部分性发作、单纯部分性发作和继发性全身发作的效果不如其他一线抗癫痫药。此外本药还可用于治疗小舞蹈病、偏头痛、心律失常和顽固性呃逆。

(二)不良反应

1.消化系统

消化系统不良反应有恶心、呕吐、厌食、消化不良、腹泻和便秘等。治疗过程中还可发生血氨升高，少数患者可发生脑病。在小儿及抗癫痫药合用的情况下容易发生肝、肾功能不全，表现为头痛、呕吐、黄疸、水肿和发热。一般情况下，肝毒性的发生率很低，约 1/50 000。严重肝毒性致死者罕见。

2.神经系统

神经系统不良反应有震颤，也可有嗜睡、共济失调和易激惹症状。认知功能和行为障碍罕见。

3.血液系统

由血小板减少和血小板功能障碍导致的出血时间延长、皮肤紫斑和血肿。

4.致畸作用

妊娠初期服药可致胎儿神经管发育缺陷和脊柱裂等。

5.其他

偶见心肌劳损、心律不齐、脱发、内分泌异常、低血糖和急性胰腺炎。

(三)注意事项

服用 6 个月以内应定期查肝功能和血常规。有先天代谢异常者慎用。

(四)禁忌证

肝病患者禁用。

(五)药物相互作用

(1)丙戊酸钠为肝药酶抑制剂,合用时能使苯巴比妥、扑米酮和乙琥胺的血浓度增高,而苯巴比妥、扑米酮、苯妥英钠、乙琥胺和卡马西平又可诱导肝药酶,加速丙戊酸钠的代谢,降低其血浓度。

(2)与阿司匹林合用可使游离丙戊酸钠血浓度显著增高,半衰期延长,导致丙戊酸钠蓄积中毒。

(六)用法与用量

1.抗癫痫

成人维持量为600～1 800 mg/d,儿童体重20 kg以上时,每天不超过30 mg/kg体重,体重<20 kg时可用至每天40 mg/kg体重,每天剂量一般分2次口服。

2.治疗偏头痛

1 200 mg/d,分2次口服,维持2周可显效。

3.治疗小舞蹈病

口服,每天15～20 mg/kg体重,维持3～20周。

4.治疗顽固性呃逆

口服,初始剂量为每天15 mg/kg体重,以后每2周每天剂量增加250 mg。

(七)制剂

(1)丙戊酸钠片剂:100 mg、200 mg、250 mg。

(2)糖浆剂:5 mL∶250 mg、5 mL∶500 mg。

(3)丙戊酸胶囊:200 mg、250 mg。

(4)丙戊酸氢钠(肠溶片):250 mg、500 mg。

(5)丙戊酸/丙戊酸钠(控释片):500 mg。

五、丙戊酸镁

(一)药理作用与应用

新型广谱抗癫痫药,药理作用同丙戊酸钠。适用于各种类型的癫痫发作。

(二)不良反应

嗜睡、头昏、恶心、呕吐、厌食胃肠道不适,多为暂时性。

(三)注意事项

孕妇、肝病患者和血小板减少者慎用。用药期间应定期检查血象。

(四)药物相互作用

本药与苯妥英钠和卡马西平合用可增加肝脏毒性,应避免合用。

(五)用法与用量

口服,成人,200～400 mg,每天3次,最大可用至600 mg,每天3次。儿童每天20～30 mg/kg体重,分3次服用。

(六)制剂

片剂:100 mg、200 mg。

六、丙戊酰胺

丙戊酰胺别名丙缬草酰胺，癫健安，二丙基乙酰胺。

(一)药理作用与应用

其抗惊厥作用是丙戊酸钠的2倍，是一种作用强见效快的抗癫痫药。临床用于各型癫痫。

(二)不良反应

头痛、头晕、恶心、呕吐、厌食和皮疹，多可自行消失。

(三)用法与用量

口服，成人，0.2～0.4 g，每天3次。儿童每天10～30 mg/kg体重，分3次口服。

(四)制剂

片剂：100 mg、200 mg。

七、唑尼沙胺

唑尼沙胺别名Exogran。

(一)药理作用与应用

唑尼沙胺具有磺酰胺结构，对碳酸酐酶有抑制作用，对癫痫灶放电有明显的抑制作用。本品口服易吸收，t_{max}为5～6小时，半衰期为60小时。临床主要用于全面性发作、部分性发作和癫痫持续状态。

(二)不良反应

不良反应主要为困倦、焦躁、抑郁、幻觉、头痛、头晕、食欲缺乏、呕吐、腹痛、白细胞减少、贫血和血小板减少。

(三)注意事项

不可骤然停药，肝、肾功能不全者、机械操作者、孕妇和哺乳期女性慎用。定期检查肝、肾功能和血常规。

(四)用法与用量

成人初量100～200 mg，分1～3次口服，逐渐加量至200～400 mg，分1～3次口服。每天最大剂量600 mg。儿童2～4 mg/kg体重，分1～3次口服，逐渐加量至8 mg/kg体重，分1～3次口服，每天最大剂量12 mg/kg体重。

(五)制剂

片剂：100 mg。

八、三甲双酮

三甲双酮别名Tridion。

(一)药理作用与应用

在体内代谢成二甲双酮起抗癫痫作用，机制不明。口服吸收好，t_{max}为30分钟以内，二甲双酮半衰期为10天或更长。主要用于其他药物治疗无效的失神发作，也用于肌阵挛和失张力发作。

(二)不良反应

患者可能有骨髓抑制、嗜睡、行为异常、皮疹、胃肠道反应、肾病综合征、肌无力综合征和脱发。有严重的致畸性。

(三)禁忌证

孕妇禁用。

(四)用法与用量

口服,成人维持量为 750～1 250 mg/d,儿童每天 20～50 mg/kg。

(五)制剂

(1)片剂:150 mg。

(2)胶囊剂:300 mg。

(邢　楠)

第六节　抗精神失常药

精神失常是由多种原因引起的精神活动障碍的一类疾病,包括精神分裂症、躁狂症、抑郁症和焦虑症。治疗这些疾病的药物统称为抗精神失常药。

一、抗精神病药

抗精神病药是用于治疗精神分裂症、器质性精神病及双相精神障碍(躁狂抑郁症)的躁狂期的药物。这类药物的特点是对精神活动具有较大的选择性抑制,能治疗各种精神病和多种精神症状,在通常的治疗剂量并不影响患者的智力和意识,却能有效地控制患者的精神运动兴奋、烦躁、焦虑、幻觉、妄想、敌对情绪、思维障碍和儿童行为异常等,达到安定的作用。精神分裂症是一组以思维、情感、行为之间不协调,精神活动与现实脱离为主要特征的最常见的一类精神病。根据临床症状,将精神分裂症分为Ⅰ型和Ⅱ型,前者以阳性症状(幻觉和妄想)为主,后者则以阴性症状(情感淡漠、主动性缺乏等)为主。本节述及的药物大多对Ⅰ型治疗效果好,对Ⅱ型则效果较差甚至无效。这类药物大多是强效多巴胺受体阻滞剂,在发挥治疗作用的同时,大多药物可引起情绪冷漠、精神运动迟缓和运动障碍等不良反应。

(一)吩噻嗪类

1.氯丙嗪

(1)别名:冬眠灵,氯普马嗪,可乐静,可平静,氯硫二苯胺,阿米那金。

(2)作用与应用:本品是吩噻嗪类的代表药,为中枢多巴胺受体的阻滞剂,具有多种药理活性。①抗精神病作用:主要是由于阻断了与情绪思维有关的中脑-边缘系统、中脑-皮质系统的多巴胺(D_2)受体所致。而阻断网状结构上行激活系统的 α 肾上腺素受体,则与镇静安定有关。精神分裂症患者服用后则显现良好的抗精神病作用,能迅速控制兴奋躁动状态,大剂量连续用药能消除患者的幻觉和妄想等症状,减轻思维障碍,使患者恢复理智,情绪安定,生活自理。对抑郁无效,甚至可使之加剧。长期应用,锥体外系反应的发生率较高。②镇吐作用:小剂量可抑制延髓催吐化学感受区的多巴胺受体,大剂量时可直接抑制呕吐中枢,产生强大的镇吐作用。但对刺激前庭所致的呕吐无效。对顽固性呃逆有效。③降温作用:抑制体温调节中枢,使体温降低,体温可随外环境变化而变化。用较大剂量时,置患者于冷环境中(如冰袋或用冰水浴)可出现"人工冬眠"状态。④增强催眠药、麻醉药、镇静药的作用。⑤对心血管系统的作用:可阻断外周α肾上腺素受体,直接扩张血管,引起血压下降,大剂量时可引起直立性低血压,应注意。还可解除小动脉、小静脉痉挛,改善微循环而有抗休克作用。同时由于扩张大静脉的作用大于动脉系统,可降低心脏前负荷而改善心脏功能(尤其是左心衰竭)。⑥对内分泌系统有一定影响,如使催乳素释放抑制因子释放减少,出现乳房肿大、乳溢。抑制促性腺激素释放、促肾上腺皮质激素及生长激素分泌,延迟排卵。⑦阻断M受体作用较弱,引起口干、便秘、视物模糊。口服易吸收,但吸收不规则,个体差异甚大。胃内容物或与抗胆碱药(如苯海索)同服时可影响其吸收。

主要用于:①治疗精神病。主要对控制精神分裂症或其他精神病的兴奋躁动、紧张不安、幻觉和妄想等症状有显著疗效。②镇吐。几乎对各种原因(如尿毒症、胃肠炎、恶性肿瘤、妊娠及药物)引起的呕吐均有效,也可治疗顽固性呃逆。但对晕动病呕吐无效。③低温麻醉及人工冬眠。配合物理降温,应用氯丙嗪于低温麻醉时可防止休克发生;人工冬眠时,与哌替啶、异丙嗪组成冬眠合剂用于创伤性休克、中毒性休克、烧伤、高热及甲状腺危象的辅助治疗。④与镇痛药合用,缓解晚期癌症患者的剧痛。⑤治疗心力衰竭。⑥试用于治疗巨人症。

(3)用法与用量:①口服,治疗精神病,1天50～600 mg。开始1天25～50 mg,分2～3次服,渐增至1天300～450 mg,症状减轻后减至维持量1天100～150 mg。极量1次150 mg,1天600 mg。镇吐和顽固性呃逆,1次12.5～25.0 mg,1天2～3次。②肌内注射或静脉注射,治疗精神病,1次25～50 mg,用氯化钠注射液稀释至1 mg/mL,然后以每分钟不超过1 mg的速度缓慢注入。一般采用静脉滴注而避免静脉注射,以防意外。极量1次100 mg,1天400 mg。待患者合作后改为口服。呕吐,1次25～50 mg。治疗心力衰竭,1次5～10 mg,1天1～2次。也可静脉滴注,速度为每分钟0.5 mg。③静脉滴注,从小剂量开始,25～50 mg稀释于500 mL葡萄糖氯化钠注射液中缓慢滴注,1天1次,每隔1～2天缓慢增加25～50 mg,治疗剂量1天100～200 mg。④小儿口服、肌内注射、静脉注射,1次0.5～1.0 mg/kg。

(4)注意事项:①对吩噻嗪类药物过敏、骨髓抑制、肝功能严重减退、青光眼、有癫痫或惊厥病史(能降低惊厥阈,诱发癫痫)及昏迷(特别是用中枢神经抑制药后)患者禁用。肝功能不全、尿毒症、高血压、冠心病患者慎用。6月龄以下婴儿不推荐使用。②常见的不良反应有中枢抑制症状(如嗜睡、淡漠、无力等)、α受体阻断症状(鼻塞、血压下降、直立性低血压及反射性心动过速等)、M受体阻断症状(口干、视物模糊、无汗、便秘、眼压升高等)。③本品局部刺激性较强,肌内注射局部疼痛较重,可加1%普鲁卡因溶液进行深部肌内注射。静脉注射可致血栓性静脉炎,应以0.9%氯化钠注射液或葡萄糖注射液稀释后缓慢注射。④注射或口服大剂量时可引起直立性低血压,注射给药后立即卧床休息1～2小时,而后可缓慢起立。血压过低时可静脉滴注去甲肾上腺素或麻黄碱升压,但不可用肾上腺素,以防血压降得更低。⑤长期大量服药可出现锥体外系反应,如帕金森综合征、静坐不能、急性肌张力障碍,可通过减少药量、停药来减轻或消除,也可用抗胆碱药缓解。⑥部分患者长期服用后可引起迟发性运动障碍,表现为不自主的刻板运动,停药后不消失,用抗胆碱药反使症状加重,抗多巴胺药可使此反应减轻。⑦本品有时可引起抑郁状态,用药时应注意。⑧老年人对本类药物的耐受性降低,且易产生低血压、过度镇静及不易消除的迟发性运动障碍。⑨可发生变态反应,常见有皮疹、接触性皮炎、剥脱性皮炎、粒细胞减少(此反应少见,一旦发生应立即停药)、哮喘、紫癜等。⑩长期用药还会引起内分泌系统紊乱,如乳腺增大、泌乳、肥胖、闭经、抑制儿童生长等。

(5)药物相互作用:①与单胺氧化酶抑制药、三环类抗抑郁药合用时,两者的抗胆碱作用增强，不良反应加重。②可增强其他中枢抑制药的作用，如乙醇、镇静催眠药、抗组胺药、镇痛药等，联合应用时注意调整剂量。特别是与吗啡、哌替啶等合用时，应注意呼吸抑制和血压降低。③肝药酶诱导剂苯巴比妥、苯妥英钠、卡马西平等可加速本品的代谢，使药效降低，减弱其抗精神病作用。④与抗高血压药合用易致直立性低血压。⑤与舒托必利合用有发生室性心律失常的危险。⑥抗酸药及苯海索可影响本品的吸收。⑦本品可逆转肾上腺素的升压作用而引起严重低血压。⑧与阿托品类药物合用，抗胆碱作用增强，不良反应增加。⑨与碳酸锂合用，可引起血锂浓度增高，导致运动障碍、锥体外系反应加重、脑病及脑损伤等。

2.奋乃静

(1)别名：羟哌氯丙嗪，得乐方，氯吩嗪。

(2)作用与应用：本品为吩噻嗪类的哌嗪衍生物。作用与氯丙嗪相似，但其抗精神病作用、镇吐作用较强，而镇静作用较弱。毒性较低。对幻觉、妄想、焦虑、紧张、激动等症状有效。对多巴胺受体的作用与氯丙嗪相同，其锥体外系不良反应较明显；对去甲肾上腺素受体影响较小，故对血压影响不大。肌内注射本品治疗急性精神病时 10 分钟起效，1～2 小时达最大效应，作用可持续 6 小时。口服吸收慢而不规则，生物利用度为 20%，达峰时间为 4～8 小时。主要在肝脏代谢，在肝脏中有明显的首过效应并存在肝肠循环。用于：①治疗偏执型精神病、反应性精神病、症状性精神病、单纯型及慢性精神分裂症。②治疗恶心、呕吐、呃逆等症。③神经症具有焦虑紧张症状者亦可用小剂量配合其他药物治疗。

(3)用法与用量：①口服，用于精神病，从小剂量开始，1 次 2～4 mg，1 天6～12 mg，每隔1～2 天增加 6 mg，渐增至 1 天 30～60 mg，分 3 次服。成人住院患者治疗量，1 天 20～50 mg，分 2～4 次服，或根据需要和耐受情况调整用量。门诊患者可缓慢加量，逐渐增至需要量。用于呕吐和焦虑，1 次 2～4 mg，1 天2～3 次。②肌内注射，用于精神病，1 次 5～10 mg，隔 6 小时 1 次或酌情调整；用于呕吐，1 次 5 mg。

(4)注意事项：①对吩噻嗪类药物过敏、肝功能不全、有血液病、骨髓抑制、青光眼、帕金森病及帕金森综合征患者禁用。孕妇及哺乳期女性慎用。②锥体外系症状较多见，一般服用苯海索可解除。长期服用也可以发生迟发性运动障碍。过量可引起木僵或昏迷。③少数患者有心悸、心动过速、口干、恶心、呕吐、便秘、尿频、食欲改变和体重增加等症状。有时可产生直立性虚脱。偶见皮疹、过敏性皮炎、阻塞性黄疸、心电图 ST-T 波变化。④服药大约 2 周才能充分显效。突然停药会导致恶心、呕吐、胃部刺激、头痛、心率加快、失眠或病情恶化，故应逐渐减量。⑤可与食物、水和牛奶同服以减少对胃的刺激。⑥本品可使尿液变成粉红色、红色或红棕色。⑦应选用去甲肾上腺素或去氧肾上腺素治疗低血压，禁用肾上腺素。

(5)药物相互作用：①与镇静催眠药、镇痛药合用可增强中枢抑制作用。②与锂制剂合用可导致衰弱无力、运动障碍、锥体外系反应加重、脑病及脑损伤。③与曲马多合用可引发癫痫。④可降低苯丙胺、胍乙啶、抗惊厥药和左旋多巴等的药效。⑤与氟西汀、帕罗西汀、舍曲林合用可出现严重的帕金森综合征。⑥本品可逆转肾上腺素的升压作用而引起严重的低血压。⑦可增强单胺氧化酶抑制药、三环类抗抑郁药、普萘洛尔和苯妥英钠的不良反应。

(二)硫杂蒽类

1.氯普噻吨

(1)别名：氯丙硫蒽，泰尔登，泰来静，氯丙噻吨，氯丙硫新。

(2)作用与应用：本品药理作用与氯丙嗪相似。可通过阻断脑内神经突触后 D_1 和 D_2 受体而改善精神症状，抗精神病作用不及氯丙嗪。也可抑制脑干网状结构上行激活系统，镇静作用比氯丙嗪强。还可抑制延髓化学感受区而发挥止吐作用。并有较弱的抗抑郁、抗焦虑作用，故调整情绪、控制焦虑和抑郁的作用较氯丙嗪强，但抗幻觉、妄想的作用不如氯丙嗪。由于其抗肾上腺素与抗胆碱作用较弱，故不良反应较轻，锥体外系症状也较少。口服后吸收快，1～3 小时血药浓度可达峰值。肌内注射后作用时间可达 12 小时以上。用于伴有焦虑或抑郁症的精神分裂症、更年期抑郁症；亦用于改善焦虑、紧张、睡眠障碍。

(3)用法与用量：①口服，治疗精神病，从小剂量开始，1 天 75～200 mg，分 2～3 次服。必要时可用至每天 400～600 mg。老年患者起始剂量应减半，加量要缓慢，随后的剂量增加也应减慢。治疗儿童精神分裂症，6～12 岁，1 次 10～25 mg，1 天 3～4 次。治疗神经症，1 次 12.5～25.0 mg，1 天3 次。治疗儿童精神分裂症，6～12 岁 1 次 10～25 mg，1 天 3～4 次。治疗神经症，1 次12.5～25.0 mg，1 天 3 次。②肌内注射，对于精神病的兴奋躁动、不合作者，开始可肌内注射，1 天90～150 mg，分次给予；好转后改为口服。

(4)注意事项：①对本品过敏、帕金森病及帕金森综合征、基底神经节病变、昏迷、骨髓抑制、青光眼、尿潴留患者、6 岁以下儿童禁用。肝功能受损、癫痫、心血管疾病、前列腺增生、溃疡病患者及孕妇慎用。哺乳期女性用药期间应停止哺乳。②不良反应与氯丙嗪相似，也可引起直立性低血压，锥体外系反应较少见。长期大剂量用药也可产生迟发性运动障碍。大剂量时可引起癫痫强直阵挛发作。注射局部可见红肿、疼痛、硬结。③可引起血浆中催乳素浓度增加，可能有关的症状为乳溢、男子女性化乳房、月经失调、闭经。

(5)药物相互作用：①与三环类或单胺氧化酶抑制药合用时，镇静和抗胆碱作用增强。②与抗胆碱药合用，可使两者的作用均增强。③与锂剂合用可导致虚弱、运动障碍、锥体外系反应加重及脑损伤等。④与曲马多、佐替平合用发生惊厥的危险性增加。⑤与抗胃酸药或泻药合用时可减少本品的吸收。⑥本品与肾上腺素合用可导致血压下降。⑦可掩盖氨基糖苷类抗生素的耳毒性。

2.氯哌噻吨

(1)别名：氯噻吨，氨噻吨。

(2)作用与应用：本品通过对 D_1 和 D_2 受体的阻断而起作用，其抗精神病作用与氯丙嗪相似，有较强的镇静作用。长期应用不会引起耐受性增加和多巴胺受体过敏。阻断 α 肾上腺素受体作用比较强。口服一般在 2～7 天出现疗效。速效针剂肌内注射后 4 小时起效。长效针剂在肌内注射后第 1 周出现疗效。用于：①精神分裂症。长期用药可预防复发，对慢性患者可改善症状。对幻觉、妄想、思维障碍、行为紊乱、兴奋躁动等有较好疗效。②对智力障碍伴精神运动性兴奋状态、儿童严重攻击性行为障碍、老年动脉硬化性痴呆疗效较好。

(3)用法与用量：①口服，开始剂量 1 天 10 mg，1 天 1 次。以后可逐渐增至 1 天 80 mg(首剂后每 2～3 天增加 5～10 mg)，分 2～3 次服。维持量 1 天 10～40 mg。②深部肌内注射，速效针剂，1 次 50～100 mg，一般每 72 小时 1 次，总量不超过 400 mg；老年人 1 次不宜超过 100 mg。长效制剂，一般 1 次 200 mg，每2～4 周 1 次，根据情况调整。

(4)注意事项：①对硫杂蒽类及吩噻嗪类药物过敏(本品与其他硫杂蒽类及吩噻嗪类药物有交叉过敏性)，有惊厥病史，严重心、肝、肾功能不全患者，孕妇及哺乳期女性禁用。不宜用于兴奋、躁动患者。②主要不良反应为锥体外系反应，使用苯海索可减轻，大剂量可出现头晕、乏力、嗜睡、口干、心动过速、直立性低血压等。多见于治疗开始的两周内，坚持治疗或减量可逐渐减轻或消失。③儿童不宜使用速效针剂。④注意剂量个体化，应从小剂量开始，根据疗效逐步调整至最适合剂量。⑤服药期间应避免饮酒。

(5)药物相互作用:①与催眠药、镇痛药或镇静药合用可相互增效。②与哌嗪合用可增加锥体外系反应的发生率。③不宜与其他抗精神病药合用。

(三)丁酰苯类

如氟哌啶醇，又称氟哌丁苯、氟哌醇、卤吡醇，作用与氯丙嗪相似，有较强的多巴胺受体阻断作用，属于强效低剂量的抗精神病药。其抗焦虑症、抗精神病作用强而持久，对精神分裂症及其他精神病的躁狂症状均有效。镇吐作用较强，但镇静作用弱，降温作用不明显。抗胆碱及抗去甲肾上腺素的作用较弱，心血管系统不良反应较少。口服吸收快，3～6小时血药浓度达高峰。主要用于:①各型急、慢性精神分裂症，尤其适合急性青春型和伴有敌对情绪及攻击行为的偏执型精神分裂症，亦可用于对吩噻嗪类药物治疗无效的其他类型或慢性精神分裂症。②焦虑性神经症。③儿童抽动秽语综合征，又称 Tourette 综合征(TS)。小剂量本品治疗有效，能消除不自主的运动，又能减轻和消除伴存的精神症状。④呕吐及顽固性呃逆。

(四)苯甲酰胺类

如舒必利，又称止吐灵，属苯甲酰胺类化合物，为非典型抗精神病药(锥体外系不良反应不明显)。在下丘脑、脑桥和延髓能阻断 D_1、D_2 受体，对 D_3、D_4 受体也有一定的阻断作用。具有激活情感作用。其抗木僵、退缩、幻觉、妄想及精神错乱的作用较强，并有一定的抗抑郁作用，对情绪低落、抑郁等症状也有治疗作用。有很强的中枢性止吐作用。抗胆碱作用较弱，无镇静催眠作用和抗兴奋躁动作用。本品自胃肠道吸收，2小时可达血药浓度峰值。可透过胎盘屏障及从母乳中排出。用于:①精神分裂症，适用于单纯型、偏执型、紧张型及慢性精神分裂症的孤僻、退缩、淡漠症状。对抑郁症状有一定疗效。②治疗呕吐、乙醇中毒性精神病、智力发育不全伴有人格障碍。③胃及十二指肠溃疡、眩晕、偏头痛等。

(五)新型结构抗精神病药

1.二苯丁酰哌啶类

如五氟利多，为口服长效抗精神分裂症药。阻断 D_2 受体，具有较强的抗精神病作用、镇吐作用和阻断 α 受体的作用。有效剂量时不会诱发癫痫，对心血管系统的不良反应小，镇静作用较弱，是一类口服作用维持时间较长、又较安全的抗精神病药，一次用药疗效可维持1周(吸收后能贮存在脂肪组织中并缓慢释放)。抗精神病作用与氟哌啶醇相似。对精神分裂症的各型、各病程均有疗效，控制幻觉、妄想、淡漠、退缩等症状疗效较好。主要用于慢性精神分裂症，尤其适用于病情缓解者的维持治疗，对急性患者也有效。

2.二苯二氮䓬类

如氯氮平，为一广谱抗精神病药，对精神分裂症的疗效与氯丙嗪相当，但起效迅速，多在1周内见效。作用于中脑-边缘系统的多巴胺受体，抑制多巴胺与 D_1、D_2 受体结合，对黑质-纹状体的多巴胺受体影响较少，故有较强的抗精神病作用而锥体外系不良反应少见，也不引起僵直反应。并具有阻断 5-HT_2 受体的作用。能直接抑制中脑网状结构上行激活系统，具有强大的镇静催眠作用。此外，尚有抗胆碱作用、抗 α 肾上腺素能作用、肌松作用和抗组胺作用。口服吸收迅速、完全，食物对其吸收速率和程度无影响。可通过血-脑屏障，蛋白结合率高达95%，有肝脏首过效应。女性患者的血药浓度明显高于男性患者。吸烟可加速本品的代谢。对精神分裂症的阳性或阴性症状有较好的疗效，适用于急性和慢性精神分裂症的各个亚型，对偏执型、青春型效果好;也

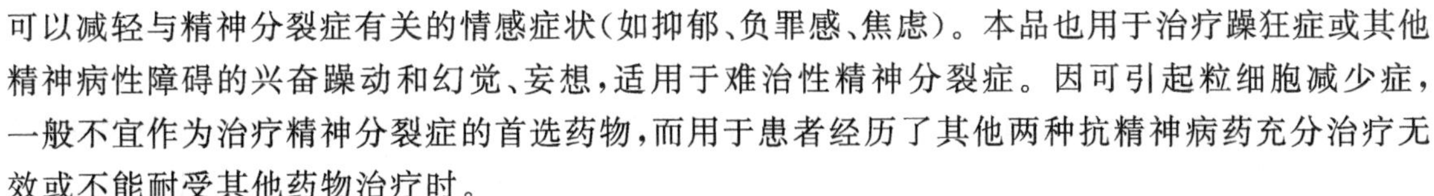

可以减轻与精神分裂症有关的情感症状(如抑郁、负罪感、焦虑)。本品也用于治疗躁狂症或其他精神病性障碍的兴奋躁动和幻觉、妄想,适用于难治性精神分裂症。因可引起粒细胞减少症,一般不宜作为治疗精神分裂症的首选药物,而用于患者经历了其他两种抗精神病药充分治疗无效或不能耐受其他药物治疗时。

3.苯丙异噁唑类

如利培酮,是新一代非典型抗精神病药。与5-HT_2受体和多巴胺D_2受体有很高的亲和力。本品是强有力的D_2受体阻滞剂,可以改善精神分裂症的阳性症状,但它引起的运动功能抑制及强直性昏厥都要比经典的抗精神病药少。对中枢神经系统的5-HT和多巴胺阻断作用的平衡可以减少发生锥体外系不良反应的可能,并将其治疗作用扩展到精神分裂症的阴性症状和情感症状。口服吸收迅速、完全,其吸收不受食物影响。老年患者和肾功能不全患者清除速度减慢。用于治疗急性和慢性精神分裂症,特别是对阳性及阴性症状及其伴发的情感症状(如焦虑、抑郁等)有较好的疗效;也可减轻与精神分裂症有关的情感障碍。对于急性期治疗有效的患者,在维持期治疗中本品可继续发挥其临床疗效。

4.吲哚类

如舍吲哚,为苯吲哚衍生物,对多巴胺D_2受体、5-HT_{2A}、5-HT_2C受体、α_1受体均有较强的亲和力。控制精神分裂症阳性症状与氟哌啶醇相似,并有较强的改善阴性症状的作用。极少见锥体外系症状。口服后达峰时间长,约10小时,老年人及肾功能损害的患者对本品的药动学无影响。用于治疗精神分裂症阳性和阴性症状。

5.其他

阿立哌唑、曲美托嗪等药。

二、心境稳定药(抗躁狂症药)

心境稳定药即抗躁狂症药,主要用于治疗躁狂症。躁狂症是指以心境显著而持久的高涨为基本临床表现,并伴有相应思维和行为异常的一类精神疾病,是躁狂抑郁症的一种发作形式。以情感高涨、思维奔逸,以及言语动作增多为典型症状。通常有反复发作的倾向。虽然躁狂可以单纯急性发作,但是通常情况下躁狂发作后紧随抑郁。所以躁狂一般见于双相情感障碍(又称为躁狂抑郁症)的患者。抗躁狂药不是简单地抗躁狂,而有调整情绪稳定的作用,防止双相情感障碍的复发,是对躁狂症具有较好的治疗和预防发作的药物,专属性强,对精神分裂症往往无效。目前所指的抗躁狂症药,实际上只有锂盐一类,最常用的是碳酸锂。卡马西平和丙戊酸盐治疗躁狂症也有比较确切的疗效,而且长期服用对双相情感性精神障碍的反复发作具有预防作用,但是药物分类上它们属于抗癫痫药。此外,某些抗精神病药(如氯丙嗪、氟奋乃静、氟哌啶醇、氯氮平等)也具有抗躁狂作用,可治疗双相情感性精神障碍的躁狂相。

(一)碳酸锂

具有显著的抗躁狂症作用,特别是对急性躁狂和轻度躁狂疗效显著,有效率为80%,还可改善精神分裂症的情感障碍。主要抗躁狂,有时对抑郁症也有效,故有情绪稳定药之称。治疗量时对正常人的精神行为无明显影响。尽管研究发现锂离子在细胞水平具有多个方面的作用,但其情绪安定作用的确切机制目前仍不清楚。其抗躁狂发作的机制主要在于:①在治疗浓度抑制除极化和Ca^{2+}依赖的NA和DA从神经末梢释放,而不影响或促进5-HT的释放。②摄取突触间隙中儿茶酚胺,并增加其灭活。③抑制腺苷酸环化酶和磷脂酶C所介导的反应。④影响Na^+、

Ca^{2+}、Mg^{2+}的分布，影响葡萄糖的代谢。口服易吸收，0.5～2.0小时可达血药浓度高峰，按常规给药6～7天达稳态血药浓度。分布于全身各组织中，脑脊液和脑组织中的药物浓度约为血浆中的50%。主要经肾脏排泄，其速度因人而异，特别是与血浆内的钠离子有关，钠多则锂盐浓度低，反之则升高。多摄入氯化钠可促进锂盐排出。血浆半衰期为20～24小时，老年人为36～48小时。主要用于治疗躁狂症，对躁狂和抑郁交替发作的双相情感性精神障碍有很好的治疗和预防复发的作用，对反复发作的抑郁症也有预防发作的作用。一般于用药后6～7天症状开始好转。因锂盐无镇静作用，一般主张对严重急性躁狂患者先与氯丙嗪或氟哌啶醇合用，急性症状控制后再单用碳酸锂维持。还可用于治疗分裂情感性精神病、粒细胞减少、再生障碍性贫血、月经过多症、急性细菌性痢疾。

(二)卡马西平

本品具有抗癫痫、抗神经性疼痛、抗躁狂抑郁症、改善某些精神疾病的症状、抗中枢性尿崩症的作用。可用于急性躁狂发作、抑郁发作及双相情感性精神障碍的维持治疗。锂盐治疗无效或不能耐受时可考虑选用本品代替。

(三)丙戊酸钠

丙戊酸是GABA氨基转移酶的抑制药。通过抑制该酶的活性，阻断GABA的降解过程，从而增加脑内抑制性氨基酸GABA的浓度。具有抗癫痫、抗躁狂抑郁症作用。可用于急性躁狂发作的治疗，长期服用对双相情感性精神障碍的反复发作具有预防作用。

三、抗抑郁药

抑郁症属于情感性障碍，是一种常见的精神疾病。主要表现为情绪低落，兴趣减低，悲观，思维迟缓，缺乏主动性，自责自罪，饮食、睡眠差，担心自己患有各种疾病，感到全身多处不适，严重者可出现自杀念头和行为，常伴有某些躯体或生物学症状。一般分为反应性抑郁、内源性抑郁和双相情感障碍抑郁相。目前抑郁症的病因、病理生理学机制等尚不明确。但长期研究表明，其生理学基础可能是脑内单胺类递质5-羟色胺(5-HT)和去甲肾上腺素(NA)的缺乏。解剖学基础是上述神经递质环路所在的影响情绪、心境的脑内结构，包括海马、边缘系统(基底神经节、杏仁核、伏隔核等)及大脑皮质的某些特定脑区。抗抑郁药对上述抑郁症的临床症状具有明显的治疗作用，可使70%左右的抑郁症患者病情显著改善，长期治疗可使反复发作的抑郁减少复发；对焦虑性障碍、惊恐发作、强迫性障碍及恐惧症也有效。丙米嗪和选择性5-HT再摄取抑制药对非情感性障碍如遗尿症、贪食症等也有效。抗抑郁药主要分为以下各类。

(一)三环类抗抑郁药

三环类抗抑郁药(TCAs)可以抑制突触前膜对去甲肾上腺素(NA)和5-羟色胺(5-HT)的再摄取，增加突触间隙中有效的NA和/或5-HT的水平，延长NA和5-HT作用于相应受体的时间，发挥抗抑郁作用。此外，TCAs可阻断M胆碱受体，引起阿托品样不良反应，还可不同程度地阻断α肾上腺素受体和组胺受体。

1.丙米嗪

(1)别名：米帕明，丙帕明，依米帕明，托弗尼尔。

(2)作用与应用：本品具有较强的抗抑郁作用，但兴奋作用不明显，镇静作用和抗胆碱作用均属中等。因对中枢突触前膜5-HT与NA再摄取的拮抗作用，增加突触间隙NA和5-HT的含量而起到抗抑郁作用。抑郁症患者连续服药后出现精神振奋现象，连续2～3周疗效才显著，使情绪高涨,症状减轻。此外,本品还能够阻断M胆碱受体,导致阿托品样作用的出现。本品亦可阻断肾上腺素α受体,与其M受体的阻断作用一起,对心脏产生直接的抑制作用。口服后吸收迅速而完全,主要在肝内代谢,活性代谢产物为地昔帕明。主要随尿液排出,还可随乳汁泌出。用于:①各种类型的抑郁症治疗。对内源性抑郁症、反应性抑郁症及更年期抑郁症均有效,但疗效出现慢(多在1周后才出现效果)。对精神分裂症伴发的抑郁状态则几乎无效或疗效差。②惊恐发作的治疗。其疗效与单胺氧化酶抑制药相当。③小儿遗尿症。

(3)用法与用量:口服,治疗抑郁症、惊恐发作,成人1次12.5～25.0 mg,1天3次。年老体弱者1次量从12.5 mg开始,逐渐增加剂量,须根据耐受情况而调整用量。极量1天200～300 mg。小儿遗尿症,6岁以上1次12.5～25.0 mg,每晚1次(睡前1小时服),如在1周内未获满意效果,12岁以下每天可增至50 mg,12岁以上每天可增至75 mg。

(4)注意事项:①对三环类抗抑郁药过敏、高血压、严重心脏病、肝肾功能不全、青光眼、甲状腺功能亢进、尿潴留患者及孕妇禁用。有癫痫发作倾向、各种原因导致的排尿困难(如前列腺炎、膀胱炎)、心血管疾病、严重抑郁症患者及6岁以下儿童慎用。哺乳期女性使用本品应停止哺乳。②较常见的不良反应有口干、心动过速、出汗、视物模糊、眩晕、便秘、尿潴留、失眠、精神错乱、皮疹、震颤、心肌损害。大剂量可引起癫痫样发作。偶见粒细胞减少。③长期、大剂量应用时应定期检查血常规和肝功能。④突然停药可产生停药症状(头痛、恶心等),宜缓慢撤药(在1～2个月逐渐减少用量至停药)。⑤使用三环类抗抑郁药时须根据个体情况调整剂量。宜在餐后服药,以减少胃部刺激。⑥过量可致惊厥、严重嗜睡、呼吸困难、过度疲乏或虚弱、呕吐、瞳孔散大及发热,应给予对症处理和支持疗法。⑦老年人代谢、排泄功能下降,对本类药的敏感性增强,服药后产生不良反应(如头晕、排尿困难等)的危险更大,使用中应格外注意防止直立性低血压。

(5)药物相互作用:①本品禁止与单胺氧化酶抑制药(如吗氯贝胺、司来吉兰等)合用,因易发生致死性5-HT综合征(表现为高血压、心动过速、高热、肌阵挛、精神状态兴奋性改变等)。②与肝药酶CYP2D6抑制药(如奎尼丁、西咪替丁、帕罗西汀、舍曲林、氟西汀等)合用会增加本品的血药浓度,延长清除半衰期。③与肝药酶诱导剂(如苯妥英、巴比妥类药物、卡马西平等)合用会使本品的血药浓度降低,清除速率加快。④与抗胆碱类药物或抗组胺药物合用会产生阿托品样作用(如口干、散瞳、肠蠕动降低等)。⑤与香豆素类药物(如华法林)合用会使抗凝血药的代谢减少,出血风险增加。⑥与奈福泮、曲马多、碘海醇合用会增加痫性发作发生的风险。⑦与甲状腺素制剂合用易相互增强作用,引起心律失常、甚至产生毒性反应。⑧与拟肾上腺素类药物合用,合用药物的升压作用被增强。

2.阿米替林

(1)别名:氨三环庚素,依拉维。

(2)作用与应用:本品为临床常用的三环类抗抑郁药,抗抑郁作用与丙米嗪极为相似,与后者相比,本品对5-HT再摄取的抑制作用强于对NA再摄取的抑制;其镇静及抗胆碱作用也较明显。可使抑郁症患者情绪提高,对思考缓慢、行动迟缓及食欲缺乏等症状能有所改善。本品还可通过作用于中枢阿片受体,缓解慢性疼痛。一般用药后7～10天可产生明显疗效。口服吸收完全,8～12小时达血药峰浓度。经肝脏代谢,代谢产物去甲替林仍有活性。可透过胎盘屏障,从乳汁排泄,最终代谢产物自肾脏排出体外。排泄较慢,停药3周仍可在尿中检出。用于:①治疗各型抑郁症和抑郁状态。对内源性抑郁症和更年期抑郁症疗效较好,对反应性抑郁症及神经症的抑郁状态亦有效。对兼有焦虑和抑郁症状的患者,疗效优于丙米嗪。与电休克联合使用于重症抑郁症，可减少电休克次数。②缓解慢性疼痛。③治疗小儿遗尿症、儿童多动症。

(3)用法与用量：①口服，治疗抑郁症、慢性疼痛，1 次 25 mg，1 天 2～4 次，以后递增至 1 天 150～300 mg，分次服。维持量 1 天 50～200 mg。老年患者和青少年 1 天 50 mg，分次或夜间 1 次服。治疗遗尿症，睡前 1 次口服 10～25 mg。儿童多动症，7 岁以上儿童 1 次 10～25 mg，1 天2～3 次。②静脉注射或肌内注射，重症抑郁症、严重的抑郁状态，1 次 20～30 mg，1 天 3～4 次。患者能配合治疗后改为口服给药。

(4)注意事项：①严重心脏病、青光眼、前列腺增生伴有排尿困难、麻痹性肠梗阻、重症肌无力、甲状腺功能亢进、有癫痫病史、使用单胺氧化酶抑制药者禁用。严重肝、肾功能不全，支气管哮喘患者慎用。②不良反应比丙米嗪少且轻。常见口干、嗜睡、便秘、视物模糊、排尿困难、心悸。偶见心律失常、眩晕、运动失调、癫痫样发作、直立性低血压、肝损伤及迟发性运动障碍。有报道偶有加重糖尿病症状。③对易发生头晕、萎靡等不良反应者，可在晚间 1 次顿服，以免影响日常工作。④可导致光敏感性增加，应避免长时间暴露于阳光或日光灯下。⑤其他参见丙米嗪。

(5)药物相互作用：①与单胺氧化酶抑制药合用增强本品的不良反应。②与中枢神经系统抑制药合用，合用药的作用被增强。③与肾上腺素受体激动剂合用，可引起严重的高血压与高热。④与胍乙啶合用，拮抗胍乙啶的降压作用。⑤与甲状腺素、吩噻嗪类药物合用，本品的作用被增强。⑥氯氮䓬、奥芬那君可增强本品的抗胆碱作用。

(二)去甲肾上腺素再摄取抑制药

该类药物选择性地抑制去甲肾上腺素(NA)的再摄取，用于以脑内 NA 缺乏为主的抑郁症，尤其适用于尿检 MH-PG(NA 的代谢物)显著减少的患者。这类药物的特点是奏效快，而镇静作用、抗胆碱作用和降压作用均比三环类抗抑郁药(TCAs)弱。

1.马普替林

(1)别名：麦普替林，路滴美，路地米尔，甲胺丙内乙蒽，吗丙啶，马普智林。

(2)作用与应用：本品为非典型抗抑郁药，选择性地抑制中枢神经元突触前膜对去甲肾上腺素(NA)的再摄取，但不能阻断对 5-羟色胺(5-HT)的再摄取。其抗抑郁效果与丙米嗪、阿米替林相似，且起效较快，不良反应较少。患者用药后，精神症状、对环境的适应能力及自制力均有改善。镇静作用与 TCAs 相当。对睡眠的影响与丙米嗪不同，延长 REMS 睡眠时间。口服、注射均可迅速吸收。静脉注射后 2 小时，海马中的药物浓度最高，其次为大脑、小脑皮质、丘脑和中脑。主要经肝脏代谢，活性代谢物为去甲马普替林。主要用于治疗内源性抑郁症、迟发性抑郁症(更年期性抑郁症)、精神性抑郁症、反应性和神经性抑郁症、耗竭性抑郁症，亦可用于疾病或精神因素引起的抑郁状态(如产后抑郁、脑动脉硬化伴发抑郁、精神分裂症伴有抑郁)。可用于伴有抑郁、激越行为障碍的儿童及夜尿者。

(3)用法与用量：①口服，治疗期间，应对患者进行医疗监督，确定剂量时应个体化，并根据患者的情况和反应进行调整，以尽可能小的剂量达到治疗效果，并缓慢地增加剂量。每天用药量不宜超过 150 mg。轻至中度抑郁症，特别是用于治疗可以自行就诊的患者，1 次 25 mg，1 天3 次；或 1 次 75 mg，1 天 1 次(黄昏顿服)，应根据患者病情严重程度和反应而定，均用药至少2 周。严重抑郁症，特别是住院患者，1 次 25 mg，1 天 3 次，或 75 mg，1 天 1 次，必要时根据患者反应，将每天剂量逐渐增至 150 mg，分数次或 1 次服用。儿童和青少年患者应逐渐增加剂量，开始用 25 mg，1 天 1 次。必要时根据患者的反应将每天剂量逐渐增至 25 mg，1 天 3 次；或 75 mg，1 天 1 次。对青少年，可按具体情况将剂量增至接近成人的水平。老年患者逐渐增加剂量，开始用

25 mg,1 天 1 次;必要时根据患者的反应将每天剂量逐渐增至 25 mg,1 天 3 次;或 75 mg,1 天 1 次。②静脉滴注,对急性严重抑郁症或口服抗抑郁药疗效不佳者可静脉给药,静脉滴注时将 25～50 mg 稀释于 0.9%氯化钠注射液或 5%葡萄糖注射液 250 mL 中,于 2～3 小时滴完,见效后改为口服;静脉注射时,25～50 mg 稀释于 0.9%氯化钠注射液 10～20 mL 中缓慢注射,1 天剂量不得超过 150 mg。

(4)注意事项:①对本品过敏、癫痫、伴有排尿困难的前列腺肥大、闭角型青光眼患者禁用。心、肝、肾功能严重不全者,18 岁以下青少年及儿童,孕妇,哺乳期女性慎用。②不良反应与三环类相似,但少而轻。以胆碱能拮抗症状最为常见,如口干、便秘、视物模糊等,尚可见嗜睡。偶可诱发躁狂症、癫痫强直阵挛发作。对心脏的影响为延长 QT 间期,增加心率。③用于双相抑郁症时,应注意诱发躁狂症出现。④应遵循剂量个体化原则,由小剂量开始,再根据症状和耐受情况调整。⑤可与食物同服,以减轻胃部刺激。⑥老年人维持治疗时不宜在晚间睡前单次服药,仍以分次服用为宜。⑦用药期间应避免驾驶车辆或操纵机器。⑧出现严重不良反应时应停药。停药后本品的作用可持续 7 天,仍应继续观察服药期间的所有不良反应。无特异解毒药,可采取支持和对症治疗。

(5)药物相互作用:①与单胺氧化酶抑制药合用可增强本品的不良反应。②其他参见丙米嗪。

2.瑞波西汀

(1)别名:叶洛抒。

(2)作用与应用:本品是一种选择性去甲肾上腺素(NA)再摄取抑制药,通过选择性地抑制突触前膜对 NA 再摄取,增强中枢去甲肾上腺素能神经的功能,从而发挥抗抑郁作用。对 5-羟色胺(5-HT)的再摄取抑制作用微弱,对 α_1 受体和 M 受体几乎无亲和力,主要用于治疗抑郁症、焦虑症。

(3)用法与用量:口服,开始 1 天 8 mg,分 2 次给药。用药 3～4 周后视需要可增至 1 天 12 mg,分 3 次服。1 天剂量不得超过 12 mg。服用本品后不会立即减轻症状,通常症状的改善会在服用后几周内出现。因此,即使服药后没有立即出现病情好转也不应停药,直到服药几个月后医师建议停药为止。

(4)注意事项:①对本品过敏、肝功能不全、肾功能不全、有惊厥史(如癫痫患者)、闭角型青光眼、前列腺增生、低血压、心脏病(如近期发生心血管意外事件)患者、孕妇及哺乳期女性禁用。儿童及老年患者不宜使用。②可出现口干、便秘、多汗、排尿困难、静坐不能、眩晕或直立性低血压等。

(5)药物相互作用:①不应与单胺氧化酶抑制药同用。②本品主要经 CYP3A4 代谢,同时服用能抑制 CYP3A4 活性的药物(包括红霉素等大环内酯类抗生素、咪唑类和三环类抗真菌药,如酮康唑、氟康唑等)可能增加本品的血药浓度。

(三)选择性 5-羟色胺再摄取抑制药

本类药物(SSRIs)的化学结构完全不同于三环类抗抑郁药(TCAs),并且不具有 TCAs 的抗胆碱、抗组胺及阻断 α 肾上腺素受体的不良反应。SSRIs 可以选择性地抑制 5-HT 转运体,拮抗突触前膜对 5-HT 的再摄取。

1.氟西汀

(1)别名:氟苯氧丙胺,百忧解,优克,艾旭,奥麦伦,开克,金开克,奥贝汀,氟苯氧苯胺,氟烷苯胺丙醚。

(2)作用与应用:本品是一种临床广泛应用的选择性 5-HT 再摄取抑制药(SSRIs),可选择性地抑制 5-HT 转运体,阻断突触前膜对 5-HT 的再摄取,延长和增加突触间隙 5-HT 的作用,从而产生抗抑郁作用,疗效与三环类药物相似。对肾上腺素能、组胺能、胆碱能受体的亲和力低,作用较弱,因而镇静、抗胆碱及心血管不良反应比三环类药小,耐受性与安全性优于三环类药。口服后吸收良好,易通过血-脑屏障,另有少量可分泌入乳汁中。在肝脏经 CYP2D6 代谢生成的活性代谢物去甲氟西汀也有抗抑郁作用。用于:①治疗伴有焦虑的各种抑郁症,尤宜用于老年抑郁症。②治疗惊恐状态,对广泛性焦虑障碍也有一定疗效。③治疗强迫障碍,但药物剂量应相应加大。④社交恐怖症、进食障碍(神经性贪食)。

(3)用法与用量:①治疗抑郁症,最初治疗建议 1 天 20 mg,早餐后服用为宜,一般4 周后才能显效。若未能控制症状,可考虑增加剂量,每天可增加 20 mg,最大推荐剂量 1 天80 mg。维持治疗可以 1 天 20 mg。②强迫症,建议初始剂量为每天晨 20 mg,维持治疗可以1 天20～60 mg。③神经性贪食,建议1 天60 mg。④惊恐障碍,初始剂量为 1 天 10 mg,1 周后可逐渐增加至 1 天 20 mg,如果症状没有有效控制,可适当增加剂量至 1 天 60 mg。老年人开始1 天10 mg,加药速度应放慢。

(4)注意事项:①对本品过敏者禁用。有癫痫病史、双相情感障碍病史、急性心脏病、自杀倾向、出血倾向者,儿童,孕妇及哺乳期女性慎用。②不良反应较轻,大剂量时耐受性较好。常见的不良反应有失眠、恶心、易激动、头痛、运动性焦虑、精神紧张、震颤等,多发生于用药初期。有时出现皮疹(3%),大剂量用药(1 天 40～80 mg)时可出现精神症状,约 1%的患者发生狂躁或轻躁狂。长期用药常发生食欲缺乏或性功能下降。③本品及其活性代谢产物的半衰期较长,原则上停药时无须逐渐减量,但应考虑药物的蓄积作用。目前已经有关于本品撤药后出现停药反应的病例报道,所以停药仍应慎重,逐渐减量,忌突然停药。④服药期间不宜驾驶车辆或操作机器。⑤肝、肾功能损害患者的剂量应适当减少。⑥应注意密切观察在药物使用过程中特别是初期和剂量变动期时,患者的行为异常和精神情绪异常,及时发现并制止恶性事件发生。

(5)药物相互作用:①本类药物禁止与单胺氧化酶抑制药合用。在停用本类或单胺氧化酶抑制类药 14 天内禁止使用另一种药物,否则可能引起 5-HT 综合征(临床表现为高热、肌肉强直、肌阵挛、精神症状,甚至会出现生命体征的改变)。②与其他 5-HT 活性药物(锂盐、色氨酸、曲马多、圣·约翰草,或其他 SSRIs、SNRIs 和 TCAs)合用,可能会增加并导致 5-HT 能神经的活性亢进,而出现 5-HT 综合征。③与西沙必利、硫利达嗪、匹莫齐特、特非那定合用会引起心脏毒性,导致 QT 间期延长、心脏停搏等。应禁止合用。④与肝微粒体酶 CYP2D6 或者其他 CYP 同工酶的抑制药或作用底物(如西咪替丁、阿米替林、奋乃静、马普替林、丙米嗪、利托那韦、丁螺环酮、阿普唑仑等)合用,可使本品的血药浓度升高。⑤与 CYP 诱导剂(如卡马西平、苯巴比妥、苯妥英等)合用,会降低本品的血药浓度与药效。⑥与降血糖药合用可降低血糖,甚至导致低血糖症发生。停用本品时血糖升高。故在使用本品和停药后一段时间应监测血糖水平,及时采取干预措施。⑦SSRIs、5-HT 及 NA 双重再摄取抑制药(SNRIs)均有能增加出血的风险,特别是在与阿司匹林、华法林和其他抗凝血药合用时。⑧与地高辛合用可能会增加其血药浓度,增加发生洋地黄中毒的风险。

2.帕罗西汀

(1)别名:赛乐特,氟苯哌苯醚,帕罗克赛,乐友。

(2)作用与应用:本品为选择性 5-HT 再摄取抑制药(SSRIs),可选择性地抑制 5-HT 转运体，阻断突触前膜对5-HT的再摄取，通过增高突触间隙5-HT浓度而产生抗抑郁作用。常用剂量时，除微弱地抑制NA和DA的再摄取外，对其他递质无明显影响。抗抑郁疗效与三环类抗抑郁药相似，作用比三环类抗抑郁药快，远期疗效比丙米嗪好，而抗胆碱作用、体重增加、对心脏影响及镇静等不良反应均较三环类抗抑郁药轻。口服可完全吸收，生物利用度为50%。有首过效应。血浆半衰期为24小时，老年人半衰期会延长。用于治疗抑郁症，适合治疗伴发焦虑症状的抑郁症患者；亦可用于强迫症、惊恐障碍与社交恐怖症的治疗。

(3)用法与用量：口服，通常1天剂量范围在20～50 mg，一般从20 mg开始，1天1次，早餐时顿服，连续用药3周。以后根据临床反应增减剂量，每次增减10 mg，间隔不得少于1周。最大推荐剂量为1天50 mg(治疗强迫症可达60 mg/d)。老年人或肝、肾功能不全者可从1天10 mg开始，1天最高用量不超过40 mg。对于肌酐清除率＜30 mL/min的患者，推荐剂量为1天20 mg。

(4)注意事项：①对本品过敏者禁用。孕妇和哺乳期女性不宜使用。有癫痫或躁狂病史、闭角型青光眼、有出血倾向、有自杀倾向者或严重抑郁状态病史者慎用。肝、肾功能不全者仍可安全使用，但应降低剂量。②不良反应轻微而短暂，常见的有轻度口干、恶心、畏食、便秘、头痛、震颤、乏力、失眠和性功能障碍。偶见神经性水肿、荨麻疹、直立性低血压。罕见锥体外系反应的报道。③服用本品前后2周内不能使用单胺氧化酶抑制类药(MAOIs)。④一次性给药后可出现轻微的心率减慢、血压波动，一般无临床意义，但对有心血管疾病或新发现有心肌梗死者应注意其反应。⑤本品服用1～3周方可显效，用药时间足够长才可巩固疗效。抑郁症、强迫症、惊恐障碍的维持治疗期均较长。⑥有报道迅速停药可引起停药综合征，表现为睡眠障碍、激惹或焦虑、恶心、出汗、意识模糊。为避免停药反应，推荐撤药方案：根据患者耐受情况，如果能够耐受，以每周10 mg的速度减量，至1天20 mg的剂量应维持口服1周再停药；如果不能耐受可降低所减剂量，如患者反应强烈，则可考虑恢复原剂量。停药后，药物的作用还可持续5周，故仍需继续监测服药期间的所有反应。⑦与食物、水同服可避免胃部刺激。患者由抑郁症转为躁狂症时应中断用药，必要时给予镇静药。⑧用药期间不宜驾驶车辆或从事机械操作、高空作业。⑨用药前后及用药时应当检查或监测肝功能、肾功能、血压、脉搏、血常规、心电图。⑩过量时可出现恶心、呕吐、震颤、瞳孔散大、口干、烦躁、出汗和嗜睡。无特殊解救药，可按其他抗抑郁药过量中毒的解救方法处理。

(5)药物相互作用：参见氟西汀。

(四)非典型抗抑郁药

非典型抗抑郁药包括一、二、三、四环结构的化合物，有的(如阿莫沙平)虽属三环结构，但中央杂环结构与三环类抗抑郁药(TCAs)有明显的不同。非典型抗抑郁药的作用机制比较复杂，大部分也是通过影响单胺神经递质的再摄取或代谢过程发挥抗抑郁作用。

(五)新型抗抑郁药

如阿戈美拉汀，是一种褪黑素受体激动剂和5-HT_{2C}受体阻滞剂。动物研究结果显示，本品能校正昼夜节律紊乱动物模型的昼夜节律，使节律得以重建，在多种抑郁症动物模型中显示出抗抑郁作用；能特异性地增加前额皮质去甲肾上腺素和多巴胺的释放，细胞外5-羟色胺水平未见明显影响。对单胺再摄取无明显影响，对α、β肾上腺素受体、组胺受体、胆碱能受体、多巴胺受体及苯二氮䓬类受体无明显亲和力；人体研究中，本品对睡眠具有正向的时相调整作用，诱导睡眠时相提前，降低体温，引发类褪黑素作用。口服1～2小时达血药峰浓度，高剂量时，首过效应达到饱和。进食

(标准饮食或高脂饮食)不影响生物利用度或吸收率。主要经细胞色素P450 1A2(CYPIA2)(90%)和 CYP2C9/19(10%)代谢,与这些酶有相互作用的药物可能会降低或提高本品的生物利用度。用于治疗成人抑郁症。对老年(≥65 岁)患者的疗效尚未得到明确证实。

四、抗焦虑药

焦虑症又称为焦虑性神经症,其病因及发病机制目前尚不明确。在研究参与焦虑形成和发展的机制中发现,边缘系统中的下丘脑、杏仁核、海马是主要的焦虑、恐惧产生的解剖部位。与上述部位有纤维联系的蓝斑核、额叶皮质等功能结构的改变,会引起焦虑及恐惧的产生。脑内兴奋性和抑制性神经递质的失衡也是疾病发生的可能机制之一。目前临床治疗焦虑症的药物主要如下。

(一)苯二氮䓬类

苯二氮䓬(BDZ)类药在临床治疗焦虑症属于一线主要药物,它们对海马和杏仁核具有高度的选择作用,针对上述部位的 BDZ 受体,加强 GABA 能神经传递所起的抑制作用,从而增强杏仁核、下丘脑腹中部核皮质运动区引起的海马神经元抑制性放电活动,达到抗焦虑的作用。常用的 BDZ 类药物一般均有效,但以强效-中效类为佳,比如阿普唑仑、地西泮、劳拉西泮、艾司唑仑、氯硝西泮、奥沙西泮、氟西泮、溴西泮等。但是,现有的 BDZ 类抗焦虑药还是有严重缺点的,可导致困倦、易激、头晕,最为突出的是发生依赖性和耐受性,尤其在长期大剂量使用及突然停药时都会产生不良反应。

(二)其他抗焦虑药

丁螺环酮等药。

五、精神兴奋药

(一)哌甲酯

哌甲酯为精神兴奋药,通过拮抗中枢神经系统内 DA 转运体,起到抑制 DA 再摄取的作用。能提高精神活动,促使思路敏捷、精神振作,可对抗抑郁症。作用比苯丙胺弱,不良反应亦较少。并可制止小儿好动,使小儿安静、注意力集中。呼吸兴奋作用及拟交感作用弱。长期用药可产生依赖性。口服易吸收,存在首过效应,1 次服药作用可维持 4 小时左右,控释剂能使达峰时间延迟至6~8 小时。用于:①消除催眠药引起的嗜睡、倦怠及呼吸抑制。②治疗儿童多动综合征、脑功能失调。③治疗抑郁症、痴呆、创伤性脑损伤等(国外报道)。

对本品过敏、青光眼、严重焦虑、激动或过度兴奋禁用。癫痫、高血压、有药物或乙醇滥用史和成瘾史及精神病患者(处于兴奋性症状期间)慎用。

(二)苯丙胺

苯丙胺作用与麻黄碱相似,但对中枢的兴奋作用较强。主要作用于大脑皮质和网状激活系统,使之保持机灵警觉状态。亦可作用于外周,能使支气管平滑肌松弛,通过刺激化学感受器反射性地兴奋呼吸,同时使血压微升。本品可以增加神经元兴奋性,降低痫性发作阈值。口服易为胃肠道吸收,经肝代谢,随酸性尿排出,而碱性尿排出较缓慢。$t_{1/2}$ 为 10~12 小时。由于本品成瘾性强,长期使用产生依赖性、耐受性,我国按一类精神药品管理。主要用于:①各种精神抑制状态、发作性睡病、老年性沉思抑郁、TCAs 不适用时,以及中枢神经抑制药中毒等。②雾化吸入可缓解鼻炎的阻塞症状。

(邢　楠)

第七节 拟胆碱药

拟胆碱药可激动胆碱受体，产生与乙酰胆碱类似的作用。按药物作用机制分为直接拟胆碱药和间接拟胆碱药两大类，直接激动胆碱受体，称胆碱受体激动剂；抑制胆碱酯酶活性，间接升高受体部位乙酰胆碱的浓度，提高内源性乙酰胆碱的生物效应，称胆碱酯酶抑制药（或称抗胆碱酯酶药）。若按药物对胆碱受体作用的选择性，分为M、N胆碱受体激动剂，M胆碱受体激动剂和N胆碱受体激动剂。

一、M胆碱受体激动剂

M胆碱受体激动剂可分为两类，即胆碱酯类和天然的拟胆碱生物碱。胆碱酯类主要包括乙酰胆碱、卡巴胆碱、醋甲胆碱和贝胆碱。天然的拟胆碱生物碱有毛果芸香碱、槟榔碱和毒草碱。

（一）乙酰胆碱（ACh）

乙酰胆碱为胆碱能神经递质，性质不稳定，极易被体内乙酰胆碱酯酶（AChE）水解破坏，其能特异性作用于各类胆碱受体，选择性差，故无临床实用价值；但其为内源性神经递质，分布较广，具有非常重要的生理功能，因而必须熟悉该递质的作用。其作用如下所述。

1.M样作用

激动M胆碱受体，表现出兴奋胆碱能神经全部节后纤维所产生的作用，如心脏抑制、腺体分泌增加、血管扩张、瞳孔缩小。

（1）扩张血管，降低血压。

（2）抑制心脏，减慢心肌收缩力和心率。

（3）兴奋内脏平滑肌使其收缩。兴奋胃肠道、泌尿道平滑肌并可促进胃、肠分泌，导致恶心、嗳气、呕吐、腹痛及排便、排尿等症状。

（4）腺体分泌增加，如出汗、流涎。

（5）使瞳孔括约肌和睫状肌收缩，致瞳孔缩小，调节痉挛。

2.N样作用

（1）激动N_N受体（N_1受体）相当于兴奋神经节，使节后神经兴奋。表现为交感神经和副交感神经同时兴奋所产生的作用，同时兴奋肾上腺素髓质分泌肾上腺素。总体表现为胃肠道、膀胱等处的平滑肌收缩加强，腺体分泌增加，心肌收缩力加强和小血管收缩，血压上升。

（2）激动N_M受体（N_2受体）：本品激动运动终板的N_M受体，使骨骼肌收缩。

（二）毛果芸香碱

毛果芸香碱属M胆碱受体激动剂，是从毛果芸香属植物中提取出的生物碱。本品选择性地激动M胆碱受体，产生M样作用。对眼和腺体的作用强，而对心血管的作用小。其作用和临床应用如下所述。

1.眼

滴眼后可引起缩瞳、降低眼内压和调节痉挛等作用（图11-4）。

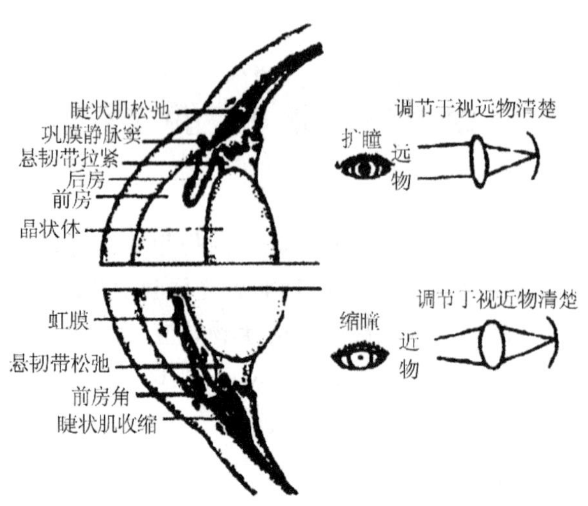

图 11-4　M 胆碱受体激动剂和阻滞剂对眼的作用

(1)缩瞳:激动虹膜瞳孔括约肌的 M 胆碱受体,使虹膜瞳孔括约肌收缩,瞳孔缩小。局部用药后作用可持续数小时至 1 天。

(2)降低眼内压:通过缩瞳作用可使虹膜向中心拉动,虹膜根部变薄,从而使处于虹膜周围的前房角间隙扩大,房水易于经滤帘进入巩膜静脉窦,使眼内压下降。

(3)调节痉挛:毛果芸香碱激动动眼神经支配的 M 受体。使睫状肌向瞳孔中心方向收缩,导致牵拉晶状体悬韧带松弛,晶状体由于本身弹性变凸,屈光度增加,此时远距离物体不能清晰地成像于视网膜上,故视远物模糊,视近物清楚。这一作用称为调节痉挛。

2.腺体

毛果芸香碱激动腺体的 M 受体,皮下注射 10～15 mg 可使汗腺、唾液腺分泌明显增加。

3.临床应用

全身用于抗胆碱药如阿托品中毒的抢救,局部用于治疗青光眼。

(1)治疗青光眼:青光眼有闭角型及开角型两种,毛果芸香碱均适用。低浓度的毛果芸香碱(2%以下)可滴眼用于治疗闭角型青光眼(充血性青光眼);本品对开角型青光眼(单纯性青光眼)的早期也有一定疗效,但机制未明,常用 1%～2%溶液滴眼。

(2)治疗巩膜炎:与散瞳药阿托品交替使用,使瞳孔扩张收缩交替出现,从而防止虹膜睫状体发炎时虹膜与晶状体粘连。

4.不良反应

本品滴眼药液浓度过高(2%以上)或过量吸收后出现 M 胆碱受体过度兴奋症状,可用阿托品拮抗。

5.用药注意及禁忌证

(1)滴眼时应压迫内眦,避免药液流入鼻腔后吸收中毒。

(2)禁用于急性虹膜炎。

(三)卡巴胆碱

卡巴胆碱对 M、N 胆碱受体的作用与乙酰胆碱相似,但其不易被胆碱酯酶水解,作用时间较长。本品对膀胱和肠道作用明显,故可用于术后腹胀气和尿潴留,仅用于皮下注射,禁止静脉注射给药。该药不良反应较多,且阿托品对它的解毒效果差,故目前主要用于局部滴眼治疗青光眼。

二、抗胆碱酯酶药

胆碱酯酶是一种水解乙酰胆碱的特殊酶，主要存在于胆碱能神经元、神经肌肉接头及其他某些组织中，此酶对于生理浓度的乙酰胆碱作用最强，特异性也较高。抗胆碱酯酶药与胆碱酯酶的亲和力比乙酰胆碱大得多，分为易逆性抗胆碱酯酶药和难逆性抗胆碱酯酶药。

（一）易逆性抗胆碱酯酶药

1.新斯的明

(1)抑制胆碱酯酶，产生M和N样作用：新斯的明可与乙酰胆碱竞争与胆碱酯酶的结合，抑制胆碱酯酶的活性，使胆碱能神经末梢释放的乙酰胆碱破坏减少，突触间隙中的乙酰胆碱积聚，表现出M样和N样作用。

(2)直接激动 N_M 受体（N_2 受体）：新斯的明除了抑制胆碱酯酶的作用外，还能直接与骨骼肌运动终板上 N_M 受体结合，促进运动神经末梢释放乙酰胆碱，加强骨骼肌收缩作用。故对骨骼肌作用最强，对胃肠道和膀胱等平滑肌作用较强，对心血管、腺体、眼和支气管平滑肌作用较弱。

(3)治疗重症肌无力：该病为神经肌肉接头传递障碍所致慢性疾病，这是一种自身免疫性疾病，主要症状是骨骼肌呈进行性收缩无力，临床表现为受累骨骼肌极易疲劳。新斯的明为治疗重症肌无力常规使用药物，用来控制疾病症状。

(4)治疗术后腹气胀及尿潴留：新斯的明能加快肠蠕动及增加膀胱张力，从而促进排气排尿。

(5)用于阵发性室上性心动过速：新斯的明M样作用使心率减慢。

(6)用于非去极化型肌松药的解毒：如用于筒箭毒碱中毒的解救。

(7)不良反应较少，过量可产生恶心、呕吐、腹痛、出汗，心动过缓、肌肉震颤和无力。

(8)治疗重症肌无力时，可口眼给药，也可皮下或肌内注射给药。静脉注射给药时有一定危险性，特别要防止剂量过大引起兴奋过度而转入抑制，致使肌无力症状加重。

(9)使用前应先测心率，如心动过缓先用阿托品使心率增至80次/分后再用本品。

(10)解救筒箭毒碱中毒时应先给患者吸氧，并备好阿托品。

(11)禁用于支气管哮喘、机械性肠梗阻、泌尿道梗阻及心绞痛等患者。

2.毒扁豆碱

毒扁豆碱是从西非毒扁豆的种子中提取的一种生物碱，现已人工合成。

(1)毒扁豆碱作用与新斯的明相似，但无直接兴奋作用：眼内局部应用时，其作用类似于毛果芸香碱，但奏效快、作用强而持久，表现为瞳孔缩小，眼内压下降，可维持1～2天。吸收后外周作用与新斯的明相似，表现为M、N胆碱受体激动作用；进入中枢后亦可抑制中枢AChE活性而产生作用，表现为小剂量兴奋、大剂量抑制。

(2)局部用于治疗青光眼，常用0.05%溶液滴眼。

(3)本品滴眼后可致睫状肌收缩而引起调节痉挛，出现头痛。大剂量中毒时可致呼吸麻痹。

(4)与毛果芸香碱相比，毒扁豆碱刺激性较强，长期给药时，患者不易耐受。临床应用时，可先用本品滴眼数次，后改用毛果芸香碱维持疗效。滴眼时应压迫内眦，以免药液流入鼻腔后吸收中毒。

3.吡斯的明

吡斯的明的作用与新斯的明类似，口服吸收较差，故临床应用时剂量较大，起效缓慢，作用时间较长。主要用于治疗重症肌无力，疗程通常少于8周，亦可用于治疗麻痹性肠梗阻和术后尿潴留。不良反应与新斯的明相似,但 M 胆碱受体效应较弱。

4.加兰他敏

加兰他敏是一种从石蒜科植物中提取的生物碱,其作用类似新斯的明,用于治疗重症肌无力和脊髓灰质炎后遗症,也可用于治疗竞争性神经肌肉阻滞剂过量中毒。

5.安贝氯铵

安贝氯铵作用类似新斯的明,但较持久,主要用于重症肌无力的治疗,尤其适用于不能耐受新斯的明或吡斯的明的患者。

(二)难逆性抗胆碱酯酶药

1.有机磷酸酯类

有机磷酸酯类能与胆碱酯酶牢固结合,且结合后不易水解,因此酶的活性难以恢复,致使体内乙酰胆碱持久积聚而引起中毒。有机磷酸酯类对人畜均有毒性,主要用作农作物及环境杀虫,常见的有敌百虫、马拉硫磷、乐果、敌敌畏等。有些剧毒物质,如沙林、塔崩及梭曼还被用作化学战争的神经毒气,在应用时,如管理不妥或防护不严均可造成人畜中毒。因此,必须掌握他的中毒表现及防治解救方法。

2.烟碱

烟碱是 N 胆碱受体激动剂的代表,由烟草中提取,可兴奋自主神经节和神经肌肉接头的 N 胆碱受体。其对神经节的 N 受体作用呈双相性,小剂量激动 N 受体,大剂量却阻断 N 受体。烟碱对神经肌肉接头 N 受体作用与其对神经节 N 受体作用类似,由于烟碱作用广泛、复杂,无临床实用价值。

(邢　楠)

第十二章

内分泌系统疾病用药

第一节　下丘脑-垂体激素及其类似物

下丘脑-垂体激素及其类似物以人绒毛膜促性腺激素为代表药物，本节主要介绍该药物。

一、药理学

人绒毛膜促性腺激素（HCG）是胎盘滋养层细胞分泌的一种促性腺激素。它能刺激性腺活动，对女性可维持和促进黄体功能，使黄体合成孕激素，与具有促卵泡成熟激素（FSH）成分的尿促性素合用，可促进卵泡生成和成熟，并可模拟生理性的促黄体素的高峰而触发排卵。对男性，本药则有促进间质细胞激素的作用，能促进曲细精管功能，特别是睾丸间质细胞的活动，使其产生雄激素，促进性器官和男性第二性征的发育、成熟、促使睾丸下降，并促进精子形成。

口服能被胃肠道破坏，故仅供注射用。肌内注射和皮下注射本药在吸收程度上生物等效。单次肌内注射或皮下注射本药，男性和女性的达峰时间分别约 6 小时后和约 20 小时后。给药 36 小时内发生排卵。24 小时内 10%～12%以原形经肾随尿排出。消除半衰期约为 33 小时。

二、适应证

（一）女性

（1）下丘脑-垂体功能低下或不协调的无排卵性不孕症，用以诱导排卵。常与氯米芬或尿促性素配合使用。

（2）在助孕技术中与尿促性素配合，用于有正常排卵的女性，以刺激超排卵。

（3）用于黄体功能不全，先兆流产或习惯性流产。

（4）用于功能性子宫出血。

（二）男性

（1）用于促性腺激素分泌不足的性腺功能减退和伴原发性精液异常的生育力低下。与促性素联合长期应用，可促使低促性腺激素男性性功能减低患者的精子形成。

（2）用于促性腺激素垂体功能不足导致的青春期延缓。

（3）用于非解剖梗阻的隐睾症。

（4）用于检查睾丸间质细胞功能。

三、禁忌证

(1)对本品过敏者。

(2)垂体增生或肿瘤。

(3)性早熟。

(4)诊断未明的阴道流血、子宫肌瘤、卵巢囊肿或卵巢肿大。

(5)血栓性静脉炎。

(6)男性前列腺癌或其他雄激素依赖性肿瘤。

(7)先天性性腺缺如或性腺切除术后。生殖系统炎性疾病时也不宜使用。

四、不良反应

(一)女性

(1)用于促排卵时,较多见诱发卵巢囊肿或轻至中度的卵巢肿大,并伴轻度胃胀、胃痛、下腹痛,一般可在2～3周内消退。少见严重的卵巢过度刺激综合征(OHSS),是由于血管通透性显著增高,使体液在胸腹腔和心包腔内迅速大量聚集,从而引起多种并发症(如血容量降低、电解质紊乱、血液浓缩、腹腔出血、血栓形成等)所致,临床表现为腹部或下腹剧烈疼痛、消化不良、恶心、呕吐、腹泻、气促、尿量减少、下肢水肿等。多发生在排卵后7～10天,也可在治疗结束后发生,此种反应后果严重,可危及生命。

(2)进行助孕技术治疗的女性的流产率高于正常女性。

(二)男性

(1)偶见乳腺发育。

(2)大剂量使用偶见水、钠潴留(雄激素生成过量所致)。

(3)青春期前男孩使用可引起骨骺早闭或性早熟,导致最终不能达到成人正常高度。

(三)其他

偶有变态反应。较少见乳房肿大、头痛、易激动、抑郁、易疲劳、小腿和/或足部水肿、注射局部疼痛等。

五、注意事项

(一)慎用的情况

有下列情况应慎用:①癫痫;②偏头痛;③哮喘;④心脏病;⑤高血压;⑥肾功能损害。

(二)禁用的情况

本药不能用于哺乳期女性。

(三)对妊娠的影响

(1)用本药促排卵可增加多胎率,从而使胎儿发育不成熟,并有发生早产的可能。

(2)使用本药后妊娠,虽有死胎或先天性畸形的报道,但未证实与本药有直接关系。

(3)本药仅用于黄体阶段支持,不能用于妊娠期间。

(4)美国食品药品监督管理局(FDA)对本药的妊娠安全性分级为X级。

(四)对检验值或诊断影响

(1)妊娠试验可出现假阳性,故应在用药10天后进行检查。

(2)可使尿17-酮类固醇及其他甾体激素的分泌增加。

(五)注意随访

用药期间需注意以下随访检查。

1.用于诱导排卵

(1)用药前应做盆腔检查及B超检查估计卵巢大小及卵泡发育境况。

(2)雌激素浓度开始上升后,应每天B超检查,直到停用本药后2周,以减少卵巢过度刺激综合征(OHSS)的发生。

(3)每天测量基础体温,如有排卵可出现双相体温。

(4)在用尿促性素1周后,须每天测尿雌激素量,在雌激素高峰出现后24小时开始用本药,测定雌激素也可检测卵巢过度刺激剂的情况。

(5)测定黄体酮和宫颈黏液检查,有助于了解卵泡成熟程度或是否已有排卵。

2.用于男性性功能低下症

(1)测定血清睾酮水平,以排除其他原因所致的性腺功能低下,也可用于疗效评价。

(2)精子计数及精子活力的检测也可用于评价疗效。

(3)用于青春期前男孩,应定期监测骨骼成熟的情况。

(六)其他

除了男性促性腺激素功能不足,为促发精子生成之外,其他情况本药不宜长期连续使用。

六、用法和用量

(一)成人

肌内(或皮下)注射给药。

1.下丘脑-垂体功能低下或不协调的无排卵性不孕症

(1)如与氯米芬配合,可在停用氯米芬后的第7天,一次肌内注射5 000单位。

(2)如与尿促性素配合,应从月经周期第8周起B超监测卵泡发育,或进行尿雌激素测定,如卵泡平均直径达18～20 mm,或尿雌激素高峰后24小时,则一次给予本品5 000～10 000单位,并建议患者在36小时内同房。

2.黄体功能不全

自排卵之日起,一次1 500单位,隔天1次,剂量根据患者的反应进行调整。妊娠后,须维持原剂量直至妊娠7～10周。

3.先兆性流产或习惯性流产

一次3 000～5 000单位,每1～2天1次,共5～10次。

4.功能性子宫出血

每天300～1 500单位,连用3～5天。

5.助孕技术

本品可用于刺激正常排卵的女性超促排卵,常与尿促性素配合,从月经周期第8天起B超监测卵泡发育,当卵泡直径在16～17 mm时,注射本药5 000～10 000单位,注射后32～36小时取卵。

6.体外受精

于胚胎移植当日起,一次3 000单位,每1～2天1次,共3次。

7.男性促性腺激素低下性不育症

一次 2 000 单位，一周 2 次，持续 3～6 个月至睾丸体积达 8 mL，再同时注射本品及促卵泡成熟激素(FSH)各 12.5 单位，一周 3 次，约用 12 个月直至精子形成，配偶受孕。

(二)儿童

肌内(或皮下)注射给药。

1.青春期延缓

一次 1 500 单位，一周 2～3 次，至少使用 6 个月。剂量可根据患者反应做相应调整。

2.隐睾症

(1)2 岁以下：一次 250 单位，一周 2 次，使用 6 周；6 岁以下：一次 500～1 000 单位，一周 2 次，使用6 周；6 岁以上：一次 1 500 单位，一周 2 次，使用 6 周。

(2)必要时可重复上述治疗。

(3)剂量可根据患者反应做相应调整。

3.男性发育迟缓者睾丸功能测定

一次 2 000 单位，每天 1 次，连续 3 天。

七、制剂和规格

注射用绒促性素：①500 单位；②1 000 单位；③2 000 单位；④3 000 单位；⑤5 000 单位(1 000 单位相当于 1 mg)。

(殷艳萍)

第二节 甲状腺激素及抗甲状腺药

甲状腺分泌的甲状腺激素是维持人体正常代谢和生长发育所必需的激素，影响全身各器官系统的功能和代谢状态。各种原因所致的甲状腺功能减退或亢进，以致体内甲状腺素水平过低或过高所引起各种症状，需要分别应用甲状腺激素或抗甲状腺药物治疗。

本节包括的药物为作为替代治疗药物的甲状腺片(口服常释剂型)及抗甲状腺药物甲巯咪唑(口服常释剂型)和丙硫氧嘧啶(口服常释剂型)。

一、甲状腺片

(一)药理学

甲状腺激素对机体的作用广泛，具有促进分解代谢(生热作用)和合成代谢作用，对人体正常代谢及生长发育有重要影响，对婴、幼儿中枢的发育甚为重要，它可促进神经元和轴突生长、突触的形成。甲状腺激素的基本作用是诱导新生蛋白质包括特殊酶系的合成，调节蛋白质、碳水化合物和脂肪三大物质，以及水、盐和维生素的代谢。甲状腺激素诱导细胞 Na^+-K^+ 泵(Na^+-K^+-ATP 酶)的合作并增强其活力而使能量代谢和氧化磷酸化增强。甲状腺激素(主要是 T_3)还与核内特异性受体相结合，激活的受体与 DNA 甲状腺激素应答元件上特异的序列相结合，从而促进新的蛋白质(主要为酶)的合成。

口服吸收入血后，绝大部分甲状腺素与血浆蛋白（主要是甲状腺素结合球蛋白）结合，仅约0.03%的 T_4 和 0.3%T_3 以游离形式存在。只有游离甲状腺激素才能进入靶细胞发挥生物效应。部分 T_4 在肝、肾等脏器中转化为 T_3，其量占 T_3 总量的 70%～90%。游离 T_3、T_4 进入靶细胞后，T_4 转化为 T_3，后者与其受体的亲和力较 T_4 高 10 倍，作用增强 4 倍，故 T_3 是主要的具有活性的甲状腺激素，而 T_4 则被视为激素原。T_4 半衰期为 6～8 天，而 T_3 为 1 天。甲状腺激素在肝内降解并与葡糖醛酸和硫酸结合后，通过胆汁排泄。

（二）适应证

（1）各种原因引发的甲状腺激素缺乏（甲状腺功能减退症或黏液性水肿）的替代治疗，不包括亚急性甲状腺炎恢复期出现的暂时性亚临床甲状腺功能减退。

（2）非地方性单纯性甲状腺肿。

（3）预防和治疗甲状腺结节

（4）促甲状腺激素依赖性甲状腺癌的辅助治疗。

（5）抗甲状腺治疗的辅助用药，防止甲状腺功能减退症状的发生和甲状腺进一步肿大。

（6）防止颈部放疗患者甲状腺癌的发生。

（7）防止某些药物如碳酸锂、水杨酸盐及磺胺类药物所致甲状腺肿大作用。

（8）甲状腺功能试验的抑制剂，此用途限于 T_3。

（三）禁忌证

（1）对本药过敏者。

（2）患有以下疾病或未经治疗的以下疾病患者：肾上腺功能不全、垂体功能不全、甲状腺毒症、冠心病、心绞痛、动脉硬化、高血压患者。

（3）急性心肌梗死、急性心肌炎和急性全心炎患者。

（4）非甲状腺功能减退心力衰竭、快速性心律失常患者。

（四）不良反应

甲状腺激素如用量适当无任何不良反应。使用过量则引起心动过速、心悸、心绞痛、心律失常、头痛、神经质、兴奋、不安、失眠、骨骼肌痉挛、肌无力、震颤、出汗、潮红、怕热、腹泻、呕吐、体重减轻等类似甲状腺功能亢进症的症状。T_3 过量时，不良反应的发生较 T_4 或甲状腺片快。减量或停药可使所有症状消失。T_4 过量所致者，症状消失较缓慢。

（五）注意事项

（1）糖尿病患者、心肌缺血患者慎用。

（2）对病程长、病情重的甲状腺功能减退症或黏液性水肿患者使用本类药应谨慎小心，开始用小剂量，以后缓慢增加直至生理替代剂量。

（3）伴有垂体前叶功能减退症或肾上腺皮质功能不全患者应先服用糖皮质激素，待肾上腺皮质功能恢复正常后再用本类药。

（4）本药不易透过胎盘，甲状腺功能减退者在妊娠期间无须停药。对于患有甲状腺功能亢进的孕妇，必须单独使用抗甲状腺药物进行治疗，而不宜将本药与抗甲状腺药物合用，否则可能会导致胎儿甲状腺功能减退。美国食品药品监督管理局（FDA）对本药的妊娠安全性分级为 A 级。

（5）老年患者对甲状腺激素较敏感，超过 60 岁者甲状腺激素替代需要量比年轻人约低 25%，而且老年患者心血管功能较差，应慎用。

(六)药物相互作用

(1)糖尿病患者服用甲状腺激素应视血糖水平适当增加胰岛素或降糖药剂量。

(2)甲状腺激素与抗凝剂如双香豆素合用时,后者的抗凝作用增强,可能引起出血;应根据凝血酶原时间调整抗凝药剂量。

(3)本类药与三环类抗抑郁药合用时,两类药的作用及毒副作用均有所增强,应注意调整剂量。

(4)服用雌激素或避孕药者,因血液中甲状腺素结合球蛋白水平增加,合用时甲状腺激素剂量应适当调整。

(5)β 肾上腺素受体阻滞剂可减少外周组织 T_4 向 T_3 的转化,合用时应注意。

(七)用法和用量

1.成人

口服,开始为每天 15～20 mg,逐步增加,维持量一般为每天 90～120 mg,少数患者需每天 180 mg。

2.婴儿及儿童

完全替代量:①6 个月以下,每天 15～30 mg;②6 个月～1 岁,每天 30～60 mg;③2～3 岁,每天 60～90 mg;④4～7 岁,每天 90～120 mg;⑤8～14 岁,每天 120～150 mg。

开始剂量应为完全替代剂量的 1/3,逐渐加量。由于本品 T_3、T_4 含量及二者比例不恒定,在治疗中应根据临床症状及 T_3、T_4、促甲状腺激素检查调整剂量。

(八)制剂和规格

甲状腺片:10 mg、40 mg、60 mg。

二、甲巯咪唑

(一)药理学

本药属咪唑类抗甲状腺药,能抑制甲状腺激素的合成。本药通过抑制甲状腺内过氧化物酶,阻止摄入到甲状腺内的碘化物氧化及酪氨酸偶联,从而阻碍甲状腺素(T_4)的合成。由于本药并不阻断贮存的甲状腺激素释放,也不对抗甲状腺激素的作用,故只有当体内已有甲状腺激素被耗竭后,本药才产生明显的临床效应。本药抑制甲状腺激素合成的作用略强于丙硫氧嘧啶,持续时间也较长。

此外,本药尚有轻度免疫抑制作用,抑制甲状腺自身抗体的产生,降低血液循环中甲状腺刺激性抗体水平,使抑制性 T 细胞功能恢复正常。

口服后迅速被吸收,吸收率为 70%～80%。起效时间至少 3～4 周,对使用过含碘药物或甲状腺肿大明显者,可能需要 12 周才能发挥作用。吸收后广泛分布于全身,但浓集于甲状腺,可透过胎盘,也能经乳汁分泌。本药不与血浆蛋白结合,主要代谢物为 3-甲基-2-硫乙内酰胺,原形药及其他代谢物 75%～80%随尿液排泄,半衰期约 3 小时(也有报道为 4～14 小时)。

(二)适应证

抗甲状腺药物。用于各种类型的甲状腺功能亢进症,包括格雷夫斯病(伴有自身免疫功能紊乱、甲状腺弥漫性肿大、可有突眼)、甲状腺瘤、结节性甲状腺肿及甲状腺癌引起的甲状腺功能亢进。在格雷夫斯病中,尤其适用于以下几种情况。

(1)病情较轻,甲状腺轻至中度肿大者。

(2)甲状腺手术后复发,但又不适于放射性^{131}I治疗者。

(3)手术前准备。

(4)作为^{131}I放疗的辅助治疗。

(三)禁忌证

(1)对本药过敏者。

(2)哺乳期女性。

(四)不良反应

1.较多见的不良反应

发生率为3%~5%,皮疹、皮肤瘙痒,此时需根据情况停药或减量,并加抗过敏药物,待变态反应消失后再重新由小剂量开始,必要时换一种制剂。

2.严重不良反应

血液系统异常,轻度白细胞计数减少较为多见,严重的粒细胞缺乏症较少见,后者可无先兆症状即发生,有时可出现发热、咽痛,应及时停药,并查血常规,以及早处理粒细胞缺乏症。再生障碍性贫血也可能发生。因此,在治疗过程中,尤其前两个月应定期检查血象。

3.其他不良反应

味觉减退、恶心、呕吐、上腹部不适、关节痛、头晕、头疼、脉管炎(表现为患部红、肿、痛)、红斑狼疮样综合征(表现为发热、畏寒、全身不适、软弱无力)。

4.罕见的不良反应

肝炎(可发生黄疸,停药后黄疸可持续至10周开始消退)、肾小球肾炎等;其他少见血小板减少,凝血因子Ⅱ或凝血因子Ⅶ降低。

(五)注意事项

1.有下列情况者慎用

(1)对其他甲巯咪唑复合物过敏者。

(2)血白细胞计数偏低者。

(3)肝功能不全者。

2.对儿童的影响

儿童用药过程中应注意避免出现甲状腺功能减低,必要时可酌情加用甲状腺片。

3.对老年人的影响

老年人尤其是肾功能不全者,应酌情减量给药,必要时可酌情加用甲状腺片。

4.对妊娠的影响

本药可透过胎盘,孕妇用药应谨慎,必须用药时宜采用最小有效剂量。甲亢孕妇在妊娠后期病情可减轻,此时可减少抗甲状腺的药物的用量,部分患者于分娩前2~3周可停药,但分娩后不久可再次出现明显的甲亢症状。美国食品药品监督管理局(FDA)对本药妊娠安全性分级为D级。

5.对哺乳的影响

本药可由乳汁分泌,哺乳期女性服用较大剂量时可能引起婴儿甲状腺功能减退,故服药时应暂停哺乳。

6.随访检查

用药前后及用药时应当检查或监测血常规、肝功能、甲状腺功能。

7.对诊断的干扰

本药能使凝血酶原时间延长，并使血清碱性磷酸酶、门冬氨酸氨基转移酶（AST）和丙氨酸氨基转移酶（ALT）增高。

（六）药物相互作用

（1）本药通过降低凝血因子的代谢而降低抗凝药的敏感性，从而降低抗凝药的疗效。与抗凝药合用时，应密切监测凝血酶原时间和国际标准化比值。

（2）对氨基水杨酸、保泰松、巴比妥类、酚妥拉明、妥拉唑林、维生素 B_{12}、磺胺类、磺脲类等都可能抑制甲状腺功能，引起甲状腺肿大，与本药合用时须注意。

（3）高碘食物或药物的摄入可使甲亢病情加重，使抗甲状腺药需要量增加或用药时间延长。

（七）用法和用量

1.成人

（1）甲状腺功能亢进：一般开始用量每天 30 mg，分 3 次服用。可根据病情轻重调整为每天 15～40 mg，每天最大量 60 mg。当病情基本控制（体重增加、心率低于每分钟 90 次、血清 T_3 和 T_4 水平恢复正常），需 4～8 周开始减量，每 4 周减 1/3～1/2。维持量每天 5～15 mg，一般需要治疗 18～24 个月。

（2）甲状腺功能亢进术前准备：按上述剂量连续用药，直至甲状腺功能正常，在术前 7～10 天加用碘剂。

（3）甲状腺危象：每天 60～120 mg，分次服用。在初始剂量服用 1 小时后加用碘剂。

2.儿童

口服，甲状腺功能亢进每天 0.4 mg/kg，分 3 次服用；维持剂量为每天 0.2 mg/kg。

（八）制剂和规格

甲巯咪唑片：5 mg、10 mg。

三、丙硫氧嘧啶

（一）药理学

本药为硫脲类抗甲状腺药，主要抑制甲状腺激素的合成。其机制为抑制甲状腺内过氧化物酶，阻止摄入到甲状腺内的碘化物氧化及酪氨酸偶联，从而阻碍甲状腺素（T_4）的合成。同时，本药通过抑制 T_4 在外周组织中脱碘生成三碘甲状腺原氨酸（T_3），故可在甲状腺危象时起到减轻病情的即刻效应。由于本药并不阻断贮存的甲状腺激素释放，也不对抗甲状腺激素的作用，故只有当体内已有甲状腺激素被耗竭后，本药才产生明显的临床效应。

此外，本药尚有免疫抑制作用，可抑制 B 淋巴细胞合成抗体，抑制甲状腺自生抗体的产生，使血促甲状腺素受体抗体消失。恢复抑制 T 淋巴细胞功能，减少甲状腺组织淋巴细胞浸润，从而使格雷夫斯病的免疫紊乱得到缓解。

口服迅速吸收，生物利用度 50%～80%。给药后 1 小时血药浓度达峰值。药物吸收后分布到全身各组织，主要在甲状腺中聚集，肾上腺及骨髓中浓度亦较高，还可透过胎盘（但比甲巯咪唑少）。血浆蛋白结合率为 76.2%（60%～80%）。药物主要在肝脏代谢，60%被代谢破坏；其余部分 24 小时内从尿中排出，也可随乳汁排出。在血中半衰期很短（1～2 小时），但由于在甲状腺中的聚集作用，其生物作用可持续较长时间。当肾功能不全时，半衰期可长达 8.5 小时。

(二)适应证

(1)用于各种类型的甲状腺功能亢进症,包括格雷夫斯病(伴有自身免疫功能紊乱、甲状腺弥漫性肿大、可有突眼)。在格雷夫斯病中,尤其适用于:①病情较轻,甲状腺轻至中度肿大者。②儿童、青少年及老年患者。③甲状腺手术后复发,但又不适于放射性^{131}I治疗者。④手术前准备。⑤作为^{131}I放疗的辅助治疗。⑥妊娠合并格雷夫斯病。

(2)用于甲状腺危象(作为辅助治疗,以阻断甲状腺素的合成)。

(三)禁忌证

(1)对本药或其他硫脲类抗甲状腺药物过敏者。

(2)严重的肝功能损害者。

(3)白细胞严重缺乏者。

(4)结节性甲状腺肿伴甲状腺功能亢进者。

(5)甲状腺癌患者。

(四)不良反应

本药的不良反应大多发生在用药的头2个月。

1.常见不良反应

头痛、眩晕、关节痛、唾液腺和淋巴结肿大及味觉减退、恶心、呕吐、上腹部不适,也有皮疹、皮肤瘙痒、药物热。

2.血液不良反应

血液不良反应多为轻度粒细胞减少,少见严重的粒细胞缺乏、血小板减少、凝血因子Ⅱ或因子Ⅶ降低、凝血酶原时间延长。另可见再生障碍性贫血。

3.其他不良反应

可见脉管炎(表现为患部红、肿、痛)、红斑狼疮样综合征(表现为发热、畏寒、全身不适、软弱无力)。

4.罕见不良反应

间质性肺炎、肾小球肾炎、肝功能损害(血清碱性磷酸酶、天门冬氨酸氨基转移酶和丙氨酸氨基转移酶升高、黄疸)。

(五)注意事项

1.有下列情况者慎用

(1)外周白细胞计数偏低者。

(2)肝功能异常者。

2.对儿童的影响

儿童用药过程中应注意避免出现甲状腺功能减低,必要时可酌情加用甲状腺片。

3.对老年人的影响

老年人尤其是肾功能不全者,应酌情减量给药,必要时可酌情加用甲状腺片。

4.对妊娠的影响

本药透过胎盘量较甲巯咪唑少,妊娠合并格雷夫斯病可选用本药。鉴于孕妇用药可导致胎儿甲状腺肿、甲状腺功能减退,故孕妇用药应谨慎,宜采用最小有效剂量,一旦出现甲状腺功能偏低即应减量。美国食品药品监督管理局(FDA)对本药的妊娠安全性分级为D级。

5.对哺乳的影响

哺乳期女性服用剂量较大时,可能引起婴儿甲状腺功能减退,故哺乳期女性禁用本药。

6.随访检查

用药前后及用药时应当检查或监测血常规及肝功能。

7.对诊断的干扰

本药能使凝血酶原时间延长,并使血清碱性磷酸酶、门冬氨酸氨基转移酶(AST)和丙氨酸氨基转移酶(ALT)增高。

(六)药物相互作用

(1)本药可增强抗凝血药的抗凝作用。

(2)对氨基水杨酸、巴比妥类、酚妥拉明、妥拉唑林、维生素 B_{12}、磺胺类、磺脲类等都可能抑制甲状腺功能,引起甲状腺肿大,与本药合用时应注意。

(3)硫脲类抗甲状腺药物之间存在交叉变态反应。

(4)高碘食物或药物的摄入可使甲亢病情加重,使抗甲状腺药需要量增加或用药时间延长。

(七)用法和用量

1.成人

(1)口服。①甲状腺功能亢进:开始剂量一般为一次 100 mg,每天 3 次,视病情轻重用量可为每天 150～400 mg,每天最大量为 600 mg。通常用药 4～12 周病情控制(体重增加、心率低于每分钟 90 次、血清 T_3 和 T_4 水平恢复正常),可减量 1/3。以后如病情稳定可继续减量,每 4～6 周递减 1/3～1/2,维持量视病情而定,一般每天 50～150 mg,全程 1～2 年或更长。②甲状腺危象:一次 150～200 mg,每 6 小时 1 次,直至危象缓解,约 1 周时间停药。若患者需用碘剂以控制 T_4 释放时,本药需在开始服碘剂前 1 小时服用,或至少应同时服用,以阻断服用的碘合成更多的甲状腺激素。③甲亢的术前准备:一次 100 mg,每天 3～4 次,至甲亢症状控制后加服碘剂 2 周,以减轻甲状腺充血,使甲状腺变得结实,便于手术。于术前 1～2 天停服本药。④作为放射性碘治疗的辅助治疗:需放射性碘治疗的重症甲亢患者,可先服本药,控制症状后再做甲状腺 ^{131}I 检查,以确定是否适用放射性碘治疗。在行放射性碘治疗后症状还未缓解者,可短期使用本药,一次 100 mg,每天 3 次。

(2)肾功能不全时剂量:肾功能不全者药物半衰期延长,用药时应减量。

(3)老年人剂量:老年人药物半衰期延长,用量应减少。

2.儿童

口服,甲状腺功能亢进:①新生儿每天 5～10 mg/kg,分 3 次服用。②6～10 岁每天 50～150 mg,分 3 次服用。③10 岁以上每天 150～300 mg,分 3 次服用。

以上情况,根据病情调节用量,甲亢症状控制后应逐步减至维持量。

(八)制剂和规格

丙硫氧嘧啶片:50 mg、100 mg。

(殷艳萍)

第三节 胰岛素及口服降血糖药

胰岛素及口服降血糖药是治疗糖尿病的重要药物。糖尿病主要有胰岛素绝对缺乏的 1 型糖尿病和胰岛素相对缺乏的 2 型糖尿病。因此胰岛素主要用于治疗 1 型糖尿病,且须终身使用胰岛素。口服降血糖药多用于 2 型糖尿病,且可将不同作用类别的口服降血糖药合用;2 型糖尿病患者采用口服降血糖药治疗效果不理想,或出现急性、慢性并发症时,则须用胰岛素治疗。

口服降血糖药按其作用可分为胰岛素增敏类(如二甲双胍等)和促胰岛素分泌类(如格列本脲和格列吡嗪等);按其化学结构则可分为双胍类(如二甲双胍等)和磺脲类(如格列本脲和格列吡嗪等)。

本节包括:不同时效的动物源胰岛素(注射剂)和双胍类胰岛素增敏的口服降血糖药二甲双胍(口服常释剂型)及磺脲类促胰岛素分泌的口服降血糖药格列本脲(口服常释剂型)和格列吡嗪(口服常释剂型)。

一、胰岛素

胰岛素是机体调节和维持血糖代谢和稳定的重要激素;也是治疗糖尿病的重要药物。临床使用的胰岛素(制剂)有来源于由动物组织提取的胰岛素或以生物工程重组的人胰岛素;其作用基本一致。本节包括的为前者。

(一)胰岛素的药理学

胰岛素通过靶组织(主要是肝、脂肪和肌肉)细胞膜上的特异受体(胰岛素受体)结合后起作用,然后引发一系列生理效应。具体为以下几项内容:①促进肌肉、脂肪组织对葡萄糖的主动转运,吸收葡萄糖进而代谢、产生能量,或以糖原、甘油三酯的形式贮存。②促进肝摄取葡萄糖并转变为糖原。③抑制肝糖原分解及糖原异生,减少肝输出葡萄糖。④促进多种组织对碳水化合物、蛋白质、脂肪的摄取,同时促进蛋白质的合成、抑制脂肪细胞中游离脂肪酸的释放、抑制酮体生成,从而调节物质代谢。通过上述作用,胰岛素可使糖尿病患者血中葡萄糖来源减少、消耗增加,并在一定程度上纠正各种代谢紊乱,从而降低血糖、延缓(或防止)糖尿病慢性并发症的发生。

(二)胰岛素的吸收

胰岛素皮下注射吸收迅速,但吸收很不规则,不同患者或同一患者的不同注射部位吸收量均有差别,以腹壁吸收最快,上臂外侧吸收较骨前外侧快。皮下注射 0.5～1.0 小时后开始生效,2.5～4.0 小时作用达高峰,持续时间为 5～7 小时,半衰期为 2 小时。静脉注射后10～30 分钟起效并达峰值,持续时间为 0.5～1.0 小时。本药用量越大,作用时间越长。在血液循环中半衰期为 5～10 分钟。胰岛素吸收入血后,只有 5% 与血浆蛋白结合,但可与胰岛素抗体相结合(结合后,胰岛素作用时间延长)。主要在肝脏、肾脏代谢(先经谷胱甘肽氨基转移酶还原,再由蛋白水解酶水解成短肽或氨基酸),也可被肾胰岛素酶直接水解。少量原形随尿排出。

(三)胰岛素的制剂及其特点

根据其起效作用快慢、维持作用时间长短及疾病情况和给药方法,胰岛素制剂可分为 3 类。

1.短效(速效)胰岛素制剂

短效胰岛素制剂又称为普通胰岛素或正规胰岛素,其制剂如胰岛素注射液和中性胰岛素注射液,其中不含任何延缓其吸收的物质,吸收和起作用均迅速,但作用持续时间较短。短效胰岛素制剂主要控制一餐饭后的高血糖,可供皮下注射;可肌内注射(使用情况较少,如对酮酸症中毒患者在运送途中),必要时可静脉注射或加入输液体中静脉滴注。

2.中效胰岛素制剂

为了延缓胰岛素的吸收和作用持续时间而加入低量鱼精蛋白(即其鱼精蛋白与胰岛素含量相匹配,没有多余的鱼精蛋白)和氯化锌,如低精蛋白锌胰岛素注射液。中效胰岛素主要控制两餐后的高血糖,以第二餐饭为主,只可皮下注射,不可静脉给药。

3.长效胰岛素制剂

为了延缓胰岛素的吸收和作用持续时间而加入鱼精蛋白和氯化锌,但其内含有多余的鱼精蛋白,若与短效胰岛素混合,会与多余的鱼精蛋白结合,形成新的鱼精蛋白锌胰岛素而使长效作用的部分增多,又简称 PZI。长效胰岛素无明显作用高峰,主要提供基础水平的胰岛素。只可皮下注射,不可静脉给药。

4.预混胰岛素制剂

此外,尚有将短效和中效胰岛素按不同比例混合制成一系列的预混胰岛素制剂供某些患者需用,如常用的是含 30%短效和 70%中效的制剂等。

(四)中性胰岛素注射液

本品为猪或牛胰岛素经层析法纯化制成的中性灭菌水溶液,pH 为 6.8~8.0。

1.药理学

本品为胰岛素速效型制剂。药理作用和作用机制见前。

皮下注射后吸收较迅速,0.5~1.0 小时开始生效,最大作用时间 1~3 小时,维持作用时间 5~8 小时。剂量愈大,维持作用时间愈长。静脉注射立即起效,但维持作用时间短。

2.适应证

(1)1 型糖尿病。

(2)2 型糖尿病有严重感染、外伤、大手术等严重应激情况,以及合并心、脑血管并发症、肾脏或视网膜病变等。

(3)糖尿病酮症酸中毒,高血糖非酮症性高渗性昏迷。

(4)长病程 2 型糖尿病血浆胰岛素水平确实较低,经合理饮食、体力活动和口服降糖药治疗控制不满意者,2 型糖尿病具有口服降糖药禁忌时,如妊娠、哺乳等。

(5)成年或老年糖尿病患者发病急、体重显著减轻伴明显消瘦。

(6)妊娠糖尿病。

(7)继发于严重胰腺疾病的糖尿病。

(8)对严重营养不良、消瘦、顽固性妊娠呕吐、肝硬化初期可同时静脉滴注葡萄糖和小剂量胰岛素,以促进组织利用葡萄糖。

3.禁忌证

(1)对本药过敏者。

(2)低血糖患者。

4.不良反应

(1)变态反应:注射部位红肿、瘙痒,荨麻疹、血管神经性水肿。

(2)低血糖反应:出汗、心悸、乏力,重者出现意识障碍、共济失调、心动过速甚至昏迷。

(3)胰岛素抵抗:日剂量需超过 200 U 以上。

(4)注射部位脂肪萎缩、脂肪增生。

(5)眼屈光失调。

5.注意事项

(1)青春期前的儿童应适当减少胰岛素用量,因其对胰岛素的敏感性较青春期儿童高,较易发生低血糖。青春期儿童应适当增加胰岛素用量(20%~50%),青春期后再逐渐减少用量。

(2)老年人易出现低血糖,用药时需特别谨慎,同时应配合饮食治疗及适当的体力活动。

(3)胰岛素不通过胎盘屏障,对胎儿无影响。美国食品药品监督管理局(FDA)对本药的妊娠安全性分级为 B 级。孕妇(特别是妊娠中、晚期)对胰岛素需要量增加,但分娩后则迅速减少。

(4)哺乳女性使用胰岛素治疗对婴儿无危险,但可能需要降低胰岛素用量。

(5)糖尿病是慢性病,需长期治疗。用药期间应定期检查血糖、尿糖、尿常规、肾功能、视力、眼底、血压及心电图等,以了解糖尿病病情及并发症情况。例如,各餐前、餐后及睡前测血糖,并定期测血糖化血红蛋白,帮助制定降糖药的治疗方案(单独或联合,剂量调整等);另一方面是为了尽早检测出各种并发症、伴发病或相关问题,以便采取对策,例如,每次访视应包括体重、体重指数、血压、尼龙丝测试、足背动脉搏动等;以便发现微血管病变、大血管病变或神经病变等。

(6)不同患者或同一患者的不同病期,其胰岛素敏感性不同,即使其血糖值相近,其胰岛素需要量也不同,治疗中应注意个体化,按病情需要检测血糖,随时调整胰岛素用量。

下列情况其胰岛素的需要量可能会增加:①高热;②甲状腺功能亢进症;③肢端肥大症;④库欣综合征;⑤糖尿病酮症酸中毒;⑥严重感染、外伤、大手术;⑦较大的应激情况如急性心肌梗死、脑卒中;⑧同时应用拮抗胰岛素的药物。

下列情况其胰岛素需要量可能会减少:①严重肝功能受损。②在肾功能受损时,由于胰岛素在肾脏的代谢和排泄减少,但在尿毒症时,由于胰岛素抵抗,其需要量也随之变化,应监测血糖调整用量。③腺垂体功能减退症、甲状腺功能减退症。④其他,如腹泻、胃瘫、肠梗阻,呕吐及其他引起食物吸收延迟的因素等,胰岛素应酌情减量。

6.药物相互作用

(1)口服降糖药与胰岛素有协同降血糖作用,雄激素、单胺氧化酶抑制药、非甾体抗炎药也可增强胰岛素的降血糖作用。

(2)抗凝血药、水杨酸盐、磺胺类药、甲氨蝶呤等可与胰岛素竞争结合血浆蛋白,使血液中游离胰岛素水平增高,从而增强其降血糖作用。

(3)氯喹、奎尼丁、奎宁等可延缓胰岛素的降解,使血中胰岛素浓度升高,从而增强其降血糖作用。

(4)β受体阻滞剂(如普萘洛尔)可阻止肾上腺素升高血糖的反应,干扰机体调节血糖的功能。与胰岛素合用可掩盖某些低血糖症状、延长低血糖时间,故合用时应注意调整胰岛素剂量。

(5)血管紧张素转化酶抑制药、溴隐亭、氯贝丁酯、酮康唑、锂、甲苯达唑、维生素 B_6、茶碱等可通过不同方式产生直接或间接影响,导致血糖降低,与上述药物合用时,胰岛素应适当减量。

(6)奥曲肽可抑制生长激素、胰高血糖素及胰岛素的分泌;并可延迟胃排空、减缓胃肠蠕动,引起食物吸收延迟,从而降低餐后血糖水平。在开始使用奥曲肽时,胰岛素应适当减量,以后再根据血糖调整用量。

(7)某些钙通道阻滞剂、可乐定、达那唑、二氮嗪、生长激素、肝素、H_2受体阻滞剂、大麻、吗啡、尼古丁、磺吡酮等药物可改变糖代谢、升高血糖,与上述药物合用时,胰岛素应适当加量。

(8)糖皮质激素、促肾上腺皮质激素、胰高血糖素、雌激素、口服降糖避孕药、甲状腺素、肾上腺素、噻嗪类利尿药、苯乙丙胺、苯妥英钠等可升高血糖水平,与胰岛素合用时,应调整这些药物或胰岛素的剂量。

(9)中等以上的乙醇可增强胰岛素引起的低血糖作用,导致严重、持续的低血糖反应。在空腹或肝糖原储备较少的情况下更易发生。

(10)吸烟可促进儿茶酚胺释放、减少皮肤对胰岛素吸收,从而降低胰岛素作用。

7.用法和用量

(1)皮下注射,一般每天 3 次,餐前 15~30 分钟注射,必要时睡前加注一次小量。剂量根据病情、血糖、尿糖由小剂量(视体重等因素每次 2~4 U)开始,逐步调整。

(2)1 型糖尿病患者每天胰岛素需用总量多介于每千克体重 0.5~1.0 U,根据血糖监测结果调整。

(3)2 型糖尿病患者每天需用总量变化较大,在无急性并发症情况下,敏感者每天仅需 5~10 U,一般患者约 20 U,肥胖、对胰岛素敏感性较差者需要量可明显增加。

(4)在有急性并发症(感染、创伤、手术等)情况下,对 1 型糖尿病及 2 型糖尿病患者,应每4~6 小时注射一次,剂量根据病情变化及血糖监测结果调整。

8.制剂和规格

中性胰岛素注射液:10 mL∶400 U。

(五)胰岛素注射液

本品为胰岛素(猪或牛)的灭菌水溶液。

1.药理学

本品为短效胰岛素制剂。皮下给药吸收迅速,皮下注射后 0.5~1.0 小时开始生效,2~4 小时作用达高峰,维持时间 5~7 小时;静脉注射 10~30 分钟起效,15~30 分钟达高峰,持续时间0.5~1.0 小时。静脉注射的胰岛素在血液循环中半衰期为 5~10 分钟,皮下注射后半衰期为 2 小时。

2.适应证

同“(四)中性胰岛素注射液”。

3.禁忌证

同“(四)中性胰岛素注射液”。

4.不良反应

同“(四)中性胰岛素注射液”。

5.注意事项

同“(四)中性胰岛素注射液”。

6.药物相互作用

同“(四)中性胰岛素注射液”。

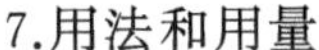

7.用法和用量

同“(四)中性胰岛素注射液”。

8.制剂和规格

胰岛素注射液:10 mL∶400 U。

(六)低精蛋白锌胰岛素注射液

本品为采用经层析纯化的高纯度猪胰岛素和适量的鱼精蛋白、硫酸锌配制而成的中性无菌混合液。

1.药理学

本药所含胰岛素与鱼精蛋白比例适当,无多余的鱼精蛋白。注射给药后缓慢释放出胰岛素而发挥作用,为中效胰岛素制剂。药理作用和机制见前。

皮下注射后吸收缓慢而均匀,2～4 小时起效,6～12 小时血药浓度达峰值,作用可持续 18～28 小时(介于胰岛素和精蛋白锌胰岛素之间)。

2.适应证

(1)用于 1 型糖尿病的常规治疗。

(2)用于 2 型糖尿病的治疗。主要针对口服降糖药效果欠佳(或继发失效)的患者(特别是未超重者),以及胰岛素水平不高、血糖波动较大、血糖控制差的患者。可单独使用,也可与短效胰岛素联合应用。

3.注意事项

参阅“(四)中性胰岛素注射液”。

4.禁忌证

参阅“(四)中性胰岛素注射液”。

5.不良反应

参阅“(四)中性胰岛素注射液”。

6.药物相互作用

参阅“(四)中性胰岛素注射液”。

7.用法和用量

成人:皮下注射,开始一般一次 4～8 U,早餐前 30～60 分钟皮下注射,每天 1 次,必要时可于晚餐前再注射早餐前剂量的 1/2。以后根据病情及血糖、尿糖等情况而调整剂量。如果用量超过 40 U 时,应分为 2 次给药。

8.制剂和规格

低精蛋白锌胰岛素注射液:①10 mL∶400 U;②3 mL∶300 U。

(七)精蛋白锌胰岛素注射液

本品为采用经层析纯化的高纯度猪胰岛素和硫酸鱼精蛋白、硫酸锌配制而成的中性无菌混合液。

1.药理学

本药含有过量鱼精蛋白,为长效胰岛素制剂。皮下注射后吸收缓慢而均匀,3～4 小时起效,12～24 小时作用达高峰,作用持续24～36 小时。

2.适应证

本品可用于治疗轻、中度糖尿病,以减少胰岛素注射次数,控制夜间高血糖。按病情需要有时需与短效胰岛素合用。

3.禁忌证

(1)胰岛细胞瘤患者。

(2)其余参阅“(四)中性胰岛素注射液”。

4.不良反应

参阅“(四)中性胰岛素注射液”。

5.注意事项

参阅“(四)中性胰岛素注射液”。

6.药物相互作用

参阅“(四)中性胰岛素注射液”。

7.用法和用量

成人:常规剂量。皮下注射,开始一般一次 4～8 U,每天 1 次,每天早餐前 30～60 分钟皮下注射,以后根据病情及血糖、尿糖等情况而调整剂量。有时需要于晚餐前再注射 1 次,剂量根据病情而定,一般每天总量 10～20 U。

8.制剂和规格

精蛋白锌胰岛素注射液:①10 mL∶400 U;②10 mL∶800 U。

二、二甲双胍

(一)药理学

本品为双胍类降血糖药,能降低 2 型糖尿病患者的空腹血糖及餐后高血糖,使糖化血红蛋白下降 1%～2%。具体作用如下。

(1)增加周围组织对胰岛素的敏感性,增加胰岛素介导的葡萄糖利用。

(2)增加非胰岛素依赖的组织(如脑、血细胞、肾髓质、肠道、皮肤等)对葡萄糖的利用。

(3)抑制肝糖原异生,降低肝糖输出。

(4)抑制肠壁细胞摄取葡萄糖。

(5)抑制胆固醇的生物合成和贮存,降低血甘油三酯、总胆固醇水平,但本药无刺激胰岛素分泌作用,对正常人无明显降血糖作用,2 型糖尿病患者单用本药时一般不引起低血糖。与苯乙双胍相比,本药引起乳酸性酸中毒的危险性小,较为安全。

口服后由小肠吸收,生物利用度为 50%～60%。口服 0.5 g 后 2 小时,其血药浓度峰值约为 2 g/mL。在胃肠道壁的浓度为血药浓度的 10～100 倍,在肾、肝和唾液内的浓度约为血药浓度的 2 倍。本药很少与血浆蛋白结合,以原形随尿液迅速排出(肾功能不全时,可导致药物蓄积),12 小时内有 90%被清除。血浆半衰期为 1.7～4.5 小时。

(二)适应证

(1)用于单纯饮食控制疗效不满意的 10 岁以上的 2 型糖尿病患者(对于肥胖和伴高胰岛素血症者,本药不但有降糖作用,还有减轻体重及缓解高胰岛素血症的效果)。

(2)亦可用于 10 岁以上不伴酮症或酮症酸中毒的 1 型糖尿病患者,与胰岛素注射联合治疗,可减少胰岛素剂量。

(3)用于某些对磺脲类疗效较差的糖尿病患者(可与磺脲类合用)。

(三)禁忌证

(1)对本药及其他双胍类药物过敏者。

(2)2 型糖尿病伴有酮症酸中毒、肝功能不全、肾功能不全(血清肌酸酐超过 1.5 mg/dL)、心力衰竭、急性心肌梗死、严重感染或外伤、重大手术及临床有低血压和缺氧情况者。

(3)糖尿病合并严重的慢性并发症(如糖尿病肾病、糖尿病眼底病变)患者。

(4)静脉肾盂造影或动脉造影前 2～3 天者。

(5)酗酒者。

(6)严重心、肺疾病患者。

(7)维生素 B_{12}、叶酸和铁缺乏者。

(8)营养不良、脱水等全身情况较差者。

(9)孕妇及哺乳女性。

(四)不良反应

(1)常见腹泻、恶心、呕吐、胃胀、乏力、消化不良、腹部不适及头痛。

(2)少见大便异常、低血糖、肌痛、头晕、指甲异常、皮疹、出汗增加、味觉异常、胸部不适、寒战、流感症状、潮热、心悸、体重减轻等。有时出现疲倦。

(3)偶有口中金属味。本药可减少维生素 B_{12} 的吸收,但极少引起贫血。

(4)罕见乳酸性酸中毒,表现为呕吐、腹痛、过度换气、精神障碍。

(五)注意事项

(1)既往有乳酸性酸中毒史者慎用。

(2)老年患者由于肾功能可能有减退,易出现乳酸性酸中毒,用量应酌减。65 岁以上患者用药时应谨慎;80 岁以上者只有在其肌酐清除率正常时,方可用药。

(3)妊娠糖尿病患者,为控制血糖,主张使用胰岛素,禁止使用本药。美国食品药品监督管理局(FDA)对本药的妊娠安全性分级为 B 级。

(4)用药前后及用药时应当检查或监测:①用药期间应定期检查空腹血糖、尿糖、尿酮体,以及肝、肾功能。②对有维生素 B_{12} 摄入或吸收不足倾向的患者,应每年监测血常规,每 2～3 年监测一次血清维生素 B_{12} 水平。

(六)药物相互作用

(1)本药与磺脲类药物、胰岛素合用,有协同降血糖作用,但也有资料表明,与格列本脲合用时,本药的药动学没有影响,格列本脲的曲线下面积和血药浓度峰值均降低。对 1 型糖尿病及 2 型糖尿病需用胰岛素治疗者,本药与胰岛素联合应用时,需减少胰岛素的用量(开始时间少 20%～30%),以防止发生低血糖。

(2)本药可加强抗凝药(如华法林等)的抗凝作用。

(3)西咪替丁可增加本药的生物利用度,并减少肾脏清除率,两者合用时应减少本药用量。

(4)经肾小管排泌的阳离子药物(如地高辛、吗啡、普鲁卡因胺、奎尼丁、奎宁、雷尼替丁、氨苯蝶啶、甲氧苄啶和万古霉素),理论上可能与本药在肾小管竞争转运,合用时,建议密切监测,调整药物剂量。

(5)乙醇与本药同服时,会增强本药对乳酸代谢的影响,易致患者出现乳酸性酸中毒,故服用本药时应尽量避免饮酒。

(七)用法和用量

1.成人

常规剂量,口服给药,开始一次 0.25 g,每天 2～3 次,于餐中或饭后服用(肠溶制剂可于餐前服用);以后根据疗效逐渐加量,一般每天总量 1.0～1.5 g。每天最大剂量不超过 2 g。

2.儿童

常规剂量,口服给药:对 10～16 岁儿童,每天最高剂量为 2 g。10 岁以下儿童不推荐使用。

(八)制剂和规格

(1)盐酸二甲双胍片(胶囊):0.25 g。

(2)盐酸二甲双胍肠溶片(肠溶胶囊):0.25 g、0.5 g。

三、格列本脲

(一)药理学

本药为第二代磺脲类口服降血糖药,可促进胰岛 B 细胞分泌胰岛素,对 2 型糖尿病患者有效,有强大的降血糖作用。可降低空腹及餐后血糖、糖化血红蛋白。其作用机制为与胰岛 B 细胞膜上的磺脲受体特异性结合,使 K^+ 通道关闭,引起膜电位改变,从而使 Ca^{2+} 通道开放、细胞液内 Ca^{2+} 浓度升高,从而使促胰岛素分泌,起到降血糖作用。此外,本药尚具有改善外周组织(如肝脏、肌肉、脂肪)对胰岛素抵抗的胰外效应。

口服吸收快,口服后 2～5 小时血药浓度达峰值。蛋白结合率 95%。在肝内代谢,由肝和肾排出各约 50%。持续作用 24 小时。半衰期 10 小时。

(二)适应证

本品适用于单用饮食控制疗效不满意的轻、中度 2 型糖尿病,其胰岛 B 细胞有一定的分泌胰岛素功能,无急性并发症(感染、创伤、急性心梗、酮症酸中毒、高糖高渗性昏迷等),非妊娠期,无严重的慢性并发症患者。

(三)禁忌证

(1)对本药或其他磺脲类过敏者,或对磺胺类药物过敏者。

(2)已明确诊断的 1 型糖尿病患者。

(3)2 型糖尿病伴有酮症酸中毒、昏迷、严重烧伤、感染、外伤和重大手术等应激情况。

(4)严重肝、肾疾病患者。

(5)严重甲状腺疾病患者。

(6)白细胞减少者。

(7)孕妇。

(四)不良反应

1.代谢/内分泌系统

主要不良反应为低血糖,在热量摄入不足、剧烈体力活动、饮酒、用量过大或与可致低血糖的药物合用时更易发生。症状较轻者,进食、饮糖水大多可缓解(这与阿卡波糖、伏格列波糖不同),但肝、肾功能不全者、年老体弱者及营养不良者和垂体功能不足者,或剂量偏大时可引起严重低血糖,严重可危及生命,导致死亡。另可见甲状腺功能低下。

2.消化道反应

消化道反应可出现上腹灼热感、食欲缺乏、恶心、呕吐、腹泻、口腔金属味,一般不严重,且多与剂量偏大有关。部分患者可因食欲增强而使体重增加。

3.肝脏损害

黄疸、肝功能异常偶见。

4.血液系统

异常少见，包括贫血（溶血性贫血及再生障碍性贫血），血小板减少、白细胞减少甚至粒细胞缺乏等。

5.变态反应

如皮疹，偶有发生致剥脱性皮炎者。

6.泌尿生殖系统

青年人夜间遗尿十分常见。

7.其他

其他可有关节痛、肌肉痛、血管炎等反应。

（五）注意事项

（1）有下列情况应慎用：①体质虚弱或营养不良者；②老年患者；③高热患者；④有肾上腺皮质功能或腺垂体功能减退者（尤其是未经激素替代治疗者）；⑤肝、肾功能不全者；⑥甲状腺功能亢进者；⑦恶心、呕吐患者。

（2）本药不推荐儿童使用。

（3）本药对妊娠的影响，动物实验和临床观察证明可造成死胎或婴儿畸形，故孕妇禁用。美国食品药品监督管理局（FDA）对本药的妊娠安全性分级为C级。

（4）本药可随乳汁分泌，哺乳期女性不宜使用，以免授乳婴儿发生低血糖。

（5）用药前后及用药时应当检查或监测血糖及尿糖、糖化血红蛋白、血常规、肝功能、肾功能，并进行眼科检查。

（六）药物相互作用

（1）与下列药物合用，可增加低血糖的发生率：①抑制磺脲类自尿液排泄的药物，如治疗痛风的丙磺舒、别嘌醇。②延缓磺脲类代谢的药物，如 H_2 受体阻滞剂（如西咪替丁、雷尼替丁）、抗凝剂及氯霉素、咪康唑。与香豆素抗凝剂合用时，两者初始血药浓度升高，但随后血药浓度降低，故根据情况调整两药的用量。③促使磺脲类与血浆蛋白解离的药物，如水杨酸盐、贝特类降血脂药。④本身具有致低血糖的药物：胍乙啶、奎尼丁、水杨酸盐类及单胺氧化酶抑制药。⑤β肾上腺素受体阻滞剂可干扰低血糖时机体的升血糖反应，阻碍肝糖原酵解，同时又可掩盖低血糖的警觉症状。⑥合用其他降血糖药物，如二甲双胍、阿卡波糖、胰岛素及胰岛素增敏药。

（2）与升高血糖的下列药物合用时，可能需要增加本药剂量：糖皮质激素、雌激素、噻嗪类利尿药、苯妥英钠、利福平等。

（3）乙醇本身具有致低血糖的作用，并可延缓本药的代谢。与乙醇合用可引起腹痛、恶心、呕吐、头痛及面部潮红，且更易发生低血糖。

（七）用法和用量

1.片剂

成人，口服，用量个体差异较大。开始时一次 2.5 mg，早餐前服用，或早餐及午餐前各一次；轻症患者一次 1.25 mg，每天 3 次，于三餐前服用。用药 7 天后剂量递增（一周增加 2.5 mg）。一般用量为每天 5～10 mg，最大用量每天不超过 15 mg。

2.胶囊

成人,口服,开始时一次 1.75 mg,早餐前服用,或早餐及午餐前各一次。必要时每天 5.25～7.00 mg。最大用量每天不超过 10.5 mg。

(八)制剂和规格

(1)格列本脲片:2.5 mg。

(2)格列本脲胶囊:1.75 mg。

四、格列吡嗪

(一)药理学

本药为第二代磺脲类口服降血糖药。其作用和机制参阅"三、格列本脲"。

口服吸收较快,1.0～2.5 小时血药浓度达峰值,最高药效时间与进餐后血糖达高峰的时间较一致。主要经肝代谢,代谢产物无药理活性,第 1 天 97%排出体外,第 2 天 100%排出体外。65%～80%经尿排出。10%～15%由粪便中排出。清除半衰期为 3～7 小时。

(二)适应证

本品适用于单用饮食控制疗效不满意的轻、中度 2 型糖尿病患者,其胰岛 B 细胞有一定的分泌胰岛素功能,无急性并发症(感染、创伤、急性心梗、酮症酸中毒、高糖高渗性昏迷等),非妊娠期,无严重的慢性并发症患者。

(三)禁忌证

(1)对本药或磺胺类药过敏者。

(2)已确诊的 1 型糖尿病患者。

(3)2 型糖尿病患者伴有酮症酸中毒、昏迷、严重烧伤、感染、外伤和重大手术等应激情况。

(4)肝、肾功能不全者。

(5)白细胞减少者。

(6)肾上腺功能不全者。

(7)孕妇。

(四)不良反应

1.代谢/内分泌系统

本药导致低血糖比较罕见,可发生在以下情况:年老体弱者、体力活动者、不规则进食者、饮酒或含乙醇的饮料者、肝功能不全、肾功能不全者。

2.消化道反应

较常见的有恶心、上腹胀满等胃肠道症状。

3.血液系统

曾有报道,本药可致血液系统异常。

4.变态反应

个别患者可出现皮肤变态反应。

5.其他

较常见的有头痛。

(五)注意事项

(1)有下列情况者应慎用:体质虚弱者;伴高热、恶心、呕吐者;有消化道狭窄、腹泻者不宜使

用本药控释片。

(2)尚未确定儿童用药的安全性和有效性,不推荐儿童使用。

(3)用药时应从小剂量开始,逐渐调整剂量。

(4)动物实验和临床观察证明本药可造成死胎或婴儿畸形,故孕妇禁用。美国食品药品监督管理局(FDA)对本药的妊娠安全性分级为C级。

(5)本药可随乳汁分泌,哺乳期女性不宜使用,以免授乳婴儿发生低血糖。

(6)用药前后及用药时应当检查或监测血糖及尿糖、血常规及肝功能、肾功能,并进行眼科检查,必要时测定糖化血红蛋白。

(六)药物相互作用

参见"三、格列本脲"。

(七)用法和用量

1.成人

(1)单用饮食疗法失败者,起始剂量为每天2.5～5.0 mg,以后根据血糖和尿糖情况增减剂量,一次增减2.5～5.0 mg。每天剂量超过15 mg者,分2～3次餐前服用。

(2)已使用其他口服磺脲类降糖药者,停用其他磺脲类3天,复查血糖后开始服用本药,从5 mg起逐渐加大剂量,直至产生满意的疗效。最大日剂量不超过30 mg。

2.肾功能不全者

肾功能不全者(包括肌酐清除率低于每分钟10 mL者)不需要进行剂量调整,可采用保守剂量。同时在用药的初始阶段应密切监测患者的血糖、尿糖。

3.肝功能不全者

建议初始剂量为每天2.5 mg。

4.老年人

对单次或反复给药的药动学研究显示,老年受试者的药动学参数没有明显变化,建议初始剂量为每天2.5 mg。

(八)制剂和规格

(1)格列吡嗪片(胶囊):2.5 mg、5 mg。

(2)格列吡嗪分散片:5 mg。

(殷艳萍)

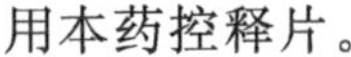

第十三章

感染性疾病用药

第一节　β-内酰胺类抗生素

一、青霉素类

本类药物包括以下几点：①天然青霉素，主要作用于革兰阳性菌、革兰阴性球菌和某些革兰阴性杆菌如嗜血杆菌属。②氨基青霉素类，如氨苄西林、阿莫西林等。此组青霉素主要作用于对青霉素敏感的革兰阳性菌及部分革兰阴性杆菌如大肠埃希菌、奇异变形杆菌、沙门菌属、志贺菌属和流感嗜血杆菌等。③抗葡萄球菌青霉素类，包括氯唑西林、苯唑西林、氟氯西林。本组青霉素对产生β-内酰胺酶的葡萄球菌属亦有良好作用。④抗假单胞菌青霉素类，如羧苄西林、哌拉西林、替卡西林等。本组药物对革兰阳性菌的作用较天然青霉素或氨基青霉素为差，但对某些革兰阴性杆菌包括铜绿假单胞菌有抗菌活性。青霉素类抗生素水溶性好，消除半衰期大多不超过2小时，主要经肾脏排出，多数品种均可经血液透析清除。使用青霉素类抗生素前均需做青霉素皮肤试验，阳性反应者禁用。

(一)青霉素

1.作用与用途

青霉素对溶血性链球菌等链球菌属、肺炎链球菌和不产青霉素酶的葡萄球菌具有良好抗菌作用。对肠球菌有中等度抗菌作用，淋病奈瑟菌、脑膜炎奈瑟菌、白喉棒状杆菌、炭疽芽孢杆菌、牛型放线菌、念珠状链杆菌、李斯特菌、钩端螺旋体和梅毒螺旋体对本品敏感。青霉素通过抑制细菌细胞壁合成而发挥杀菌作用。肌内注射后，0.5小时达到血药峰浓度(C_{max})，与血浆蛋白结合率为45%～65%。血液中的清除半衰期(血中半衰期，$t_{1/2}$)约为30分钟，肾功能减退者可延长至2.5～10.0小时。本品约19%在肝脏内代谢，主要通过肾小管分泌排泄。临床用于敏感细菌所致各种感染，如脓肿、菌血症、肺炎和心内膜炎等。

2.注意事项

注射前必须做青霉素皮试。皮试液浓度为500 U/mL，皮内注射0.1 mL，阳性反应者禁用。青霉素类之间会有交叉变态反应，也可能对青霉胺或头孢菌素过敏。本品不用葡萄糖溶液稀释并应新鲜配制。干扰青霉素活性的药物有氯霉素、红霉素、四环素、磺胺药。青霉素静脉输液加入头孢噻吩、林可霉素、四环素、万古霉素、琥乙红霉素、两性霉素、去甲肾上腺素、间羟胺、苯妥英

钠、盐酸羟嗪、异丙嗪、缩宫素(催产素)、B族维生素、维生素C等将出现浑浊。与氨基糖苷类抗生素混合后,两者的抗菌活性明显减弱。

3.用法与用量

(1)成人:肌内注射,每天80万～200万单位,分3～4次给药;静脉滴注,每天200万～2 000万单位,分2～4次。

(2)儿童:肌内注射,按体重2.5万单位/千克,每12小时 给药1次;静脉滴注,每天按体重5万～20万单位/千克,分2～4次。新生儿:每次按体重5万单位/千克,肌内注射或静脉滴注给药。小于50万单位加注射用水1 mL使溶解,超过50万单位加注射用水2 mL。不应以氯化钠注射液作溶剂。青霉素钾一般用于肌内注射。

4.制剂与规格

注射用粉针剂:80万单位。密闭,凉暗干燥处保存。

(二)苄星青霉素

1.作用与用途

长效青霉素是一种青霉素G的长效制剂。本品肌内注射后,吸收极缓慢,在血液中药物浓度可维持2～4周。临床主要用于治疗对由青霉素G高度敏感的溶血性链球菌引起的咽炎和急性风湿热患者,用于预防小儿风湿热及其他链球菌感染等。

2.注意事项

本品肌内注射给药时,肌内注射区可发生周围神经炎。其他见青霉素。

3.用法与用量

先做青霉素G皮肤敏感试验,阳性者禁用本品。

(1)成人:肌内注射,每次60万～120万单位,2～4周1次。

(2)儿童:肌内注射,每次30万～60万单位,2～4周1次。

4.制剂与规格

注射用粉针剂:120万单位。密闭,凉暗干燥处保存。

(三)苯唑西林

1.作用与用途

抗菌作用机制与青霉素相似,本品可耐青霉素酶,对产酶金黄色葡萄球菌菌株有效;但对不产酶菌株的抗菌作用不如青霉素G。肌内注射本品0.5 g,半小时血药浓度达峰值,为16.7 μg/mL。3小时内静脉滴注250 mg,滴注结束时的平均血浆浓度为9.7 μg/mL。本品难以透过正常血-脑屏障,蛋白结合率很高,约93%。正常健康人血中半衰期为0.5～0.7小时;本品约49%由肝脏代谢,通过肾小球滤过和肾小管分泌,排出量分别为40%和23%～30%。临床主要用于耐青霉素葡萄球菌所致的各种感染,如败血症、呼吸道感染、脑膜炎、软组织感染等。

2.注意事项

皮试见青霉素,其他见青霉素类药品。本品不适用对青霉素敏感菌感染的治疗,与氨基糖苷类抗生素配伍可使其效价降低,本品可用氯化钠及葡萄糖作溶剂滴注。

3.用法与用量

(1)成人:肌内注射,每次0.5～1.0 g,每500 mg加灭菌注射用水2.8 mL,每4～6小时1次。静脉滴注,每次0.5～1.0 g,每4～6小时1次,快速静脉滴注,溶液浓度一般为20～40 mg/mL;败血症和脑膜炎患者的每天剂量可增至12 g。

(2)儿童:肌内注射,体重在 40 kg 以下者,每 6 小时按体重 12.5～25.0 mg/kg;静脉滴注,体重在 40 kg 以下者,每 6 小时按体重 12.5～25.0 mg/kg。新生儿:体重<2 kg 者每天 50 mg/kg,分2 次肌内注射或静脉滴注。

4.制剂与规格

注射用苯唑西林钠:0.5 g。密闭,凉暗干燥处保存。

(四)氯唑西林钠

1.作用与用途

本品抗菌谱类似苯唑西林,肌内注射 0.5 g,半小时血清浓度达峰值,约 18 μg/mL。主要由肾脏排泄,血清蛋白结合率达 95%,不易透过血-脑屏障而能进入胸腔积液中。半衰期约为 0.6 小时。临床主要用于耐青霉素葡萄球菌所致的各种感染,如败血症、呼吸道感染、软组织感染等,也可用于化脓性链球菌或肺炎链球菌与耐青霉素葡萄球菌所致的混合感染。

2.注意事项

皮试见青霉素,或用本品配制成 500 μg/mL 皮试液进行皮内敏感性试验,其他见苯唑西林。

3.用法与用量

(1)成人:肌内注射,每天 2 g,分 4 次;静脉滴注,每天 4～6 g,分 2～4 次;口服,1 次 0.5～1.0 g,每天 4 次。

(2)儿童:肌内注射,每天按体重 50～100 mg/kg,分 4 次;静脉滴注,每天按体重 50～100 mg/kg,分2～4 次;口服,每天按体重 50～100 mg/kg,分 3～4 次。

4.制剂与规格

注射用氯唑西林钠:1 g;胶囊:0.25 g。密封,干燥处保存。

(五)氨苄西林钠

1.作用与用途

氨苄西林钠为广谱半合成青霉素,对溶血性链球菌、肺炎链球菌和不产青霉素酶葡萄球菌具较强抗菌作用,对草绿色链球菌亦有良好抗菌作用。本品对白喉棒状杆菌、炭疽芽孢杆菌、放线菌属、流感嗜血杆菌、百日咳鲍特杆菌、奈瑟菌属等具抗菌活性,部分奇异变形杆菌、大肠埃希菌、沙门菌属和志贺菌属细菌对本品敏感。肌内注射本品 0.5 g,0.5～1.0 小时达血药峰浓度,血清蛋白结合率为 20%,血中半衰期为 1.0～1.5 小时。临床用于敏感菌所致的呼吸道感染、胃肠道感染、尿路感染、软组织感染、心内膜炎、脑膜炎、败血症等。

2.注意事项

氨苄西林与卡那霉素对大肠埃希菌、变形杆菌具有协同抗菌作用。其他见青霉素。

3.用法与用量

皮试见青霉素。

(1)成人:肌内注射,每天 2～4 g,分 4 次;静脉给药,每天 4～8 g,分 2～4 次;每天最高剂量为 14 g。

(2)儿童:肌内注射,每天按体重 50～100 mg/kg,分 4 次;静脉给药,每天按体重 100～200 mg/kg,分 2～4 次;每天最高剂量为按体重 300 mg/kg。足月新生儿:按体重一次 12.5～25.0 mg/kg,出生第 1、第2 天每 12 小时 1 次,第 3 天至 2 周每 8 小时 1 次,以后每 6 小时 1 次。

4.制剂与规格

注射用粉针剂:0.5 g。密封,干燥处保存。

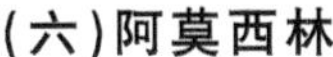

(六)阿莫西林

1.作用与用途

阿莫西林为青霉素类抗生素,抗菌谱见氨苄西林。肌内注射阿莫西林钠 0.5 g 后血液(清)达峰时间为1 小时,血药峰浓度为 14 mg/L,与同剂量口服后的血药峰浓度相近。静脉注射本品 0.5 g 后 5 分钟血药浓度为 42.6 mg/L,5 小时后为 1 mg/L。本品在多数组织和体液中分布良好。蛋白结合率为 17%～20%。本品血中半衰期为 1.08 小时,60%以上以原形药自尿中排出。临床用于敏感菌感染,如中耳炎、鼻窦炎、咽炎、扁桃体炎等上呼吸道感染,急性支气管炎、肺炎等下呼吸道感染,泌尿生殖道感染,皮肤软组织感染,伤寒及钩端螺旋体病。

2.注意事项

青霉素过敏及青霉素皮肤试验阳性患者禁用。其他见氨苄西林。

3.用法与用量

皮试见青霉素。

(1)肌内注射或稀释后静脉滴注:成人,一次 0.5～1.0 g,每 6～8 小时 1 次;小儿,每天剂量按体重50～100 mg/kg,分 3～4 次。

(2)口服:成人每次 0.5 g,每 6～8 小时 1 次,每天极量 4 g;小儿每天按体重 20～40 mg/kg,每 8 小时 1 次。

4.制剂与规格

注射用阿莫西林钠:2 g。片剂及胶囊:阿莫西林 0.25 g;0.5 g。混悬剂:每包 0.125 g。遮光,密封保存。

(七)羧苄西林钠

1.作用与用途

本品为广谱青霉素类抗生素,通过抑制细菌细胞壁合成发挥杀菌作用。对大肠埃希菌、变形杆菌属、肠杆菌属、枸橼酸菌属、沙门菌属和志贺菌属等肠杆菌科细菌,以及铜绿假单胞菌、流感嗜血杆菌、奈瑟菌属等其他革兰阴性菌具有抗菌作用。对溶血性链球菌、肺炎链球菌及不产青霉素酶的葡萄球菌亦具抗菌活性。脆弱拟杆菌、梭状芽孢杆菌等许多厌氧菌也对本品敏感。肌内注射本品 1 g 后 1 小时达血药峰浓度为 34.8 mg/L,4 小时后血药浓度为 10 mg/L。静脉推注本品 5 g 后 15 分钟和 2 小时的血药浓度分别为300 mg/g和 125 mg/g。约 2%在肝脏代谢,血中半衰期为 1.0～1.5 小时。大部分以原形通过肾小球滤过和肾小管分泌清除,小部分经胆管排泄。临床主要用于系统性铜绿假单胞菌感染,如败血症、尿路感染、呼吸道感染、腹腔感染、盆腔感染及皮肤、软组织感染等,也可用于其他敏感肠杆菌科细菌引起的系统性感染。

2.注意事项

使用本品前需详细询问药物过敏史并进行青霉素皮肤试验,呈阳性反应者禁用。不良反应:①变态反应,包括荨麻疹等各类皮疹、白细胞减少、间质性肾小球肾炎、哮喘发作和血清病型反应。②消化道反应有恶心、呕吐和肝大等。③大剂量静脉注射时可出现抽搐等神经系统反应、高钠和低钾血症等。严重者偶可发生过敏性休克。本品与琥珀氯霉素、琥乙红霉素、盐酸土霉素、盐酸四环素、卡那霉素、链霉素、庆大霉素、妥布霉素、两性霉素 B、B 族维生素、维生素 C、苯妥英钠、拟交感类药物、异丙嗪等有配伍禁忌。本品与氨基糖苷类抗生素合用具有协同抗菌作用。但不能同瓶滴注。

3.用法与用量

本品可供静脉滴注或静脉注射。

(1)中度感染:成人每天 8 g,分 2～3 次;儿童每 6 小时按体重 12.5～50.0 mg/kg 注射。

(2)严重感染:成人每天 10～30 g,分 2～4 次;儿童每天按体重 100～300 mg/kg,分 4～6 次;严重肾功能不全者,每 8～12 小时静脉滴注或注射 2 g。

4.制剂与规格

粉针剂:1 g,2 g,5 g。密闭,干燥处保存。

(八)哌拉西林钠

1.作用与用途

哌拉西林钠对大肠埃希菌、变形杆菌属、肺炎克雷伯杆菌、铜绿假单胞菌比较敏感,对肠球菌的抗菌活性与氨苄西林相仿。正常人肌内注射本品 1 g,0.71 小时后血药峰浓度为 52.2 μg/mL。静脉滴注和静脉注射本品 1 g 后血药浓度立即达 58.0 μg/mL 和 142.1 μg/mL,哌拉西林的血清蛋白结合率为17%～22%,半衰期为 1 小时左右。本品在肝脏不被代谢。注射给药 1 g,12 小时后给药量的49%～68%以原形随尿液排出。临床主要用于铜绿假单胞菌和其他敏感革兰阴性杆菌所致的感染及与氨基糖苷类抗生素联合应用于治疗有粒细胞减少症免疫缺陷患者的感染。

2.注意事项

皮试见青霉素,其他见青霉素类药品。哌拉西林与氨基糖苷类联用对铜绿假单胞菌、沙雷菌、克雷伯菌、其他肠杆菌科细菌和葡萄球菌的敏感菌株有协同杀菌作用。但不能放在同一容器内输注。

3.用法与用量

(1)成人:肌内注射,单纯性尿路感染或院外感染的肺炎,每天剂量为 4～8 g,分 4 次;静脉注射及滴注,单纯性尿路感染或院外感染的肺炎,每天剂量为 4～8 g,分 4 次;败血症、院内感染的肺炎、腹腔感染、妇科感染,每 6 小时 3～4 g;每天最大剂量不可超过 24 g。

(2)儿童:静脉给药,婴幼儿和 12 岁以下儿童每天剂量为按体重 100～200 mg/kg 给药。

4.制剂与规格

注射用哌拉西林钠:0.5 g,2.0 g。密闭,凉暗干燥处保存。

(九)氨氯青霉素钠

1.作用与用途

氨氯青霉素钠是氨苄西林钠与氯唑西林钠复合制剂。临床用于敏感菌的各种感染,如耐药金黄色葡萄球菌、草绿色链球菌、粪链球菌、肺炎链球菌、肠球菌、淋球菌、脑膜炎奈瑟菌、流感杆菌等。

2.注意事项

皮试见青霉素,其他见青霉素类药品。

3.用法与用量

(1)肌内注射:成人,每天 2～4 g,分 4 次;小儿每天按体重 50～100 mg/kg,分 4 次。用适量注射用水溶解后注射于肌肉深部。

(2)静脉注射及滴注:成人每天 4～10 g,分 2～4 次;小儿按每天体重 50～100 mg/kg,分 2～4次。

4.制剂与规格

注射剂:1 g(含氨苄西林 0.5 g,氯唑西林 0.5 g)。密闭,干燥处保存。

(十)阿洛西林钠

1.作用与用途

本品是一广谱的半合成青霉素,血中半衰期为 1 小时,血清蛋白结合率为 40%左右,尿排泄为 60%~65%,胆汁排泄为 5.3%。临床主要用于敏感的革兰阴性细菌及阳性细菌所致的各种感染,以及铜绿假单胞菌(绿脓杆菌)感染。包括败血症、脑膜炎、心内膜炎、化脓性胸膜炎、腹膜炎,以及下呼吸道、胃肠道、胆管、肾及输尿道、骨及软组织和生殖器官等感染,妇科、产科感染,恶性外耳炎、烧伤、皮肤及手术感染等。

2.注意事项

皮试见青霉素,其他见青霉素类药品。

3.用法与用量

(1)成人:静脉滴注,每天 6~10 g,重症可增至 10~16 g,一般分 2~4 次。

(2)儿童:按体重每天 75 mg/kg,分 2~4 次。婴儿及新生儿按体重每天 100 mg/kg,分 2~4次。

4.制剂与规格

注射用阿洛西林钠:1 g。密闭,干燥处保存。

(十一)美洛西林钠

1.作用与用途

本品为半合成青霉素类抗生素,对铜绿假单胞菌、大肠埃希菌、肺炎杆菌、变形杆菌、肠杆菌属、枸橼酸杆菌、沙雷菌属、不动杆菌属等敏感。成人静脉注射本品 1 g 后 15 分钟平均血药浓度为 53.4 μg/mL,血中半衰期为 39 分钟,6 小时后给药量的 42.5%由尿中排泄。本品在胆汁中浓度极高,血清蛋白结合率为 42%。临床用于敏感菌株所致的呼吸系统、泌尿系统、消化系统、妇科和生殖器官等感染,如败血症、化脓性脑膜炎、腹膜炎、骨髓炎、皮肤及软组织感染及眼耳鼻喉部感染。

2.注意事项

皮试见青霉素,其他见青霉素类药品。与阿米卡星、庆大霉素、奈替米星合用时可产生协同作用,但不能放在同一容器内输注。药液应现配现用,仅澄清液才能静脉滴注。

3.用法与用量

肌内注射、静脉注射或静脉滴注。成人每天 2~6 g,严重感染者可增至 8~12 g,最大可增至 15 g;儿童按体重每天 0.1~0.2 g/kg,严重感染者可增至 0.3 g/kg。肌内注射每天 2~4 次;静脉滴注按需要每6~8小时 1 次,其剂量根据病情而定,严重者可每 4~6 小时静脉注射 1 次。

4.制剂与规格

注射用美洛西林钠:1.0 g。密闭,凉暗干燥处保存。

(十二)呋布西林钠

1.作用与用途

呋布西林是氨基青霉素的脲基衍生物,是一种广谱半合成青霉素,作用类似氨苄西林。对大肠埃希菌、奇异变形菌、产碱杆菌、肺炎双球杆菌、绿色链球菌,粪链球菌的抗菌活性比氨苄西林和羧苄西林强;对铜绿假单胞菌的作用比羧苄西林强 4~16 倍。本品静脉注射 1 g,即刻血药浓度可达 293 μg/mL,但下降迅速。2 小时和 4 小时后,血药浓度分别为 8.7 μg/mL 和0.68 μg/mL。药物在胆汁及尿中含量较高。血浆蛋白结合率为 90%,12 小时内从尿中排出给药量的 39.2%。临床主要用于治疗敏感菌致的败血症、尿路感染、肺部感染、软组织感染、肝胆系统感染等。

2.注意事项

皮试见青霉素,其他见青霉素类药品。本品局部刺激反应较强,且溶解度较小,故不宜用于肌内注射;静脉注射液浓度不宜过高或滴注速度不宜太快,以免引起局部疼痛。

3.用法与用量

(1)成人:静脉注射或滴注,每天 4～8 g,分 4 次给予,每次 1～2 g;极重感染时可加大剂量至每日 12 g。

(2)儿童:每天量为 100～150 mg/kg,用法同成人。

4.制剂与规格

注射用呋布西林钠:0.5 g。密闭,凉暗干燥处保存。

(十三)氟氯西林

1.作用与用途

抗菌谱与青霉素相似,但对产酶金黄色葡萄球菌菌株有效,本品的口服生物利用度大约为 50%,给药 1 小时后达到血药峰浓度;血清蛋白结合率为 92%～94%,血中半衰期为 0.75～1.50 小时。大部分(40%～70%)药物以原形经肾脏随尿排泄。临床主要用于葡萄球菌所致的各种周围感染。

2.注意事项

见青霉素。

3.用法与用量

口服。

(1)成人:每次 250 mg,每天 3 次;重症用量为每次 500 mg,每天 4 次。

(2)儿童:2 岁以下按成人量的 1/4 给药;2～10 岁按成人量的 1/2 给药。也可按每天 25～50 mg/kg,分次给予。

4.制剂与规格

胶囊:250 mg。室温下密闭,避光保存。

二、头孢菌素类

头孢菌素类抗生素是一类广谱半合成抗生素。头孢菌素类具有抗菌谱广、抗菌作用强、耐青霉素酶、临床疗效高、毒性低、变态反应较青霉素少见等优点。根据药物抗菌谱和抗菌作用及对β-内酰胺酶的稳定性的不同,目前将头孢菌素分为 4 代。第 1 代头孢菌素主要作用于需氧革兰阳性球菌,包括甲氧西林敏感葡萄球菌、化脓性链球菌、酿脓(草绿色)链球菌、D 组链球菌,但葡萄球菌耐药甲氧西林、肺炎链球菌和肠球菌属对青霉素耐药;对大肠埃希菌、肺炎克雷伯菌、奇异变形菌(吲哚阴性)等革兰阴性杆菌亦有一定抗菌活性;对口腔厌氧菌亦具抗菌活性;对青霉素酶稳定,但可为许多革兰阴性菌产生的β-内酰胺酶所破坏;常用品种有头孢氨苄、头孢唑啉和头孢拉定。第 2 代头孢菌素对革兰阳性球菌的活性与第1 代相仿或略差,但对大肠埃希菌、肺炎克雷伯菌、奇异变形菌等革兰阴性杆菌作用增强,对产 β-内酰胺酶的流感嗜血杆菌、卡他莫拉菌、脑膜炎奈瑟菌、淋病奈瑟菌亦具活性。对革兰阴性杆菌所产 β-内酰胺酶的稳定性较第 1 代头孢菌素强，无肾毒性或有轻度肾毒性。常用品种有头孢克洛、头孢呋辛。第3代头孢菌素中的注射用品种如头孢噻肟、头孢曲松对革兰阳性菌的作用不及第1代和第2代头孢菌素，但对肺炎链球菌（包括青霉素耐药菌株）、化脓性链球菌及其他链球菌属有良好作用；对大肠埃希菌、肺炎克雷伯菌、奇异变形菌等革兰阴性杆菌具有强大抗菌作用；对流感嗜血杆菌、脑膜炎奈瑟菌、淋病奈瑟菌及卡他莫拉菌作用强，对沙雷菌属、肠杆菌属、不动杆菌属及假单胞菌属的作用则不同品种间差异较大。具有抗假单胞菌属作用的品种如头孢他啶、头孢哌酮、头孢匹胺对革兰阳性球菌作用较差，对革兰阴性杆菌的作用则与其他第3代头孢菌素相仿，对铜绿假单胞菌具高度抗菌活性。多数第3代头孢菌素对革兰阴性杆菌产生的广谱β-内酰胺酶高度稳定，但可被革兰阴性杆菌产生的超广谱β-内酰胺酶的头孢菌素酶（AmpC酶）水解。第4代头孢菌素对金黄色葡萄球菌等革兰阳性球菌的作用较第3代头孢菌素为强；对AmpC酶的稳定性优于第3代头孢菌素，因产AmpC酶而对第3代头孢菌素耐药的肠杆菌属、枸橼酸菌属、普罗菲登菌属、摩根菌属及沙雷菌属仍对第4代头孢菌素敏感；对铜绿假单胞菌的活性与头孢他啶相仿或略差。临床应用品种有头孢吡肟。

（一）头孢噻吩钠

1.作用与用途

本品为第1代头孢菌素，抗菌谱广，对革兰阳性菌的活性较强。静脉注射1 g后15分钟血药浓度为30～60 mg/L，本品血清蛋白结合率50%～65%，血中半衰期为0.5～0.8小时。60%～70%的给药量于给药后6小时内自尿中排出，其中70%为原形，30%为其代谢产物。临床适用于耐青霉素金黄色葡萄球菌（甲氧西林耐药者除外）和敏感革兰阴性杆菌所致的呼吸道感染、软组织感染、尿路感染、败血症等。

2.注意事项

肌内注射局部疼痛较为多见，可有硬块、压痛和体温升高。大剂量或长时间静脉滴注头孢噻吩后血栓性静脉炎的发生率可高达20%。较常见的不良反应为变态反应、粒细胞减少和溶血性贫血，偶可发生与其他头孢菌素类似的一些反应。有头孢菌素和青霉素过敏性休克史者禁用。与氨基糖苷类合用有协同作用但不可同瓶滴注。

3.用法与用量

肌内注射或静脉注射。

（1）成人：1次0.5～1.0 g，每6小时1次；严重感染每天剂量可加大至6～8 g；每天最高剂量不超过12 g。

（2）儿童：每天按体重50～100 mg/kg，分4次给药。新生儿：1周内的新生儿每12小时按体重20 mg/kg；1周以上者每8小时按体重20 mg/kg。

4.制剂与规格

注射用头孢噻吩钠：1 g。密闭，凉暗干燥处保存。

（二）头孢唑啉钠

1.作用与用途

头孢唑啉为第1代头孢菌素，抗菌谱广。除肠球菌属、耐甲氧西林葡萄球菌属外，本品对其他革兰阳性球菌均有良好抗菌活性，肺炎链球菌和溶血性链球菌对本品高度敏感。白喉杆菌、炭疽杆菌、李斯特菌和梭状芽孢杆菌对本品也甚敏感。本品对部分大肠埃希菌、奇异变形杆菌和肺炎克雷伯菌具有良好抗菌活性。肌内注射本品500 mg后，血药峰浓度经1～2小时达38 mg/L。

20 分钟内静脉滴注本品 0.5 g，血药峰浓度为 118 mg/L，有效浓度维持 8 小时。本品难以透过血-脑屏障。头孢唑林在胸腔积液、腹水、心包液和滑囊液中可达较高浓度。胎儿血药浓度为母体血药浓度的 70%～90%，乳汁中含量低。本品血清蛋白结合率为 74%～86%。正常成人的血中半衰期为 1.5～2.0 小时。本品在体内不代谢；原形药通过肾小球滤过，部分通过肾小管分泌自尿中排出。24 小时内可排出给药量的 80%～90%。临床用于治疗敏感细菌所致的支气管炎、肺炎、尿路感染、皮肤软组织感染、骨和关节感染、败血症、感染性心内膜炎、肝胆系统感染及眼、耳、鼻、喉科等感染。本品也可作为外科手术前的预防用药。

2.注意事项

对头孢菌素过敏者及有青霉素过敏性休克或即刻反应史者禁用本品。药疹发生率为1.1%，嗜酸性粒细胞增高的发生率为 1.7%，偶有药物热。本品与下列药物有配伍禁忌，不可同瓶滴注：硫酸阿米卡星、硫酸卡那霉素、盐酸金霉素、盐酸土霉素、盐酸四环素、葡萄糖酸红霉素、硫酸多黏菌素 B、黏菌素甲磺酸钠、戊巴比妥、葡萄糖酸钙。

3.用法与用量

静脉缓慢推注、静脉滴注或肌内注射常用剂量为：成人一次 0.5～1.0 g，每天 2～4 次，严重感染可增加至每天 6 g，分 2～4 次静脉给予；儿童每天 50～100 mg/kg，分 2～3 次。肾功能减退者剂量及用药次数酌减。本品用于预防外科手术后感染时，一般为术前 0.5～1.0 小时肌内注射或静脉给药 1 g，手术时间超过6 小时者术中加用 0.5～1.0 g，术后每 6～8 小时 0.5～1.0 g，至手术后24 小时止。

4.制剂与规格

粉针剂：0.5 g，1.0 g。密闭，凉暗干燥处保存。

(三)头孢拉定

1.作用与用途

本品为第 1 代头孢菌素，抗菌谱见头孢噻吩钠。静脉滴注本品 0.5 g 5 分钟后血药浓度为 46 mg/L，肌内注射 0.5 g 后平均 6 mg/L 的血药峰浓度于给药后 1～2 小时到达。空腹口服 250 mg或 500 mg 血药峰浓度于 1～2 小时到达，分别为 9 mg/L 或 16.5 mg/L，平均血清蛋白结合率为 6%～10%。90%药物在 6 小时内以原形由尿中排出。临床用于敏感菌所致的急性咽炎、扁桃体炎、支气管炎和肺炎等呼吸道感染及泌尿生殖系统感染、皮肤软组织感染等。

2.注意事项

本品不良反应较轻，发生率也较低，约 6%。常见恶心、呕吐、腹泻、上腹部不适等胃肠道反应及其他头孢菌素类似的一些反应。药疹发生率 1%～3%。有头孢菌素过敏和青霉素过敏性休克史者禁用。本品中含有碳酸钠，与含钙溶液如复方氯化钠注射液有配伍禁忌。

3.用法与用量

(1)成人：口服，每天 1～2 g，分 3～4 次服用；肌内注射或静脉注射，每次 0.5～1.0 g，每6 小时1 次；每天最高剂量为 8 g。

(2)儿童：口服，每天 25～50 mg/kg，分 3～4 次服用；肌内注射或静脉给药。儿童(1 周岁以上)按体重一次 12.5～25.0 mg/kg，每 6 小时 1 次。

4.制剂与规格

注射用剂：0.5 g、1 g。胶囊：0.25 g。干混悬剂：0.125 g。密闭，凉暗处保存。

(四)头孢硫脒

1.作用与用途

作用类似于头孢噻吩钠,对肠球菌有抗菌作用。静脉注射 0.5 g,高峰血浓度即刻到达,血药浓度可达 38.8 mg/L,血中半衰期为 0.5 小时。主要从尿中排出,12 小时尿排出给药量的 90%以上。临床用于敏感菌所引起的呼吸系统、肝胆系统感染,眼及耳鼻喉部感染,尿路感染和心内膜炎、败血症。

2.注意事项

偶有变态反应,如荨麻疹、哮喘、皮肤瘙痒、寒战高热、血管神经性水肿,非蛋白氮和谷丙转氨酶(GPT)升高。有头孢菌素过敏和青霉素过敏性休克史者禁用。

3.用法与用量

(1)成人:肌内注射 0.5～1.0 g,每天 4 次;静脉滴注每天 4～8 g,分 2～4 次给药。

(2)儿童:每天 50～100 mg/kg,分 2～4 次给药。

4.制剂与规格

注射用头孢硫脒:0.5 g。密闭,干燥处保存。

(五)头孢呋辛

1.作用与用途

本品为第 2 代头孢菌素类抗生素。对革兰阳性球菌的抗菌活性与第 1 代头孢菌素相似或略差,但对葡萄球菌和革兰阴性杆菌产生的β-内酰胺酶相当稳定。对流感嗜血杆菌、大肠埃希菌、奇异变形杆菌等敏感;沙雷菌属大多耐药,铜绿假单胞菌、弯曲杆菌属和脆弱拟杆菌对本品耐药。静脉注射本品 1 g 后的血药峰浓度为 144 mg/L;肌内注射 0.75 g 后的血药峰浓度为27 mg/L,于给药后 45 分钟达到;血清蛋白结合率为 31%～41%。本品大部分于给药后 24 小时内经肾小球滤过和肾小管分泌排泄,尿药浓度甚高。本品血中半衰期为 1.2 小时。空腹和餐后口服的生物利用度分别为 36%和 52%,2～3 小时血药浓度达峰。临床用于敏感菌所致的呼吸道感染、泌尿系统感染、皮肤和软组织感染、骨和关节感染、产科和妇科感染,注射液也用于败血症和脑膜炎等。

2.注意事项

过敏体质和青霉素过敏者慎用。不良反应有变态反应、胃肠道反应、血红蛋白降低、血胆红素升高、肾功能改变。肌内注射可致局部疼痛。不可与氨基糖苷类药物同瓶滴注。注射液不能用碳酸氢钠溶液溶解。与强利尿药合用可引起肾毒性。

3.用法与用量

(1)肌内注射及静脉给药:成人,头孢呋辛钠每次 0.75 g,每天 3 次,重症剂量加倍;婴儿和儿童按体重每天 30～100 mg/kg,分 3～4 次。

(2)口服:成人头孢呋辛酯每次 0.25 g,每天 2 次,重症剂量加倍;儿童每次 0.125 g,每天 2 次。

4.制剂与规格

注射用头孢呋辛钠:0.75 g,1.5 g。头孢呋辛酯片:0.125 g;0.25 g。密闭,凉暗干燥处保存。

(六)头孢孟多酯钠

1.作用与用途

本品为第 2 代头孢菌素类抗生素。其抗菌活性仅为头孢孟多的 1/10～1/5,对大肠埃希菌、奇异变形杆菌、肺炎克雷伯菌和流感嗜血杆菌的活性较头孢噻吩和头孢唑林为强。本品经肌肉或静脉给药在体内迅速水解为头孢孟多。肌内注射头孢孟多 1 g，1 小时达血药峰浓度，为 21.2 mg/L，静脉注射和静脉滴注 1 g 后即刻血药浓度分别为 104.7 mg/L 和 53.9 mg/L，血清蛋白结合率为 78%，血中半衰期为 0.5～1.2 小时。本品在体内不代谢，经肾小球滤过和肾小管分泌，自尿中以原形排出。静脉给药后 24 小时的尿排泄量为给药量的 70%～90%。临床用于敏感细菌所致的肺部感染、尿路感染、胆管感染、皮肤软组织感染、骨和关节感染及败血症、腹腔感染等。

2.注意事项

不良反应发生率约为 7.8%，可有肌内注射区疼痛和血栓性静脉炎，变态反应；少数患者应用大剂量时，可出现凝血功能障碍所致的出血倾向。对头孢菌素类药或青霉素类药过敏者避免使用。应用本品期间饮酒可出现双硫仑样反应，故在应用本品期间和以后数天内，应避免饮酒和含乙醇的饮料。本品制剂中含有碳酸钠，与含有钙或镁的溶液有配伍禁忌。

3.用法与用量

肌内注射或静脉给药。

(1)成人：每天 2.0～8.0 g，分 3～4 次，每天最高剂量不超过 12 g；皮肤感染、无并发症的肺炎和尿路感染，每 6 小时 0.5～1.0 g 即可。

(2)1 个月以上的婴儿和儿童：每天剂量按体重 50～100 mg/kg，分 3～4 次。

4.制剂与规格

注射用头孢孟多酯钠：0.5 g。密闭，凉暗干燥处保存。

(七)头孢克洛

1.作用与用途

对金黄色葡萄球菌产生的β-内酰胺酶较稳定，因而对革兰阳性菌具有较强的抗菌作用；对革兰阴性菌作用较弱，对铜绿假单胞菌和厌氧菌无效。口服 0.5 g 胶囊的血药峰浓度为16 mg/L，达峰时间约0.5 小时，血中半衰期为 0.6～0.9 小时。服药后，8 小时内 77%左右的原药由尿排出。临床主要用于由敏感菌所致呼吸系统、泌尿系统、耳鼻喉部及皮肤、软组织感染等。

2.注意事项

同其他头孢菌素类药物。

3.用法与用量

口服。

(1)成人：常用量一次 0.25 g，每天 3 次；严重感染患者剂量可加倍，但每天总量不超过4.0 g。

(2)儿童每天剂量按体重 20 mg/kg，分 3 次；重症感染可按每天 40 mg/kg，但每天量不宜超过 1 g。

4.制剂与规格

胶囊：0.25 g；颗粒(干糖浆)：125 mg。密闭，凉暗干燥处保存。

(八)头孢噻肟钠

1.作用与用途

头孢噻肟钠为杀菌剂。对阴性杆菌产生的β-内酰胺酶稳定，有强大的抗阴性杆菌作用，且明显超过第 1 代与第 2 代头孢菌素。对革兰阳性球菌作用不如第 1 代与第 2 代头孢菌素，但对肺炎链球菌、产青霉素酶或不产酶金黄色葡萄球菌仍有较好抗菌作用。肠球菌、支原体、衣原体、军团菌、难辨梭状芽孢杆菌对本品耐药。30 分钟内静脉滴注 1 g 的即刻血药浓度为 41 mg/L，4 小时的血药浓度为 1.5 mg/L。本品血清蛋白结合率为 30%～50%。静脉注射后的血中半衰期为0.84～1.25小时。约 80%的给药量可经肾脏排泄，其中 50%～60%为原形药。临床用于敏感菌所致下列感染：呼吸系统感染；泌尿、生殖系统感染；腹腔感染，如腹膜炎、胆管炎等；骨、关节、皮肤及软组织感染；严重感染，如脑膜炎(尤其是婴幼儿脑膜炎)、细菌性心内膜炎、败血症等。

2.注意事项

对本品或其他头孢菌素类药物过敏的患者禁用。对青霉素类抗生素过敏的患者慎用，使用时须进行皮试。本品不良反应发生率低，仅 3%～5%。一般为变态反应、消化道反应，偶有肝、肾功能损害。本品与氨基糖苷类合用(不能置于同一容器内)有协同抗菌作用，但会增加肾毒性。

3.用法与用量

(1)成人：肌内注射，每次 1 g，每天 2 次；静脉注射：2～6 g，分 2～3 次注射；严重感染者，每6～8小时 2～3 g；每天最高剂量为 12 g。

(2)儿童：静脉给药，每天按体重 50～100 mg/kg，必要时按体重 200 mg/kg，分 2～3 次。

4.制剂与规格

注射用头孢噻肟钠：1 g，2 g。密闭，凉暗干燥处保存。

(九)头孢曲松钠

1.作用与用途

本品为第 3 代头孢菌素类抗生素。对大肠埃希菌、肺炎克雷伯菌、产气肠杆菌作用强；铜绿假单胞菌对本品的敏感性差；对流感嗜血杆菌、淋病奈瑟菌和脑膜炎奈瑟菌有较强抗菌作用；对溶血性链球菌和肺炎链球菌亦有良好作用。肌内注射本品 0.5 g 和 1 g，血药峰浓度约于 2 小时后达到，分别为 43 mg/L 和80 mg/L。血中半衰期为 7.1 小时。1 分钟内静脉注射 0.5 g，即刻血药峰浓度为 150.9 mg/L，血中半衰期为 7.87 小时。本品血清蛋白结合率为 95%。约 40%的药物以原形自胆管和肠道排出，60%自尿中排出。临床用于敏感致病菌所致的下呼吸道感染，尿路、胆管感染，腹腔感染，盆腔感染，皮肤软组织感染，骨和关节感染，败血症，脑膜炎等及手术期感染预防。本品单剂可治疗单纯性淋病。

2.注意事项

不良反应有静脉炎、变态反应、消化道反应等。对头孢菌素类抗生素过敏者禁用。有青霉素过敏性休克或即刻反应者，不宜再选用头孢菌素类。头孢菌素类静脉输液中加入红霉素、四环素、两性霉素 B、间羟胺、去甲肾上腺素、苯妥英钠、氯丙嗪、异丙醇、B 族维生素、维生素 C 等时将出现浑浊。

3.用法与用量头孢地嗪钠

肌内注射或静脉给药。

(1)成人：常用量为每 24 小时 1～2 g 或每 12 小时 0.5～1.0 g；最高剂量每天 4 g；疗程7～14天。

(2)儿童：常用量，按体重每天 20～80 mg/kg；12 岁以上小儿用成人剂量。治疗淋病的推荐剂量为单剂肌内注射量 0.25 g。

4.制剂与规格

注射用头孢曲松钠：0.25 g、1 g、2 g。密闭，凉暗干燥处保存。

(十)头孢哌酮钠

1.作用与用途

头孢哌酮为第3代头孢菌素,对大肠埃希菌、克雷伯菌属、变形杆菌属、伤寒沙门菌、志贺菌属、铜绿假单胞菌有良好抗菌作用。本品肌内注射1 g后,1～2小时达血药峰浓度,为52.9 mg/L;静脉注射和静脉滴注本品1 g后,即刻血药峰浓度分别为178.2 mg/L和106.0 mg/L。本品能透过血-胎盘屏障,在胆汁中浓度为血药浓度的12倍,在前列腺、骨组织、腹腔渗出液、子宫内膜、输卵管等组织和体液中浓度较高,痰液、耳溢液、扁桃体和上颌窦黏膜亦有良好分布。本品的血清蛋白结合率高,为70%～93.5%。不同途径给药后的血中半衰期约2小时,40%以上经胆汁排泄。临床用于敏感菌所致的各种感染,如肺炎及其他下呼吸道感染、尿路感染、胆管感染、皮肤软组织感染、败血症、腹膜炎、盆腔感染等,后两者宜与抗厌氧菌药联合应用。

2.注意事项

本品皮疹较为多见,达2.3%或以上。对青霉素过敏休克和过敏体质者及肝功能不全及胆管阻塞者禁用。应用本品期间饮酒或接受含乙醇药物或饮料者可出现双硫仑样反应。本品还可干扰体内维生素K的代谢,造成出血倾向。

3.用法与用量

肌内注射、静脉注射或静脉滴注。

(1)成人:一般感染,一次1～2 g,每12小时1次;严重感染,一次2～3 g,每8小时1次。

(2)儿童常用量,每天按体重50～200 mg/kg,分2～3次静脉滴注。

5.制剂与规格

注射用头孢哌酮钠:2.0 g。密闭,冷处保存。

(十一)头孢他啶

1.作用与用途

头孢他啶与第1代、第2代头孢菌素相比,其抗菌谱进一步扩大,对β-内酰胺酶高度稳定。本品对革兰阳性菌的作用与第1代头孢菌素近似或较弱;本品对革兰阴性菌的作用较强,对大肠埃希菌、肠杆菌属、克雷伯杆菌、枸橼酸杆菌、变形杆菌、流感嗜血杆菌、脑膜炎奈瑟菌等有良好的抗菌作用。本品对假单胞菌的作用超过其他β-内酰胺类和氨基糖苷类抗生素。本品的血药浓度与剂量有关,血清蛋白结合率为10%～17%。血中半衰期为2小时。健康成人肌内注射本品0.5 g或1.0 g后,1.0～1.2小时达血药峰浓度,分别为22.6 mg/L和38.3 mg/L。静脉注射和静脉滴注本品1.0 g后的血药峰浓度分别为120.5 mg/L和105.7 mg/L。本品主要以原形药物随尿排泄。给药24小时内近80%～90%的剂量随尿排泄。临床用于敏感菌所致的感染,如呼吸道感染,泌尿、生殖系统感染,腹腔感染,皮肤及软组织感染,严重耳鼻喉感染,骨、关节感染及其他严重感染。

2.注意事项

对青霉素过敏性休克和过敏体质者慎用本品。本品遇碳酸氢钠不稳定,不可配伍。

3.用法与用量

(1)成人:肌内注射,轻至中度感染:0.5～1.0 g,每12小时1次,溶于0.5%～1%利多卡因溶剂2～4 mL中作深部肌内注射;重度感染并伴有免疫功能缺陷者:每次剂量可酌情递增至2 g,每8～12小时1次。静脉给药,轻至中度感染:每次0.5～1.0 g,每12小时1次;重度感染并伴有免疫功能缺陷者:每次2 g,每8～12小时1次。

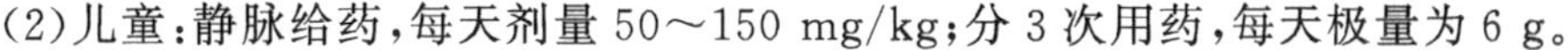

(2)儿童:静脉给药,每天剂量 50～150 mg/kg;分 3 次用药,每天极量为 6 g。

4.制剂与规格

注射用头孢他啶:0.5 g、1 g、2 g。密闭,凉暗干燥处保存。

(十二)头孢唑肟钠

1.作用与用途

本品属第 3 代头孢菌素,对大肠埃希菌、肺炎克雷伯菌、奇异变形杆菌等肠杆菌科细菌有强大抗菌作用,对铜绿假单胞菌作用差。各种链球菌对本品均高度敏感。消化球菌、消化链球菌和部分拟杆菌属等厌氧菌对本品多呈敏感,艰难梭菌对本品耐药。肌内注射本品 0.5 g 或 1 g 后血药峰浓度分别为 13.7 mg/L 和 39 mg/L,于给药后 1 小时达到。静脉注射本品 2 g 或 3 g,5 分钟后血药峰浓度分别为 131.8 mg/L 和 221.1 mg/L。血清蛋白结合率 30%。本品血中半衰期为 1.7 小时。24 小时内给药量的 80%以上以原形经肾脏排泄。临床用于敏感菌所致的下呼吸道感染、尿路感染、腹腔感染、盆腔感染、败血症、皮肤软组织感染、骨和关节感染等。

2.注意事项

对青霉素过敏休克和过敏体质者慎用本品。偶有变态反应,严重肾功能障碍者应减少用量,不可与氨基糖苷类抗生素混合注射。

3.用法与用量

肌内注射、静脉注射及静脉滴注。

(1)成人:一次 1～2 g,每 8～12 小时 1 次;严重感染者的剂量可增至一次 3～4 g,每8 小时 1 次。

(2)儿童:常用量按体重一次 50 mg/kg,每 6～8 小时 1 次。

4.制剂与规格

注射用头孢唑肟钠:0.5 g。密闭,凉暗干燥处保存。

(十三)头孢地嗪钠

1.作用与用途

本品为第 3 代注射用头孢菌素类抗生素。对金黄色葡萄球菌、链球菌属、淋病奈瑟菌和脑膜炎奈瑟菌、大肠埃希菌、志贺菌属、沙门菌属等敏感。本品尚有免疫功能调节作用。用于敏感菌引起的感染,如上、下泌尿道感染,下呼吸道感染,淋病等。

2.注意事项

本品溶解后应立即应用,不宜存放。不良反应偶有变态反应,胃肠道反应,血清肝酶及胆红素升高。本品能加重氨基糖苷类、两性霉素 B、环孢素、顺铂、万古霉素、多黏菌素 B 等有潜在肾毒性药物的毒性作用。

3.用法与用量

成人静脉注射及滴注。每次 1 g,每天 2 次;重症用量加倍。淋病治疗只注射一次 0.5 g。

4.制剂与规格

注射头孢地嗪钠:1 g。密闭,凉暗干燥处保存。

(十四)头孢泊肟匹酯

1.作用与用途

本品为第 3 代头孢菌素的口服制剂。对多种革兰阳性和革兰阴性细菌有强大的抗菌活性。对多种β-内酰胺酶稳定,对头孢菌素酶和青霉素酶均极稳定,对头孢呋肟酶也较稳定。饭前单次口服 100 mg 或 200 mg 后，血药峰浓度分别为 1.7 mg/L 和 3.1 mg/L，血中半衰期为2.1 小时。血清蛋白结合率为40.9%。临床用于革兰阳性和革兰阴性敏感细菌引起的呼吸系统感染、泌尿道感染、乳腺炎、皮肤软组织感染、中耳炎、鼻窦炎等。

2.注意事项

不良反应发生率为 2.43%～19%。包括：偶可引起休克，变态反应，血液系统、肝功能、肾功能异常，消化道不良反应等。其他见头孢菌素类抗生素。

3.用法与用量

口服。成人每次 100 mg，每天 2 次，饭后服用。

4.制剂与规格

片剂：100 mg。避光，密封，凉暗干燥处保存。

(十五)头孢他美酯

1.作用与用途

本品为口服的第 3 代广谱头孢菌素类抗生素。本品对链球菌属、肺炎链球菌等革兰阳性菌；对大肠埃希菌、流感嗜血杆菌、克雷伯菌属、沙门菌属、志贺菌属、淋病奈瑟菌等革兰阴性菌都有很强的抗菌活性。口服本品 500 mg 后 3～4 小时，血药浓度达峰值(4.1±0.7)mg/L，约 22%头孢他美与血清蛋白结合。本品 90%以头孢他美形式随尿液排出，血中半衰期为 2～3 小时。临床用于敏感菌引起的耳鼻喉部感染，下呼吸道感染，泌尿系统感染等。

2.注意事项

见其他头孢菌素类药物。

3.用法与用量

口服。饭前或饭后 1 小时内口服。成人和 12 岁以上的儿童，一次 500 mg，每天 2 次；12 岁以下的儿童，每次按体重 10 mg/kg 给药，每天 2 次。复杂性尿路感染的成年人，每天全部剂量在晚饭前后 1 小时内一次服用；男性淋球菌性尿道炎和女性非复杂性膀胱炎的患者，在就餐前后 1 小时内一次服用单一剂量1 500～2 000 mg(膀胱炎患者在傍晚)可充分根除病原体。

4.制剂与规格

片剂：250 mg。避光，密封，凉暗干燥处保存。

(十六)头孢特仑匹酯

1.作用与用途

头孢特仑匹酯口服吸收后经水解成为有抗菌活性的头孢特仑。头孢特仑匹酯对革兰阳性菌中的链球菌属、肺炎链球菌，革兰阴性菌中的大肠埃希菌、克雷伯菌属、淋病奈瑟菌、流感杆菌等有强大的抗菌作用。空腹服用头孢特仑匹酯 100 mg，其血药浓度峰值为(1.11±0.8)mg/L，达峰时间为 1.49 小时，血中半衰期为0.83 小时。临床用于对青霉素及第 1、第 2 代头孢菌素产生耐药性或用氨基糖苷类抗生素达不到治疗效果的革兰阴性菌引起的呼吸道感染，泌尿道、生殖器感染，耳鼻喉部感染(特别是中耳炎)。

2.注意事项

见其他头孢菌素类药物。

3.用法与用量

成人口服给药。每天 150～300 mg，分 3 次饭后服用。对慢性支气管炎、弥散性细支气管炎、支气管扩张、慢性呼吸系统继发感染、肺炎、中耳炎、鼻窦炎、淋球菌性尿道炎等患者，每天

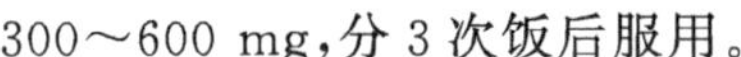

300～600 mg,分 3 次饭后服用。

4.制剂与规格

片剂:100 mg。避光,密闭,室温下保存。

(十七)头孢吡肟

1.作用与用途

头孢吡肟是一种新型第 4 代头孢菌素,抗菌谱和对 β-内酰胺酶的稳定性明显优于第 3 代头孢菌素。其抗菌谱包括:金黄色葡萄球菌、表面葡萄球菌、链球菌、假单胞菌、大肠埃希菌、克雷伯菌属、肠杆菌、变异杆菌、枸橼酸菌、空肠弯曲菌、流感嗜血杆菌、淋病奈瑟菌、脑膜炎奈瑟菌、沙门菌属、沙雷菌属、志贺菌属等及部分厌氧菌。单剂或多次肌内注射或静脉注射 250～2 000 mg的剂量后,其平均血中半衰期为2.0 小时。本品绝对生物利用度为 100%,与血清蛋白结合率低于19%。总体清除率为 120～130 mL/min,肾清除率约占其中 85%。给药量的 85%以原形经肾随尿液排出。临床用于敏感菌引起的下列感染:下呼吸道感染,泌尿系统感染,皮肤、软组织感染,腹腔感染,妇产科感染,败血症等。

2.注意事项

本品偶有变态反应,可致菌群失调发生二重感染及其他头孢菌素类似的一些反应。对头孢菌素类药或青霉素类药过敏者避免使用。头孢吡肟与甲硝唑、万古霉素、庆大霉素、硫酸妥布霉素、硫酸奈替米星属配伍禁忌。

3.用法与用量

肌内注射或静脉注射。

(1)成人:每次 1 g,每天 2 次,疗程为 7～10 天;泌尿道感染每天 1 g,严重感染每次 2 g,每天2～3次。

(2)儿童:按体重每 12 小时 50 mg/kg。

4.制剂与规格

注射用粉针剂:1 g。遮光,密闭,干燥凉暗处保存。

三、常用 β-内酰胺类

β-内酰胺类抗生素除青霉素类和头孢菌素类外,尚有头孢霉素类、碳青霉烯类、单酰胺菌素类、氧头孢烯类和 β-内酰胺酶抑制剂及其复合制剂。头霉素为获自链霉素的 β-内酰胺类抗生素,有 A、B 和 C 3 型,以头霉素 C 的抗菌作用最强。头霉素 C 在化学结构上与头孢菌素 C 相仿,但其头孢烯母核的 7 位碳原子上有甲氧基,使头霉素对多种 β-内酰胺酶稳定,并增强了对脆弱拟杆菌等厌氧菌的抗菌作用。碳青霉烯类药物抗菌谱广,抗菌活性强,并对 β-内酰胺酶(包括产超广谱 β-内酰胺酶和 AmpC 酶)高度稳定。因此,近年来该类药物在重症医院感染的治疗中占有重要地位。青霉素类或头孢菌素类与 β-内酰胺酶抑制剂的复合制剂与 β-内酰胺类单药相比加强了对细菌的抗菌活性,扩大了抗菌谱,并且对多数厌氧菌也有良好作用。单酰胺菌素类对革兰阴性杆菌和铜绿假单胞菌具有良好抗菌活性,但对革兰阳性菌的作用差。目前用于临床的头孢霉素类有头孢西丁等,单酰胺菌素类有氨曲南,碳青霉烯类有亚胺培南、美罗培南、帕尼培南等。β-内酰胺酶抑制剂及其复合制剂有阿莫西林-克拉维酸、氨苄西林-舒巴坦、替卡西林-克拉维酸、头孢哌酮-舒巴坦和哌拉西林-三唑巴坦等。

(一)头孢西丁

1.作用与用途

头孢西丁是头孢霉素类抗生素。习惯上被列入第2代头孢菌素类中。本药抗菌作用的特点:对革兰阴性杆菌产生的β-内酰胺酶稳定;对大多数革兰阳性球菌和革兰阴性杆菌具有抗菌活性。抗菌谱较广,对甲氧西林敏感葡萄球菌、溶血性链球菌、肺炎链球菌及其他链球菌等革兰阳性球菌,大肠埃希菌、肺炎克雷伯杆菌、流感嗜血杆菌、淋病奈瑟菌(包括产酶株)、奇异变形杆菌、摩根菌属、普通变形杆菌等革兰阴性杆菌,消化球菌、消化链球菌、梭菌属、脆弱拟杆菌等厌氧菌均有良好抗菌活性。本药口服不吸收,静脉或肌内注射后吸收迅速。健康成人肌内注射1 g,30分钟后达血药峰浓度,约为24 μg/mL。静脉注射1 g,5分钟后血药浓度约为110 μg/mL,4小时后血药浓度降至1 μg/mL。药物吸收后可广泛分布于内脏组织、皮肤、肌肉、骨、关节、痰液、腹水、胸腔积液、羊水及脐带血中。内脏器官中以肾、肺含量较高。药物在胸腔液、关节液和胆汁中均可达有效抗菌浓度。不易透过脑膜,但可透过胎盘屏障进入胎儿血循环。本药血清蛋白结合率约为70%。药物在体内几乎不进行生物代谢。肌内注射,血中半衰期为41~59分钟,静脉注射约为64.8分钟。给药24小时后,80%~90%药物以原形随尿排泄。临床用于治疗敏感菌所致的下呼吸道、泌尿生殖系统、骨、关节、皮肤软组织、心内膜感染及败血症。尤适用于需氧菌和厌氧菌混合感染导致的吸入性肺炎、糖尿病患者下肢感染及腹腔或盆腔感染。适用于预防腹腔或盆腔手术后感染。

2.注意事项

对一种头孢菌素类药过敏者对其他头孢菌素类药也可能过敏;对青霉素类、青霉素衍生物或青霉胺过敏者也可能对头孢菌素类药过敏。对本药或其他头孢菌素类药过敏者、有青霉素过敏性休克史者不宜使用。不良反应可见皮疹、瘙痒、红斑、药物热等变态反应症状;罕见过敏性休克。可见恶心、呕吐、食欲缺乏、腹痛、腹泻、便秘等胃肠道症状。本药可影响乙醇代谢,使血中乙酰醛浓度上升,导致双硫仑样反应。对利多卡因或酰胺类局部麻醉药过敏者及6岁以下小儿,不宜采用肌内注射。本药与阿米卡星、氨曲南、红霉素、非格司亭、庆大霉素、氢化可的松、卡那霉素、甲硝唑、新霉素、奈替米星、去甲肾上腺素等药物呈配伍禁忌,联用时不能混置于一个容器内。

3.用法与用量

静脉滴注或注射。

(1)成人:常用量为一次1~2 g,每6~8小时1次;中、重度感染用量加倍;轻度感染也可用肌内注射,每6~8小时1 g,每天总量3~4 g;肾功能不全者剂量及用药次数酌减。

(2)儿童:3个月以上儿童,按体重一次13.3~26.7 mg/kg,每6小时1次(或一次20~40 mg/kg,每8小时1次)。新生儿:推荐剂量为每天90~100 mg/kg,分3次给药。

(3)预防术后感染:外科手术,术前1~1.5小时2 g,以后每6小时1 g,直至用药后24小时。

4.制剂与规格

注射用头孢西丁钠:1 g,2 g。密闭,阴凉干燥处保存。

(二)头孢米诺钠

1.作用与用途

头孢米诺为头孢霉素类抗生素,其对β-内酰胺酶高度稳定。对大肠埃希菌、克雷伯杆菌、变形杆菌、流感杆菌、拟杆菌及链球菌具较强抗菌活性,对肠球菌无抗菌活性。成人静脉注射本品0.5 g和1 g后,血药浓度分别为50 μg/mL和100 μg/mL。主要经肾脏以原形随尿排出,血中半衰期约为2.5小时。临床用于敏感菌所致的感染,如呼吸道感染、泌尿道感染、腹腔感染、生殖系统感染、败血症。

2.注意事项

对青霉素过敏休克和过敏体质者慎用本品。用药后可见食欲缺乏、恶心、呕吐、腹泻等消化道症状。偶见肾损害、血液系统毒性、肝功能异常及皮疹、发热、瘙痒等变态反应,罕见过敏性休克。可能出现黄疸等。

3.用法与用量

静脉注射或静脉滴注。

(1)成人:一般感染,每次1 g,每天2次;败血症和重症感染,每天6 g,分3～4次。

(2)儿童:每次按体重20 mg/kg,每天3～4次。

4.制剂与规格

注射用粉针剂:1 g。密闭,避光保存。

(三)氟氧头孢钠

1.作用与用途

氟氧头孢是一种与拉氧头孢相似的氧头孢烯类抗生素。对β-内酰胺酶十分稳定。其抗菌谱和其他第3代头孢菌素相似,抗菌性能与第4代头孢菌素相近。对金黄色葡萄球菌、肺炎链球菌、卡他球菌、淋病奈瑟菌、大肠埃希菌、克雷伯杆菌、变形杆菌、流感嗜血杆菌及部分厌氧菌等敏感。氟氧头孢钠静脉滴注1 g,1小时血药峰浓度为45 μg/mL,血中半衰期为49.2分钟。本品85%以原形经肾脏随尿排泄。临床用于敏感菌所致的呼吸系统感染,腹腔感染,泌尿、生殖系统感染,皮肤、软组织感染及其他严重感染,如心内膜炎、败血症等。

2.注意事项

本品与头孢菌素类药有交叉过敏,与青霉素类药有部分交叉过敏。不良反应见其他头孢菌素类。

3.用法与用量

静脉给药。

(1)成人:每天1～2 g,分2次;重症,每天4 g,分2～4次。

(2)儿童:按体重每天60～80 mg/kg,分2次;重症,每天150 mg/kg,分3～4次。

4.制剂与规格

注射用氟氧头孢钠:1 g。密封,凉暗、干燥处保存。

(四)氨曲南

1.作用与用途

氨曲南对大多数需氧革兰阴性菌具有高度的抗菌活性,包括大肠埃希菌、克雷伯菌属的肺炎杆菌和奥克西托菌、产气杆菌、阴沟杆菌、变形杆菌属、沙雷菌属、枸橼酸菌属、志贺菌属等肠杆菌科细菌,以及流感杆菌、淋病奈瑟菌、脑膜炎奈瑟菌等。肌内注射1 g,血药峰浓度可达45 mg/L,达峰时间1小时左右。静脉滴注1 g(30分钟)血药峰浓度可达90 mg/L。给药后60%～70%以原形随尿排泄,12%随粪便排出。本品血清蛋白结合率为40%～65%,血中半衰期为1.5～2.0小时。临床用于治疗敏感需氧革兰阴性菌所致的各种感染,如尿路感染、下呼吸道感染、败血症、腹腔感染、妇科感染、术后伤口及烧伤、溃疡等皮肤软组织感染等。

2.注意事项

不良反应较少见,全身性不良反应发生率1%～1.3%或略低,包括消化道反应(常见恶心、呕吐、腹泻)及皮肤变态反应。对氨曲南有过敏史者禁用。过敏体质及对其他β-内酰胺类抗生素有变态反应者慎用。与萘夫西林、头孢拉定、甲硝唑有配伍禁忌。

3.用法与用量

肌内注射及静脉给药。成人,每天3～4 g,分2～3次;重症,1次2 g,每天3～4次。

4.制剂与规格

注射用氨曲南:0.5 g。密闭,避光保存。

(五)氨苄西林-舒巴坦

1.作用与用途

本品是氨苄西林和β-内酰胺酶抑制剂舒巴坦组成的一种抗生素,舒巴坦能保护氨苄西林免受酶的水解破坏。本品对葡萄球菌、链球菌属、肺炎链球菌、肠球菌属、流感杆菌、卡他莫拉菌、大肠埃希菌、克雷伯菌属、奇异变形杆菌、普通变形杆菌、淋病奈瑟菌、梭杆菌属、消化球菌属、消化链球菌属及包括脆弱拟杆菌在内的拟杆菌属均具抗菌活性。静脉注射予以2 g氨苄西林、1 g舒巴坦后,血药峰浓度分别为109～150 μg/mL和44～88 μg/mL。肌内注射氨苄西林1 g、舒巴坦0.5 g后的血药峰浓度分别为8～37 μg/mL和6～24 μg/mL。两药的血中半衰期均为1小时左右。给药后8小时两者的75%～85%以原形经尿排出。氨苄西林的血清蛋白结合率为28%,舒巴坦为38%。两者在组织体液中分布良好,均可通过有炎症的脑脊髓膜。临床用于治疗由敏感菌引起的下列感染:上呼吸道感染,下呼吸道感染,如细菌性肺炎、支气管炎等。腹腔感染,如腹膜炎、胆囊炎等。生殖系统感染,尿路感染、肾盂肾炎、盆腔感染、皮肤和软组织感染等。

2.注意事项

见氨苄西林钠。

3.用法与用量

皮试见青霉素。

(1)成人:肌内注射(以氨苄西林和舒巴坦计)每次0.75～1.50 g,每天2～4次,每天最大剂量不超过6 g;静脉给药每次1.5～3.0 g,每天2～4次,每天最大剂量不超过12 g。

(2)儿童:静脉给药按体重每天100～200 mg/kg,分次给药。

4.制剂与规格

注射用氨苄西林钠-舒巴坦钠:3 g(氨苄西林2 g,舒巴坦1 g)。密闭,凉暗干燥处保存。

(六)阿莫西林克拉维酸钾

1.作用与用途

克拉维酸具有强效广谱β-内酰胺酶抑酶作用。与阿莫西林联合,保护阿莫西林不被β-内酰胺酶灭活,从而提高后者的抗产酶耐药菌的作用,提高临床疗效。其他见阿莫西林。

2.注意事项

见阿莫西林。

3.用法与用量

皮试见青霉素。

(1)成人。①口服:每次375 mg,每8小时1次,疗程7～10天;严重感染每次625 mg,每8小时1次,疗程7～10天。②静脉给药:每次1.2 g,每天3次,严重感染者可增加至每天4次;

静脉注射时每 0.6 g 用 10 mL 注射用水溶解，在 3～4 分钟内注入；静脉滴注时每 1.2 g 溶于 100 mL生理盐水，在 30～40 分钟内滴入。

(2)儿童：口服。新生儿与 3 月以内婴儿，按体重每 12 小时 15 mg/kg(按阿莫西林计算)；儿童一般感染(按阿莫西林计算)，每 12 小时 25 mg/kg，或每 8 小时 20 mg/kg；严重感染，每 12 小时45 mg/kg，或每 8 小时 40 mg/kg，疗程 7～10 天。

4.制剂与规格

阿莫西林克拉维酸钾片：457 mg(阿莫西林 400 mg，克拉维酸 57 mg)；156 mg。阿莫西林克拉维酸钾粉针：600 mg，1.2 g。密封，凉暗干燥处保存。

(七)阿莫西林钠-舒巴坦钠

1.作用与用途

见阿莫西林-克拉维酸钾。

2.注意事项

见阿莫西林-克拉维酸钾。

3.用法与用量

见阿莫西林-克拉维酸钾。

4.制剂与规格

注射用粉针：0.75 g；溶媒结晶 1.5 g。避光，密闭，凉暗处保存。

(八)替卡西林克拉维酸钾

1.作用与用途

本品是替卡西林与β-内酰胺酶抑制剂克拉维酸组成的复方制剂。对葡萄球菌、流感嗜血杆菌、卡他球菌、大肠埃希菌、克雷伯杆菌、奇异变形杆菌、普通变形杆菌、淋病奈瑟菌、军团菌、脆弱拟杆菌等有效。静脉给药 3.2 g 后，替卡西林和克拉维酸立即达血药峰浓度，平均血中半衰期分别为 68 分钟和 64 分钟。给药 6 小时后，60%～70%的替卡西林和 35%～45%的克拉维酸以原形经肾脏随尿排泄，两者血清蛋白结合率分别为 45%和 9%。临床用于敏感菌所致的下列感染：呼吸道感染，腹腔感染如胆管感染、腹膜炎，泌尿、生殖系统感染，骨、关节感染，皮肤、软组织感染，严重感染如败血症等。

2.注意事项

皮试见青霉素，其他见青霉素类药品。

3.用法与用量

(1)成人：静脉滴注。一次 1.6～3.2 g，每 6～8 小时 1 次；最大剂量，一次 3.2 g，每 4 小时 1 次。

(2)儿童：静脉滴注。按体重每次 80 mg/kg，每 6～8 小时 1 次；早产儿及新生儿，每次 80 mg/kg，每 12 小时 1 次。

4.制剂与规格

替卡西林克拉维酸钾注射液：每支 3.2 g，其比例为 3 g：0.2 g。5 ℃保存，配制好的溶液不可冷冻。

(九)哌拉西林钠他唑巴坦钠

1.作用与用途

见哌拉西林-舒巴坦。哌拉西林为半合成青霉素类抗生素，他唑巴坦为β-内酰胺酶抑制药。

本品静脉滴注后，血浆中哌拉西林和他唑巴坦浓度很快达到峰值，在滴注 30 分钟后，血浆哌拉西林浓度与给予同剂量哌拉西林的血浆浓度相等，静脉滴注 2.25 g 及 4.5 g 哌拉西林钠他唑巴坦钠 30 分钟时，血浆哌拉西林峰浓度分别为 134 mg/L 和 298 mg/L，他唑巴坦分别为 15 mg/L 和 24 mg/L。哌拉西林和他唑巴坦的血中半衰期范围为 0.7～1.2 小时，均由肾脏排泄，68％哌拉西林以原形迅速自尿中排出；他唑巴坦及其代谢物主要经肾脏排泄，其中 80％为原形。

2.注意事项

皮试见青霉素，其他见青霉素类药品及哌拉西林-舒巴坦。

3.用法与用量

成人及 12 岁以上儿童，一次 3.375 g(含哌拉西林 3 g 和他唑巴坦 0.375 g)静脉滴注，每 6 小时1 次。治疗院内肺炎时，起始剂量为一次 3.375 g，每 4 小时 1 次，同时合并使用氨基糖苷类药物。

4.制剂与规格

注射用哌拉西林钠他唑巴坦钠：2.25 g(2：0.25)、4.5 g(4：0.5)。遮光，密封，干燥阴凉处保存。

(十)哌拉西林-舒巴坦

1.作用与用途

哌拉西林为半合成青霉素类抗生素，舒巴坦为β-内酰胺酶抑制剂。本品对哌拉西林敏感的细菌和产β-内酰胺酶耐哌拉西林的下列细菌有抗菌作用：大肠埃希菌、克雷伯菌属、变形杆菌属、沙门菌属、志贺菌属、淋病奈瑟菌、脑膜炎奈瑟菌、嗜血杆菌属(流感和副流感嗜血杆菌)、枸橼酸杆菌、沙雷菌属、铜绿假单胞菌、不动杆菌属、链球菌属、脆弱拟杆菌属等。本品肌内注射1.5 g，1 小时后血药浓度达峰值，血药峰浓度约为52.2 μg/mL或 13 μg/mL；静脉滴注 1.5 g 后血药浓度为58.0 μg/mL或 30 μg/mL。哌拉西林的血清蛋白结合率为 17％～22％，血中半衰期为 1 小时左右。本品在肝脏不被代谢，在注射给药 12 小时后给药量的49％～68％以原形随尿排出，另有部分随胆汁排泄。临床用于铜绿假单胞菌、肠球菌、类杆菌和各种敏感革兰阴性菌所致的下列感染：败血症，呼吸道感染、泌尿道感染、胆管感染、腹腔感染、妇科感染、皮肤软组织感染、心内膜炎等。

2.注意事项

皮试见青霉素，其他见青霉素类药品。哌拉西林与氨基糖苷类联用对铜绿假单胞菌、沙雷菌、克雷伯菌、其他肠杆菌科细菌和葡萄球菌的敏感菌株有协同杀菌作用。但不能放在同一容器内输注。

3.用法与用量

肌肉或静脉注射。

(1)成人：轻中度感染，哌拉西林-舒巴坦(1.0：0.5)每天 3～6 g，分 4 次给药；重度感染，哌拉西林-舒巴坦(1.0：0.5)1.5～6.0 g，每 6 小时 1 次。

(2)婴幼儿和 12 岁以下儿童：按体重每天给予哌拉西林 100～200 mg/kg、舒巴坦 25～80 mg/kg，分2～3 次给药。

4.制剂与规格

注射用哌拉西林-舒巴坦：1.5 g(1.0：0.5)。密闭，阴凉干燥处保存。

(十一)头孢哌酮-舒巴坦

1.作用与用途

本药为头孢哌酮与β-内酰胺酶抑制剂舒巴坦复合制剂。其他见头孢哌酮。

2.注意事项

见头孢哌酮。

3.用法与用量

静脉注射或肌内注射。

(1)成人:每天2~4 g,每12小时1次;严重或难治性感染剂量可每天增至8 g,每12小时1次,静脉注射。

(2)儿童:按体重每天40~80 mg/kg,分2~4次;严重或难治性感染,可增至每天160 mg/kg,分2~4次;新生儿:出生第1周内,每12小时1次;儿科最大剂量每天不得超过160 mg/kg。

4.制剂与规格

注射用头孢哌酮-舒巴坦(1∶1):1 g,1.5 g,4 g。密闭,凉暗干燥处保存。

(十二)头孢曲松钠-舒巴坦

1.作用与用途

头孢曲松为杀菌剂。其抗菌作用机制为影响细菌细胞壁的生物合成,导致细菌细胞溶菌死亡,从而起抗菌作用。舒巴坦为不可逆的竞争性β-内酰胺酶抑制剂,两者合用呈现协同作用。其他见头孢曲松钠。

2.注意事项

见头孢曲松钠。

3.用法与用量

肌内注射或静脉注射。

(1)成人:一般感染,每次1.25 g,每天1次;严重感染,每次1.25 g,每天2次;脑膜炎可加至每天5 g,分2次给药。

(2)儿童:按成人剂量减半。

4.制剂与规格

注射剂:1.25 g(1.0 g头孢曲松钠,0.25 g舒巴坦钠)。

(十三)头孢噻肟钠-舒巴坦

1.作用与用途

头孢噻肟钠为杀菌剂。舒巴坦为不可逆的竞争性β-内酰胺酶抑制剂,两者合用呈现协同作用。其他见头孢噻肟钠。

2.注意事项

见头孢噻肟钠。

3.用法与用量

肌内注射和静脉注射。

(1)成年:每天头孢噻肟2 g、舒巴坦1 g至头孢噻肟6 g、舒巴坦3 g,分2~3次注射;严重感染者,每6~8小时 头孢噻肟2~3 g、舒巴坦1.0~1.5 g;舒巴坦钠最大推荐剂量为每天4 g。

(2)儿童:每天按体重,头孢噻肟50~100 mg/kg、舒巴坦为25~50 mg/kg;必要时按体重

200 mg/kg 头孢噻肟和 80 mg/kg 舒巴坦，分 2～3 次给药。

4.制剂与规格

注射剂：1.5 g(1.0 g 头孢噻肟钠，0.5 g 舒巴坦钠)。

（邵小芹）

第二节　大环内酯类抗生素

大环内酯类抗生素均具有大环内酯环基本结构而命名。目前临床应用的大环内酯类按其化学结构可分为：十四元环，红霉素、克拉霉素、罗红霉素；十五元环，阿奇霉素；十六元环，醋酸麦迪霉素、交沙霉素。新大环内酯类中已进入临床应用的品种有阿奇霉素、克拉霉素、罗红霉素。本类药物的抗菌谱和抗菌活性基本相似，对多数革兰阳性菌、军团菌属、衣原体属、支原体属、厌氧菌等具良好抗菌作用。大多品种供口服，吸收后血药峰浓度较低，但在组织和体液中的分布广泛，肝、肾、肺等组织中的浓度可高出血药浓度数倍；在胸腔积液、腹水、脓液、痰、尿、胆汁等均可达到有效浓度，不易透过血-脑屏障。

本类药物主要在肝脏代谢，从胆汁中排出，胆汁中浓度可为血药浓度的 10～40 倍，进行肝肠循环，粪中含量较高。血和腹膜透析后极少被清除。

大环内酯类的主要适应证：①溶血性链球菌、肺炎链球菌等革兰阳性菌感染，可作为上述感染青霉素过敏患者的替代选用药。②军团菌病。③支原体属感染。④衣原体属感染。⑤百日咳。⑥白喉带菌者。⑦用于对青霉素过敏患者的风湿热和心内膜炎的预防等。大环内酯类的主要不良反应为食欲缺乏、呕吐、腹泻等胃肠道反应，红霉素尤显著，在一定程度上限制了本类药物的临床应用。

近年来开发的新品种如罗红霉素、克拉霉素、阿奇霉素等，在药效学、药动学特性及不良反应等方面较沿用品种均有所改进。阿奇霉素对革兰阴性菌如流感嗜血杆菌、卡他莫拉菌、淋病奈瑟菌的抗菌作用是红霉素的 2～8 倍，新品种对支原体属、衣原体属的作用也有所增强。新品种对胃酸的稳定性增加，生物利用度高，血药浓度和组织浓度增高，新品种的血中半衰期延长，每天的给药剂量及给药次数减少，胃肠道反应等不良反应也明显减轻，临床适应证有所扩大。

一、红霉素

(一)作用与用途

本品属大环内酯类抗生素，为抑菌剂，对葡萄球菌属、各群链球菌和革兰阳性杆菌、奈瑟菌属、流感嗜血杆菌呈现敏感。本品对除脆弱拟杆菌和梭杆菌属以外的各种厌氧菌亦具抗菌活性；对军团菌属也有抑制作用。静脉滴注后立即达血药浓度峰值，24 小时内静脉滴注 2 g，平均血药浓度为 2.3～6.8 mg/L。空腹口服红霉素碱肠溶片 250 mg 后，3～4 小时内血药浓度达峰值，平均约为 0.3 mg/L。吸收后以肝、胆汁和脾中的浓度为最高，在肾、肺等组织中的浓度可高出血药浓度数倍，在胆汁中的浓度可达血药浓度的10 倍以上。血清蛋白结合率为 70%～90%，血中半衰期为 1.4～2.0 小时。红霉素主要在肝中浓缩和从胆汁排出，并进行肠肝循环，2%～5%的口服量和 10%～15%的注入量自肾小球滤过排除。本品作为青霉素过敏患者治疗溶血性链球菌、

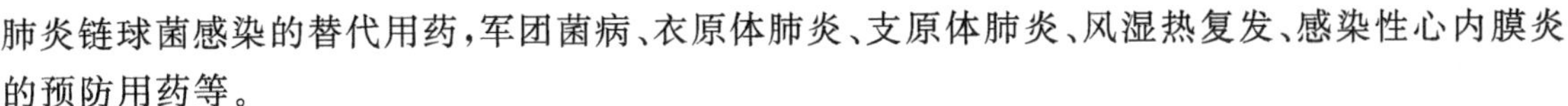

肺炎链球菌感染的替代用药，军团菌病、衣原体肺炎、支原体肺炎、风湿热复发、感染性心内膜炎的预防用药等。

（二）注意事项

胃肠道反应多见，肝毒性少见，但肝功能不全者慎用。本品可抑制卡马西平和丙戊酸等的代谢，导致后者血药浓度增高而发生毒性反应。与阿司咪唑或特非那定等抗组胺药合用可增加心脏毒性，与环孢素合用可使后者血药浓度增加而产生肾毒性。本品可导致服用华法林患者凝血酶原时间延长，另可抑制茶碱的正常代谢。

（三）用法与用量

1.成人

静脉滴注，每次 0.5～1.0 g，每天 2～3 次。治疗军团菌病剂量需增加至每天 3～4 g，分4 次滴注；口服，每天 0.75～2.00 g，分 3～4 次。用于风湿热复发的预防用药时，每次0.25 g，每天 2 次。

2.儿童

静脉滴注，每天按体重 20～30 mg/kg，分 2～3 次；口服，每天按体重 20～40 mg/kg，分 3～4 次。乳糖酸红霉素滴注液的配制：先加灭菌注射用水 10 mL 至 0.5 g 乳糖酸红霉素粉针瓶中或加 20 mL 至 1 g 乳糖酸红霉素粉针瓶中，用力振摇至溶解。然后加入生理盐水或其他电解质溶液稀释，缓慢静脉滴注，注意红霉素浓度在 1%～5%。

（四）制剂与规格

注射用乳糖酸红霉素粉针剂：按红霉素计 0.25 g(25 万单位)；片剂：0.125 g(12.5 万单位)。密封，干燥处保存。

二、琥乙红霉素

（一）作用与用途

本品属大环内酯类抗生素，为红霉素的琥珀酸乙酯，在胃酸中较红霉素稳定。其他见红霉素。

（二）注意事项

见红霉素。

（三）用法与用量

口服。

1.成人

每天 1.6 g，分 2～4 次服用；军团菌病，每次 0.4～1.0 g，每天 4 次；衣原体感染，每次800 mg，每 8 小时 1 次；共 7 天。

2.儿童

按体重每次 7.5～12.5 mg/kg，每天 4 次；或每次 15～25 mg/kg，每天 2 次；严重感染每天量可加倍，分 4 次服用；百日咳患儿，按体重每次 10.0～12.5 mg/kg，每天 4 次；疗程 14 天。

（四）制剂与规格

片剂：0.125 g(12.5 万单位)，0.25 g(25 万单位)。密闭，避光，干燥处贮存。

三、交沙霉素

(一)作用与用途

抗菌谱与红霉素相似。单剂量口服交沙霉素800 mg后,平均血药浓度峰值为2.43 mg/L,达峰时间为0.62小时,血中半衰期A相为0.09小时,半衰期B相为1.45小时,给药24小时约50%从粪中排出,约21%从尿中排出。临床用于治疗敏感菌所致的呼吸系统感染、鼻窦炎、中耳炎、乳腺炎、淋巴管炎、牙周炎等。

(二)注意事项

见红霉素。

(三)用法与用量

口服。成人每天量为0.8~1.2 g,分3~4次服用;儿童每天量为按体重30 mg/kg,分次服用。

(四)制剂与规格

干糖浆:0.1 g;片剂:0.2 g。遮光,密封,干燥处保存。

四、醋酸麦迪霉素

(一)作用与用途

抗菌谱与红霉素相似。空腹服用本品600 mg,30分钟后可达血药浓度峰值,约为2.38 μg/mL,血中半衰期约为1.3小时。临床用于敏感菌所致毛囊炎、疖痈、蜂窝织炎、皮下脓肿、中耳炎、咽峡炎、扁桃体炎、肺炎等。

(二)注意事项

见红霉素。但不良反应较轻。

(三)用法与用量

口服。成人每天0.8~1.2 g,分3~4次服用;儿童每天按体重30~40 mg/kg,分3~4次服用。

(四)制剂与规格

片剂:0.2 g。遮光,密封,干燥处保存。

五、罗红霉素

(一)作用与用途

抗菌谱与红霉素相似。罗红霉素耐酸而不受胃酸破坏,从胃肠道吸收好,血药浓度高。口服单剂量150 mg 2小时后血中浓度可达峰值,平均为6.6~7.9 μg/mL,主要随粪便和尿以原形药物排泄。血中半衰期为8.4~15.5小时,远比红霉素长。临床用于治疗敏感菌所致的呼吸道、泌尿道、皮肤和软组织、眼耳鼻喉部感染。

(二)注意事项

本品不良反应发生率约为4.1%,主要有胃肠道反应、肝功异常、变态反应,少数患者使用本药后偶有呕吐、头痛、头晕、便秘等症状。其他见红霉素。

(三)用法与用量

口服。成人每次150 mg,每天2次,餐前服;儿童每次2.5~5.0 mg/kg,每天2次。

(四)制剂与规格

片剂:50 mg、150 mg。密闭,干燥,室温下保存。

六、阿奇霉素

(一)作用与用途

本品游离碱供口服,乳糖酸盐供注射。抗菌谱与红霉素相似,作用较强,对流感嗜血杆菌、淋病奈瑟菌的作用比红霉素强4倍,对军团菌强2倍,对金黄色葡萄球菌感染的作用也较红霉素强。口服单次给药500 mg,2~3小时达血药峰浓度,为0.40~0.45 mg/L。生物利用度为37%,血中半衰期约为2天。在各种组织内浓度可达同期血浓度的10~100倍,给药量的50%以上以原形经胆管排出,给药后72小时内约4.5%以原形经尿排出。临床用于敏感菌所引起的支气管炎、肺炎、中耳炎、鼻窦炎、咽炎、扁桃体炎、皮肤和软组织感染及沙眼衣原体所致单纯性生殖器感染等。

(二)注意事项

不良反应主要有胃肠道症状,偶见假膜性肠炎、变态反应、中枢神经系统反应等。本品与地高辛合用,可使地高辛血药浓度水平升高;与三唑仑合用使三唑仑的药效增强;与细胞色素P450系统代谢药合用,可提高血清中卡马西平、特非那定、环孢素、苯妥英钠的血药浓度水平。

(三)用法与用量

1.成人

(1)静脉滴注:每次0.5 g,每天1次,连续用药2~3天。

(2)口服:沙眼衣原体或敏感淋球菌所致性传播疾病,每天1次,每次1 g。

(3)其他感染的治疗:每次0.5 g,每天1次,连服3天,饭前服。

2.儿童

口服给药,按体重计算,每次10 mg/kg,每天1次,连用3天。

(四)制剂与规格

注射用粉针剂:0.125 g(12.5万单位);0.25 g,0.5 g。干混悬剂:0.1 g(10万单位)。片剂:250 mg(25万单位)。胶囊:250 mg(25万单位)。密闭,阴凉干燥处保存。

七、克拉霉素

(一)作用与用途

克拉霉素的抗菌谱与红霉素近似,对流感嗜血杆菌有较强的作用。本品在胃酸中稳定,单剂口服400 mg后2.7小时达血药峰浓度2.2 mg/L;在肺脏中浓度为血清浓度的5倍。本品血清蛋白结合率为65%~75%。主要由肝脏代谢,以原形及代谢物形式36%经尿液排泄,56%从粪便排除。单剂给药后血中半衰期为4.4小时。临床用于治疗敏感病原体引起的呼吸道感染,鼻窦炎,皮肤、软组织感染。用于根除幽门螺杆菌、淋病、沙眼等。

(二)注意事项

心脏病患者、水和电解质紊乱者禁用。忌与特非那定合用。其他见红霉素及大环内酯类药。

(三)用法与用量

口服。

1.成人

每次250 mg;重症,每次500 mg;均为12小时1次,疗程7~14天。根除幽门螺杆菌,建议起始剂量为250～500 mg，每天2次，疗程为7～10天，且宜与奥美拉唑再加另一种抗生素联用。

2.儿童

6个月以上小儿，按体重7.5 mg/kg，每天2次。或按以下方法口服给药：体重8～11 kg，62.5 mg，每天2次；12～19 kg，125 mg，每天2次；20～29 kg，187.5 mg，每天2次；30～40 kg，250 mg，每天2次。

(四)制剂与规格

克拉霉素片：250 mg。克拉霉素分散片：125 mg、250 mg。密闭，遮光，阴凉干燥处保存。

(邵小芹)

第三节 林可霉素类抗生素

林可霉素类抗生素也称林可酰胺类抗生素，有林可霉素和其半合成衍生物克林霉素两个品种，后者的体外抗菌活性较前者强4～8倍。两者的抗菌谱与红霉素相似而较窄，仅葡萄球菌属(包括耐青霉素株)、链球菌属、白喉杆菌、炭疽杆菌等革兰阳性菌对本类药物敏感，革兰阴性需氧菌如流感嗜血杆菌、奈瑟菌属及支原体属均对本类药物耐药，这有别于红霉素等大环内酯类药。林可霉素类，尤其是克林霉素对厌氧菌有良好抗菌活性，拟杆菌属包括脆弱拟杆菌、梭杆菌属、消化球菌、消化链球菌、产气荚膜杆菌等大多对本类药物高度敏感。细菌对林可霉素与克林霉素间有完全交叉耐药性，与红霉素间存在部分交叉耐药。

林可霉素类主要作用于细菌核糖体的50S亚基，抑制肽链延长，因而影响细菌蛋白质合成。红霉素、氯霉素与林可霉素类的作用部位相同，相互间竞争核糖体的结合靶位；由于前两者的亲和力比后者大，常可取而代之，因此合用时可出现拮抗现象。林可霉素类主要用于厌氧菌和革兰阳性球菌所致的各种感染，对金黄色葡萄球菌所致的急性和慢性骨髓炎也有明确指征。本类药物的不良反应主要为胃肠道反应，口服后腹泻较多见，一般轻微，也可表现为假膜性肠炎，系由艰难梭菌外毒素引起的严重腹泻。克林霉素口服后吸收完全(90%)，故口服给药时宜选用本品。

一、林可霉素

(一)作用与用途

本品对常见的需氧革兰阳性菌有较高抗菌活性，对厌氧菌有良好的抗菌作用，与大环内酯类有部分交叉耐药。成人肌内注射600 mg，30分钟达血药峰浓度。吸收后广泛及迅速分布于各体液和组织中，包括骨组织。血清蛋白结合率为77%～82%。血中半衰期为4～6小时，本品可经胆管、肾和肠道排泄，肌内注射后1.8%～24.8%药物经尿排出，静脉滴注后4.9%～30.3%经尿排出。本品适用于敏感葡萄球菌属、链球菌属、肺炎链球菌及厌氧菌所致的呼吸道感染、皮肤软组织感染、女性生殖道感染和盆腔感染及腹腔感染等，后两种病种可根据情况单用本品或与其他抗菌药联合应用。

(二)注意事项

不良反应有胃肠道反应，可引起假膜性肠炎、血液系统反应等。本品可增强吸入性麻醉药、神经-肌肉阻滞剂的神经肌肉阻滞现象，导致骨骼肌软弱和呼吸抑制或麻痹，与氯霉素、红霉素具拮抗作用，不可合用。

（三）用法与用量

1.肌内注射

成人每天 0.6～1.2 g；小儿每天按体重 10～20 mg/kg，分次注射。

2.静脉滴注

成人每次 0.6 g，每 8 小时或 12 小时 1 次；小每天按体重 10～20 mg/kg。

（四）制剂与规格

注射液：2 mL：0.6 g。密闭保存。

二、克林霉素

（一）作用与用途

本品为林可霉素的衍生物，抗菌谱与林可霉素相同，抗菌活性较林可霉素强 4～8 倍。对革兰阳性菌如葡萄球菌属、链球菌属、白喉杆菌、炭疽杆菌等有较高抗菌活性。对革兰阴性厌氧菌也有良好抗菌活性，拟杆菌属包括脆弱拟杆菌、梭杆菌属、消化球菌、消化链球菌、产气荚膜杆菌等大多对本品高度敏感。本品肌内注射后血药浓度达峰时间，成人约为 3 小时，儿童约为 1 小时。静脉注射本品300 mg，10 分钟血药浓度为7 mg/L。血清蛋白结合率为 92%～94%。在骨组织、胆汁及尿中可达高浓度。约 10% 给药量以活性成分由尿排出，血中半衰期约为 3 小时。空腹口服的生物利用度为 90%。口服克林霉素 150 mg、300 mg后的血药峰浓度分别约为2.5 mg/L、4 mg/L，达峰时间为0.75～2 小时。临床用于链球菌属、葡萄球菌属及厌氧菌所致的中、重度感染，如吸入性肺炎、脓胸、肺脓肿、骨髓炎、腹腔感染、盆腔感染及败血症等。

（二）注意事项

不良反应有胃肠道反应，可引起假膜性肠炎、血液系统反应等。本品可增强吸入性麻醉药、神经-肌肉阻滞剂的神经-肌肉阻滞现象，导致骨骼肌软弱和呼吸抑制或麻痹；与氯霉素、红霉素具拮抗作用，不可合用。

（三）用法与用量

肌内注射或静脉滴注。

（1）成人：每天 0.6～1.2 g，分 2～4 次应用；严重感染，每天 1.2～2.4 g，分 2～4 次静脉滴注。

（2）儿童：4 周及 4 周以上小儿按体重每天 15～25 mg/kg，分 3～4 次应用；严重感染，每天 25～40 mg/kg，分 3～4 次应用。

（3）禁止直接静脉推注，可致小儿呼吸停止。

（四）制剂与规格

盐酸克林霉素注射液：2 mL：0.3 g；克林霉素葡萄糖注射液：100 mL：0.6 g；盐酸克林霉素胶囊：0.15 g。密闭，阴凉处保存。

三、盐酸克林霉素棕榈酸酯

（一）作用与用途

本品是克林霉素的衍生物，在体内经酯酶水解形成克林霉素而发挥抗菌活性。本品口服后药物自胃肠道迅速吸收水解为克林霉素，吸收率约为 90%，血清蛋白结合率 90%以上，血中半衰期儿童约为 2 小时，成人约为 2.5 小时，肝、肾功能损害时血中半衰期可延长，尿中 24 小时排泄率达 10%。其他见克林霉素。

(二)注意事项

见克林霉素。

(三)用法与用量

口服。儿童每天按体重 8～25 mg/kg,分 3～4 次服用;成人每次 150～300 mg(重症感染可用450 mg),每天 4 次。

(四)制剂与规格

盐酸克林霉素棕榈酸酯颗粒剂:1 g∶37.5 mg。密闭,阴凉干燥处保存。

(邵小芹)

第四节　氨基糖苷类抗生素

氨基糖苷类抗生素在其分子结构中都有一个氨基环醇环和一个或多个氨基糖分子,由配糖键相连接。

氨基糖苷类抗生素的共同特点:①水溶性好,性质稳定。②抗菌谱广,对葡萄球菌属、需氧革兰阴性杆菌均具有良好的抗菌活性,某些品种对结核分枝杆菌及其他分枝杆菌属亦有作用。③其作用机制主要为抑制细菌合成蛋白质。④细菌对不同品种之间有部分或完全性交叉耐药。⑤与人血清蛋白结合率低,大多低于 10%。⑥胃肠道吸收差,肌内注射后大部分经肾脏以原形排出。⑦具有不同程度肾毒性和耳毒性,后者包括前庭功能损害或听力减退,并可有神经-肌肉接头的阻滞作用。

一、链霉素

(一)作用与用途

链霉素对结核分枝杆菌有强大抗菌作用,对许多革兰阴性杆菌敏感。本品的血清蛋白结合率20%～30%。血中半衰期 2.4～2.7 小时,肾功能减退时可显著延长。本品在体内不代谢,主要经肾小球滤过排出,给药后 24 小时尿中排出 80%～98%。临床主要与其他抗结核药联合用于结核分枝杆菌所致各种结核病的初治病例,或其他敏感分枝杆菌感染。

(二)注意事项

主要为耳、肾毒副作用;部分患者有周围神经炎症状。孕妇、哺乳期女性及小儿慎用。本品与其他氨基糖苷类、神经肌肉阻滞剂及具有耳、肾毒性药合用可增加其不良反应。用药前必须做本药皮肤试验,皮试阳性者不能使用。本药不可直接静脉注射,以免导致呼吸抑制。

(三)用法与用量

成人肌内注射,一次 0.5 g,每 12 小时 1 次。

(四)制剂与规格

注射用粉针剂:1 g(100 万 U)。密闭,干燥处保存。

二、庆大霉素

(一)作用与用途

本品为氨基糖苷类抗生素。对各种革兰阴性细菌及革兰阳性细菌都有良好抗菌作用,对各种肠杆菌科细菌如大肠埃希菌、克雷伯菌属、变形杆菌属、沙门菌属、志贺菌属、肠杆菌属、沙雷菌属及铜绿假单胞菌等有良好抗菌作用。本品与β-内酰胺类合用时,多数可获得协同抗菌作用。本品肌内注射后吸收迅速而完全,在0.5～1.0小时达到血药峰浓度。血中半衰期2～3小时,肾功能减退者可显著延长,血清蛋白结合率低。在体内不代谢,以原形经肾小球滤过随尿排出,给药后24小时内排出给药量的50%～93%。本品口服后很少吸收,在肠道中能达到高浓度。临床用于治疗敏感菌所致的严重感染,如败血症、下呼吸道感染、肠道感染、盆腔感染、腹腔感染、皮肤软组织感染、复杂性尿路感染等,临床上多采用庆大霉素与其他抗菌药联合应用。口服治疗细菌性痢疾或其他细菌性肠道感染,亦可用于结肠手术前准备。

(二)注意事项

不良反应有听力减退、耳鸣等耳毒性反应,肾毒性反应,偶有因神经肌肉阻滞或肾毒性引起的呼吸困难、嗜睡、软弱无力等。每8小时1次给药者有效血药浓度应保持在4～10 μg/mL,避免峰浓度超过12 μg/mL,谷浓度保持在1～2 μg/mL,否则可出现毒性反应。其他肾毒性及耳毒性药物均不宜与本品合用或先后连续应用,以免加重肾毒性或耳毒性。氨基糖苷类与β-内酰胺类联合应用时必须分瓶滴注。本品亦不宜与其他药物同瓶滴注。本品有抑制呼吸作用,不得静脉推注。

(三)用法与用量

肌内注射或稀释后静脉滴注。

1.成人

一次80 mg(8万U),或按体重一次1.0～1.7 mg/kg,每8小时1次;或一次5 mg/kg,每24小时1次;疗程为7～14天。口服,一天240～640 mg,分4次服用。

2.儿童

按体重一次2.5 mg/kg,每12小时1次;或一次1.7 mg/kg,每8小时1次;疗程为7～14天。也可按体重一天5～10 mg/kg,分4次口服。

(四)制剂与规格

注射液:2 mL(8万U);普通片:40 mg(4万U);缓释片:40 mg(4万U)。密闭,凉暗干燥。

三、阿米卡星

(一)别名

丁胺卡那霉素。

(二)作用与用途

本品抗菌谱与庆大霉素相似,抗酶性能较强。阿米卡星口服不吸收,肌内注射后吸收迅速。肌内注射0.75～1.5小时后达血药浓度峰值,一次肌内注射250 mg、375 mg与500 mg后,峰值浓度分别为12 μg/mL、16 μg/mL与21 μg/mL。静脉滴注15～30分钟后达峰值,一次静脉滴注500 mg,30分钟滴完时的血药峰值为38 μg/mL。血清蛋白结合率较低,血中半衰期为2.0～2.5小时。一次肌内注射0.5 g,尿药浓度可高达800 μg/mL以上,9小时内可排出给药量的

84%～92%。临床用于敏感菌所致的呼吸道感染，中枢神经系统感染，腹腔感染，胆管感染，骨、关节、皮肤软组织感染，泌尿系统感染等。

（三）注意事项

阿米卡星的有效治疗浓度范围为15～25 μg/mL，应避免高峰血药浓度持续在35 μg/mL以上和谷浓度超过5 μg/mL。长期用药可导致非敏感菌过度生长、菌群失调、二重感染，其他见庆大霉素。

（四）用法与用量

肌内注射或静脉滴注。

1.成人

按体重每8小时5 mg/kg，或每12小时7.5 mg/kg，每天不超过1.5 g，疗程不超过10天；尿路感染，每12小时0.25 g。

2.儿童

新生儿首剂按体重10 mg/kg，然后每12小时按7.5 mg/kg给药。儿童用量与成人相同。

（五）制剂与规格

注射液：2 mL∶0.2 g。遮光，密闭，阴凉处保存。

四、异帕米星

（一）别名

硫酸异帕霉素，依克沙。

（二）作用与用途

本品抗菌谱类似庆大霉素，但对一些耐庆大霉素的菌株也有抗菌活性。敏感菌包括大肠埃希菌、枸橼酸杆菌、克雷伯杆菌、肠杆菌、沙雷杆菌、变形杆菌、铜绿假单胞菌等。肌内注射200 mg，45分钟后血药浓度达11.13 μg/mL，约1小时达血液浓度峰值。静脉滴注200 mg，滴注结束时血药浓度为10.91 μg/mL，血清蛋白结合率约为5%，血中半衰期为2.0～2.5小时。本品在体内不代谢，主要以原形经肾脏随尿排泄。临床用于敏感菌所致肺炎、支气管炎、肾盂肾炎、膀胱炎、腹膜炎、败血症及外伤或烧伤创口感染。

（三）注意事项

不良反应类似于阿卡米星，常见的不良反应包括耳毒性和中毒性肾损害、神经肌肉阻滞、头痛、皮疹、静脉炎等；不常见的不良反应有胃肠道功能障碍和肝脏酶学水平升高等。孕妇及哺乳期女性禁用，小儿慎用。异帕米星与右旋糖酐、藻酸钠等血浆代用品联用可增加肾毒性；与其他氨基糖苷类、神经肌肉阻滞剂及具有耳肾毒性药合用可增加其不良反应；与青霉素类、头孢菌素类药联用时不宜置于同一容器中。

（四）用法与用量

肌内注射及静脉滴注。成人每天400 mg，分1～2次。

（五）制剂与规格

注射液：2 mL∶400 mg。密闭，凉暗处保存。

五、妥布霉素

(一)作用与用途

本品抗菌谱与庆大霉素相似,对铜绿假单胞菌的抗菌作用较庆大霉素强 2～5 倍。肌内注射后迅速吸收,血药峰浓度在 30～60 分钟内出现。按体重 1 mg/kg 注射给药,血药峰浓度可达 3.7 μg/mL。本品血清蛋白结合率很低,血中半衰期为 1.9～2.2 小时,85%～93%的药物在 24 小时内经肾脏随尿排出。适应证见庆大霉素。

(二)注意事项

见庆大霉素。

(三)用法与用量

1.肌内

每次 1.0～1.7 mg/kg,每 8 小时 1 次,疗程为 7～14 天。

2.婴儿和儿童

按体重每次 2 mg/kg,每 8 小时 1 次。

(四)制剂与规格

注射液:2 mL∶80 mg(8 万 U)。密闭,凉暗处保存。

六、依替米星

(一)别名

爱大。

(二)作用与用途

本品为氨基糖苷类,抗菌谱与庆大霉素相似,一次静脉滴注 100 mg 依替米星时,血药峰浓度为11.30 mg/L,血中半衰期约为 1.5 小时,24 小时内原形药物在尿中的排泄量约为 80%。本品与血清蛋白的结合率为 25%左右。临床用于敏感菌所致各种感染,如呼吸道感染包括急性支气管炎、慢性支气管炎急性发作、社区肺部感染等,肾脏和泌尿生殖系统感染包括急性肾盂肾炎、膀胱性肾盂肾炎或慢性膀胱炎急性发作等,皮肤软组织感染包括疖、痈、急性蜂窝织炎等,创伤、手术前后感染治疗或预防性用药。

(三)注意事项

本品不良反应为耳、肾的毒性作用,发生率和严重程度与奈替米星相似。主要表现为眩晕、耳鸣等,个别患者电测听力下降,可能发生神经-肌肉阻滞现象等。

(四)用法与用量

成人静脉滴注。每次 0.1～0.15 g,每天 2 次,疗程为 5～10 天。

(五)制剂与规格

注射用粉针剂:50 mg(5 万 U)。密闭,凉暗处保存。

七、奈替米星

(一)别名

力确兴,立克菌星,乙基西梭霉素。

(二)作用与用途

本品抗菌谱与庆大霉素相似,其特点是对氨基糖苷乙酰转移酶稳定,对产生该酶而耐卡那霉素、庆大霉素、妥布霉素、西索米星等菌株对本品敏感。肌内注射后迅速吸收,血药峰浓度在30~60分钟内出现。按体重2 mg/kg注射给药,血药峰浓度可达7 μg/mL。80%的药物在24小时内经肾脏随尿排出,尿中药物浓度可超过100 μg/mL。本品血中半衰期为2.0~2.5小时。适应证见庆大霉素,对尿路感染作用佳。

(三)注意事项

耳毒性较轻,其他见庆大霉素。

(四)用法与用量

肌内注射或静脉滴注。

1.成人

单纯泌尿系统感染,每天按体重3~4 mg/kg,分2次给予;较严重的系统感染,每天4.0~6.5 mg/kg,分2~3次给予。有报道,本品每天按4.5~6.0 mg/kg,一次肌内注射,效果好,且不良反应少。

2.儿童

新生儿每天按体重4.0~6.5 mg/kg;婴儿和儿童每天5~8 mg/kg,分2~3次给予。

(五)制剂与规格

注射液:2 mL∶100 mg。密闭,阴凉处保存。

八、大观霉素

(一)别名

淋必治。

(二)作用与用途

本品主要对淋病奈瑟菌有高度抗菌活性,对许多肠杆菌科细菌具中度抗菌活性。本品肌内注射吸收良好。一次肌内注射本品2 g后,1小时达血药峰浓度,约为100 mg/L,8小时血药浓度为15 mg/L,与血清蛋白不结合。本品血中半衰期为1~3小时,主要以原形经肾脏排出,一次给药后48小时内尿中以原形排出约100%。本品为淋病奈瑟菌所致尿道、宫颈和直肠感染的二线用药。临床主要用于对青霉素、四环素等耐药菌株引起的感染。

(三)注意事项

偶可出现注射部位疼痛、短暂眩晕、恶心、呕吐及失眠等;偶见发热、皮疹等变态反应和血红蛋白、血细胞比容减少,肌酐清除率降低,以及碱性磷酸酶、尿素氮和血清氨基转移酶等升高。本品不得静脉给药。

(四)用法与用量

仅供肌内注射。

(1)成人:用于宫颈、直肠或尿道淋病奈瑟菌感染,单剂一次肌内注射2 g;用于播散性淋病,一次肌内注射2 g,每12小时1次,共3天;一次最大剂量4 g,于左右两侧臀部肌内注射。

(2)儿童:禁用。

(3)临用前,每2 g本品加入0.9%苯甲醇注射液3.2 mL,振摇,使之呈混悬液。

(五)制剂与规格

注射用粉针剂:2 g(200 万 U)。密闭,干燥处保存。

(邵小芹)

第五节 四环素类抗生素

四环素类抗生素包括四环素、土霉素、金霉素以及四环素的多种衍生物——半合成四环素。后者有多西环素(强力霉素)、米诺环素等。目前,四环素类耐药现象严重,大多常见革兰阳性和阴性菌对此类药物呈现耐药。四环素、土霉素等盐类的口服制剂吸收不完全,四环素和土霉素碱吸收尤差。四环素类尚可有毒性反应的发生,如对胎儿、新生儿、婴幼儿牙齿、骨骼发育的影响,对肝脏有损害以及加重氮质血症等。由于上述原因,目前四环素类的主要适应证为立克次体病、布氏杆菌病(与其他药物联合)、支原体感染、衣原体感染、霍乱、回归热等,半合成四环素类也可用于某些敏感菌所致轻症感染,由于此类药物的毒性反应,8 岁以下小儿、孕妇均须避免应用。

一、四环素

(一)作用与用途

本品为广谱抑菌剂,高浓度时具杀菌作用。口服可吸收但不完全,30%～40%的给药量可从胃肠道吸收。口服吸收受食物和金属离子的影响。单剂口服本品 250 mg 后,血药峰浓度为 2～4 mg/L。本品能沉积于骨、骨髓、牙齿及牙釉质中。血清蛋白结合率为 55%～70%,血中半衰期为 6～11 小时。临床用于立克次体、支原体、衣原体、放线菌及回归热螺旋体等非细菌性感染和布氏杆菌病。由于目前常见致病菌对四环素类耐药现象严重,仅在病原菌对本品呈现敏感时,方有指征选用该类药物。

(二)注意事项

不良反应有胃肠道症状、肝毒性、变态反应以及血液系统、中枢神经系统、二重感染等。在牙齿发育期间(怀孕中后期、婴儿和 8 岁以下儿童)应用本品时,四环素可在任何骨组织中形成稳定的钙化合物,导致恒齿黄染、牙釉质发育不良和骨生长抑制,故 8 岁以下小儿不宜用本品。本品忌与制酸药,含钙、镁、铁等金属离子的药物合用。

(三)用法与用量

口服。

1.成人

常用量,一次 0.25～0.50 g,每 6 小时 1 次。

2.儿童

8 岁以上小儿常用量,每次 25～50 mg/kg,每 6 小时 1 次;疗程一般为 7～14 天,支原体肺炎、布鲁菌病需 3 周左右。本品宜空腹口服。

(四)制剂与规格

片剂:0.25 g。遮光,密封,干燥处保存。

二、土霉素

(一)作用与用途

抗菌谱及应用与四环素相同。但对肠道感染,包括阿米巴痢疾,疗效略强于四环素。本品口服后的生物利用度仅30%左右。单剂口服本品2小时到达血药峰浓度,为2.5 mg/L。本品血清蛋白结合率约为20%。肾功能正常者血中半衰期为9.6小时。本品主要自肾小球滤过排出,给药后96小时内排出给药量的70%。

(二)注意事项

见四环素。

(三)用法与用量

口服。成人一天1.5~2.0 g,分3~4次;8岁以上小儿一天30~40 mg/kg,分3~4次;8岁以下小儿禁用本品。本品宜空腹口服。

(四)制剂与规格

片剂:0.25 g。遮光,密封,干燥处保存。

三、多西环素

(一)别名

强力霉素,脱氧土霉素。

(二)作用与用途

抗菌谱及应用与四环素相同。多西环素口服吸收良好,在胸导管淋巴液、腹水、肠组织、眼和前列腺组织中的浓度均较高,为血浓度的60%~75%,胆汁中的浓度可达血药浓度的10~20倍。单剂量口服200 mg,2小时后达峰值,血药峰浓度约为3 μg/mL,血清蛋白结合率为80%~95%,主要在肝脏内代谢灭活,通过肾小球滤过随尿液排泄,血中半衰期为16~18小时。适应证见四环素,也可应用于敏感菌所致的呼吸道、胆管、尿路和皮肤软组织感染。由于多西环素无明显肾脏毒性,临床用于有应用四环素适应证而合并肾功能不全的感染患者。此外,还可短期服用作为旅行者腹泻的预防用药。

(三)注意事项

口服多西环素可引起恶心、呕吐、上腹不适、腹胀、腹泻等胃肠道症状。其他见四环素。

(四)用法与用量

宜空腹口服。

1.成人

一般感染,首次0.2 g,以后每次0.1 g,每天1~2次;疗程为3~7天。

2.儿童

一般感染,8岁以上儿童首剂按体重4 mg/kg;以后,每次2~4 mg/kg,每天1~2次;疗程为3~7天。

(五)制剂与规格

片剂:0.1 g。遮光,密封保存。

四、米诺环素

(一)别名

美满霉素。

(二)作用与用途

米诺环素抗菌谱与四环素相似。具有高效与长效性,米诺环素口服吸收迅速,药物在胆及尿中浓度比血药浓度高10～30倍,本品血清蛋白结合率为76%～83%,血中半衰期约为16小时。临床用于治疗支原体肺炎、淋巴肉芽肿、下疳、鼠疫、霍乱;当患者不耐青霉素时,米诺环素可用于治疗淋病奈瑟菌、梅毒和雅司螺旋体、李斯特菌、梭状芽孢杆菌、炭疽杆菌、放线菌、梭杆菌所致感染;阿米巴病的辅助治疗等。

(三)注意事项

大剂量用药可引起前庭功能失调,但停药后可恢复。用药后应避免立即日晒,以免引起光感性皮炎。其他见四环素。

(四)用法与用量

口服。

1.成人

一般首次剂量200 mg,以后每12小时100 mg;或在首次用量后,每6小时服用50 mg。

2.儿童

8岁以上儿童首剂按体重4 mg/kg,以后每次2 mg/kg,每天2次。通常治疗的时间至少持续到发热症状消失24～48小时后为止。

(五)制剂与规格

胶囊:50 mg、100 mg。遮光,密闭,干燥处保存。

五、替加环素

(一)别名

老虎素,Tygacil。

(二)作用与用途

本品是静脉给药的甘氨酰环素类抗生素。其结构与四环素类药物相似。都是通过与细菌30S核糖体结合,阻止转移RNA的进入,使得氨基酸无法结合成肽链,最终起到阻断细菌蛋白质合成,限制细菌生长的作用。但替加环素与核糖体的结合能力是其他四环素类药物的5倍。替加环素的抗菌谱包括革兰阳性菌、革兰阴性菌和厌氧菌。体外实验和临床试验显示,替加环素对部分需氧革兰阴性菌(如弗氏枸橼酸杆菌、阴沟肠杆菌、大肠埃希菌、产酸克雷伯菌和肺炎克雷伯菌、鲍曼不动杆菌、嗜水气单胞菌、克氏枸橼酸杆菌、产气肠杆菌、黏质沙雷菌和嗜麦芽寡养单胞菌等)敏感。铜绿假单胞菌对替加环素耐药。替加环素静脉给药的峰浓度为0.63～1.45 μg/mL,蛋白结合率为71%～89%。本品给药后有22%以原形经尿排泄,其平均血中半衰期范围为27小时(单剂量100 mg)～42小时(多剂量)。临床用于成人复杂皮肤及软组织感染和成人复杂的腹内感染,包括复杂阑尾炎、烧伤感染、腹内脓肿、深部软组织感染及溃疡感染。

(三)注意事项

常见不良反应为恶心和呕吐,其发生时间通常在治疗头1～2天之内,程度多为轻中度。复杂皮肤和皮肤结构感染患者应用替加环素治疗时，其恶心和呕吐的发生率分别为35%和20%，替加环素不会抑制细胞色素 P_{450} 酶系介导的代谢。孕妇若应用替加环素可能会对胎儿造成损害。在牙齿发育过程中（包括妊娠后期、婴儿期和8岁以前幼儿期）应用替加环素可使婴幼儿牙齿变色（黄色或灰棕色）。

（四）用法与用量

替加环素的推荐初始剂量为100 mg，维持剂量为50 mg，每12小时经静脉滴注1次；每次滴注时间为30～60分钟。替加环素治疗复杂皮肤和皮肤结构感染或者复杂腹内感染的推荐疗程均为5～14天。轻中度肝功能损害患者、肾功能损害患者或者血液透析患者均无须调整给药剂量；重度肝功能损害患者的推荐初始剂量仍为100 mg，维持剂量降低至25 mg，每12小时1次。

（五）制剂与规格

替加环素为橙色冻干粉针，规格为50 mg。

（邵小芹）

第六节　喹诺酮类抗生素

喹诺酮类抗生素属化学合成抗菌药物 。自合成第1个喹诺酮类药物萘啶酸，合成吡哌酸以来，该类药物发展迅速，尤其是近年来新一代喹诺酮类——氟喹诺酮类的众多品种面世，在感染性疾病的治疗中发挥了重要作用。氟喹诺酮类具有下列共同之处：①抗菌谱广，尤其对需氧革兰阴性杆菌具强大抗菌作用，由于其结构不同于其他抗生素，因此对某些多重耐药菌仍具良好抗菌作用。②药物在组织、体液中浓度高，体内分布广泛。③消除半衰期长，多数品种有口服及注射用两种制剂，因而减少了给药次数，使用方便。由于上述特点，氟喹诺酮类药物在国内外均不断有新品种用于临床。

在国内已广为应用者有诺氟沙星、氧氟沙星、环丙沙星等，近期一些氟喹诺酮类新品种相继问世，如左氧氟沙星、加替沙星、莫西沙星等，上述新品种与沿用品种相比，明显增强了对社区获得性呼吸道感染主要病菌肺炎链球菌、溶血性链球菌等需氧革兰阳性菌的抗菌作用，对肺炎支原体、肺炎衣原体和军团菌的抗微生物活性亦增高，因此这些新品种有指征用于社区获得性肺炎、急性鼻窦炎、急性中耳炎，故又被称为"呼吸喹诺酮类"。然而近年来，国内临床分离菌对该类药物的耐药性明显增高，尤以大肠埃希菌为著，耐甲氧西林葡萄球菌及铜绿假单胞菌等的耐药率亦呈上升趋势，直接影响了该类药物的疗效。耐药性的增长与近几年来国内大量无指征滥用该类药物密切有关，因此，有指征地合理应用氟喹诺酮类药物是控制细菌耐药性增长、延长该类药物使用寿命的关键。在喹诺酮类药物广泛应用的同时，该类药物临床应用的安全性日益受到人们的关注，除已知该类药物在少数病例中可致严重中枢神经系统反应、光毒性、肝毒性、溶血性尿毒症等外，某些氟喹诺酮类药致QT间期延长引发严重室性心律失常；对血糖的影响，尤其在与糖尿病治疗药同用时发生的低血糖和高血糖等，虽均属偶发不良事件，但亦需引起高度警惕。在应用该类药物时，进行严密观察及监测，以保障患者的安全。

一、诺氟沙星

(一)作用与用途

本品对枸橼酸杆菌属、阴沟肠杆菌、产气肠杆菌等肠杆菌属、大肠埃希菌、克雷伯菌属、变形菌属、沙门菌属、志贺菌属等,有较强的抗菌活性。对青霉素耐药的淋病奈瑟菌、流感嗜血杆菌和卡他英拉菌亦有良好抗菌作用。静脉滴注 0.4 g,经 0.5 小时后达血药峰浓度,约为 5 μg/mL。血清蛋白结合率为 10%～15%,血中半衰期为(0.245±0.93)小时,26%～32%以原形和 10%以代谢物形式自尿中排出,自胆汁和/或粪便中的排出量占 28%～30%。临床用于敏感菌所致的呼吸道感染、尿路感染、淋病、前列腺炎、肠道感染和伤寒及其他沙门菌感染。

(二)注意事项

不良反应有胃肠道反应,少数患者出现周围神经的刺激症状、变态反应、光敏反应,应避免过度暴露于阳光。本品在婴幼儿及 18 岁以下青少年的安全性尚未确定。但本品用于数种幼龄动物时,可致关节病变。因此不宜用于 18 岁以下的小儿及青少年。孕妇、哺乳期女性禁用。本品与茶碱类药物、环孢素合用可引起相应药物代谢减少,需调整剂量。

(三)用法与用量

成人静脉滴注,一次 0.2～0.4 g,每天 2 次;口服,一次 0.1～0.2 g,每天 3～4 次;空腹口服吸收较好。

(四)制剂与规格

注射液:100 mL∶0.2 g;胶囊:0.1 g。避光,干燥处保存。

二、环丙沙星

(一)作用与用途

抗菌谱与诺氟沙星相似,静脉滴注本品 0.2 g 和 0.4 g 后,其血药峰浓度分别为 2.1 μg/mL 和4.6 μg/mL。血清蛋白结合率为 20%～40%,静脉给药后 50%～70%的药物以原形从尿中排出。口服本品 0.2 g 或 0.5 g 后,其血药峰浓度分别为 1.21 μg/mL 和 2.5 μg/mL,达峰时间为 1～2小时。血清蛋白结合率为 20%～40%。血中半衰期为 4 小时。口服给药后 24 小时以原形经肾脏排出给药量的 40%～50%。临床用于敏感菌引起的泌尿生殖系统感染、呼吸道感染、胃肠道感染、伤寒、骨和关节感染、皮肤软组织感染、败血症等全身感染。

(二)注意事项

含铝或镁的制酸药可减少本品口服的吸收,其他参见氧氟沙星。

(三)用法与用量

成人静脉滴注,每天 0.2 g,每 12 小时 1 次;口服,一次 250 mg,每天 2 次,重症者可加倍量;每天剂量不得超过 1.5 g。

(四)制剂与规格

注射液:100 mL∶0.2 g;200 mL∶0.4 g。片剂:0.25 g。遮光,密封保存。

三、氧氟沙星

(一)作用与用途

本品作用机制是通过抑制细菌 DNA 旋转酶的活性,阻止细菌 DNA 的合成和复制而导致细菌死亡。本品对多数肠杆菌科细菌，如大肠埃希菌、克雷伯菌属、变形杆菌属、沙门菌属、志贺菌属和流感嗜血杆菌、嗜肺军团菌、淋病奈瑟菌等革兰阴性菌有较强的抗菌活性。对金黄色葡萄球菌、肺炎链球菌、化脓性链球菌等革兰阳性菌和肺炎支原体、肺炎衣原体也有抗菌作用。口服100 mg和200 mg，血药达峰时间为0.7小时，血药峰浓度分别为1.33 μg/mL和2.64 μg/mL。尿中48小时可回收药物70%～87%。血中半衰期为4.7～7.0小时。临床用于敏感菌引起的泌尿生殖系统感染、呼吸道感染、胃肠道感染、伤寒、骨和关节感染、皮肤软组织感染、败血症等全身感染。

（二）注意事项

不良反应有胃肠道反应，中枢神经系统反应（头昏、头痛、嗜睡或失眠），变态反应，光敏反应较少见但应避免过度暴露于阳光下。本品在婴幼儿及18岁以下青少年的安全性尚未确定。但本品用于数种幼龄动物时，可致关节病变。因此不宜用于18岁以下的小儿及青少年。孕妇、哺乳期女性禁用。本品与茶碱类药物、环孢素合用可引起相应药物代谢减少，需调整剂量。

（三）用法与用量

成人静脉缓慢滴注，一次0.2～0.3 g，每天2次；口服，一次0.2～0.3 g，每天2次。

（四）制剂与规格

注射液：100 mL∶0.2 g。片剂：0.1 g、0.2 g。遮光，密封保存。

四、依诺沙星

（一）作用与用途

本品对葡萄球菌、链球菌、志贺杆菌、克雷伯杆菌、大肠埃希菌、沙雷杆菌、变形杆菌、铜绿假单胞菌及其他假单胞菌、流感杆菌、不动杆菌、淋病奈瑟菌、螺旋杆菌等有良好的抗菌作用。静脉给药0.2 g和0.4 g，血药达峰时间约为1小时，血药峰浓度为约2 mg/L和3～5 mg/L。血中半衰期为3～6小时，血清蛋白结合率为18%～57%。本品主要自肾排泄，48小时内给药量的52%～60%以原形自尿中排出，胆汁排泄为18%。临床用于由敏感菌引起的泌尿生殖系统感染、呼吸道感染、胃肠道感染、伤寒、骨和关节感染、皮肤软组织感染、败血症等全身感染。

（二）注意事项

参见诺氟沙星。

（三）用法与用量

静脉滴注。成人一次0.2 g，每天2次；重症患者最大剂量每天不超过0.6 g；疗程7～10天；滴注时注意避光。

（四）制剂与规格

注射液：100 mL∶0.2 g。遮光，密闭保存。

五、洛美沙星

（一）作用与用途

本品对肠杆菌科细菌如大肠埃希菌、志贺菌属、克雷伯菌属、变形杆菌属、肠杆菌属等具有高度的抗菌活性；流感嗜血杆菌、淋病奈瑟菌等对本品亦呈现高度敏感；对不动杆菌、铜绿假单胞菌等假单胞菌属、葡萄球菌属和肺炎链球菌、溶血性链球菌等亦有一定的抗菌作用。本品静脉滴注后血药峰浓度为(9±2.72)mg/L。血中半衰期为7～8小时。本品主要通过肾脏排泄，给药后

48 小时可自尿中以药物原形排出给药量的 60%～80%，胆汁排泄约 10%。空腹口服本品 200 mg后，(0.55±0.58)小时达血药浓度峰值，峰浓度为(2.29±0.58)mg/L。血中半衰期为 6～7 小时，主要通过肾脏以原形随尿排泄，在 48 小时内70%～80%随尿排出。临床用于敏感细菌引起的呼吸道感染，泌尿生殖系统感染，腹腔胆管、肠道、伤寒等感染，皮肤软组织感染等。

(二)注意事项

参见氧氟沙星。

(三)用法与用量

成人静脉滴注，一次 0.2 g，每天 2 次；尿路感染，一次 0.1 g，每天 2 次；疗程 7～14 天。口服，每天0.3 g，每天2 次；重者可增至每天 0.8 g，分 2 次服。单纯性尿路感染，一次 0.4 g，每天 1 次。

(四)制剂与规格

注射剂：0.2 g；250 mL∶0.2 g。片剂：0.2 g。遮光，密封，凉暗处保存。

六、甲磺酸培氟沙星

(一)作用与用途

本品对肠杆菌属细菌如大肠埃希菌、克雷伯菌属、变形杆菌属、志贺菌属、伤寒沙门菌属等及流感杆菌、奈瑟菌属等具有强大抗菌活性，对金黄色葡萄球菌和铜绿假单胞菌亦具有一定抗菌作用。静脉滴注0.4 g后，血药浓度峰值为 5.8 mg/L，与血清蛋白结合率为 20%～30%，血中半衰期较长，为 10～13 小时，本品及其代谢物主要经肾脏排泄，约占给药剂量的58.9%。临床用于敏感菌所致的各种感染：尿路感染，呼吸道感染，耳鼻喉部感染，妇科、生殖系统感染，腹部和肝胆系统感染，骨和关节感染，皮肤感染，败血症和心内膜炎，脑膜炎。

(二)注意事项

不良反应主要有胃肠道反应、光敏反应、神经系统反应、皮疹等。偶见注射局部刺激症状。孕妇及哺乳期女性及 18 岁以下患者禁用。避免同时服用茶碱、含镁或氢氧化铝抗酸剂。稀释液不能用氯化钠溶液或其他含氯离子的溶液。

(三)用法与用量

成人静脉滴注，常用量，一次 0.4 g，每 12 小时 1 次；口服，每天 0.4～0.8 g，分 2 次服。

(四)制剂与规格

注射液：5 mL∶0.4 g；胶囊：0.2 g。遮光，密封，阴凉处保存。

七、司帕沙星

(一)作用与用途

本品对金黄色葡萄球菌、表皮葡萄球菌、链球菌、粪肠球菌等有明显抗菌作用；对大肠埃希菌、克雷伯菌属、志贺菌属、变形杆菌属、肠杆菌属、假单胞菌属、不动杆菌属等亦有很好的抗菌作用。本品还对支原体、衣原体、军团菌、厌氧菌包括脆弱类杆菌也有很好的抗菌作用。单次口服本品 100 mg 或 200 mg 时，达峰时间为 4 小时，血药峰浓度为 0.34 μg/mL 或 0.58 μg/mL。生物利用度为 90%。胆囊的浓度约为血浆药物浓度的 7 倍，血清蛋白结合率为 50%。本品血中半衰期 16 小时左右。肾脏清除率为 1.51%。健康人单次口服本品 200 mg，72 小时后给药量的 12%以原形、29%以复合物形式随尿排出体外。胆汁排泄率高，给药量的 51%左右以原形随粪便排出体外。临床用于敏感菌所致的呼吸道感染、肠道感染、胆管感染、泌尿生殖系统感染、皮肤软组织感染等。

(二)注意事项

不良反应的发生率极低,主要有胃肠道反应、变态反应、神经系统反应、QT 间期延长等。对喹诺酮类药物过敏者、孕妇、哺乳期女性及 18 岁以下者禁用。光过敏患者禁用或慎用。其他见喹诺酮类药物。

(三)用法与用量

成人口服给药,每次 100～300 mg,最多不超过 400 mg,每天 1 次;疗程为 4～7 天。

(四)制剂与规格

片剂:100 mg。避光,密闭,室温保存。

八、左氧氟沙星

(一)作用与用途

本品为氧氟沙星的左旋体,其体外抗菌活性约为氧氟沙星的 2 倍。本品对多数肠杆菌科细菌,如大肠埃希菌、克雷伯菌属、变形杆菌属、沙门菌属、志贺菌属和流感嗜血杆菌、嗜肺军团菌、淋病奈瑟菌等革兰阴性菌有较强的抗菌活性。对金黄色葡萄球菌、肺炎链球菌、化脓性链球菌等革兰阳性菌和肺炎支原体、肺炎衣原体也有抗菌作用。单次静脉注射 0.3 g 后,血药峰浓度约为 6.3 mg/L,血中半衰期约为 6 小时。血清蛋白结合率为 30%～40%。本品主要以原形药自肾排泄。口服 48 小时内尿中排出量为给药量的80%～90%。临床用于敏感菌引起的泌尿生殖系统感染、呼吸道感染、胃肠道感染、伤寒、骨和关节感染、皮肤软组织感染、败血症等全身感染。

(二)注意事项

不良反应有胃肠道反应和变态反应,中枢神经系统反应可有头昏、头痛、嗜睡或失眠,光敏反应较少见,但应避免过度暴露于阳光下。本品在婴幼儿及 18 岁以下青少年的安全性尚未确定。但本品用于数种幼龄动物时,可致关节病变。因此不宜用于 18 岁以下的小儿及青少年。孕妇、哺乳期女性禁用。本品与茶碱类药物、环孢素合用可引起相应药物代谢减少,需调整剂量。

(三)用法与用量

成人静脉滴注,每天 0.4 g,分 2 次滴注;重度感染患者每天剂量可增至 0.6 g,分 2 次。口服,每次100 mg,每天 2 次;严重感染最多每次 200 mg,每天 3 次。

(四)制剂与规格

注射剂:0.1 g、0.2 g、0.3 g。片剂:0.1 g。遮光,密闭,阴凉处保存。

九、莫西沙星

(一)作用与用途

莫西沙星对耐青霉素和红霉素肺炎链球菌、嗜血流感杆菌、卡他莫拉汉菌、肺炎支原体、肺炎衣原体及军团菌等有良好抗菌作用,一次用药后 1～3 小时药物的血清浓度达到高峰,服药200～400 mg 后血药峰浓度范围在 1.2～5.0 mg/L。单剂量 400 mg 静脉滴注 1 小时后,在滴注结束时血药浓度达峰值,约为4.1 mg/L,与口服相比平均约增加 26%。血中半衰期为 11.4～15.6 小时,口服绝对生物利用度达到82%～89%,静脉滴注略高。口服或静脉给药后约有 45%的药物以原形自尿(约 20%)和粪便(约 25%)中排出。临床用于敏感菌所致的呼吸道感染,包括慢性支气管炎急性发作,轻、中度社区获得性肺炎和急性细菌性鼻窦炎。

(二)注意事项

禁用于儿童、处于发育阶段的青少年和孕妇。不良反应主要有胃肠道反应、变态反应、神经系统反应、QT 间期延长等。

(三)用法与用量

成人口服每天 1 次 400 mg,连用 5～10 天;静脉滴注,一次 400 mg,每天 1 次。

(四)制剂与规格

片剂:0.4 g。避光,密封,干燥条件下贮存。注射液:250 mL∶400 mg 莫西沙星,2.25 g 氯化钠。避光,密封保存,不要冷藏或冷冻。

十、加替沙星

(一)作用与用途

加替沙星为新一代喹诺酮类抗生素。甲氧西林敏感金黄色葡萄球菌、青霉素敏感的肺炎链球菌,对大肠埃希菌、流感和副流感嗜血杆菌、肺炎克雷伯杆菌、卡他莫拉菌、淋病奈瑟菌、奇异变形杆菌及肺炎衣原体、嗜肺性军团杆菌、肺炎支原体对其敏感。本品静脉滴注约 1 小时达血药峰浓度。400 mg 每天 1 次静脉注射的平均稳态血药浓度峰值和谷值分别约为 4.6 mg/L 和 0.4 mg/L。加替沙星片口服与本品静脉注射生物等效,口服的绝对生物利用度约为 96%。加替沙星血清蛋白结合率约为 20%,与浓度无关。加替沙星广泛分布于组织和体液中,唾液中药物浓度与血浆浓度相近,而在胆汁、肺泡巨噬细胞、肺实质、肺表皮细胞层、支气管黏膜、窦黏膜、阴道、宫颈、前列腺液和精液等靶组织的药物浓度高于血浆浓度。加替沙星无酶诱导作用,在体内代谢极低,主要以原形经肾脏排出。本品静脉注射后 48 小时,药物原形在尿中的回收率达 70%以上,加替沙星平均血中半衰期为 7～14 小时。本品口服或静脉注射后,粪便中的原药回收率约为 5%,提示加替沙星也可经胆管和肠道排出。临床用于治疗敏感菌株引起的中度以上的下列感染性疾病:慢性支气管炎急性发作、急性鼻窦炎、社区获得性肺炎、单纯性或复杂性泌尿道感染(膀胱炎)、肾盂肾炎、单纯性尿道和宫颈淋病等。

(二)注意事项

可见症状性高血糖和低血糖的报道,严禁将其他制剂加入含本品的瓶中静脉滴注,也不可将其他静脉制剂与本品经同一静脉输液通道使用。如果同一静脉输液通道用于输注不同的药物,在使用本品前后必须用与本品和其他药物相容的溶液冲洗通道。本品在配制供静脉滴注用 2 mg/mL的静脉滴注液时,为保证滴注液与血浆渗透压等张,不宜采用普通注射用水。本品静脉滴注时间不少于 60 分钟,严禁快速静脉滴注或肌内、鞘内、腹腔内、皮下用药。其他见莫西沙星。

(三)用法与用量

成人口服 400 mg,每天 1 次;静脉滴注 200 mg,每天 2 次。

(四)制剂与规格

片剂:100 mg;200 mg;400 mg。密封,30 ℃以下干燥处保存。注射剂:5 mL∶100 mg;10 mL∶100 mg;100 mL∶200 mg;200 mL∶400 mg。遮光,密闭,阴凉处保存。

十一、氟罗沙星

(一)作用与用途

本品对大肠埃希菌、肺炎克雷伯杆菌、变形杆菌属、伤寒沙门菌、副伤寒杆菌、志贺菌属、阴沟肠杆菌、铜绿假单胞菌、脑膜炎奈瑟菌、流感嗜血杆菌、摩拉卡他菌、嗜肺军团菌、淋奈瑟菌等均有较强的抗菌作用。对葡萄球菌属、溶血性链球菌等革兰阳性菌亦具有中等抗菌作用。静脉缓慢滴注100 mg或400 mg后，血清峰浓度分别为2.9 mg/L或5.75 mg/L。血中半衰期为(12±3)小时，血清蛋白结合率低，约为23%。给药量的60%～70%以原形或代谢产物经肾脏排泄。口服200 mg，最高血药峰浓度为2.9 μg/mL；血中半衰期为10～12小时，血清蛋白结合率为32%。本品主要从尿中排泄，口服72小时后，在尿中回收率为83%，其中90%为原药形式。临床用于对本品敏感细菌引起的膀胱炎、肾盂肾炎、前列腺炎、附睾炎、淋病奈瑟菌性尿道炎等泌尿生殖系统感染；伤寒沙门菌感染、细菌性痢疾等消化系统感染；皮肤软组织感染、骨感染、腹腔感染及盆腔感染等。

(二)注意事项

孕妇、哺乳期女性及18岁以下患者禁用。本品不良反应为胃肠道反应、中枢神经系统反应等。本品避免同时服用茶碱、含镁或氢氧化铝抗酸剂。稀释液不能用氯化钠溶液或其他含氯离子的溶液。

(三)用法与用量

成人避光缓慢静脉滴注，一次0.2～0.4 g，每天1次；口服，一次0.2～0.3 g，每天1次。

(四)制剂与规格

注射液：100 mL(氟罗沙星0.2 g，葡萄糖5 g)。遮光，密闭，阴凉处保存。

十二、妥舒沙星

(一)作用与用途

本品对革兰阳性菌、革兰阴性菌、大多数厌氧菌均有良好的抗菌作用。口服本品150 mg、300 mg的达峰时间为1.0～2.5小时，峰浓度分别为0.37 μg/mL和0.81 μg/mL，本品在血浆中主要以原形存在，主要随尿排泄。临床用于敏感菌引起的呼吸道、肠道、泌尿系统及外科、妇产科、耳鼻喉科、皮肤科、眼科、口腔科感染。

(二)注意事项

见司帕沙星片。

(三)用法与用量

成人口服给药。每天300 mg，分2次服；或每天450 mg，分3次服；少数患者可达每天600 mg，分3次服。

(四)制剂与规格

片剂：150 mg。密封，干燥，避光凉暗处保存。

十三、芦氟沙星

(一)作用与用途

本品对革兰阴性菌具良好抗菌作用，包括大肠埃希菌、伤寒沙门菌、志贺菌属、流感嗜血杆菌、淋病奈瑟菌等均具有较强的抗菌活性。对葡萄球菌属、溶血性链球菌等革兰阳性球菌也有一定的抗菌作用。对铜绿假单胞菌无效。单剂量口服0.2 g后，血药峰浓度约为2.3 mg/L，达峰时间约为3小时。血中半衰期长，约为35小时。本品主要以原形自肾脏排泄，约为50%，胆汁排泄占1%。临床用于敏感菌引起的下呼吸道和泌尿生殖系统感染。

(二)注意事项

见司帕沙星片。

(三)用法与用量

口服。一次 0.2 g,每天 1 次,首剂量加倍为 0.4 g;疗程 5～10 天,对前列腺炎的疗程可达 4 周。

(四)制剂与规格

胶囊:0.2 g。遮光,密封,干燥处保存。

(邵小芹)

第七节　酰胺醇类抗生素

酰胺醇类抗生素目前临床应用的有氯霉素和甲砜霉素。

氯霉素具广谱抗菌作用,但其对革兰阴性杆菌如流感嗜血杆菌、沙门菌属等的作用较葡萄球菌等革兰阳性菌为强;氯霉素尚对厌氧菌,包括脆弱拟杆菌等亦有效;对衣原体属、支原体属和立克次体属亦具抗微生物作用。氯霉素对细胞内病原微生物有效,也易通过血-脑脊液屏障进入脑脊液中。故氯霉素目前仍为下列感染的选用药物:①伤寒等沙门菌感染,目前耐氯霉素的伤寒沙门菌呈增多趋势,但对氯霉素敏感者,该药仍为适宜选用药物。②化脓性脑膜炎,流感嗜血杆菌脑膜炎或病原菌不明的化脓性脑膜炎。③脑脓肿,因病原菌常系需氧和厌氧菌的混合感染。④腹腔感染,常需与氨基糖苷类联合应用以控制需氧及厌氧菌的混合感染。

氯霉素有血液系统毒性,因此不宜用作轻症感染的选用药,更不应作为感染的预防用药。宜用于某些重症感染,低毒性药物治疗无效或属禁忌的患者。甲砜霉素亦可引起红细胞生成抑制以及白细胞、血小板的减少,其抗菌作用较氯霉素为弱,故亦不宜作为常见感染的选用药。另外,具有较氯霉素明显增强的免疫抑制作用,但对其临床应用价值尚无定论。除血液系统毒性外,由于氯霉素的大剂量应用可致早产儿或新生儿发生外周循环衰竭(灰婴综合征),故在妊娠后期、孕妇及新生儿中应避免使用氯霉素,有指征应用者必须进行血药浓度监测,给药个体化。

一、氯霉素

(一)作用与用途

本品抗菌谱包括流感杆菌、肺炎链球菌和脑膜炎奈瑟菌、某些厌氧菌、立克次体属、螺旋体和衣原体属。对金黄色葡萄球菌、链球菌、大肠埃希菌、肺炎克雷伯菌、奇异变形杆菌、伤寒沙门菌、副伤寒沙门菌、志贺菌属等具有抑菌作用。本品静脉给药后可透过血-脑脊液屏障进入脑脊液中。脑膜无炎症时,脑脊液药物浓度为血药浓度的 21%～50%;脑膜有炎症时,可达血药浓度的 45%～89%。新生儿及婴儿患者可达 50%～99%,也可透过胎盘屏障进入胎儿循环。血清蛋白结合率为 50%～60%。成人血中半衰期为1.5～3.5 小时,在 24 小时内 5%～10%以原形由肾小球滤过排泄,80%以无活性的代谢产物由肾小管分泌排泄。本品为敏感菌株所致伤寒、副伤寒的选用药物,与氨苄西林合用治疗流感嗜血杆菌脑膜炎或对青霉素过敏患者的肺炎链球菌、脑膜炎奈瑟菌脑膜炎，敏感的革兰阴性杆菌脑膜炎等。

(二)注意事项

对造血系统的毒性反应是氯霉素最严重的不良反应，表现为白细胞和血小板减少、不可逆性再生障碍性贫血。早产儿或新生儿应用大剂量氯霉素易发生灰婴综合征。还可引起周围神经炎和视神经炎、变态反应、二重感染及消化道反应。妊娠末期或分娩期、哺乳期女性及新生儿不宜应用本品。由于氯霉素可抑制肝细胞微粒体酶的活性替代合用药物的血清蛋白结合部位，与抗癫痫药、降血糖药合用时可增加后者的药理作用。本品与林可霉素类或大环内酯类抗生素合用可发生拮抗作用，因此不宜联合应用。

(三)用法与用量

口服或静脉滴注，本品不宜肌内注射。

1.成人

静脉滴注，一天 2～3 g，分 2 次给予；口服，一天 1.5～3.0 g，分 3～4 次给予。

2.儿童

静脉滴注，按体重一天 25～50 mg/kg，分 3～4 次给予；新生儿必须用时一天不超过 25 mg/kg，分4 次给予。

(四)制剂与规格

注射液：2 mL∶0.25 g；片剂：0.25 g。密闭，避光贮存。

二、甲砜霉素

(一)作用与用途

本品是氯霉素的同类物，抗菌谱和抗菌作用与氯霉素相仿，具广谱抗微生物作用，但有较强的免疫抑制作用，且较氯霉素强约 6 倍。本品口服后吸收迅速而完全，正常人口服 400 mg 后 2 小时血药浓度达峰值，为 4 mg/L。经吸收后在体内广泛分布，以肾、脾、肝、肺等中的含量较多，比同剂量的氯霉素高3～4 倍。血中半衰期约 1.5 小时，肾功能正常者 24 小时内自尿中排出给药量的 70%～90%，部分自胆汁中排泄，胆汁中浓度可为血药浓度的几十倍。甲砜霉素在体内不代谢，故肝功能异常时血药浓度不受影响。临床用于敏感菌如流感嗜血杆菌、大肠埃希菌、沙门菌属等所致的呼吸道、尿路、肠道等感染。

(二)注意事项

本品可致 10%患者发生消化道反应，亦可引起造血系统的毒性反应，主要表现为可逆性红细胞生成抑制，白细胞、血小板减低；发生再生障碍性贫血者罕见。早产儿及新生儿中尚未发现有“灰婴综合征”者。其他见氯霉素。

(三)用法与用量

口服。成人一天 1.5～3.0 g，分 3～4 次；儿童按体重一天 25～50 mg/kg，分 4 次服。

(四)制剂与规格

胶囊：0.25 g。密闭，避光保存。

(邵小芹)

第八节 磺胺类及甲氧苄啶类抗生素

一、复方磺胺甲噁唑

(一)别名

百炎净。

(二)作用与用途

本品为磺胺类药物磺胺甲噁唑(SMZ)与磺胺增效剂甲氧苄啶(TMP)组成,故两者具有协同抗菌作用。对多数革兰阳性菌、革兰阴性菌敏感。对链球菌、肺炎链球菌、葡萄球菌、大肠埃希菌、克雷伯杆菌、沙门菌属、奇异变形杆菌、普通变形杆菌、流感杆菌等敏感。临床用于急性支气管炎、肺部感染、尿路感染、伤寒、菌痢等的治疗。

(三)注意事项

对磺胺类药过敏者禁用。对呋塞米、砜类、噻嗪类利尿药、磺脲类、碳酸酐酶抑制剂过敏的患者,对本品亦可过敏。葡萄糖-6-磷酸脱氢酶缺乏及血卟啉症患者慎用本品。应嘱咐患者服药期间多饮水。不良反应主要有变态反应,粒细胞及血小板减少,消化系统反应,结晶尿、血尿和管型尿等肾脏损害。

(四)用法与用量

1.成人

口服,每次 2 片,每 12 小时 1 次,首剂加倍;肌内注射,每次 2 mL,每天 2 次。

2.儿童

口服混悬剂,按体重每次 0.6 mL/kg,每天 2 次。

(五)制剂与规格

片剂:0.5 g(每片含 SMZ 400 mg+TMP 80 mg);注射剂:2 mL(每毫升含 SMZ 0.4 g+TMP 0.08 g);混悬液:每 10 mL 相当于 1 片片剂。避光,密封保存。

二、柳氮磺吡啶

(一)作用与用途

本品在肠道内被该处细菌分解为磺胺吡啶与 5-氨基水杨酸。作用主要在活性的 5-氨基水杨酸,后者能抑制前列腺素(PGE_2)的合成,减轻炎症反应。磺胺吡啶与 5-氨基水杨酸抑制脂加氧酶,减少花生四烯酸和白三烯的生成,抑制白细胞趋化、平滑肌收缩、黏液分泌及血管通透性。临床主要用于炎症性肠病,即 Crohn 病和溃疡性结肠炎、类风湿关节炎、出血性直肠炎。

(二)注意事项

不良反应有变态反应和呼吸系统、血液系统、消化系统等反应。本品对磺胺药、呋塞米、磺酰基类、噻嗪类利尿药、碳酸酐酶抑制药或水杨酸类药物有交叉过敏。2 岁以下小儿禁用。

(三)用法与用量

口服。

1.成人

炎症性肠病，初量为每次 1～1.5 g，每 6～8 小时 1 次，维持量为每次 0.5 g，每 6 小时 1 次（总疗程可达1 年）；直肠给药，溃疡性结肠炎（直肠-乙状结肠型），每次 0.5 g，每天 2～3 次。

2.2 岁以上儿童

炎症性肠病，初量为每次按体重 5～10 mg/kg，每 4 小时 1 次；或按体重 10～15 mg/kg，每 6 小时 1 次；维持量为每次按体重 7.5～10.0 mg/kg，每 6 小时 1 次。

（四）制剂与规格

片剂：0.25 g。遮光，密封保存。

三、甲氧苄啶

（一）别名

磺胺增效剂。

（二）作用与用途

本品属抑菌剂，与磺胺药的合用可使细菌的叶酸合成代谢遭到双重阻断，有协同作用，使磺胺药抗菌活性增强，并可使其抑菌作用转为杀菌作用，减少耐药菌株。临床用于对其呈现敏感的大肠埃希菌、奇异变形杆菌、肺炎克雷伯菌、某些肠杆菌属和腐生葡萄球菌等细菌所致的急性单纯性尿路感染初发患者。

（三）注意事项

本品可产生血液系统的不良反应、变态反应、胃肠道反应等。目前本品很少单用，一般均与磺胺药，如磺胺甲噁唑联合用药。早产儿、新生儿不宜应用本品。

（四）用法与用量

成人治疗急性单纯性尿路感染，口服 0.1 g，每 12 小时 1 次；或 0.2 g，每天 1 次；疗程 7～10 天。

（五）制剂与规格

片剂：0.1 g。避光，密封保存。

（邵小芹）

第十四章

抗寄生虫药

第一节 抗 疟 药

疟疾是由疟原虫引起的一种传染病。寄生于人体的疟原虫有间日疟原虫、恶性疟原虫、三日疟原虫和卵形疟原虫四种，分别引起间日疟、恶性疟、三日疟和卵形疟。间日疟和三日疟属良性疟。在我国以间日疟和恶性疟为主，其他两种少见，偶见国外传入的散在病例。抗疟药是用于预防和治疗疟疾的药物，是防治疟疾的重要手段。疟原虫有独特的生活史，其不同发育阶段在生物学上存在明显差异，因而导致对不同抗疟药的敏感性不同，因此必须了解疟原虫的生活史及抗疟药作用环节，以便根据防治的目的正确选择药物。

一、疟原虫的生活史

疟原虫的生活史可分为人体内的无性生殖阶段和雌性按蚊体内的有性生殖阶段。

(一)人体内无性生殖阶段

1.红细胞外期

雌性按蚊叮咬人时，将其唾液中的子孢子注入人体血液中，随即侵入肝细胞发育、繁殖，形成大量裂殖体。此期不出现症状，为疟疾的潜伏期，通常为10～14天。间日疟原虫的子孢子在遗传学上存在不同的亚型，有速发型和迟发型之分。两种类型的子孢子同时进入肝实质细胞后，速发型子孢子在较短时期内发育、繁殖成裂殖体。迟发型子孢子则经过一段时间的休眠期后才发育、繁殖成裂殖体。迟发型子孢子是疟疾复发的根源。恶性疟和三日疟不存在迟发型子孢子，故不引起复发。乙胺嘧啶能杀灭红细胞外期的裂殖体，用于病因性预防。伯氨喹对红细胞外期迟发型子孢子(休眠子)有杀灭作用，可阻止间日疟复发。

2.红细胞内期

红细胞外期形成的大量裂殖子破坏肝细胞而进入血液，侵入红细胞，经滋养体发育成裂殖体，并破坏红细胞，释放大量裂殖子及其代谢产物，以及红细胞破坏产生的大量变性蛋白，刺激机体，引起寒战、高热等症状。红细胞所释放的裂殖子可再侵入其他红细胞，如此反复循环，引起临床症状反复发作。作用于此期的药物有氯喹、奎宁、青蒿素等，能有效杀灭红细胞内期的裂殖体，从而控制临床症状和预防性抑制临床症状发作。

(二)雌性按蚊体内有性生殖阶段

红细胞内疟原虫不断裂体增殖，经数个周期后，细胞内裂殖子部分发育成雌、雄配子体。按蚊在吸食患者血时，雌、雄配子体随血液进入蚊体，进行有性生殖过程，成为疟疾的传播根源。伯氨喹能杀灭配子体，乙胺嘧啶能抑制配子体在蚊体内发育，有控制疟疾传播的作用。

抗疟药作用于疟原虫生活史的不同环节，从而抑制或杀灭疟原虫。根据用药的目的，将抗疟药分为三类：①主要用于控制症状的抗疟药（如氯喹、奎宁、青蒿素等）；②主要用于控制复发和传播的药物（如伯氨喹等）；③主要用于病因性预防的抗疟药（如乙胺嘧啶、磺胺类等）。

二、疟原虫的耐药性

1910 年首次发现恶性疟原虫对奎宁具有耐药性，20 世纪 60 年代发现广泛用于治疗疟疾的氯喹出现恶性疟耐药现象并迅速蔓延，抗疟药物耐药性已成为遏制疟疾流行的最大困难。因此，认识抗疟药的作用机制与耐药机制，是合理有效防治疟疾的基础。恶性疟原虫对氯喹，其次对奎宁、乙胺嘧啶等抗疟药产生耐药，而且耐氯喹的疟原虫株常对乙胺嘧啶和磺胺多辛产生交叉耐药。耐氯喹的间日疟原虫株也有报道。不同抗疟药产生耐药性的机制不同。恶性疟原虫对氯喹的耐药机制表现为疟原虫食物泡上黏附糖蛋白（多药耐药性蛋白）的基因点突变，导致黏附糖蛋白的变异而增加氯喹从食物泡的排出，减少氯喹在疟原虫体内的潴留量，降低作用靶位的药物浓度。钙通道阻滞剂能部分恢复恶性疟原虫对氯喹的敏感性。恶性疟原虫对乙胺嘧啶与磺胺类的耐药机制与减弱对叶酸合成的抑制作用有关，耐乙胺嘧啶的恶性疟原虫因二氢叶酸还原酶基因突变，引起二氢叶酸还原酶分子空间构象改变，导致乙胺嘧啶对二氢叶酸还原酶的镶合受挫；耐磺胺类药物的恶性疟原虫二氢蝶酸合酶基因点突变，影响药物在二氢蝶酸合酶分子内的镶合。

三、主要用于控制症状的抗疟药

很多年前，奎宁是唯一的抗疟药。后来应用米帕林治疗疟疾，但不良反应较多，且随后的研究证明该药对耐氯喹的恶性疟原虫无效，还与伯氨喹存在相互作用。氯喹是合成的重要抗疟药，能迅速控制症状。该药问世后不久出现耐药性，尤其是恶性疟原虫对氯喹的耐药性迅速蔓延，且由单一耐药性向多药耐药性发展。人们一直在努力寻找治疗耐药性虫株的抗疟药。中国中医研究院屠呦呦教授课题组从黄花蒿中提取的青蒿素，具有速效、低毒、无交叉耐药性的特点，是治疗恶性疟的首选药。这类药物通过杀灭红细胞内期的裂殖体从而中断疟原虫的无性生殖周期，可控制症状和预防性抑制症状发作。

（一）氯喹

氯喹是人工合成的 4-氨基喹啉衍生物。

1.药理作用和临床应用

(1)抗疟作用：其特点是起效快、疗效高、作用持久。对间日疟原虫和三日疟原虫以及敏感的恶性疟原虫的红细胞内期裂殖体有杀灭作用，能迅速有效地控制临床发作，通常用药后 24～48 小时内临床症状消退，48～72 小时血中疟原虫消失。氯喹具有在红细胞内尤其是被疟原虫入侵的红细胞内浓集的特点，有利于杀灭疟原虫。氯喹大量分布于内脏组织，停药后缓慢释放入血，加之在体内代谢与排泄缓慢，因而作用持久。氯喹也能预防性抑制疟疾症状发作，在进入疫区前 1 周和离开疫区后 4 周期间，每周服药 1 次即可。对间日疟和三日疟的配子体也有效，有助于防止良性疟传播，但对恶性疟的配子体无效。氯喹对红细胞外期疟原虫无效，不能用于病因性预防，也不能根治间日疟。

氯喹的抗疟作用机制尚未完全明了。已知疟原虫生长发育所需的氨基酸主要来自宿主红细胞的血红蛋白。疟原虫摄取的血红蛋白，在酸性食物泡内被蛋白酶分解，释放出氨基酸供疟原虫利用。疟原虫在消化血红蛋白过程中产生血红素(高铁原卟啉Ⅸ)，具有高氧化活性，对细胞膜、消化酶以及某些重要的生物分子具有氧化损伤作用。在正常情况下，疟原虫体内的血红素通过非酶途径聚合形成无活性不可溶的疟色素。氯喹为弱碱性药物，在感染疟原虫的红细胞内聚积，升高食物泡内 pH，干扰血红素非酶聚合为疟色素。另一方面，血红素对喹啉类(氯喹、奎宁、甲氟喹)有很高的亲和性，形成血红素-喹啉复合物，血红素-喹啉复合物能掺入血红素聚合链，进一步干扰血红素非酶聚合反应，导致血红素在疟原虫体内堆积，从而杀灭疟原虫。此外，氯喹可插入疟原虫 DNA 双螺旋结构中，形成稳固的 DNA-氯喹复合物，影响 DNA 复制和 RNA 转录，从而抑制疟原虫的分裂繁殖。敏感恶性疟原虫体内氯喹浓度高，而耐药恶性疟原虫体内氯喹浓度低。疟原虫对氯喹耐药的机制可能与药物从虫体排出增多或在红细胞内浓集能力降低有关。

(2)抗肠道外阿米巴病作用：能杀灭阿米巴滋养体。由于在肝脏中的浓度高，可用于治疗阿米巴肝脓肿。

(3)免疫抑制作用：大剂量氯喹能抑制免疫反应，偶尔用于治疗类风湿关节炎、红斑狼疮等。但对后者的疗效尚无定论，而且用量大，易引起毒性反应。

2.体内过程

口服吸收迅速而完全，抗酸药可干扰其吸收。血药浓度达峰时间为 3～5 小时，$t_{1/2}$ 为数天至数周，并随用药剂量增大而延长。氯喹与血浆蛋白结合率为 55%。广泛分布于全身组织，在肝、脾、肾、肺组织中的浓度常达血浆浓度的 200～700 倍，红细胞内的浓度比血浆浓度高约 10～20 倍，而在被疟原虫入侵的红细胞内的浓度又比正常红细胞内的浓度高出 25 倍。因分布容积非常大，在治疗急性发作时必须给予负荷量才能达到有效杀灭裂殖体的血药浓度。50%的药物在肝脏代谢，原形药及其代谢产物主要从尿中排出，酸化尿液可促进其排泄。

3.不良反应与注意事项

氯喹用于治疗疟疾时，不良反应较少，常见的不良反应有头痛、头晕、胃肠道反应、耳鸣、烦躁、皮肤瘙痒等，停药后可消失。长期大剂量应用时可见角膜浸润，表现为视觉模糊，少数影响视网膜，可引起视力障碍，应定期做眼科检查。大剂量或快速静脉给药时，可致低血压、心功能受抑、心电图异常、心脏骤停等，给药剂量大于 5 g 可致死。偶见 6-磷酸葡萄糖脱氢酶缺乏患者产生溶血、精神症状等。有致畸作用，孕妇禁用。

(二)奎宁

奎宁是从金鸡纳树皮中提取的一种生物碱，为奎尼丁的左旋体。

1.药理作用和临床应用

对各种疟原虫的红细胞内期裂殖体有杀灭作用，能控制临床症状，但疗效不及氯喹。对间日疟和三日疟的配子体也有效，但对恶性疟的配子体无效。对红细胞外期疟原虫无明显作用。抗疟机制与氯喹相似，可能与抑制血红素聚合酶活性而致血红素堆积有关。此外，奎宁以氢键与 DNA 双螺旋形成复合物，抑制其转录与蛋白合成。由于奎宁控制临床症状较氯喹作用弱，且毒性较大，故一般不作首选，主要用于耐氯喹或对多药耐药的恶性疟，尤其是脑型疟，危急病例静脉滴注给予负荷量，之后口服维持血药浓度。

奎宁有减弱心肌收缩力，减慢传导，延长不应期，兴奋子宫平滑肌，抑制中枢神经系统和微弱的解热镇痛作用。

2.体内过程

口服后主要在小肠上段迅速吸收，血药浓度约3小时达峰值，$t_{1/2}$约11小时。80%的药物与血浆蛋白结合。主要在肝脏中被氧化分解，迅速失效，其代谢物及少部分未被代谢的原形药经肾脏快速排泄，24小时后几乎全部排出，无蓄积性。在严重疟疾病者血中α-糖蛋白水平增高，奎宁与蛋白结合率增加，消除减慢，可延长半衰期。

3.不良反应与注意事项

(1)金鸡纳反应：奎宁以及从金鸡纳树皮中提取的其他生物碱，在治疗剂量时可引起一系列不良反应，称为金鸡纳反应，表现为耳鸣、头痛、恶心、呕吐、腹痛、腹泻、视力和听力减退等，多见于重复给药时，停药可恢复，个别患者对奎宁具有高敏性，小剂量单用即可出现上述反应。

(2)心血管反应：用药过量或滴注速度过快时可致严重低血压和致死性心律失常。奎宁静脉滴注应慢速，并密切观察患者心脏和血压变化。

(3)特异质反应：少数恶性疟患者尤其是缺乏葡萄糖-6-磷酸脱氢酶者，应用很小剂量即可引起急性溶血，发生寒战、高热、血红蛋白尿(黑尿)和急性肾衰竭，甚至死亡。某些过敏患者可出现皮疹、瘙痒、哮喘等。

(4)其他：奎宁能刺激胰岛β细胞，可引起高胰岛素血症和低血糖。对妊娠子宫有兴奋作用，故孕妇忌用。

(三)甲氟喹

甲氟喹是人工合成的4-喹啉-甲醇衍生物。

1.药理作用和临床应用

能有效杀灭红细胞内期裂殖体，特别是对成熟滋养体和裂殖体有强效杀灭作用。对红细胞外期疟原虫和配子体无效。主要用于耐氯喹或多药耐药的恶性疟，与磺胺多辛和乙胺嘧啶合用可增强疗效，延缓耐药的发生。用于症状抑制性预防，每2周用药一次。甲氟喹的抗疟机制尚未完全阐明，与氯喹相似，能升高疟原虫食物泡pH，与游离血红素形成复合物，抑制血红素聚合反应，导致血红素堆积，损伤虫体膜结构。

2.体内过程

胃肠外给药局部刺激强烈，仅能口服给药。口服吸收好，存在肝肠循环，血药浓度约17小时达峰值。在体内分布广，红细胞内浓度高。血浆蛋白结合率约98%。主要经粪便排泄，少量原形药从肾排泄，消除慢，$t_{1/2}$约20天。

3.不良反应与注意事项

常见恶心、呕吐、腹痛、腹泻、焦虑、眩晕，呈剂量相关性。半数患者可出现神经、精神系统不良反应，如眩晕、头痛、共济失调、视力或听力紊乱、忧虑、失眠、幻觉，偶见精神病等，通常较轻微，与血药浓度高低无关。有精神病史者禁用。对动物可致畸、影响发育。孕妇、2岁以下幼儿禁用。

(四)咯萘啶

咯萘啶为我国研制的一种抗疟药。对红细胞内期疟原虫有杀灭作用，对耐氯喹的恶性疟也有效。作用机制与破坏疟原虫复合膜及食泡结构有关。可用于治疗各种类型的疟疾，包括脑型疟。治疗剂量时不良反应轻微而少见，表现为食欲缺乏、恶心、头痛、头晕、皮疹和精神兴奋。一般病例可口服给药，脑型疟或危重患者采用缓慢静脉滴注。

(五)青蒿素

青蒿素是屠呦呦教授课题组在低温条件下，利用有机溶剂二乙基醚从菊科艾属植物黄花蒿中萃取分离出来的一种倍半萜内酯类过氧化物，是根据中医“青蒿截疟”的记载而发掘出的新型抗疟药，具有高效、速效、低毒的特点。后相继合成了青蒿素衍生物双氢青蒿素以及蒿甲醚、蒿乙醚和青蒿琥酯，并发现其抗疟作用较青蒿素高数 10 倍。

青蒿素能杀灭各种红细胞内期疟原虫，起效较其他抗疟药快。给予青蒿素 48 小时内疟原虫从血中消失，可能是因为其作用于疟原虫红细胞裂殖体中的环行体和早期滋养体，而其他大多数抗疟药作用于后期滋养体。对红细胞外期无效。青蒿素抗疟作用机制尚未完全明了，可能是血红素或 Fe^{2+} 催化青蒿素形成自由基破坏疟原虫表膜和线粒体结构，导致疟原虫死亡。主要用于耐氯喹或多药耐药的恶性疟，包括脑型疟的抢救。青蒿素与奎宁合用抗疟作用相加，与甲氟喹合用有协同作用，与氯喹或乙胺嘧啶合用则表现为拮抗作用。因有效血药浓度维持时间短，杀灭疟原虫不彻底，复发率高达 30%。与伯氨喹合用，可使复发率降至 10%。

本药不良反应少见，少数患者出现轻度恶心、呕吐、腹泻等，偶有血清转氨酶轻度升高。动物实验发现有胚胎毒性，孕妇慎用。

(六)青蒿素衍生物

蒿甲醚和蒿乙醚是青蒿素的脂溶性衍生物，而青蒿琥酯是青蒿素的水溶性衍生物，后者可经口、静脉、肌肉、直肠等多种途径给药。二药抗疟作用及作用机制与青蒿素相同，能杀灭红细胞内期的裂殖体，具有速效、高效、低毒等特点。可用于耐氯喹恶性疟的治疗以及危重病例的抢救。

(七)双氢青蒿素

双氢青蒿素为上述青蒿素及其衍生物的活性代谢产物，现已开发为抗疟药。治疗有效率为 100%，复发率约为 2%。不良反应少，偶见皮疹、一过性的网织红细胞下降等。

四、主要用于控制复发和传播的抗疟药

有学者合成了一系列 8-氨基喹啉类化合物，包括帕马喹、喷他喹、普拉莫西及伯氨喹，前三种药物抗疟作用弱、毒性大，已被伯氨喹所取代。这类药物能杀灭红细胞外期迟发型子孢子与血中配子体，故能控制复发和防止传播。

(一)伯氨喹的药理作用和临床应用

对间日疟红细胞外期迟发型子孢子(休眠子)有较强的杀灭作用，与血液裂殖体杀灭剂(如氯喹)合用，能根治良性疟，减少耐药性的发生。能杀灭各种疟原虫的配子体，阻止各型疟疾传播。对红细胞内期无效，不能控制疟疾临床症状的发作。

伯氨喹抗疟作用机制尚未明了。该药在体内转化为有抗疟活性的喹啉二醌，其结构与辅酶 Q 相似，能抑制辅酶 Q 的活性，阻断疟原虫线粒体内的电子传递，从而抑制疟原虫的氧化磷酸化过程。另外，伯氨喹的代谢产物具有很强的氧化作用，可干扰 NADP 还原，从而影响红细胞外期疟原虫的代谢。

(二)伯氨喹的体内过程

口服吸收完全，1～3 小时内血药浓度达峰值，$t_{1/2}$ 为 3～8 小时，广泛分布于组织，肝脏中浓度较高。大部分在肝脏代谢，其主要代谢物为 6-羟衍生物，代谢物排泄较慢，$t_{1/2}$ 达 22～30 小时，仅小部分以原形从尿排泄。

(三)伯氨喹的不良反应与注意事项

治疗量不良反应较少,可引起头晕、恶心、呕吐、腹痛等,停药后可恢复。偶见轻度贫血、发绀等。大剂量每天60~240 mg时上述症状加重,多数患者可致高铁血红蛋白血症。少数特异质者在小剂量时也可发生急性溶血性贫血和高铁血红蛋白血症,是因特异质者红细胞内缺乏葡萄糖-6-磷酸脱氢酶(G-6-PD)所致。G-6-PD通过辅酶Ⅱ(NADPⅡ)的递氢作用,使红细胞内氧化型谷胱甘肽(GSSG)还原为还原型谷胱甘肽(GSH),后者能保护红细胞膜、血红蛋白和红细胞内某些含巯基的酶,使其免受伯氨喹氧化代谢产物的损害。缺乏G-6-PD的患者,NADPH减少,影响红细胞内的GSSH转变为GSH,红细胞保护作用减弱,易受伯氨喹代谢产物氧化而发生溶血;另一方面,因NADPH减少,伯氨喹氧化代谢产生的高铁血红蛋白不能还原为血红蛋白,引起高铁血红蛋白血症。有蚕豆病史及家族史者禁用。

五、主要用于病因性预防的抗疟药

二胍类衍生物及其活性代谢物环氯胍能杀灭红细胞外期速发型子孢子,但作用效力较差。随后对这类药物抑制二氢叶酸还原酶作用机制的认识,促进其他二氢叶酸还原酶抑制剂如乙胺嘧啶的发现。磺胺类能抑制二氢蝶酸合酶,阻止二氢叶酸合成,与二氢叶酸还原酶抑制药合用,能双重阻断叶酸合成,增强抗疟原虫作用。

(一)乙胺嘧啶

1.药理作用和临床应用

乙胺嘧啶能杀灭各种疟原虫红细胞外期速发型子孢子发育、繁殖而成的裂殖体,用于病因性预防。其作用持久,服药一次,可维持1周以上。对红细胞内期疟原虫仅能抑制未成熟的裂殖体,对已发育成熟的裂殖体则无效。常需用药后第二个无性增殖期才能发挥作用,故控制临床症状起效缓慢。不能直接杀灭配子体,但含药血液随配子体被按蚊吸食后,能阻止疟原虫在蚊体内的发育,起阻断传播的作用。

疟原虫不能利用环境中的叶酸和四氢叶酸,必须自身合成叶酸并还原成四氢叶酸,才能在合成核酸的过程中被利用。乙胺嘧啶与二氢叶酸还原酶分子镶合性结合,抑制二氢叶酸还原酶活性,阻止二氢叶酸转变为四氢叶酸,阻碍核酸的合成,从而抑制疟原虫的繁殖。

2.体内过程

口服吸收慢但完全,4~6小时血药浓度达峰值,主要分布于肾、肺、肝、脾等。消除缓慢,$t_{1/2}$为80~95小时,服药一次有效血药浓度可维持约2周。代谢物从尿排泄,原型药可经乳汁分泌。

3.不良反应与注意事项

治疗剂量毒性小,偶可致皮疹。长期大剂量服用可能干扰人体叶酸代谢,引起巨细胞性贫血、粒细胞减少,及时停药或用甲酰四氢叶酸治疗可恢复。乙胺嘧啶过量引起急性中毒,表现为恶心、呕吐、发热、发绀、惊厥,甚至死亡。严重肝及肾功能损伤患者应慎用。动物实验有致畸作用,孕妇禁用。

(二)磺胺类与砜类

磺胺类与砜类能与二氢蝶酸合酶分子镶合性结合,抑制二氢蝶酸合酶的活性,从而阻止疟原虫合成二氢叶酸。主要用于耐氯喹的恶性疟,单用时疗效差,仅能抑制红细胞内期疟原虫,对红细胞外期无效。与二氢叶酸还原酶抑制药乙胺嘧啶合用,在叶酸代谢的两个环节上起双重阻抑作用，可增强疗效，并能延缓耐药性的发生。常用药物为磺胺多辛和氨苯砜。

六、抗疟药的合理应用

（一）抗疟药的选择

1.控制症状

对氯喹敏感疟原虫选用氯喹。

2.脑型疟

可用青蒿素类、二盐酸奎宁注射给药以提高脑内药物浓度。

3.耐氯喹的恶性疟

选用青蒿素类、奎宁、甲氟喹。

4.休止期

乙胺嘧啶和伯氨喹合用。

5.预防用药

乙胺嘧啶预防发作和阻止传播，氯喹能预防性抑制症状发作。

（二）联合用药

现有抗疟药尚无一种对疟原虫生活史的各个环节都有杀灭作用，因此应联合用药。氯喹与伯氨喹合用于发作期的治疗，既控制症状，又防止复发和传播。乙胺嘧啶与伯氨喹合用于休止期患者，可防止复发。不同作用机制的药物联合应用，可增强疗效，减少耐药性发生，如乙胺嘧啶与磺胺可协同阻止叶酸合成；对耐氯喹的恶性疟使用青蒿素与甲氟喹联合治疗。

（殷艳萍）

第二节　抗阿米巴病药及抗滴虫药

一、抗阿米巴病药

阿米巴病是由溶组织内阿米巴原虫所引起的一种传染病。溶组织内阿米巴存在包囊和滋养体两个发育时期。包囊是其传播的根源，人体经消化道感染阿米巴包囊，在肠腔内脱囊并迅速分裂成小滋养体，寄居在回盲部，与细菌共生。在宿主环境不适时，滋养体转变为包囊，随粪便排出体外，形成重要的传染源。滋养体为致病因子，小滋养体侵入肠壁组织，发育成大滋养体，破坏肠壁黏膜和黏膜下层组织，引起肠阿米巴病。滋养体也可随肠壁血液或淋巴迁移至肠外组织（肝、肺、脑等），引起肠外阿米巴病。肠内感染可表现为急、慢性阿米巴痢疾，肠外感染则以阿米巴肝脓肿常见。现有抗阿米巴病药主要作用于滋养体，多对包囊无直接作用。

（一）甲硝唑

甲硝唑为人工合成的5-硝基咪唑类化合物。同类药物还有替硝唑、尼莫唑、奥硝唑、塞克硝唑等，药理作用与甲硝唑相似，但血药浓度达峰值时间与作用维持时间不同。

1.药理作用和临床应用

(1)抗阿米巴作用。对肠内、肠外阿米巴滋养体有强大杀灭作用,对重症急性阿米巴痢疾与肠外阿米巴感染效果显著,对轻症阿米巴痢疾也有效。甲硝唑对无症状排包囊者疗效差,可能是肠道药物浓度较低之故。

(2)抗滴虫作用。为治疗阴道毛滴虫感染的首选药。口服剂量即可杀死精液及尿液中的阴道毛滴虫,但不影响阴道内正常菌群的生长,对感染阴道毛滴虫的男女患者均有较高的治愈率。

(3)抗厌氧菌作用。用于革兰阳性或革兰阴性厌氧球菌和杆菌引起的产后盆腔炎、败血症和骨髓炎等的治疗,也可与抗菌药合用防止妇科手术、胃肠外科手术时厌氧菌感染。

(4)抗贾第鞭毛虫作用。治疗贾第鞭毛虫病,治愈率达90%。

甲硝唑的作用机制未明,可能由于甲硝唑的甲基被还原后生成细胞毒性还原物,作用于细胞中大分子物质(DNA、蛋白质或膜结构),抑制DNA合成,促进DNA降解,从而干扰病原体的生长、繁殖,最终导致细胞死亡。

2.体内过程

口服吸收迅速,血药浓度达峰时间为1～3小时,生物利用度约95%以上,血浆蛋白结合率为20%。分布广,渗入全身组织和体液,可进入阴道分泌物、精液、唾液和乳汁,也可通过胎盘和血-脑屏障,脑脊液中药物可达有效浓度。有效血药浓度可维持12小时,$t_{1/2}$为8～10小时。主要在肝脏代谢,代谢物与原形药主要经肾排泄,亦可经乳汁排泄。

3.不良反应与注意事项

常见的不良反应有头痛、恶心、呕吐、口干、金属味感等。偶有腹痛、腹泻。少数患者出现荨麻疹、红斑、瘙痒、白细胞减少等。极少数患者出现头昏、眩晕、惊厥、共济失调和肢体感觉异常等神经系统症状,一旦出现,应立即停药。甲硝唑干扰乙醛代谢,服药期间饮酒易致急性乙醛中毒,表现为恶心、呕吐、腹痛、腹泻甚至头痛,故用药期间应禁酒。急性中枢神经系统疾病者禁用。肝、肾疾病者应酌情减量。长期大剂量使用有致癌和致突变作用,妊娠早期禁用。

(二)依米丁和去氢依米丁

依米丁为茜草科吐根属植物提取的异喹啉生物碱。去氢依米丁为其衍生物,药理作用相似,毒性略低。

1.药理作用和临床应用

两种药物对溶组织内阿米巴滋养体有直接杀灭作用,治疗急性阿米巴痢疾与阿米巴肝脓肿,能迅速控制临床症状。因毒性大,仅限于甲硝唑治疗无效或禁用者。对肠腔内阿米巴滋养体无效,不适用于症状轻微的慢性阿米巴痢疾及无症状的阿米巴包囊携带者。其作用机制为抑制肽酰基tRNA的移位,抑制肽链的延伸,阻碍蛋白质合成,从而干扰滋养体的分裂与繁殖。

2.体内过程

口服引起强烈恶心、呕吐,只能深部肌内注射。药物主要分布于肝、肾、脾和肺,以肝脏内浓度最高。经肾脏缓慢排泄,停药1～2个月后仍可在尿中检出,连续用药可引起蓄积中毒。

3.不良反应与注意事项

本药选择性低,也能抑制真核细胞蛋白质的合成,且易蓄积,毒性大。不良反应如下。

(1)心脏毒性:常表现为心前区疼痛、心动过速、低血压、心律失常,甚至心力衰竭;心电图改变表现为T波低平或倒置,QT间期延长。

(2)神经肌肉阻断作用:表现为肌无力、疼痛、震颤等。

(3)局部刺激:注射部位可出现肌痛、硬结或坏死。

(4)胃肠道反应:恶心、呕吐、腹泻等。治疗应在医师监护下进行。孕妇、儿童和有心、肝、肾疾病者禁用。

(三)二氯尼特

二氯尼特为二氯乙酰胺类衍生物,通常用其糠酸酯,为目前最有效的肃清包囊药。口服吸收迅速,1小时血药浓度达高峰,分布全身。对无症状或轻微症状的排包囊者有良好疗效。单用对急性阿米巴痢疾疗效差,用甲硝唑控制症状后,再用本药可直接杀灭小滋养体从而肃清肠腔内包囊,可有效防止复发。对肠外阿米巴病无效。不良反应轻,偶有恶心、呕吐和皮疹等。大剂量时可致流产,但无致畸作用。

(四)巴龙霉素

巴龙霉素为氨基糖苷类抗生素,口服吸收少,肠道浓度高。巴龙霉素抑制蛋白质合成,直接杀灭阿米巴滋养体;间接抑制肠内阿米巴共生菌,影响阿米巴生存与繁殖。临床用于治疗急性阿米巴痢疾。

(五)氯喹

氯喹为抗疟药,对阿米巴滋养体亦有杀灭作用。口服吸收迅速完全,肝脏中药物浓度远高于血浆药物浓度,而在肠壁的分布量很少。对肠内阿米巴病无效,用于治疗肠外阿米巴病,仅用于甲硝唑无效的阿米巴肝脓肿,宜与肠内抗阿米巴病药合用,以防复发。

(六)阿米巴病的用药原则

1.无症状排包囊者

首选二氯尼特,次选巴龙霉素。

2.轻中度阿米巴痢疾

甲硝唑加二氯尼特或巴龙霉素。

3.急性阿米巴痢疾

甲硝唑加二氯尼特,病重不能口服者可静脉滴注甲硝唑,甲硝唑禁用者可用依米丁治疗。

4.肠外阿米巴病

阿米巴肝脓肿、脑阿米巴病或其他肠外阿米巴病首选甲硝唑加二氯尼特。

二、抗滴虫药

抗滴虫药用于治疗阴道毛滴虫所引起的阴道炎、尿道炎和前列腺炎。目前认为甲硝唑是治疗滴虫病最有效的药物,并且简便、经济、安全,适合集体治疗。也可口服其同类药物如替硝唑、尼莫唑、奥硝唑等。

乙酰胂胺为五价胂剂,能直接杀灭滴虫。偶遇耐甲硝唑株滴虫感染时,可考虑改用乙酰胂胺局部给药。此药有轻度局部刺激作用,可使阴道分泌物增多。

阴道毛滴虫也可寄生于男性尿道,性伴侣应同时治疗,以保证疗效。治疗过程中也必须注意个人卫生,每天洗换内裤,消毒洗具。

(程慎令)

第三节 抗血吸虫病药及抗丝虫病药

一、抗血吸虫病药

血吸虫有日本血吸虫、曼氏血吸虫、埃及血吸虫等。在我国流行的血吸虫病是日本血吸虫所致，疫区曾分布于长江流域和长江以南13个省、直辖市、自治区。目前，湖南、湖北、江西、安徽、江苏、四川和云南等7省尚未达到传播控制标准，疫情最重的为湖南省岳阳市和湖北省荆州市。血吸虫病严重危害人类健康，药物治疗是消灭该病的重要措施之一。抗血吸虫病药能杀灭血吸虫，使患者恢复健康；另一方面，通过杀灭血吸虫成虫，杜绝虫卵的产生，消除传染源。

自应用三价锑剂酒石酸锑钾治疗埃及和日本血吸虫病，在随后的半个多世纪内本药一直是治疗血吸虫病的主要药物。但因心脏与肝脏毒性大，已被非锑剂药物取代。在非锑剂类药物研究史中，先后发现了硫蒽酮类化合物，六氯对二甲苯、美曲磷脂、硝硫氰胺和奥替普拉。对5种血吸虫病均有效的吡喹酮问世，使血吸虫病的药物治疗进入了一个新阶段，它具有高效、低毒、疗程短、口服有效等优点，成为目前治疗血吸虫病的首选药物。我国学者发现青蒿素及其衍生物也具有抗日本血吸虫作用，用于预防和早期治疗血吸虫病。

（一）吡喹酮

吡喹酮是人工合成的吡嗪异喹啉衍生物。

1.药理作用及作用机制

吡喹酮对日本、埃及、曼氏血吸虫单一感染或混合感染均有良好疗效，对血吸虫成虫有迅速而强效的杀灭作用，对幼虫也有较弱作用。对其他吸虫如华支睾吸虫、姜片吸虫、肺吸虫有显著杀灭作用。对各种绦虫感染和其幼虫引起的囊虫症、棘球蚴病也都有不同程度的疗效。

吡喹酮能增加虫体表膜对 Ca^{2+} 的通透性，促进 Ca^{2+} 的跨膜内流，干扰虫体内 Ca^{2+} 平衡。当吡喹酮达到有效浓度时，可提高肌肉活动，引起虫体痉挛性麻痹，失去吸附能力，导致虫体脱离宿主组织，从肠系膜静脉迅速移至肝脏，在肝内死亡。在较高治疗浓度时，可引起虫体表膜损伤，暴露隐藏的抗原，在宿主防御机制参与下，导致虫体破坏、死亡。吡喹酮损伤虫体表膜也可引起一系列生化变化，如谷胱甘肽S-转移酶、碱性磷酸酶活性降低，葡萄糖的摄取、转运受到抑制等。吡喹酮的作用具有高度选择性，对哺乳动物细胞膜则无上述作用。

2.体内过程

口服吸收迅速，1～3小时血药浓度达峰值。首过消除明显，生物利用度低。原药血浆蛋白结合率达80%，主要分布于肝、脾等组织，可通过血-脑屏障，但脑脊液中浓度低，为血浆浓度的15%～20%。$t_{1/2}$为0.8～1.5小时，血中代谢物浓度高于原药100余倍。严重肝脏疾病（包括肝、脾血吸虫病）患者$t_{1/2}$明显延长，可达4～6小时，24小时内吡喹酮口服量的70%以羟化代谢物形式从尿排泄，余下大部分被肝脏代谢后从胆汁排泄。

3.临床应用

治疗各型血吸虫病，适用于慢性、急性、晚期及有并发症的血吸虫病患者。也可用于肝脏华支睾吸虫病、肠吸虫病（如姜片虫病、异形吸虫病、横川后殖吸虫病等）、肺吸虫病及绦虫病等。

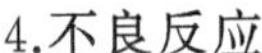

4.不良反应

不良反应少且短暂。口服后可出现腹部不适、腹痛、腹泻、头痛、眩晕、嗜睡等，服药期间避免驾车和高空作业。偶见发热、瘙痒、荨麻疹、关节痛、肌痛等，与虫体杀死后释放异体蛋白有关。少数出现心电图异常。未发现该药有致突变、致畸和致癌作用，但大剂量时使大鼠流产率增高，孕妇禁用。

(二)硝硫氰胺

硝硫氰胺为二苯胺异硫氰酯类化合物，对血吸虫成虫有杀灭作用，麻醉虫体吸盘和体肌，给药后第2天可见虫体全部“肝移”。本品可干扰虫体三羧酸循环，致虫体缺乏能量供应，在肝内逐渐死亡。对幼虫作用较成虫为弱，较大剂量才能阻止其发育为成虫。对成熟虫卵无抑制或杀灭作用。适用于各型血吸虫病包括脑型血吸虫病。

口服吸收快，2小时后血药浓度达峰值，在组织中分布广泛。主要由胃肠道排出，24小时粪中排出量为摄入量的65.6%。尿中排出量甚微，主要为葡糖醛酸结合物。

不良反应以神经系统和消化系统反应为主，反应轻重与剂量、疗程、年龄、性别有关。神经系统反应为头昏、头痛、记忆力减退、共济失调等，一般出现于治疗开始的第2～3天，持续3～7天消失，一般不影响治疗。其次为消化系统反应，有30%～50%的患者出现转氨酶升高，8%～12%患者可出现黄疸，一般出现于治疗后7～15天，肝活检提示肝内淤胆。此外，尚有发热、皮疹等不良反应。

(三)蒿甲醚和青蒿琥酯

蒿甲醚和青蒿琥酯对血吸虫幼虫，特别是对5～21天虫龄的幼虫有明显杀灭作用。在雌虫产卵前将其杀死，可保护宿主免受虫卵所致免疫反应损伤。可用于预防和早期治疗血吸虫病。

二、抗丝虫病药

我国流行的丝虫病为班氏丝虫和马来丝虫引起的，病原体寄生于淋巴系统，早期表现为淋巴管炎和淋巴结炎，晚期出现淋巴管阻塞症状。乙胺嗪为20世纪40年代发现的有效抗丝虫病药，兼有杀微丝蚴和成虫的作用，为目前最常用的药物。20世纪70年代我国研究的呋喃嘧酮，其治疗班氏丝虫病的疗效优于乙胺嗪，治疗马来丝虫病的疗效与乙胺嗪相似，不良反应有变态反应，大剂量引起肝脏毒性。伊维菌素用于治疗人盘尾丝虫病，对班氏丝虫病也有一定疗效。

(一)乙胺嗪

1.药理作用及作用机制

乙胺嗪对班氏丝虫和马来丝虫的成虫和微丝蚴均有杀灭作用。在体外，乙胺嗪对两种丝虫的微丝蚴和成虫并无直接杀灭作用，表明其杀虫作用依赖于宿主防御机制的参与。乙胺嗪具有哌嗪样超极化作用，使微丝蚴弛缓性麻痹而脱离寄生部位，迅速“肝移”，并易被单核-巨噬细胞系统拘捕。乙胺嗪也可破坏微丝蚴表膜的完整性，暴露抗原，易遭宿主防御机制的破坏。

2.体内过程

口服吸收迅速，1～2小时血药浓度达峰值，$t_{1/2}$为8小时。均匀分布各组织，大部分在体内氧化失活，30小时内大部分原形药及代谢物经肾脏排泄，4%～5%经肠排泄。反复给药无蓄积性，酸化尿液促进其排泄，而碱化尿液则减慢排泄，增高其血浆浓度与延长半衰期，因此在肾功能不全或碱化尿液时需要降低用量。

3.临床应用

治疗马来丝虫病的疗效优于班氏丝虫病。因本药对成虫作用弱，必须数年内反复用药才能治愈。

4.不良反应与注意事项

药物本身引起的不良反应轻微，常见厌食、恶心、呕吐、头痛、乏力等，通常在几天内均可消失。但因成虫和微丝蚴死亡释出大量异体蛋白引起的变态反应明显，表现为皮疹、淋巴结肿大、血管神经性水肿、畏寒、发热、哮喘、肌肉关节酸痛、心率加快以及胃肠功能紊乱等，给予地塞米松可缓解症状。

(二)伊维菌素

1.药理作用及作用机制

伊维菌素是放线菌所产生大环内酯阿维菌素 B_1 的同类物，具有抗多种寄生虫作用。盘尾丝虫病患者应用伊维菌素后，皮肤和眼组织内微丝蚴快速而显著减少。班氏丝虫病患者给予伊维菌素后，血中微丝蚴快速转阴。与乙胺嗪比，本药疗效高，起效快，但对成虫无作用。主要用于盘尾丝虫病。伊维菌素对类圆虫、蛔虫、鞭虫及蛲虫感染也有很好的疗效，但对钩虫病疗效差。伊维菌素抗虫机制可能是增强或直接激活谷氨酸门控 Cl^- 通道，促进 Cl^- 进入肌细胞，从而引起虫体肌肉松弛性麻痹。

2.体内过程

伊维菌素口服后，4 小时血药浓度达峰值，表观分布容积约 47 L，血浆蛋白结合率达 93%，$t_{1/2}$ 为57 小时。

3.不良反应与注意事项

伊维菌素的主要不良反应是微丝蚴死亡所致，表现为瘙痒、淋巴结肿大、疼痛等。偶见心动过速、低血压、虚脱、眩晕、头痛、肌痛、关节痛、腹泻、水肿等。

(程慎令)

第四节　抗肠蠕虫药

肠道蠕虫分为肠道线虫和绦虫两大类，肠道线虫包括蛔虫、蛲虫、钩虫和鞭虫等。在我国肠蠕虫病以肠道线虫感染最为普遍。抗肠蠕虫药是驱除或杀灭肠道蠕虫类药物。近几年来，高效、低毒、广谱抗肠蠕虫药不断问世，使多数肠蠕虫病得到有效治疗和控制。抗肠蠕虫药的合理选用除根据药品的疗效、安全性外，还应考虑药品的价格、来源，以及病情特点等因素。

一、甲苯达唑

(一)药理作用和临床应用

甲苯达唑是苯并咪唑类衍生物，为广谱驱肠虫药，对蛔虫、钩虫、蛲虫、鞭虫、绦虫和粪类圆线虫等肠道蠕虫均有效。甲苯达唑影响虫体多种生化代谢途径，与虫体 β-微管蛋白结合抑制微管聚集，从而抑制分泌颗粒转运和其他亚细胞器运动。本药对寄生虫 β-微管蛋白的亲和力远高于哺乳动物，是其对虫体具有选择性毒性的原因。抑制虫体线粒体延胡索酸还原酶的活性，抑制葡

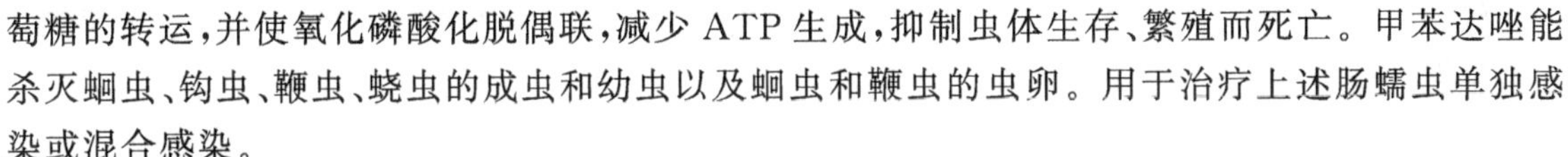

萄糖的转运，并使氧化磷酸化脱偶联，减少 ATP 生成，抑制虫体生存、繁殖而死亡。甲苯达唑能杀灭蛔虫、钩虫、鞭虫、蛲虫的成虫和幼虫以及蛔虫和鞭虫的虫卵。用于治疗上述肠蠕虫单独感染或混合感染。

(二)体内过程

口服吸收少，加之首过消除明显，生物利用度为 22%。血浆蛋白结合率约 95%，大部分在肝脏代谢生成极性强的羟基及氨基代谢物，通过胆汁由粪便排泄。未吸收部分在 24～48 小时内以原形从粪便排泄。

(三)不良反应

不良反应少，驱虫后由于大量虫体排出可引起短暂的腹痛和腹泻。大剂量偶见转氨酶升高、粒细胞减少、血尿、脱发等。动物实验有胚胎毒性和致畸作用，孕妇禁用。肝、肾功能不全者禁用。2 岁以下儿童不宜使用。

二、阿苯达唑

阿苯达唑为甲苯达唑的同类物，是高效、低毒的广谱驱肠虫药。能杀灭多种肠道线虫、绦虫和吸虫的成虫及虫卵。用于多种线虫混合感染，疗效优于甲苯达唑；该药也可用于治疗棘球蚴病(包虫病)与囊虫病，对肝片吸虫病及肺吸虫病也有良好疗效。阿苯达唑抗虫机制同甲苯达唑。

本药短期治疗胃肠道蠕虫病不良反应较少，偶有腹痛、腹泻、恶心、头痛、头晕等。少数患者可出现血清转氨酶升高，停药后可恢复正常，严重肝功能不全者慎用。动物实验有胚胎毒性和致畸作用，孕妇禁用。

三、哌嗪

哌嗪为常用驱蛔虫药，临床常用其柠檬酸盐，称驱蛔灵。对蛔虫、蛲虫具有较强的驱虫作用，对钩虫、鞭虫作用不明显。体外实验证明，哌嗪能阻断乙酰胆碱对蛔虫肌肉的兴奋作用。本药能改变虫体肌细胞膜对离子的通透性，引起膜超极化，导致虫体弛缓性麻痹，虫体随粪便排出体外；也能抑制琥珀酸合成，干扰虫体糖代谢，使肌肉收缩的能量供应受阻。对虫体无刺激性，可减少虫体游走移行，主要用于驱除肠道蛔虫，治疗蛔虫所致的不完全性肠梗阻和早期胆道蛔虫。对蛲虫病有一定疗效，但用药时间长，现少用。

本药不良反应轻，大剂量时可出现恶心、呕吐、腹泻、上腹部不适，甚至可见神经症状如嗜睡、眩晕、眼球震颤、共济失调、肌肉痉挛等。动物实验有致畸作用，孕妇禁用。有肝及肾功能不良和神经系统疾病者禁用。

四、左旋咪唑

左旋咪唑为四咪唑的左旋异构体。对多种线虫有杀灭作用，其中对蛔虫的作用较强。左旋咪唑作用机制为抑制虫体琥珀酸脱氢酶活性，阻止延胡索酸还原为琥珀酸，减少能量生成，使虫体肌肉麻痹，失去附着能力而排出体外。用于治疗蛔虫、钩虫、蛲虫感染，对丝虫病和囊虫病也有一定疗效。

本药治疗剂量偶有恶心、呕吐、腹痛、头晕等症状。大剂量或多次用药时，个别病例出现粒细胞减少、肝功能减退等不良反应。严重的不良反应为脱髓鞘脑病，表现为嗜睡、意识模糊、定向力障碍、昏迷、表情淡漠、认识障碍、记忆力下降、口齿不清、共济失调、肢体感觉异常、瘫痪等神经精神症状。机制未明，可能由其毒性或免疫介导反应所引起。应用激素治疗能改善症状和体征。妊娠早期及肝、肾功能不全者禁用。

五、噻嘧啶

噻嘧啶为人工合成的四氢嘧啶衍生物，为广谱抗肠蠕虫药。噻嘧啶抑制虫体胆碱酯酶，使神经肌肉接头处乙酰胆碱堆积，神经肌肉兴奋性增强，肌张力增高，随后虫体痉挛性麻痹，不能附壁而排出体外。对钩虫、绦虫、蛲虫、蛔虫等均有抑制作用，用于蛔虫、钩虫、蛲虫单独或混合感染，常与另一种抗肠蠕虫药奥克太尔合用可增强疗效。

本药治疗剂量时不良反应较少，偶有发热、头痛、皮疹和腹部不适。少数患者出现血清转氨酶升高，故肝功能不全者慎用。孕妇及 2 岁以下儿童禁用。因与哌嗪有拮抗作用，不宜合用。

六、恩波吡维铵

恩波吡维铵为青铵染料，口服不吸收，胃肠道药物浓度高，为蛲虫单一感染首选药。抗虫作用机制为选择性干扰虫体呼吸酶系统，抑制虫体需氧代谢，减少能量生成，导致虫体逐渐衰弱和死亡。不良反应少，仅见恶心、呕吐、腹痛、腹泻等。服药后粪便呈红色，需事先告知患者。

七、氯硝柳胺

氯硝柳胺为水杨酰胺类衍生物。对多种绦虫成虫有杀灭作用，对牛肉绦虫、猪肉绦虫、鱼绦虫、阔节裂头绦虫、短膜壳绦虫感染均有效。抗虫机制为抑制虫体细胞内线粒体氧化磷酸化过程，能量物质 ATP 生成的减少使绦虫的头节和邻近节片变质，虫体从肠壁脱落随粪便排出体外。对虫卵无效。死亡节片易被肠腔内蛋白酶消化分解，释放出虫卵，有致囊虫病的危险，故在服用氯硝柳胺前先服镇吐药，服用本品 2 小时后再服用硫酸镁导泻，促进虫卵排泄。本药对钉螺和日本血吸虫尾蚴亦有杀灭作用，可防止血吸虫传播。不良反应少，仅见胃肠不适、腹痛、头晕、乏力、皮肤瘙痒等。

八、吡喹酮

吡喹酮为广谱抗吸虫药和驱绦虫药，不仅对多种吸虫有强大的杀灭作用，对绦虫感染和囊虫病也有良好效果。本药是治疗各种绦虫病的首选药，治愈率可达 90%以上。治疗囊虫病，有效率为 82%～98%。治疗脑型囊虫病时，可因虫体死亡后的炎症反应引起脑水肿、颅内压升高，宜同时使用脱水药和糖皮质激素以防意外。

（陈素娥）

第十五章

抗变态反应药

第一节　抗 组 胺 药

一、苯海拉明(Diphenhydramine)

(一)剂型规格

片剂:12.5 mg、25 mg、50 mg。注射剂:1 mL∶20 mg。

(二)适应证

用于皮肤黏膜的过敏,如荨麻疹、过敏性鼻炎、皮肤瘙痒症、药疹,对虫咬症和接触性皮炎也有效。急性变态反应,如输血或血浆所致的急性变态反应。预防和治疗晕动病。曾用于辅助治疗帕金森病和锥体外系症状。镇静作用,术前给药。牙科麻醉。

(三)用法用量

可口服、肌内注射及局部外用。但不能皮下注射,因有刺激性。①口服:每天 3～4 次,饭后服,每次25 mg。②肌内注射:每次 20 mg,每天 1～2 次,极量为 1 次 0.1 g,每天 0.3 g。

(四)注意事项

(1)服药期间不得驾驶机、车、船,从事高空作业、机械作业及操作精密仪器。

(2)肾功能障碍患者,本品在体内半衰期延长,因此,应在医师指导下使用。

(3)如服用过量或出现严重不良反应,应立即就医。

(4)本品性状发生改变时禁止使用。

(5)请将本品放在儿童不能接触的地方。

(6)如正在使用其他药品,使用本品前请咨询医师或药师。

(7)老年人、孕妇及哺乳期女性慎用。

(8)过敏体质者慎用。

(五)不良反应

(1)常见头晕、头昏、恶心、呕吐、食欲缺乏以及嗜睡。

(2)偶见皮疹、粒细胞减少。

(六)禁忌证

对本品及其他乙醇胺类药物高度过敏者禁用。新生儿、早产儿禁用。重症肌无力者、闭角型青光眼、前列腺肥大患者禁用。幽门十二指肠梗阻、消化性溃疡所致的幽门狭窄、膀胱颈狭窄、甲状腺功能亢进、心血管病、高血压、下呼吸道感染(如支气管炎、气管炎、肺炎)及哮喘患者不宜使用。

(七)药物相互作用

(1)本品可短暂影响巴比妥类药的吸收。

(2)与对氨基水杨酸钠同用,可降低后者血药浓度。

(3)可增强中枢抑制药的作用,应避免合用。

(4)单胺氧化酶抑制剂能增强本品的抗胆碱作用,使不良反应增加。

(5)大剂量可降低肝素的抗凝作用。

(6)可拮抗肾上腺素能神经阻滞剂的作用。

二、茶苯海明(Dimenhydrinate)

(一)剂型规格

片剂:25 mg、50 mg。

(二)适应证

用于防治晕动病,如晕车、晕船、晕机所致的恶心、呕吐。对妊娠、梅尼埃病、放射线治疗等引起的恶心、呕吐、眩晕也有一定效果。

(三)用法用量

口服。预防晕动病:一次 50 mg,于乘机、车、船前 0.5～1.0 小时服,必要时可重复一次。抗过敏:成人一次 50 mg,每天 2～3 次;小儿 1～6 岁,一次 12.5～25.0 mg,每天 2～3 次;7～12 岁,一次25～50 mg,每天 2～3 次。

(四)注意事项

(1)可与食物、果汁或牛奶同服,以减少对胃的刺激。服药期间不得驾驶机、车、船,从事高空作业、机械作业及操作精密仪器。

(2)服用本品期间不得饮酒或含有乙醇的饮料。不得与其他中枢神经抑制药(如一些镇静安眠药)及三环类抗抑郁药同服。

(3)如服用过量或出现严重不良反应,应立即就医。

(4)本品性状发生改变时禁止使用。

(5)请将本品放在儿童不能接触的地方。

(6)儿童必须在成人监护下使用。

(7)如正在使用其他药品,使用本品前请咨询医师或药师。

(8)老年人慎用。

(9)过敏体质者慎用。

(五)不良反应

(1)大剂量服用可产生嗜睡、头晕,偶有药疹发生。

(2)长期使用可能引起造血系统的疾病。

(六)禁忌证

新生儿、早产儿禁用。对本品及辅料、苯海拉明、茶碱过敏者禁用。

(七)药物相互作用

(1)对乙醇、中枢抑制药、三环类抗抑郁药的药效有促进作用。

(2)能短暂地影响巴比妥类和磺胺醋酰钠等的吸收。

(3)与对氨基水杨酸钠同用时,后者的血药浓度降低。

三、马来酸氯苯那敏(Chlorphenamine Maleate)

(一)剂型规格

片剂:4 mg。注射剂:1 mL∶10 mg、2 mL∶20 mg。

(二)适应证

本品适用于皮肤过敏症:荨麻疹、湿疹、皮炎、药疹、皮肤瘙痒症、神经性皮炎、虫咬症、日光性皮炎。也可用于过敏性鼻炎、血管舒缩性鼻炎、药物及食物过敏。

(三)用法用量

成人:①口服,一次 4～8 mg,每天 3 次。②肌内注射,一次 5～20 mg。

(四)注意事项

(1)老年患者酌减量。

(2)可与食物、水或牛奶同服,以减少对胃刺激。

(3)婴幼儿、孕妇、闭角型青光眼、膀胱颈部或幽门十二指肠梗阻、消化性溃疡致幽门狭窄者、心血管疾病患者及肝功能不良者慎用。

(4)孕妇及哺乳期女性慎用。

(五)不良反应

(1)有嗜睡、疲劳、口干、咽干、咽痛,少见有皮肤瘀斑及出血倾向、胸闷、心悸。

(2)少数患者出现药疹。

(3)个别患者有烦躁、失眠等中枢兴奋症状,甚至可能诱发癫痫。

(六)禁忌证

新生儿、早产儿、癫痫患者、接受单胺氧化酶抑制剂治疗者禁用。

(七)药物相互作用

(1)与中枢神经抑制药并用,可加强本品的中枢抑制作用。

(2)可增强金刚烷胺、氟哌啶醇、抗胆碱药、三环类抗抑郁药、吩噻嗪类以及拟交感神经药的药效。

(3)与奎尼丁合用,可增强本品抗胆碱作用。

(4)能增加氯喹的吸收和药效。

(5)可抑制代谢苯妥英的肝微粒体酶,合用可引起苯妥英的蓄积中毒。

(6)本品不宜与阿托品、哌替啶等药合用,亦不宜与氨茶碱做混合注射。

(7)可拮抗普萘洛尔的作用。

四、盐酸异丙嗪(Promethazine Hydrochloride)

(一)剂型规格

片剂:12.5 mg、25 mg。注射剂:2 mL∶50 mg。

(二)适应证

皮肤黏膜的过敏:适用于长期的、季节性的过敏性鼻炎,血管运动性鼻炎,过敏性结膜炎,荨麻疹,血管神经性水肿,对血液或血浆制品的变态反应,皮肤划痕症。晕动病:防治晕车、晕船、晕飞机。用于麻醉和手术前后的辅助治疗,包括镇静、催眠、镇痛、止吐。用于防治放射病性或药源性恶心、呕吐。

(三)用法用量

口服:抗过敏,一次 6.25～12.5 mg,每天 1～3 次;防运动病,旅行前 1 小时服 12.5 mg,必要时一天内可重复 1～2 次,儿童剂量减半;用于恶心、呕吐,一次 12.5 mg,必要时每 4～6 小时 1 次;用于镇静、安眠,一次 12.5 mg,睡前服,1～5 岁儿童,6.25 mg;6～10 岁儿童,6.25～12.5 mg。肌内注射:一次 25～50 mg,必要时 2～4 小时重复。

(四)注意事项

(1)孕妇在临产前 1～2 周应停用此药。

(2)老年人慎用。

(3)闭角型青光眼及前列腺肥大者慎用。

(五)不良反应

异丙嗪属吩噻嗪类衍生物,小剂量时无明显不良反应,但大量和长时间应用时可出现吩噻嗪类常见的不良反应。①较常见的有嗜睡,较少见的有视力模糊或色盲(轻度),头晕目眩、口鼻咽干燥、耳鸣、皮疹、胃痛或胃部不适感、反应迟钝(儿童多见)、晕倒感(低血压)、恶心或呕吐[进行外科手术和/或并用其他药物时],甚至出现黄疸。②增加皮肤对光的敏感性,多噩梦,易兴奋,易激动,幻觉,中毒性谵妄,儿童易发生锥体外系反应。上述反应发生率不高。③心血管的不良反应很少见,可见血压增高,偶见血压轻度降低。白细胞减少、粒细胞减少症及再生不良性贫血则属少见。

(六)禁忌证

新生儿、早产儿禁用。对本品及辅料、吩噻嗪过敏者禁用。

(七)药物相互作用

(1)对诊断的干扰:葡萄糖耐量试验中可显示葡萄糖耐量增加。可干扰尿妊娠免疫试验,结果呈假阳性或假阴性。

(2)乙醇或其他中枢神经抑制剂,特别是麻醉药、巴比妥类、单胺氧化酶抑制剂或三环类抗抑郁药与本品同用时,可增加异丙嗪和/或这些药物的效应,用量要另行调整。

(3)抗胆碱类药物,尤其是阿托品类和异丙嗪同用时,后者的抗毒蕈碱样效应增加。

(4)溴苄铵、胍乙啶等降压药与异丙嗪同用时,前者的降压效应增强。肾上腺素与异丙嗪同用时肾上腺素的 α 作用可被阻断,使 β 作用占优势。

(5)顺铂、巴龙霉素及其他氨基糖苷类抗生素、水杨酸制剂和万古霉素等耳毒性药与异丙嗪同用时,其耳毒性症状可被掩盖。

(6)不宜与氨茶碱混合注射。

(八)药物过量

药物过量时表现:手脚动作笨拙或行动古怪,严重时困倦或面色潮红、发热,气急或呼吸困难,心率加快(抗毒蕈碱 M 受体效应),肌肉痉挛,尤其好发于颈部和背部的肌肉。坐卧不宁,步履艰难,头面部肌肉痉挛性抽动或双手震颤(后者属锥体外系的效应)。防治措施:解救时可对症注射地西泮(安定)和毒扁豆碱;必要时给予吸氧和静脉输液。

五、氯雷他定(Loratadine)

(一)剂型规格

片剂:10 mg。糖浆剂:10 mL∶10 mg。

(二)适应证

用于缓解过敏性鼻炎有关的症状,如喷嚏、流涕、鼻痒、鼻塞以及眼部痒及烧灼感。口服药物后,鼻和眼部症状及体征得以迅速缓解。亦适用于缓解慢性荨麻疹、瘙痒性皮肤病及其他过敏性皮肤病的症状及体征。

(三)用法用量

口服。①成人及12岁以上儿童:一次10 mg,每天1次。②2～12岁儿童:体重>30 kg,一次10 mg,每天1次。体重≤30 kg,一次5 mg,每天1次。

(四)注意事项

(1)肝功能不全的患者应减低剂量。

(2)老年患者不减量。

(3)妊娠期及哺乳期女性慎用。

(4)2岁以下儿童服用的安全性及疗效尚未确定,故使用应谨慎。

(五)不良反应

在每天10 mg的推荐剂量下,本品未见明显的镇静作用。常见不良反应有乏力、头痛、嗜睡、口干、胃肠道不适包括恶心、胃炎以及皮疹等。罕见不良反应有脱发、变态反应、肝功能异常、心动过速及心悸等。

6.禁忌证

对本品及辅料过敏者禁用。

(六)药物相互作用

(1)同时服用酮康唑、大环内酯类抗生素、西咪替丁、茶碱等药物,会提高氯雷他定在血浆中的浓度,应慎用。其他已知能抑制肝脏代谢的药物,在未明确与氯雷他定相互作用前应谨慎合用。

(2)如与其他药物同时使用可能会发生药物相互作用,详情请咨询医师或药师。

(七)药物过量

药物过量时表现:成年人过量服用本品(40～180 mg)可发生嗜睡、心律失常、头痛。防治措施:①一旦发生以上症状,立即给予对症和支持疗法。②治疗措施包括催吐,随后给予药用炭吸附未被吸收的药物,如果催吐不成功,则用生理盐水洗胃,进行导泻以稀释肠道内的药物浓度。③血透不能清除氯雷他定,还未确定腹膜透析能否清除本品。

六、特非那定(Terfenadine)

(一)剂型规格

片剂:60 mg。

(二)适应证

(1)过敏性鼻炎。

(2)荨麻疹。

(3)各种过敏性瘙痒性皮肤疾病。

(三)用法用量

(1)成人及12岁以上儿童:口服,一次30～60 mg,每天2次。

(2)6～12岁儿童,一次30 mg,每天2次,或遵医嘱。

(四)注意事项

(1)本品必须在医师处方下方可使用,与其他药物合用时须征得医师同意。

(2)因本品有潜在的心脏不良反应,不可盲目加大剂量。

(3)有心脏病及电解质异常(如低钙、低钾、低镁)及甲状腺功能低下的患者慎用。

(4)服用某些抗心律失常药及精神类药物的患者慎用。

(5)司机及机器操作者慎用。

(6)孕妇及哺乳期女性慎用。

(五)不良反应

(1)心血管系统:根据国外文献报道罕见有下列不良反应发生。如QT间期延长、尖端扭转性室性心动过速、心室颤动及其他室性心律失常、心脏停搏、低血压、心房扑动、昏厥、眩晕等,以上反应多数由于超剂量服用及药物相互作用引起。

(2)胃肠系统:如胃部不适,恶心、呕吐、食欲增加、大便习惯改变。

(3)其他:如口干、鼻干、咽干、咽痛、咳嗽、皮肤潮红、瘙痒、皮疹、头痛、头晕、疲乏等。

(六)禁忌证

对本品及辅料过敏者禁用。

(七)药物相互作用

(1)本品不能与各种抗心律失常药物同用,以免引起心律失常。

(2)酮康唑和伊曲康唑可抑制本品代谢,使药物在体内蓄积而引起尖端扭转型心律失常。其他咪唑类药物如咪康唑、氟康唑以及甲硝唑、克拉霉素和竹桃霉素等也有类似作用,严重时可致死亡。

(八)药物过量

药物过量时表现:一般症状轻微,如头痛、恶心、精神错乱等,严重者曾见室性心律失常。防治措施:①心脏监测至少24小时。②采取常规措施消除吸收的药物。③血透不能有效清除血液中的酸性代谢产物。④急性期后对症和支持治疗。

七、盐酸非索非那定(Fexofenadine)

(一)剂型规格

片(胶囊)剂:60 mg。

(二)适应证

(1)用于过敏性鼻炎、过敏性结膜炎。

(2)慢性特发性荨麻疹。

(三)用法用量

一次60 mg,每天2次,或120 mg每天1次。

(四)注意事项

肝功能不全者不需减量，肾功能不全者剂量需减半。

(五)不良反应

主要不良反应是头痛、消化不良、疲乏、恶心以及咽部刺激感等。

(六)禁忌证

对本品及辅料、特非那定过敏者禁用。

(七)药物相互作用

本品与红霉素或酮康唑合并使用时，会使非索非那定的血药浓度增加 2～3 倍，但对红霉素和酮康唑的药动学没有影响。

(八)药物过量

药物过量时表现：有报道在超剂量使用本品时出现头昏眼花、困倦和口干。防治措施：①当发生药物过量时，应考虑采取标准治疗措施去除未吸收的活性物质。②建议进行对症及支持治疗。③血液透析不能有效地清除血液中的非索非那定。

八、赛庚啶(Cyproheptadine)

(一)剂型规格

片剂：2 mg。

(二)适应证

(1)用于荨麻疹、血管性水肿、过敏性鼻炎、过敏性结膜炎、其他过敏性瘙痒性皮肤病。

(2)曾用于库欣综合征、肢端肥大症等的辅助治疗，目前已较少应用。

(3)国外有报道可作为食欲刺激剂，用于神经性厌食。

(三)用法用量

口服。①成人：一次 2～4 mg，每天 2～3 次。②儿童：6 岁以下每次剂量不超过 1 mg，6 岁以上同成人。

(四)注意事项

(1)服药期间不得驾驶机、车、船，从事高空作业、机械作业及操作精密仪器。

(2)服用本品期间不得饮酒或含有乙醇的饮料。

(3)儿童用量请咨询医师或药师。

(4)如服用过量或出现严重不良反应，应立即就医。

(5)本品性状发生改变时禁止使用。

(6)请将本品放在儿童不能接触的地方。

(7)儿童必须在成人监护下使用。

(8)如正在使用其他药品，使用本品前请咨询医师或药师。

(9)过敏体质者慎用。

(10)老年人及 2 岁以下小儿慎用。

(五)不良反应

嗜睡、口干、乏力、头晕、恶心等。

(六)禁忌证

(1)孕妇、哺乳期女性禁用。

(2)青光眼、尿潴留和幽门梗阻患者禁用。

(3)对本品过敏者禁用。

(七)药物相互作用

(1)不宜与乙醇合用,可增加其镇静作用。

(2)不宜与中枢神经系统抑制药合用。

(3)与吩噻嗪药物(如氯丙嗪等)合用可增加室性心律失常的危险性,严重者可致尖端扭转型心律失常。

(4)如与其他药物同时使用可能会发生药物相互作用,详情请咨询医师或药师。

(殷艳萍)

第二节　组胺脱敏剂

以磷酸组胺(Histamine Phosphate)为代表药进行介绍。

一、剂型规格

注射剂:1 mL∶1 mg、1 mL∶0.5 mg、5 mL∶0.2 mg。

二、适应证

(1)主要用于胃液分泌功能的检查,以鉴别恶性贫血的绝对胃酸缺乏和胃癌的相对缺乏。

(2)用于麻风病的辅助诊断。

(3)组胺脱敏。

三、用法用量

(1)空腹时皮内注射,一次0.25~0.50 mg。每隔10分钟抽1次胃液化验。

(2)用1∶1 000的磷酸组胺做皮内注射,一次0.25~0.50 mg,观察有无完整的三联反应,用于麻风病的辅助诊断。

(3)组胺脱敏维持量:皮下注射,每周2次,每次0.5 mL。

四、注意事项

本品注射可能发生变态反应,发生后可用肾上腺素解救。

五、不良反应

过量注射后可能出现面色潮红、心率加快、血压下降、支气管收缩、呼吸困难、头痛、视觉障碍、呕吐和腹泻等不良反应,还可能出现过敏性休克。

六、禁忌证

禁用于孕妇、支气管哮喘及有过敏史的患者。

(殷艳萍)

第十六章

抗风湿药及影响免疫功能的药

第一节 抗风湿药

该类药物为一组具有不同作用机制的药物，其共同特点是不具有即刻的抗炎和缓解疼痛作用，但长期使用后可改善病情和延缓疾病进展，主要用于类风湿关节炎和脊柱关节炎的治疗。根据 2012 年美国风湿病学会（ACR）的推荐意见，目前类风湿关节炎治疗中推荐的 DMARDs 包括甲氨蝶呤（MTX）、来氟米特（LEF）、柳氮磺胺吡啶（SSZ）、米诺环素和羟氯喹（HCQ）。此外，在国内患者中雷公藤多苷亦有较多应用。在某些情况下常需联合 DMARDs 治疗。

一、甲氨蝶呤（Methotrexate，MTX）

（一）作用特点

本药为二氢叶酸还原酶抑制剂，通过阻断二氢叶酸向四氢叶酸转化，从而使 DNA 和 RNA 的合成受阻，发挥抗细胞增殖作用。该药为治疗自身免疫病特别是类风湿关节炎和特发性炎性肌病的重要药物。

（二）剂型规格

片剂：2.5 mg×100 片。

（三）适应证

在非肿瘤相关疾病中，该药可用于银屑病、类风湿关节炎、急性多关节型幼年特发性关节炎、特发性炎性肌病的治疗。

（四）禁忌证

以下情况应禁用本品：①对该药过敏者禁用；②孕妇及哺乳期女性禁用；③肝功能明显不全、血细胞减少患者禁用。

（五）不良反应

不良反应有：①胃肠道症状（如恶心、呕吐、食欲下降）；②肝功能损害；③骨髓抑制；④口腔黏膜溃疡；⑤对胎儿有致畸作用；⑥罕见情况下会导致肺间质纤维化。

（六）用法

7.5～25.0 mg（每周 0.3 mg/kg），每周 1 次口服，建议在服用 MTX 24 小时后给予叶酸口服每周 2.5～5.0 mg，以减少 MTX 相关不良反应。

(七)点评

本药在治疗关节炎或炎性肌病时，多采用每周 1 次给药，每天应用可导致明显的骨髓抑制和毒性作用。

二、来氟米特(Leflunomide，LEF)

(一)作用特点

本药为异噁唑类衍生物，抑制二氢乳清酸脱氢酶的活性，从而影响活化淋巴细胞的嘧啶合成，并发挥其抗炎作用。

(二)剂型规格

片剂：10 mg×16 片；10 mg×10 片。

(三)适应证

主要用于类风湿关节炎及其他自身免疫病的治疗。

(四)禁忌证

(1)对本品及其代谢产物过敏者及严重肝脏损害患者禁用.

(2)孕妇、哺乳期女性禁用。

(五)不良反应

不良反应有：①腹泻、肝功能损害；②高血压；③皮疹；④对胎儿有致畸作用。

(六)用法

类风湿关节炎等关节炎 10～20 mg，每天 1 次口服。狼疮肾炎、系统性血管炎等每天 30～50 mg，分1～2 次口服。

(七)点评

由于来氟米特的代谢产物(A77 1726)在体内通过肝肠循环能存在数年，因此对于口服来氟米特的育龄期女性，在妊娠前应口服考来烯胺(每次 8 g，每天 3 次，连续服用 11 天)清除其代谢产物。

三、柳氮磺胺吡啶(Sulfasalazine，SSZ)

(一)作用特点

本药为 5-氨基水杨酸与磺胺吡啶的偶氮化合物。该药可通过抑制花生四烯酸级联反应，抑制中性粒细胞移动和活化，抑制 T 细胞增殖、NK 细胞活性和 B 细胞活化，并阻断多种细胞因子(如 IL-I、IL-6、TNF 等)起到抗炎作用。

(二)剂型规格

片剂：0.25 g×60 片。

(三)适应证

主要用于类风湿关节炎、脊柱关节炎、幼年特发性关节炎以及炎症性肠病(主要为溃疡性结肠炎)的治疗。

(四)禁忌证

以下情况应禁用本品：①对磺胺及水杨酸盐过敏者；②肠梗阻或泌尿系统梗阻患者；③急性间歇性卟啉症患者。

(五)不良反应

以下情况应禁用本品：①胃肠道症状(如恶心、上腹不适)；②肝功能损害；③头晕、头痛；④血白细胞减少；⑤皮疹。

(六)用法

建议起始剂量为0.5 g/d口服，可逐周增加0.5 g/d，在关节炎中最大剂量为3 g/d，在炎症性肠病患者中最大可用至6 g/d。

(七)点评

服用本品期间应多饮水，以防结晶尿的发生，必要时服用碱化尿液药物。

四、羟氯喹(Hydroxychloroquine，HCQ)

(一)作用特点

本药最早属于抗疟类药物，通过改变细胞内酸性微环境，抑制促炎因子(如IL-1、IL-6和IFN-7)的生成，减少淋巴细胞增殖，干扰NK细胞的功能，抑制花生四烯酸级联反应等方面来起到抗炎和免疫调节作用。

(二)剂型规格

片剂：0.1 g×14片；0.2 g×10片。

(三)适应证

主要用于类风湿关节炎的联合治疗，盘状红斑狼疮和系统性红斑狼疮的治疗。

(四)禁忌证

以下情况应禁用：①对该药以及任何4-氨基喹啉化合物过敏患者禁用；②对任何4-氨基喹啉化合物治疗可引起的视网膜或视野改变的患者禁用；③儿童患者禁止长期使用。

(五)不良反应

不良反应有：①视网膜病变；②皮疹；③头痛、失眠、耳鸣、耳聋。

(六)用法

建议剂量为0.2 g/次，每天2次口服。

(七)点评

为避免眼毒性，建议羟氯喹的剂量≤6.5 mg/(kg·d)。该药可用于系统性红斑狼疮患者孕期的维持治疗。

五、雷公藤多苷

(一)作用特点

该药为雷公藤的水-三氯甲烷提取物，去除某些毒性后，保留了较强的抗炎和免疫抑制作用，对细胞免疫具有较明显的抑制作用，能作用于免疫应答感应阶段的T细胞、巨噬细胞和自然杀伤细胞，抑制它们的功能，对体液免疫也有一定的抑制作用。

(二)剂型规格

片剂：10 mg×100片。

(三)适应证

主要用于类风湿关节炎及其他自身免疫病的治疗。

(四)禁忌证

以下情况应禁用：①严重肝功能不全及血细胞减少患者禁用；②孕妇及哺乳期女性禁用。

(五)不良反应

不良反应有:①胃肠道反应,肝功能受损;②血白细胞减少;③月经失调,精子数量减少及活力下降。

(六)用法

每天 1.0~1.5 mg/(kg·d),分 3 次,餐后服用。常用剂量 20 mg,每天 3 次。

(七)点评

雷公藤多苷由于性腺抑制不良反应明显,通常不作为首选药物,有生育要求的男女患者应避免长期应用(通常不超过 3 个月)。

鉴于药物制剂和纯化工艺不同,不同厂家的雷公藤多苷疗效和不良反应存在差别。

(葛振永)

第二节 免疫抑制药

免疫抑制药是最早用于临床的免疫调节药。曾经,硫唑嘌呤和肾上腺皮质激素联合应用用以防治器官移植的排异反应。随着对自身免疫性疾病发病机制认识的深化,免疫抑制药也适用于治疗自身免疫性疾病。近年来,他克莫司、西罗莫司等新药的研制成功,使免疫抑制药的研究步入了新的阶段。

一、常用的免疫抑制药

常用的免疫抑制药可分为如下六类。

(1)糖皮质激素类:如泼尼松、甲泼尼龙等。

(2)神经钙蛋白抑制剂:如环孢素、他克莫司、西罗莫司、霉酚酸酯等。

(3)抗增殖与抗代谢类:如硫唑嘌呤、环磷酰胺、甲氨蝶呤等。

(4)抗体类:如抗淋巴细胞球蛋白等。

(5)抗生素类:如西罗莫司等。

(6)中药类:如雷公藤多苷等。

二、免疫抑制药的临床应用

防治器官移植的排异反应:免疫抑制药可用于肾、肝、心、肺、角膜和骨髓等组织器官的移植手术,以防止排异反应,并需要长期用药。常用环孢素和雷公藤多苷,也可将硫唑嘌呤或环磷酰胺与糖皮质激素联合应用。当发生明显排异反应时,可在短期内大剂量使用,控制后即减量维持,以防用药过量产生毒性反应。

治疗自身免疫性疾病免疫抑制药:可用于自身免疫溶血性贫血、特发性血小板减少性紫癜、肾病性慢性肾炎、类风湿关节炎、系统性红斑狼疮、结节性动脉周围炎。免疫抑制药的联合应用可提高疗效,减轻毒性反应。但该类药物只能缓解自身免疫性疾病的症状,而无根治作用,而且因毒性较大,长期应用易导致严重不良反应,包括诱发感染、恶性肿瘤等。

(一)神经钙蛋白抑制剂

神经钙蛋白(钙调磷酸酶)抑制剂作用于T细胞活化过程中细胞信号转导通路,起到抑制神经钙蛋白作用,是目前临床最有效的免疫抑制药。

1.环孢素

环孢素(环孢素A,CsA)是从真菌的代谢产物中分离的中性多肽,后来发现其抗菌作用微弱,但有免疫抑制作用。然后开始用于临床防治排异反应并获得满意效果,因其毒性较小,是目前较受重视的免疫抑制药之一。

(1)体内过程:本药溶于橄榄油中可以肌内注射。口服吸收慢且不完全,口服吸收率为20%~50%,首关消除可达27%。单次口服后3~4小时血药浓度达峰值。在血中约50%被红细胞摄取,4%~9%与淋巴细胞结合,约30%与血浆脂蛋白和其他蛋白质结合,血浆中游离药物仅占5%左右。$t_{1/2}$为14~17小时。大部分经肝代谢自胆汁排出,0.1%药物以原形经尿排出。

(2)药理作用与机制:选择性抑制细胞免疫和胸腺依赖性抗原的体液免疫。环孢素主要选择性抑制T细胞活化,使T_H细胞明显减少并降低T_H与T_S的比例。对B细胞的抑制作用弱,对巨噬细胞的抑制作用不明显,对自然杀伤(NK)细胞活力无明显抑制作用,但可间接通过干扰素的产生而影响NK细胞的活力。其机制主要是抑制神经钙蛋白,阻止了细胞质T细胞激活核因子(NFAT)的去磷酸化,妨碍了信息传导,而抑制T细胞活化及IL-2、IL-3、IL-4、TNF-α、INF-γ等细胞因子的基因表达。此外,环孢素还可增加T细胞内转运生长因子(TGF-β)的表达,TGF-β对IL-2诱导T细胞增生有强大的抑制作用,也能抑制抗原特异性的细胞毒T细胞产生。

(3)临床应用:环孢素主要用于器官移植排异反应和某些自身免疫性疾病。①器官移植主要用于同种异体器官移植或骨髓移植的排异反应或移植物抗宿主反应,常单独应用,新的治疗方案则主张环孢素与小剂量糖皮质激素联合应用。临床研究表明,环孢素可使器官移植后的排异反应与感染发生率降低,存活率增加。②自身免疫性疾病:用于治疗大疱性天疱疮及类天疱疮,能改善皮肤损害,使自身抗体水平降低。还可局部用药,治疗接触性过敏性皮炎、银屑病。

(4)不良反应:环孢素的不良反应发生率较高,其严重程度与用药剂量、用药时间及血药浓度有关,多具可逆性。

肾毒性是该药最常见的不良反应,用药时应控制剂量,并密切监测肾脏功能,若血清肌酐水平超过用药前30%,应减量或停用。避免与有肾毒性药物合用,用药期间应避免食用高钾食物、高钾药品及保钾利尿药。严重肾功能损害、未控制高血压者禁用或慎用。

肝损害多见于用药早期,表现为高胆红素血症,转氨酶、乳酸脱氢酶、碱性磷酸酶升高。大部分肝毒性病例在减少剂量后可缓解。应用时注意定期检查肝脏功能,严重肝功能损害者禁用或慎用。

神经系统毒性在器官移植或长期用药时发生,表现为震颤、惊厥、癫痫发作、神经痛、瘫痪、精神错乱、共济失调、昏迷等,减量或停用后可缓解。

诱发肿瘤:有报道器官移植患者使用该药后,肿瘤发生率可高于一般人群30倍。用于治疗自身免疫性疾病时,肿瘤发生率也明显增高。

继发感染:长期用药可引起病毒感染、肺孢子虫属感染或真菌感染,病死率高。治疗中如出现上述感染应及时停药,并进行有效的抗感染治疗。感染未控制者禁用。

其他如胃肠道反应、变态反应、多毛症、牙龈增生、嗜睡、乏力、高血压、闭经等。对本品过敏者、孕妇和哺乳期女性禁用。

(5)药物相互作用:下列药物可影响本品血药浓度,应避免联合应用,若必须使用,应严密监测环孢素血药浓度并调整其剂量。

增加环孢素血药浓度的药物:大环内酯类抗生素、多西环素、酮康唑、口服避孕药、钙通道阻滞剂、大剂量甲泼尼龙等。

降低环孢素血药浓度的药物:苯巴比妥、苯妥英、安乃近、利福平、异烟肼、卡马西平、萘夫西林、甲氧苄啶及静脉给药的磺胺异二甲嘧啶等。

2.他克莫司

他克莫司(FK506)是一种强效免疫抑制药,由日本学者从筑波山土壤链霉菌属分离而得。

(1)体内过程:FK506 口服吸收快,$t_{1/2}$为 5～8 小时,有效血药浓度可持续 12 小时。在体内经肝细胞色素 P450 3A4 异构酶代谢后,由肠道排泄。

(2)药理作用与机制。①抑制淋巴细胞增殖作用于细胞 G_0 期,抑制不同刺激所致的淋巴细胞增生,包括刀豆素 A、T 细胞受体的单克隆抗体、CD_3 复合体或其他细胞表面受体诱导的淋巴细胞增生等,但对 IL-2 刺激引起的淋巴细胞增生无抑制作用。②抑制 Ca^{2+} 依赖性 T、B 淋巴细胞的活化。③抑制 T 细胞依赖的 B 细胞产生免疫球蛋白的能力。④预防和治疗器官移植时的免疫排异反应,能延长移植器官生存时间,具有良好的抗排异作用。

(3)临床应用。①肝脏移植:FK506 对肝脏有较强的亲和力,并可促进肝细胞的再生和修复,用于原发性肝脏移植及肝脏移植挽救性病例,疗效显著。使用本品的患者,急性排异反应的发生率和再次移植率降低,糖皮质激素的用量可减少。②其他器官移植:本品在肾脏移植和骨髓移植方面有较好疗效。

(4)不良反应:静脉注射常发生神经毒性,轻者表现头痛、震颤、失眠、畏光、感觉迟钝等,重者可出现运动不能、缄默症、癫痫发作、脑病等,大多在减量或停用后消失。可直接或间接地影响肾小球滤过率,诱发急性或慢性肾毒性。对胰岛 B 细胞具有毒性作用,可导致高血糖。大剂量应用时可致生殖系统毒性。

(二)抗增生与抗代谢类

1.硫唑嘌呤

硫唑嘌呤(IMURAN)为 6-巯基嘌呤的衍生物,属于嘌呤类抗代谢药。硫唑嘌呤通过干扰嘌呤代谢的各环节,抑制嘌呤核苷酸合成,进而抑制细胞 DNA、RNA 及蛋白质合成,发挥抑制 T、B 淋巴细胞及 NK 细胞的效应,故能同时抑制细胞免疫和体液免疫反应,但不抑制巨噬细胞的吞噬功能。主要用于肾移植排异反应和类风湿关节炎、系统性红斑狼疮等多种自身免疫性疾病的治疗。用药时应注意监测血常规和肝功能。

2.环磷酰胺

环磷酰胺(CTX)不仅杀伤增生期淋巴细胞,而且影响静止期细胞,故能使循环中的淋巴细胞数目减少。B 细胞较 T 细胞对该药更为敏感。明显降低 NK 细胞活性,从而抑制初次和再次体液与细胞免疫反应。临床常用于防止排异反应与移植物抗宿主反应,以及长期应用糖皮质激素不能缓解的多种自身免疫性疾病。不良反应有骨髓抑制、胃肠道反应、出血性膀胱炎和脱发等。

3.甲氨蝶呤

甲氨蝶呤(MTX)为抗叶酸类抗代谢药,主要用于治疗自身免疫性疾病。

(三)抗体

抗胸腺细胞球蛋白(ATG)在血清补体的参与下,对T、B细胞有破坏作用,但对T细胞的作用较强。可非特异性抑制细胞免疫反应(如迟发型超敏反应、移植排异反应等),也可抑制抗体形成(限于胸腺依赖性抗原),还可以结合到淋巴细胞表面,抑制淋巴细胞对抗原的识别能力。能有效抑制各种抗原引起的初次免疫应答,对再次免疫应答作用较弱。在抗原刺激前给药作用较强。

临床用于防治器官移植的排异反应,试用于治疗白血病、多发性硬化、重症肌无力、溃疡性结肠炎、类风湿关节炎、系统性红斑狼疮等疾病。

常见的不良反应有寒战、发热、血小板减少、关节疼痛和血栓性静脉炎等,静脉注射可引起血清病及过敏性休克,还可引起血尿、蛋白尿,停药后消失。

(四)抗生素类

雷帕霉素(西罗莫司)能治疗多种器官和皮肤移植物引起的排异反应,尤其对慢性排异反应疗效明显,与环孢素有协同作用,能延长移植物的存活时间,减轻环孢素的肾毒性,提高治疗指数。雷帕霉素和他克莫司均与胞质内他克莫司结合蛋白结合,两药低剂量联合应用即可产生有效的免疫抑制作用。可引起厌食、呕吐、腹泻,严重者可出现消化性溃疡、间质性肺炎和脉管炎。联合用药和监测血药浓度是减少不良反应并发挥最大免疫抑制作用的有效措施。

(五)中药类

雷公藤多苷具有较强的免疫抑制作用,可抑制小鼠脾淋巴细胞和人外周血淋巴细胞的增生反应、迟发型超敏反应、宿主抗移植物反应和移植物抗宿主反应,还可抑制细胞免疫和体液免疫,减少淋巴细胞数量,抑制IL-2生成,并有较强的抗炎作用。

临床主要用于治疗自身免疫性疾病,如类风湿关节炎、原发和继发肾病综合征、成人各型肾炎、狼疮性或紫癜性肾炎、麻风反应。对银屑病、皮肌炎、变应性血管炎、异位性皮炎、自身免疫性肝炎、自身免疫性白细胞及血小板减少等也有一定的疗效。

不良反应较多,但停药后多可恢复。约20%患者出现胃肠道反应,如食欲缺乏、恶心、呕吐、腹痛、腹泻、便秘。约6%患者出现白细胞减少。偶见血小板减少、皮肤黏膜反应(如口腔黏膜溃疡、眼干涩、皮肤毛囊角化、黑色素加深等)。也可导致月经紊乱、精子数目减少或活力降低等。

(葛振永)

第三节 免疫增强药

免疫增强药能激活一种或多种免疫活性细胞,增强或提高机体免疫功能的药物。临床主要用其免疫增强作用,治疗免疫缺陷疾病、慢性感染及恶性肿瘤的辅助治疗。

一、重组人白细胞介素-2

重组人白细胞介素-2(白介素-2)是重要的淋巴因子,由T辅助细胞(Th)产生,参与免疫反应。

(一)药理作用与应用

白介素-2为抑制性T细胞(Th)和细胞毒T细胞(Tc)分化、增生所必需的调控因子;诱导或增强自然杀伤细胞(NK)活性;诱导激活细胞毒淋巴细胞(LAK)的分化增生;诱导或增强细胞毒T细胞、单核细胞及巨噬细胞的活性;促进B淋巴细胞的分化、增生和抗体分泌;具有广谱性免疫增强作用。临床用于慢性肝炎、免疫缺陷病及恶性肿瘤的辅助治疗。

(二)不良反应与用药护理

本品毒性反应多与血管的通透性有关,并随着剂量的增大而加剧,导致体液渗出而器官功能障碍,可出现尿少、体液潴留、恶心、呕吐、腹泻、呼吸困难、转氨酶升高、黄疸、低血压、心律失常、红细胞减少及凝血功能障碍。

二、干扰素

干扰素是有关细胞在病毒感染或其他诱因刺激下,产生的糖蛋白类物质。目前已能用DNA重组技术生产,分为人白细胞产生的α-干扰素、人成纤维细胞产生的β-干扰素、人T细胞产生的γ-干扰素三类。

(一)体内过程

口服不吸收,必须注射给药。α-干扰素肌内注射,β-干扰素静脉给药。干扰素在肝、肾、血清分布较多,脾、肺分布较少。主要经肝代谢,少量以原形经肾排泄。

(二)药理作用

1.广谱抗病毒作用

对所有RNA病毒及DNA病毒均有抑制作用。

2.抗肿瘤细胞增生作用

通过直接抑制肿瘤细胞的生长、抑制肿瘤的繁殖、抑制癌基因的表达及激活抗肿瘤免疫功能而达到抗肿瘤的目的。

3.调节人体免疫功能

主要表现为增强免疫效应细胞的作用。

(1)调节自然杀伤细胞的杀伤活性。

(2)激活B细胞,促进抗体生成。

(3)激活单核巨噬细胞的吞噬功能。

(4)诱导白细胞介素、肿瘤坏死因子等细胞因子的产生。

(三)临床应用

1.慢性乙型肝炎

可使转氨酶恢复正常,病理组织学有好转;对重型肝炎可使病情缓解,死亡率下降。

2.恶性肿瘤

α-干扰素是治疗毛细胞白血病的首选药,对慢性白血病有较好疗效,对其他实质瘤也有一定疗效。

3.其他疾病

可用于治疗获得性免疫缺陷综合征,β-干扰素对多发性硬化有较好疗效,γ-干扰素可用于治疗类风湿关节炎。

(四)不良反应与用药护理

应用早期出现发热、寒战、出汗、头痛、肌痛症状,有剂量依赖性,减量或停药后症状消失;白细胞减少、血小板减少、凝血障碍等;血压异常、心律失常、心肌梗死等。间质性肺炎,表现为干

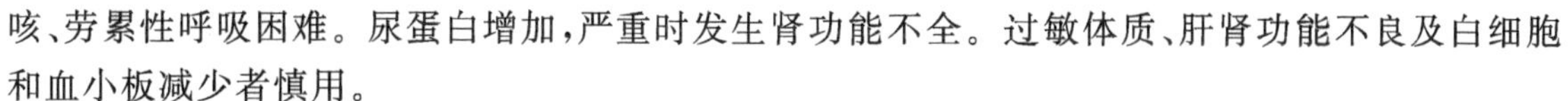

咳、劳累性呼吸困难。尿蛋白增加,严重时发生肾功能不全。过敏体质、肝肾功能不良及白细胞和血小板减少者慎用。

三、卡介苗

为减毒的结核分枝杆菌活菌苗,原用于预防结核病,属于特异性免疫制剂。后来证明卡介苗能增强细胞免疫功能,刺激T细胞增生,提高巨噬细胞杀伤肿瘤细胞及细菌的能力,促进白细胞介素-1的产生,增强T辅助细胞(Th)和自然杀伤细胞(NK)的功能,为非特异性免疫增强剂。用于白血病、肺癌等肿瘤的辅助治疗。不良反应少,给药部位易发红斑、硬结或溃疡;亦可产生全身寒战、发热;偶见变态反应。不良反应的大小与给药剂量、给药途径及免疫治疗次数有关。

四、胸腺素

胸腺素是从小牛或猪胸腺中提取的小分子多肽,内含胸腺生成素、胸腺体液因子、血清胸腺因子等。能促进T细胞分化成熟,增强T细胞对抗原或其他刺激的反应,同时增强白细胞、红细胞的免疫功能,并调整机体的免疫平衡。临床上主要用于细胞免疫缺陷性疾病、自身免疫性疾病、感染性疾病和晚期肿瘤的治疗。不良反应有注射部位轻度红肿,皮肤变态反应,过大剂量可产生免疫抑制。

五、转移因子

转移因子是从人白细胞、猪脾、牛脾中提取的小分子肽类物质,牛脾含量最多。其免疫调节作用无明显种属特异性。转移因子的活性成分是T辅助细胞的产物,可选择性结合抑制性T细胞(Ts)和巨噬细胞,在免疫调节中发挥作用。

(一)增强淋巴细胞对肿瘤的细胞毒作用

转移因子是T细胞促成剂,具有活化效应细胞,加强效应细胞对肿瘤细胞的攻击反应,抑制或破坏肿瘤细胞的生长。

(二)传递免疫信息

在转移因子的作用下,非致敏的淋巴细胞可转化为致敏的T增强细胞,增强细胞的免疫功能,并促进干扰素释放,增强机体抗感染的能力。

临床用于免疫缺陷病、恶性肿瘤及急性病毒感染的辅助治疗。偶有皮疹、瘙痒、痤疮及一过性发热。

六、左旋咪唑

左旋咪唑能使受抑制的巨噬细胞和T细胞功能恢复正常,可能与激活环核苷酸磷酸二酯酶,降低巨噬细胞和淋巴细胞内cAMP含量有关。它还能诱导白细胞介素-2的产生,增强免疫应答反应。一般用于免疫功能低下者,可作为肿瘤的辅助治疗,还可改善自身免疫性疾病的免疫功能。

(葛振永)

第四节 抗毒血清及免疫球蛋白

将生物毒素(包括微生物、疫苗、类毒素、其他生物毒素)接种于动物体,使之免疫,产生抗体或特异的免疫球蛋白,分离而用于被动免疫,防治各种疾病。健康人血浆分离的丙种球蛋白也用于增强免疫目的,也在此一并介绍。

一、精制白喉抗毒素

本品系用白喉类毒素免疫马血浆所制得的抗毒素球蛋白制剂。用于治疗和预防白喉。

(一)应用

(1)出现症状者,及早注射抗毒素治疗。未经类毒素免疫或免疫史不清者,如系密切接触,可注射抗毒素紧急预防。也应同时注射类毒素,以获得永久免疫。

(2)皮下注射上臂三角肌处,同时注射类毒素时部位应分开。肌内注射应在三角肌中部或臀大肌外上。经皮下注射无异常者方可静脉注射。静脉注射应缓慢,开始每分钟不超过 1 mL,以后每分钟不超过 4 mL,1 次静脉注射不超过 40 mL,儿童不超过 0.8 mL/kg。亦可稀释后静脉滴注,静脉滴注前液体宜与体温相近。

(3)用量:预防,皮下注射或肌内注射,每次 1 000～2 000 U。

(二)注意

(1)本品有液体及冻干两种。

(2)注射前必须详细记录。

(3)注射用具及部位必须严密消毒。

(4)注射前必须先做过敏试验(皮试液为 0.1 mL 抗毒素加生理盐水 0.9 mL),试验阳性者可做脱敏注射(将本品稀释 10 倍后,小量分数次皮下注射)。

二、精制破伤风抗毒素

本品系用破伤风类毒素免疫马血浆所制得的抗毒素球蛋白制剂。用于治疗及预防破伤风。

(一)应用

皮下注射在上臂三角肌处,同时注射类毒素时,注射部位需分开。肌内注射应在上臂三角肌或臀大肌外上。皮下、肌内注射无异常者方可静脉注射。静脉注射应缓慢,开始不超过 1 mL/min。以后不超过4 mL/min,静脉注射 1 次不超过 40 mL,儿童不超过 0.8 mL/kg,亦可稀释后静脉滴注。

1.用量

预防:皮下注射或肌内注射,每次 1 500～3 000 U,儿童与成人相同。伤势重者加 1～2 倍。经5～6 天还可重复。

2.治疗

第 1 次肌内或静脉注射 5 万～20 万 U,儿童与成人同,以后视病情而定,伤口周围可注射抗毒素。新生儿 24 小时内肌内或静脉注射 2 万～10 万 U。

(二)注意

均参见精制白喉抗毒素。

三、精制肉毒抗毒素

本品系用含 A、B、E 三型肉毒杆菌抗毒素的免疫马血浆所制得的球蛋白制剂,用于治疗及预防肉毒杆菌中毒。

(一)应用

凡已出现肉毒杆菌中毒症状者,应尽快使用本品治疗。对可疑中毒者亦应尽快用本品预防。本品分为 A、B、E 三型,中毒型未确定前可同时用 3 型。

1.用量

预防:皮下注射或肌内注射,每次 1 000～2 000 U,情况紧急可酌情静脉注射。

2.治疗

肌内注射或静脉滴注,第 1 次注射 10 000～20 000 U(1 个型),以后视病情可每 12 小时注射 1 次,病情好转后减量或延长间隔时间。其他参见精制白喉抗毒素。

(二)注意

参见精制白喉抗毒素。

四、精制气性坏疽抗毒素

本品系气性坏疽免疫马血浆并按一定的抗毒素单位比例混合而成的球蛋白制剂。用于预防及治疗气性坏疽。

(一)应用

严重外伤有发病危险时用本品预防,一旦病症出现,应及时用大量本品治疗。

1.用量

预防:皮下注射或肌内注射,每次 10 000 U(混合品),紧急时可酌增,亦可静脉注射,感染危险未消除时,可每隔5～6 天反复注射。

2.治疗

第 1 天静脉注射 30 000～50 000 U(混合品),同时注射适量于伤口周围健康组织,以后视病情间隔 4～6 小时、6～12 小时反复注射。好转后酌情减量或延长间隔时间。其他参见精制白喉抗毒素。

(二)注意

参见精制白喉抗毒素。

五、精制抗蛇毒血清

本品系用蛇毒免疫马血浆所制成的球蛋白制剂。供治疗蛇咬伤之用。其中蝮蛇抗血清对竹叶青和烙铁头咬伤亦有效。

(一)应用

(1)常用静脉注射,也可肌内或皮下注射。

(2)用量:一般抗蝮蛇血清每次用 6 000 U;抗五步蛇血清每次用 8 000 U;银环蛇每次用 10 000 U;眼镜蛇每次用 2 000 U,上述用量可中和一条蛇毒,视病情可酌增减。

(3)儿童与成人同,不得减少。

(4)注射前先做过敏试验,阴性者方可注全量。

过敏试验法:取 0.1 mL 本品加 1.9 mL 生理盐水(稀释 20 倍),前臂掌侧皮内注射 0.1 mL,经20~30 分钟判定。可疑阳性者,可预先注射氯苯那敏 10 mg(儿童酌减),15 分钟再注本品。阳性者则采用脱敏注射法。

脱敏注射法:用生理盐水将抗血清稀释 20 倍,分次皮下注射,每次观察 20~30 分钟,第 1 次皮下注射0.4 mL,如无反应,酌情增量,3 次以上无反应,即可静脉、肌内或皮下注射。注射前使制品接近体温,注射应慢,开始不超过 1 mL/min,以后不超过 4 mL/min。注射时反应异常,应立即停止。

(二)注意

(1)遇有血清反应,立即肌内注射氯苯那敏。必要时,应用地塞米松5 mg(或氢化可的松100 mg或氢化可的松琥珀酸钠 135 mg)加入 25%~50%葡萄糖液 20~40 mL 中静脉注射。亦可稀释后静脉滴注。

(2)不管是否毒蛇咬伤,伤口有污染者,应同时注射破伤风抗毒素 1 500~3 000 U。

六、精制抗炭疽血清

本品系由炭疽杆菌抗原免疫的马血浆制成的球蛋白制剂。用于炭疽病的治疗和预防。

(一)应用

(1)使用对象为炭疽病或有炭疽感染危险者。

(2)预防可皮下或肌内注射。治疗可根据病情肌内注射或静脉滴注。

(3)用量:预防用 1 次 20 mL。治疗应早期给予大剂量,第 1 天可注射 20~30 mL,以后医师可根据病情给维持量。

(二)注意

(1)每次注射均应有患者及药品的详细记录。

(2)用药前应先做过敏试验(用生理盐水 0.9 mL 加本品 0.1 mL 稀释 10 倍做皮试液)。皮内注射0.05 mL,观察 30 分钟。阳性者行脱敏注射法。将 10 倍稀释液,按 0.2 mL、0.4 mL、0.8 mL注入 3 次,每次间隔 30 分钟,如无反应,再注射其余量。

七、精制抗狂犬病血清

本品系由狂犬病固定毒免疫的马血浆所制成。仅用于配合狂犬病疫苗对被疯动物严重咬伤如头、脸、颈部或多部位咬伤者进行预防注射。

(一)应用

(1)使用对象为被疯动物咬伤者,应于 48 小时内及早注射,可减少发病率。已有狂犬病者注射本品无效。

(2)先将伤口冲洗干净,在受伤部位浸润注射,余下血清可肌内注射(头部咬伤可肌内注射于颈背部)。

(3)按 40 U/kg 注入,严重者可按 80~100 U/kg,在 1~2 天内分别注射,注完后(或同时)注射狂犬疫苗。

(二)注意

(1)本品有液体及冻干两种。

(2)其他参见精制抗炭疽血清项下。本品的脱敏注射法为:10 倍稀释液按 1 mL、2 mL、4 mL注射后观察 3 次,每次间隔 20～30 分钟,无反应再注射其余全量。

八、人血丙种球蛋白

本品系由经健康人血浆中分离提取的免疫球蛋白制剂(主要为 IgG)。

(一)用法

本品只限肌内注射,不得用于静脉输注。冻干制剂可用灭菌注射用水溶解,一切操作均按消毒手续进行。预防麻疹:可在与麻疹患者接触 7 天内按每千克体重注射 0.05～0.15 mL,或 5 岁以内儿童一次性注射1.5～3.0 mL,6 岁以上儿童最大量不得超过 6 mL。1 次注射,预防效果通常为 2～4 周。预防传染性肝炎:按每千克体重注射 0.05～0.1 mL,或儿童每次注射 1.5～3.0 mL,成人每次注射3 mL。1 次注射,预防效果通常为1 个月左右。

(二)注意

(1)本品应为透明或微带乳光液体,有时有微量沉淀,但可摇散。如有摇不散之沉淀、异物、安瓿裂纹、过期均不可使用。

(2)安瓿启开后,应 1 次注射完毕,不得分次使用。

(3)人胎盘丙种球蛋白与本品相同。

九、乙型肝炎免疫球蛋白

本品系用经乙型肝炎疫苗免疫健康人后,采集的高效价血浆或血清分离提取制备的免疫球蛋白制剂。主要用于乙型肝炎的预防。

(一)应用

(1)只限于肌内注射,不得用于静脉输注。

(2)冻干制剂用灭菌注射用水溶解,根据标示单位数加入溶剂,制成 100 U/mL 的液体。

(3)乙型肝炎预防:1 次肌内注射 100 U,儿童与成人同量,必要时可间隔 3～4 周再注射 1 次。

(4)母婴阻断:婴儿出生 24 小时注射 100 U,隔 1 个月、2 个月及 6 个月分别注射乙型肝炎疫苗30 μg或按医嘱。

(二)注意

液体制剂久贮后可能有微量沉淀,但可摇散。如有摇不散的沉淀或异物则不可用。

十、破伤风免疫球蛋白

本品系由乙型肝炎疫苗免疫后再经破伤风类毒素免疫的健康献血员中采集效价高的血浆或血清制成。主要是预防和治疗破伤风,尤其适用于对 TAT 有变态反应者。

(一)应用

(1)只限臀部肌内注射,不需皮试,不得做静脉注射。

(2)冻干制剂用灭菌注射用水溶解。

(3)预防:儿童、成人 1 次用量均为 250 U。创面污染严重者可加倍。

(4)治疗:3 000～6 000 U。同时可使用破伤风类毒素进行自动免疫,但注射部位和用具应分开。

(二)注意

有摇不散的沉淀或异物时,不可用。

十一、冻干铜绿假单胞菌免疫人血浆

本品系由乙型肝炎疫苗免疫后再经多价铜绿假单胞菌免疫献血员采集的,用枸橼酸钠抗凝的、2～3 份不同血型血浆混合后冻干制成,含有高效价特异抗体。主要用于绿脓杆菌易感者的预防和绿脓杆菌感染的治疗,如烧伤、创伤、手术后以及呼吸道、尿路等绿脓杆菌感染的预防及治疗。亦可做冻干健康人血浆使用。

(一)应用

按瓶签规定的容量以 30～37 ℃的 0.1%枸橼酸溶液溶解,并以带滤网的无菌、无热源的输液器静脉输注,用量由医师酌定,一般成人每次 200 mL;儿童减半,间隔 1～3 天,输注 6 次为 1 个疗程。

(二)注意

(1)有破损或异常时不可用。

(2)溶解温度为 10～30 ℃,温度不可过低。

(3)应在 3 小时内输注完毕,剩余不得再用。

(4)特殊情况下也可用注射用水或 5%葡萄糖液溶解,但其 pH 在 9 左右,故大量输注易引起碱中毒,必须慎重。

(5)本品不得用含钙盐的溶液溶解。

(葛振永)

第十七章

抗 肿 瘤 药

第一节　影响核酸合成或转录的药

一、二氢叶酸还原酶抑制剂

抗叶酸药最早是作为抗白血病药物应用于临床的，主要影响细胞周期S期，临床应用最主要的是甲氨蝶呤和培美曲塞。甲氨蝶呤是天然的叶酸盐类似物，一方面通过竞争性抑制二氢叶酸还原酶，阻止食物中的叶酸还原成二氢叶酸和四氢叶酸，从而阻止嘧啶核苷酸的合成；另一方面还能抑制嘌呤合成前期的转甲基酶，直接阻断嘌呤的生物合成。培美曲塞是一种新型的多靶点抗叶酸药，能抑制嘧啶和嘌呤生物合成通路中的多种酶，包括胸苷酸合成酶、二氢叶酸还原酶、甘氨酸核苷甲基转移酶。尽管同属于抗叶酸药，但两药的适应证却有较大差异。

(一)甲氨蝶呤

1.药理作用

本药不可逆性抑制叶酸还原酶，阻断四氢叶酸的生物合成；1～24天后胸腺嘧啶核苷合成酶也受到抑制。本药可使细胞阻断在S期，是否影响从G1期进入S期尚且认识不一致。此外，由于还原性叶酸不足，可导致嘌呤和胸腺嘧啶核苷酸合成的障碍，从而引起DNA、RNA及蛋白质合成的抑制。

2.药动学

低剂量给药可迅速从胃肠道吸收，高剂量口服吸收较差，肌内注射后吸收也迅速及完全。口服1～2小时可达峰浓度，肌内注射为30～60分钟。本药主要分布在组织和细胞外液中，能穿过腹水和渗出物，并将其作为储库。血中清除呈三相模式，剂量低于30 mg/m^2时终末消除半衰期为3～10小时；高剂量胃肠外给药时终末消除半衰期为8～15小时，血浆蛋白结合率为50%。本药进入细胞后，一部分通过自主转运机制和聚谷氨酸盐形成轭合物，结合的药物可以在体内保持数月，尤其在肝脏中。口服或胃肠外给药时可以少量通过血-脑屏障，本药可以通过胎盘屏障。主要经肾小球滤过和肾小管主动分泌排泄，少量经粪便排泄，存在肝肠循环。

3.适应证

用于各种类型的急性白血病，特别是急性淋巴细胞白血病、恶性葡萄胎、绒毛膜上皮癌、乳腺癌、恶性淋巴瘤、头颈部癌、卵巢癌、宫颈癌、睾丸癌、支气管肺癌、多发性骨髓瘤和各种软组织肉瘤；大剂量用于骨肉瘤。鞘内注射可以用于预防和治疗脑膜白血病以及恶性淋巴瘤的神经侵犯。

4.用法用量

(1)白血病：每天 0.1 mg/kg，一次口服，一般有效疗程的安全剂量为 50～150 mg，总剂量视骨髓情况而定。对急性淋巴细胞白血病，有颅内侵犯者或作为缓解后预防其复发，可给鞘内注射每次 10～15 mg，每 5～14 天 1 次，共 5～6 次。

(2)绒毛膜癌：成人一般 1 次 10～30 mg 口服或肌内注射，每天 1 次，连续 5 天。

(3)实体癌：根据情况可给 10～20 mg 静脉注射，每周 2 次，连续 6 周为 1 个疗程。

(4)骨肉瘤：大剂量化疗，一般 3～15 g/m^2 溶于 5%葡萄糖注射液 500～1 000 mL 中，静脉给药 6 小时。给药前需予以水化、碱化尿液，同时需要监测血药浓度以调整亚叶酸钙的解救剂量。

5.不良反应

(1)胃肠道反应：包括口腔炎、咽喉炎、恶心、呕吐、腹痛、腹泻、消化道出血。

(2)肝功能损害：可见氨基转移酶升高、黄疸，长期口服可导致肝细胞坏死、脂肪肝、肝纤维化甚至肝硬化。

(3)肾脏：本药主要经肾脏排泄(40%～90%)，大剂量使用时药物原形及代谢产物可以沉积在肾小管中，进而导致高尿酸血症性肾病，此时可出现血尿、蛋白尿、少尿、氮质血症甚至肾衰竭。

(4)呼吸系统：长期用药可引起咳嗽、气短、肺炎或肺间质纤维化。

(5)血液系统：主要为白细胞和血小板下降；大剂量化疗可能会导致致死性血恶病质疾病。

(6)皮肤及附件：脱发、皮肤发红、瘙痒或皮疹等。

(7)鞘内注射可引起视物模糊、眩晕、头痛、意识障碍，甚至嗜睡或抽搐等。

(8)致突变、致畸和致癌作用较烷化剂轻，但长期给药有潜在的继发肿瘤的风险。

(9)对生殖功能的影响较烷化剂轻，但也能导致闭经和精子减少或缺乏。

6.禁忌证

孕妇禁用。

7.药物相互作用

(1)甲氨蝶呤主要经肾排泄，故能降低其排泄的药物如 NSAIDs 和水杨酸盐、丙磺舒和某些青霉素等可能会增加甲氨蝶呤的作用。同时使用 NSAIDs 和甲氨蝶呤可能会导致致死性的毒性反应，故大剂量的甲氨蝶呤禁止和 NSAIDs 同时使用。

(2)与其他有骨髓抑制、肾毒性或肝毒性的药物同时使用，甲氨蝶呤的毒性风险增加。

(3)口服抗菌药物如四环素和不能吸收的广谱抗菌药物可能通过抑制肠道菌群或通过细菌抑制药物代谢，从而降低本药的肠道吸收或干扰肝肠循环。

8.注意事项

(1)用药期间停止哺乳。

(2)美国食品药品监督管理局妊娠期药物安全性分级为口服及肠道外均 X 级。

(3)有肾病史或发现肾功能异常时，禁止大剂量甲氨蝶呤疗法；未准备好亚叶酸钙、未充分进行补液和碱化尿液时，也禁止大剂量甲氨蝶呤疗法。

(4)使用大剂量甲氨蝶呤疗法需严密监测血药浓度；静脉滴注给药时间需大于 6 小时，否则肾毒性增加。

(5)胸腔积液或腹水可储存甲氨蝶呤，导致其清除率下降，因此给药前建议引流。

(6)定期监测血常规、肝功能、肾功能，以及胃肠道毒性，如果发生骨髓抑制、腹泻或口腔炎应中断治疗。

(二)培美曲塞

1.药理作用

本品为一多靶点抗叶酸代谢的药物。通过干扰细胞复制过程中叶酸依赖性代谢过程而发挥作用。可抑制胸苷酸合成酶、二氢叶酸还原酶、甘氨酸核糖核苷甲酰基转移酶等叶酸依赖性酶，这些酶参与胸腺嘧啶核苷和嘌呤核苷的生物合成。

2.药动学

本药主要经尿清除，肾功能正常时总清除率为 91.8 mL/min，消除半衰期为 3.5 小时。血浆蛋白结合率为 81%，AUC 和C_{max}与给药剂量成正比。在 26～80 岁之间，未发现年龄对本药的代谢存在影响，无儿童用药的相关资料。药物代谢物有性别差异。肝功能不全者，ALT、AST 及胆红素不影响本药的代谢。

3.适应证

非小细胞肺癌，不推荐用于鳞癌；与顺铂联合用于恶性胸膜间皮瘤。

4.用法用量

静脉注射，与顺铂联用，推荐剂量为 500 mg/m^2，第 1 天，滴注时间超过 10 分钟，21 天为一个周期。顺铂的推荐剂量为 75 mg/m^2，在培美曲塞滴注完成后 30 分钟给予。

5.不良反应

不良反应主要为骨髓抑制，表现为中性粒细胞、血小板减少和贫血。此外还有发热、感染、口腔炎、咽炎、皮疹和脱发等。

6.禁忌证

禁用于对本药过敏者；禁用于孕妇及哺乳期女性；Ccr＜45 mL/min 者禁用。

7.药物相互作用

高剂量的 NSAIDs 和水杨酸类药物可能会降低本药的清除率。Ccr 45～79 mL/min 的患者，在使用培美曲塞的前 2 天及后 2 天内应避免使用 NSAIDs 和水杨酸类。

8.注意事项

(1)为减轻本药对骨髓造血系统的影响，接受培美曲塞治疗的患者必须在首次培美曲塞治疗的前 7 天中，至少有 5 天每天口服低剂量的叶酸制剂或含叶酸的复合物(一般为 0.4 mg/d)，并持续服药至给药后的 21 天。在培美曲塞给药的前 1 周，必须接受 1 次维生素 B_{12}肌内注射(一般为 1 mg/d)，此后每 3 个周期 1 次(可以与培美曲塞同天给药)。

(2)为减轻皮肤毒性，可以在培美曲塞给药的前 1 天开始连续 3 天予地塞米松 4 mg 口服。

(3)Ccr≥45 mL/min 者不需要进行剂量调整，但不推荐用于 Ccr＜45 mL/min 者。

(4)美国食品药品监督管理局妊娠期药物安全性分级为肠道外给药 D。

二、DNA 聚合酶抑制剂

(一)阿糖胞苷

1.药理作用

本品为抗嘧啶药。在细胞内先经脱氧胞苷酶催化磷酸化，转变为有活性的阿糖胞苷酸，再转为二磷酸及三磷酸阿糖胞苷起作用。现认为本药主要通过与三磷酸脱氧胞苷竞争，抑制 DNA 多聚酶，干扰核苷酸掺入 DNA。并能抑制核苷酸还原酶，阻止核苷酸转变为脱氧核苷酸。但对

RNA 和蛋白质的合成无显著作用。属作用于 S 期的周期特异性药物，并对 G1/S 级 S/G2 转换期也有作用。

2.药动学

本药不宜口服，可经静脉、皮下、肌内或鞘内注射吸收。静脉注射后能广泛分布于体液、组织及细胞内，静脉滴注后有中等量的药物可以进入血-脑屏障，其浓度约为血浆浓度的 40%。本药主要在肝、肾内代谢，在血及组织中容易被胞嘧啶脱氨酶迅速脱氨而失活。在脑脊液内，由于脱氨酶的含量低，故脱氨作用较为持久。静脉给药的分布半衰期为 10～15 分钟，消除半衰期为 2.0～2.5 小时；鞘内给药的半衰期可延至 11 小时。24 小时内约 10%以阿糖胞苷、90%以尿嘧啶阿糖胞苷为主的无活性物质经尿排出。

3.适应证

用于急性淋巴细胞及肺淋巴细胞白血病的诱导缓解期及维持巩固期、慢性粒细胞白血病的急变期。亦适用于恶性淋巴瘤。

4.用法用量

(1)成人常用量如下。①诱导缓解：静脉注射，每天 2 mg/kg，连用 10 天，若无明显的不良反应，剂量可增大至 4 mg/kg；静脉滴注按 0.5～1.0 mg/kg，持续 1～24 小时，连用 10 天，如无明显的不良反应，可增大至 2 mg/kg。②维持巩固：完全缓解后改用继续治疗量，皮下注射，按体重一次 1 mg/kg，每天 1～2 次。

(2)中、大剂量方案：①中剂量：按体表面积一次 0.5～1.0 mg/m^2，一般静脉注射 1～3 小时，每 12 小时 1 次，以 2～6 天为 1 个疗程；②大剂量：一次 1～3 g/m^2，一般静脉注射 1～3 小时，每 12 小时 1 次，2～6 天为 1 个疗程。因阿糖胞苷的不良反应随剂量增大而增加，故目前一般采用中剂量。大剂量化疗主要用于难治性或复发性急性白血病，亦用于急性白血病的缓解后，试以延长缓解期。

(3)小剂量方案：一次 10 mg/m^2，皮下注射，每 12 小时 1 次，14～21 天为 1 个疗程；如不缓解而患者情况允许，可于 2～3 周后重复 1 个疗程。这种给药方式一般用于原始细胞增多或转化型原始细胞增多的骨髓增生异常综合征患者，亦可治疗低增生性急性白血病、老年急性非淋巴细胞白血病。

(4)鞘内注射：主要用于预防脑膜白血病的第二线药物，一次 10～25 mg，加地塞米松 5 mg 鞘内注射，1 周 2 次，共约 5 次；如预防性使用则每 4～8 周 1 次，中枢系统已有病变者应加放疗。

5.不良反应

(1)骨髓抑制及消化道反应常见，严重者可发生再生障碍性贫血。

(2)较少见口腔炎、食管炎、肝功能损害、血栓性静脉炎。阿糖胞苷综合征多出现于用药后的 6～12 小时，表现为骨痛或肌痛、咽痛、发热、全身不适、皮疹、眼睛发红等。

(3)中、大剂量治疗时，部分患者可能发生严重的胃肠道反应及神经系统反应，如胃肠道溃疡、坏死性结肠炎、腹膜炎、周围神经病变、大小脑功能障碍如性格改变、肌张力减退、癫痫、嗜睡、昏迷、语音失调等；其他尚有严重的心肌病、肺脓肿、毒血症、出血性结膜炎、皮疹和脱发等。如果出现，则应立即停药，并给予治疗，使用肾上腺皮质激素可能会减轻。

6.禁忌证

有增加胎儿死亡及先天性畸形的风险，故应避免在妊娠初期的 3 个月内使用。

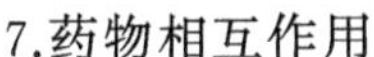

7.药物相互作用

四氢尿苷可抑制脱氨酶，延长本品血浆半衰期，提高血中浓度，起增效作用。使用胞苷也有类似增效作用。本品可使细胞部分同步化，继续应用柔红霉素、阿霉素、环磷酰胺及亚硝脲类可增效。在用药后6～8小时，再用6-MP可加强对粒细胞白血病的作用。

8.注意事项

(1)给药期间适当增加患者的补液量，保持尿液呈碱性，必要时可使用别嘌醇以防止高尿酸血症。

(2)本药快速静脉滴注可引起恶心、呕吐，但对骨髓的抑制作用较轻。

(3)哺乳期女性慎用。

(4)用药期间监测血常规、肝功能、肾功能。

(5)过去曾接受过门冬酰胺酶的患者，再使用阿糖胞苷时可能会发生急性胰腺炎。本药不能和氟尿嘧啶合用。

(6)美国食品药品监督管理局妊娠期药物安全性分级为肠道外给药D级。

(二)吉西他滨

1.药理作用

作用机制和阿糖胞苷相同。但不同的是本药除了掺入DNA外，还能抑制核苷酸还原酶，导致细胞内脱氧核苷三磷酸酯减少；和阿糖胞苷另一不同点是它能抑制脱氧胞嘧啶脱氨酶减少细胞内代谢物的降解，具有自我增效的作用。

2.药动学

本药的血浆蛋白结合率极低，半衰期为32～94分钟，药物分布容积与性别有关。总清除率为30～90 L/(h·m^2)，受年龄和性别影响。药物在体内代谢为活性的双氟脱氧尿苷，99%经尿排泄，原药的排泄不足10%。

3.适应证

主要用于非小细胞肺癌和胰腺癌，也用于膀胱癌、乳腺癌、卵巢癌等。

4.用法用量

(1)非小细胞肺癌及其他肿瘤：一次800～1 000 mg/m^2，溶于250 mL生理盐水中，静脉滴注30分钟，1周1次，连用2周休息1周(3周方案)或连用3周休息1周(4周方案)。

(2)胰腺癌一次800～1 000 mg/m^2，溶于250 mL生理盐水中，静脉滴注30分钟，1周1次，连用7周休息1周，以后1周1次，连用3周休息1周或4周方案。

5.不良反应

(1)骨髓抑制：为剂量限制性毒性，对中性粒细胞及血小板均有较大影响。4周方案(第1天、第8天和第15天给药)比3周方案(第1天和第8天给药)对血常规的影响大。

(2)胃肠道反应：轻到中度，如腹泻、便秘、口腔炎等。

(3)肝功能损害：一过性氨基转移酶升高，胆红素升高少见。

(4)皮肤毒性：躯干、四肢斑疹及斑丘疹，呈一过性，必要时可以服用地塞米松或抗组胺药。

(5)其他可见发热、流感样症状；罕见呼吸困难、ARDS、蛋白尿、血尿等。

6.禁忌证

孕妇及哺乳期女性禁用。

7.药物相互作用

与其他抗肿瘤药物合用需要考虑骨髓毒性的累积。

8.注意事项

(1)定期监测肝、肾功能及血常规;用药期间必须停止驾驶和操纵机器。

(2)高龄患者不需要调整剂量;剂量调整主要根据血液毒性,参考肝、肾功能。

(3)美国食品药品监督管理局妊娠期药物安全性分级为肠道外给药D级。

三、胸腺核苷合成酶抑制剂

其主要为氟尿嘧啶类。除氟尿嘧啶外,其余药物均为前药,在体内代谢成氟尿嘧啶起抗肿瘤作用。此类药物具有广谱抗肿瘤活性,是治疗上皮来源肿瘤的基石类药物,尤其是乳腺癌、头颈部和消化道肿瘤。主要通过多种途径和多种代谢产物干扰肿瘤细胞的核酸代谢:①氟尿嘧啶在肿瘤细胞中转化为5-氟尿嘧啶脱氧核苷酸(5F-dUMP),与还原型四氢叶酸及胸腺嘧啶核苷酸合成酶(TS)共价结合成三联复合物,阻止dUMP转化为dTMP,后者是胸腺嘧啶三磷酸脱氧核苷酸(dTTP)合成所需的前体物质,而dTTP则是DNA合成所需的四个脱氧核苷酸底物中的一个;②转化为5-氟尿嘧啶核苷(5-FdUTP),整合人RNA分子中,干扰蛋白质合成;③5F-dUMP也可进一步磷酸化为5F-dUTP,直接掺入DNA中,抑制DNA链的延长,同时改变DNA的稳定性,继而引起DNA双链断裂。目前应用于临床的药物有氟尿嘧啶、卡莫氟、卡培他滨、替吉奥等。

(一)氟尿嘧啶

1.药理作用

本药需经过酶转化为5-氟脱氧尿嘧啶核苷酸而具有抗肿瘤活性。氟尿嘧啶通过抑制胸腺嘧啶核苷酸合成酶而抑制DNA的合成,对RNA的合成也有一定抑制作用。

2.药动学

本药主要由肝脏代谢,大部分代谢为CO_2,经呼吸道排出,约15%在给药后的1小时内经肾以原形排泄。大剂量用药时能透过血-脑屏障,静脉给药30分钟后到达脑脊液,并可维持3小时。分布半衰期为10～20分钟,消除半衰期为20小时。

3.适应证

对多种肿瘤有效,如消化道肿瘤、乳腺癌、卵巢癌、绒毛膜上皮癌、子宫颈癌、肝癌、膀胱癌、皮肤癌等。

4.用法用量

(1)静脉注射:一次0.25～0.5 g,每天或隔天1次,1个疗程的总量为5～10 g。

(2)静脉滴注:一次0.25～0.75 g,每天或隔天1次,1个疗程的总量为8～10 g。治疗绒毛膜癌可将剂量增大至每天25～30 mg/kg,溶于1 000 mL 5%葡萄糖注射液中滴注6～8小时,每10天为1个疗程。根据时辰药理学,在转移性结直肠癌上,氟尿嘧啶通常采用持续给药的方式。

5.不良反应

(1)食欲缺乏、恶心、呕吐,一般不严重;口腔黏膜炎常见于持续给药。常见白细胞计数减少,血小板数下降少见。脱发或注入药物的静脉上升性色素沉着常见。

(2)长期用药可发生神经系统反应,如小脑变性、共济失调;偶有用药后出现心肌缺血。

6.禁忌证

当伴发水痘或带状疱疹时禁用;妊娠初期的3个月内禁用。

7.药物相互作用

先予亚叶酸钙再予本药,可增效;与 MTX 合用,应先给 MTX,4～6 小时后再给本药,否则会减效。

8.注意事项

(1)肝、肾功能不全者慎用。

(2)给药期间不宜饮酒或同时予水杨酸类及 NSAIDs,以减少消化道出血的风险。

(3)静脉注射部位药液外渗可引起局部疼痛、坏死或蜂窝织炎。

(4)口服能吸收,但达峰时间较长,体液分布和浓度不恒定,生物利用度不如静脉给药。

(5)美国食品药品监督管理局妊娠期药物安全性分级为肠道外给药 D 级,局部/皮肤外用 X 级。

(二)卡莫氟

1.药理作用

为氟尿嘧啶的衍生物,给药后可迅速释放氟尿嘧啶,干扰或阻断 DNA、RNA 及蛋白质合成而发挥抗肿瘤作用。

2.药动学

口服给药。口服后能在体内经多种途径代谢,逐渐释放出氟尿嘧啶,并能较长时间维持氟尿嘧啶于有效的血药浓度范围内,t_{max} 为 2～4 小时,肝、肾及胃壁内的浓度较高,主要由尿排出。

3.适应证

用于消化道肿瘤,对乳腺癌亦有效。

4.用法用量

口服,每天 600～800 mg,分 2～4 次。

5.不良反应

有引起脑白质病变的可能,出现言语、步行、意识及认知障碍;造血系统毒性不明显;消化道反应可见恶心、呕吐、腹泻、口炎等;部分病例可有尿路刺激症状及热感。

6.禁忌证

孕妇及哺乳期女性禁用。

7.药物相互作用

与抗胆碱药、镇静药合用疗效降低;与胸腺嘧啶、尿嘧啶合用增加疗效。

8.注意事项

用药期间出现下肢乏力、步行摇晃、说话不清、头晕麻木、站立不稳和健忘等症状应及时停药。慎用于营养状况差或有肝病、肾病的患者。

(三)卡培他滨

1.药理作用

口服给药后迅速吸收,在肝脏被羧基酯酶转化为无活性的中间体 5′-脱氧-5′-氟胞苷,以后经肝脏和肿瘤组织胞苷脱氨酶的作用转化为 5′-脱氧-5-氟尿苷,最后在肿瘤组织内经胸苷磷酸化酶催化为氟尿嘧啶起作用。

2.药动学

本药易经胃肠道吸收,t_{max} 约为 1.5 小时,食物可以减少吸收的速度和程度,血浆蛋白结合率＜60％。

3.适应证

晚期乳腺癌、大肠癌；可作为蒽环类和紫杉醇治疗失败的乳腺癌解救治疗。

4.用法用量

每天 2 500 mg/m^2，连用 2 周停 1 周。食物同服可使本药不被降解，因此推荐每天剂量分早、晚 2 次于饭后 30 分钟服用。

5.不良反应

参见氟尿嘧啶。卡培他滨的常见不良反应有腹泻(可能为重度)、恶心和呕吐、腹痛、口腔炎及手足综合征，并且可能是剂量限制性毒性。

6.禁忌证

严重骨髓抑制者，严重肝、肾功能不全者及孕妇、哺乳期女性禁用。

7.药物相互作用

服用华法林的患者给予本药可出现凝血参数改变和出血。

8.注意事项

(1)无论单药或联合化疗，手足综合征对接受卡培他滨的患者而言非常常见，出现的时间为单药化疗的前两个周期或联合化疗的前三个周期。与多西他赛合用时，之前化疗诱导的口腔炎是手足综合征出现的重要危险因素。

(2)卡培他滨引起的腹泻有时可能会较重，应仔细监护严重的腹泻患者，出现脱水症状应补充液体和电解质。

(3)轻度肾功能损害者无须调整剂量；中度肾功能损害(Ccr 30～50 mL/min)者减量 25%；重度肾功能损害者禁用。

(四)替吉奥

1.药理作用

本药为复方制剂，由替加氟(FT)、吉美嘧啶(CDHP)和奥替拉西钾(Oxo)按照 1∶0.4∶1 的摩尔比组成。其中 FT 是氟尿嘧啶的前体药物，可在体内转化为氟尿嘧啶；CDHP 可抑制氟尿嘧啶的代谢酶二氢嘧啶脱氢酶活性，从而抑制 FT 分解，增加氟尿嘧啶浓度；Oxo 具有选择性抑制氟尿嘧啶代谢酶的作用，在肠道中的浓度远高于肿瘤和血清中，因此可以抑制氟尿嘧啶在胃肠道中的磷酸化，降低其消化道毒性，且对氟尿嘧啶的抗肿瘤作用无明显影响。

2.药动学

12 名癌症患者于餐后单次口服本药 32～40 mg/m^2，72 小时内尿中各成分累积排泄率：吉美嘧啶 52.8%，替加氟 7.8%，奥替拉西钾 2.2%，代谢物氰尿酸 11.4%、氟尿嘧啶 7.4%。口服 25～200 mg后，吉美嘧啶、替加氟、奥替拉西钾、氟尿嘧啶的 AUC 和C_{max}呈剂量依赖性上升。

3.适应证

晚期胃癌、头颈部癌。

4.用法用量

口服。体表面积<1.25 m^{2}者每次 40 mg，每天 2 次，早餐和晚餐后服用，28 天为一个周期，间隔 14 天后再重复；体表面积在 1.25～1.5 m^2 者每次 50 mg；体表面积在≥1.5 m^2 者每次 60 mg。可根据患者情况进行增减药量，每次给药量按 4 mg、50 mg、60 mg 和 75 mg 四级等级顺序递增或递减。如果患者服药期间肝、肾功能正常，未胃肠道出现不适，可将间隔时间缩短至 7 天。在没有出现安全性问题的情况下，判断可增减量时从初次标准量开始逐级增加或减少，最

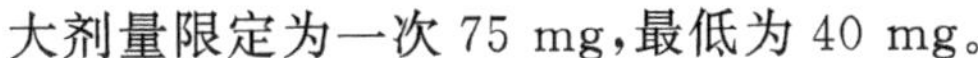

大剂量限定为一次 75 mg，最低为 40 mg。

5.不良反应

骨髓抑制、肝功能损伤、食欲缺乏；严重腹泻的发生率为 0.4%，严重肠炎的发生率为 0.2%，间质性肺炎的发生率为 0.4%，严重口腔溃疡和出血的发生率为 0.2%。

6.禁忌证

严重骨髓抑制者，严重肝、肾功能损害者禁用。

7.药物相互作用

可增强双香豆素类的作用，导致凝血功能异常。

8.注意事项

(1)停药后，至少间隔 7 天以上再给予其他氟尿嘧啶类药物或抗真菌药物氟胞嘧啶。

(2)本药的限制性毒性是骨髓抑制，需密切关注。

(3)孕妇需考虑潜在的性腺影响。

(4)本药可能会引发或加重间质性肺炎，因此给药前需确定患者是否有间质性肺炎，给药期间关注患者的呼吸、咳嗽和有无发热等症状，必要时进行影像学检查。

(5)本药有可能导致严重的肝功能损害，需加强肝功能监测。

四、嘌呤核苷酸合成抑制剂

本类药物属于抑制嘌呤合成途径的细胞周期特异性药物，经过发展目前已有巯嘌呤、硫鸟嘌呤、氟达拉滨、克拉屈滨和克罗拉滨等。巯嘌呤为次黄嘌呤类似物，能特征性地抑制次黄嘌呤的转变过程而达到抗肿瘤目的；硫鸟嘌呤是鸟嘌呤的类似物，作用途径类似于巯嘌呤；氟达拉滨、克拉屈滨和克罗拉滨是腺嘌呤的 2 位氟或氯取代物，通过对抗腺苷脱氨酶的脱氨作用抑制 DNA 合成和修复而起抗肿瘤作用。

(一)巯嘌呤

1.药理作用

本药属于抑制嘌呤合成途径的细胞周期特异性药物。化学结构与次黄嘌呤相似，因而能竞争性抑制次黄嘌呤的转变过程。本药进入体内后，必须在细胞内经磷酸核糖转移酶转化为 6-巯基嘌呤核糖核苷酸后才具有活性。

2.药动学

口服吸收迅速，广泛分布于体液内，仅少量进入脑脊液，因此常规口服剂量对预防和治疗脑膜白血病无效。血浆蛋白结合率约 20%，主要在肝脏内代谢，经黄嘌呤氧化酶及甲基化作用分解为无活性的代谢物。静脉注射半衰期为 90 分钟，约半量经代谢后在 24 小时内即迅速从肾脏排出，其中 7%～39%以原形排出，最慢的于开始服药后的 17 天才经尿排出。

3.适应证

适用于绒毛膜上皮癌、恶性葡萄胎、急性淋巴细胞白血病及急性非淋巴细胞白血病、慢性粒细胞白血病的急变期。

4.用法用量

(1)成人用量：绒毛膜上皮癌为每天 6.0～6.5 mg/kg，分早、晚 2 次服用，以 10 天为 1 个疗程，疗程间歇 3～4 周。白血病为开始每天 2.5 mg/kg，每天 1 次或分次服用，一般于用药后的 2～4 周开始显效，如用 4 周后仍未见效，可在仔细观察的情况下加量至每天 5 mg/kg；维持量为每天 1.5～2.5 mg/kg 或 50～100 mg/m^2，每天 1 次或分次口服。

(2)儿童用量：小儿常用量为每天 1.5～2.5 mg/kg 或 50 mg/m^2，每天 1 次或分次口服。

(3)老年患者用量：由于老年患者对化疗的耐受性差，服用本药时需要加强支持治疗，并严密观察症状、体征及血常规结果等变化。

5.不良反应

(1)主要毒性为骨髓抑制和免疫抑制，表现为白细胞及血小板计数减少，常在用药后的第 5 天、第 6 天出现，停药后仍可持续 1 周左右。

(2)肝脏损害：可致胆汁淤积和肝细胞坏死。

(3)消化系统：恶心、呕吐、食欲缺乏、口腔炎、腹泻，但较少发生，可见于服用量过大的患者。

(4)高尿酸血症：多见于白血病治疗的初期，严重的可发生尿酸性肾病。

(5)少见间质性肺炎及肺纤维化。

6.禁忌证

有增加胎儿死亡及先天性畸形的风险，故妊娠初期的 3 个月内禁用。

7.药物相互作用

本药通过 2 种途径代谢，其中一条为经黄嘌呤氧化酶(XO)氧化，而别嘌醇是 XO 的强抑制剂，故使本药的效果及毒性反应均增加；与肝细胞毒性药物合用时，有增加本药对肝细胞毒性损害的危险，需权衡利弊；本药与其他对骨髓抑制作用的抗肿瘤药物或放疗合用时，会增加本药的效应，因而需酌情调整本药的剂量与疗程。

8.注意事项

(1)肝肾功能不全者应适当减量，用药期间需密切监测肝功能、肾功能、血常规等。

(2)服药初期因白血病细胞大量破坏，导致血液及尿中的尿酸浓度明显增高，严重者可产生尿酸盐肾结石，因此需要适当增加患者水的摄入量并维持尿液呈碱性，以加速尿酸的排泄及阻止尿酸性肾病的发生。因与别嘌醇存在相互作用，故使用别嘌醇降尿酸时需要谨慎，仅用于血尿酸含量显著增高的患者，如一天加服别嘌醇 300～600 mg 时，本药需减量至常规量的 1/4～1/3。

(3)本药有迟缓作用，因此在疗程中出现显著的粒细胞减少症、粒细胞缺乏症、血小板减少、出血或出血倾向、黄疸等应立即停药，当各项实验室指标恢复后，再恢复给原有剂量的一半，继续服用。

(4)美国食品药品监督管理局妊娠期药物安全性分级为口服给药 D 级。

(二)硫鸟嘌呤

1.药理学

本药需转化为 6-TG 核糖核苷酸后才具有活性，作用环节与巯嘌呤相似。此外 6-TG 核糖核苷酸通过对鸟苷酸激酶的抑制作用，阻止 GMP 磷酸化为 GDP。本药经代谢为脱氧核糖三磷酸后，能掺入 DNA，因而能进一步抑制核酸的生物合成，巯嘌呤无此作用。

2.药动学

口服吸收不完全，约 30%，仅少量通过血-脑屏障。主要在肝脏代谢，无黄嘌呤氧化酶参与。静脉注射后半衰期为 25～240 分钟，平均为 80 分钟。经肾脏排泄，一次口服，约 40%的药物在 24 小时内以代谢产物的形式排出。

3.适应证

用于急性淋巴细胞白血病及急性非淋巴细胞白血病的诱导缓解期及继续治疗期、慢性粒细

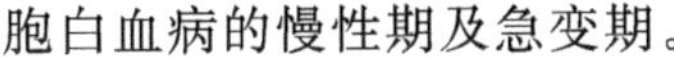

胞白血病的慢性期及急变期。

4.用法用量

口服,成人每天 2 mg/kg 或 100 mg/m²,每天 1 次或分次服用,给药 4 周后未见效,可慎将每天剂量增至 3 mg/kg。维持量每天 2～3 mg/kg 或 100 mg/m²。

5.不良反应

参见巯嘌呤。本药有抑制睾丸或卵巢功能的可能,与药物的剂量和疗程有关,可能是不可逆的。

6.禁忌证

孕妇及哺乳期女性禁用;严重肝、肾功能不全者禁用。

7.药物相互作用

与巯嘌呤不同,正常剂量的本药可以与别嘌醇同时使用;与白消安合用时,有门静脉高压和肝结节再生的病例报道;柔红霉素可增加本药的肝毒性。

8.注意事项

参见巯嘌呤。

(三)氟达拉滨

1.药理作用

本药是阿糖腺苷的氟化核苷酸衍生物,某些药理作用与阿糖胞苷相似。阿糖腺苷很快被腺苷脱氨酶作用而失活,而本药却不被这种酶灭活。

2.药动学

本药的药动学表现个体差异较大。静脉给药后,迅速去磷酸化成为氟达拉滨,被淋巴细胞吸收后复磷酸化转变为有活性的三磷酸核苷。细胞内三磷酸氟达拉滨的 t_{max} 约为 4 小时。口服给药的生物利用度为 50%～60%。本药的终末半衰期为 20 小时,主要经肾脏排泄。

3.适应证

对 B 细胞慢性淋巴细胞白血病(CLL)的疗效显著,特别是对常规治疗方案失效的患者有效。

4.用法用量

推荐剂量为 25 mg/m²,每天静脉滴注 30 分钟,连用 5 天,隔 28 天重复给药 1 次。药液配制后 8 小时内使用。

5.不良反应

(1)主要为剂量依赖性骨髓抑制,如中性粒细胞计数减少和贫血。白细胞及血小板计数最低值在出现用药后的 13～16 天。

(2)其他不良反应有恶心、呕吐、腹泻、畏食、药疹、咳嗽等。

(3)可出现神经紊乱,包括周围神经病、精神激动、意识错乱、视觉障碍、癫痫发作和昏迷等;大剂量可发生进行性脑病,可致死。

(4)肺毒性表现为呼吸困难、发热、低氧血症,有发生间质性肺炎的报道。

6.禁忌证

严重骨髓抑制者,严重肝、肾功能不全者及孕妇、哺乳期女性禁用。

7.药物相互作用

与喷司他丁合用可出现高发生率的致命性肺毒性;本药的治疗效果会被双嘧达莫及其他腺

苷吸收抑制剂所减弱。

8.注意事项

(1)本药主要经肾脏排泄，Ccr介于30～70 mL/min者剂量需减少50%，并加强监测不良反应；Ccr<30 mL/min时不可使用。

(2)有报道接受氟达拉滨治疗的患者在使用血液制品时出现输血引发的移植物抗宿主病，对于这类患者需要输血，应将血制品经过辐射以灭活任何有活性的T细胞。

(3)大剂量的氟达拉滨出现神经系统毒性的概率高，但低剂量也有可能会导致进行性白质脑病。

(四)克拉屈滨

1.药理作用

本药的抗肿瘤活性与脱氧胞苷激酶和脱氧核苷酸激酶的活性有关。进入细胞后，可被脱氧胞苷激酶磷酸化，转化为克拉屈滨三磷酸，掺合到DNA分子中，妨碍DNA断裂后的修复作用，影响DNA的合成。

2.药动学

静脉给药后，终末半衰期为3～22小时。本药分布较广，可进入脑脊液中。血浆蛋白结合率约20%。

3.适应证

主要用于淋巴细胞恶性肿瘤，包括毛细胞白血病和慢性淋巴细胞白血病，适用于无痛低度恶性非霍奇金淋巴瘤、组织细胞综合征等。

4.用法用量

(1)毛细胞白血病：每天90 μg/kg(3.6 mg/m^2)连续静脉输注，7天为1个疗程；如患者对初始疗程无应答，也不可能对更多的剂量有所应答。也可每天140 μg/kg(5.6 mg/m^2)皮下给药，连续5天。

(2)慢性淋巴细胞白血病：每天120 μg/kg(4.8 mg/m^2)，连续5天，28天为一个周期；输注时间为2小时。应每隔2周期进行疗效评价，一旦出现最大应答，建议增加2个周期的治疗，最多可达6个周期。对于治疗2个周期后淋巴细胞减少没有达到50%或50%以上者，应停止进一步治疗。也可皮下注射，每天100 μg/kg(4 mg/m^2)，连用5天。

5.不良反应

(1)可导致严重的骨髓毒性，表现为中性粒细胞、血小板计数减少及贫血等；可出现长时间的CD4细胞减少，4～6个月达最低值；也可发生长时间的骨髓细胞减少。

(2)其他不良反应包括发热、疲劳、不适、轻度呕吐和胃肠道功能紊乱、皮疹、瘙痒、紫癜、头痛、眩晕、咳嗽、呼吸困难、心动过速、关节痛和肌肉痛等。

(3)有致癌性，可能会导致Epstein-Barr病毒相关淋巴瘤的报道；肺癌的发生率明显增加。

(4)极高剂量的克拉屈滨会导致严重的神经毒性，正常剂量较少发生严重的神经毒性，但可能会有意识模糊、神经病变、共济失调、失眠和嗜睡等。

6.禁忌证

孕妇及哺乳期女性禁用。

7.注意事项

(1)5%葡萄糖注射液可使本药发生降解，故不能以此为溶媒。

(2)推荐严密进行血液监测,尤其是治疗开始的4～8周期间。

(3)密切监测肝、肾功能。

(4)因有严重的骨髓抑制,故在接受克拉屈滨的毛细胞白血病患者,在淋巴细胞计数$>1\times10^9/L$并且CD4细胞计数$\geq0.2\times10^9/L$前,应常规予阿昔洛韦和复方磺胺甲噁唑分别预防疱疹病毒和卡氏肺孢子菌病。

(五)克罗拉滨

1.药理作用

本药既能抑制DNA聚合酶,又抑制核糖核酸还原酶,具有很强的抗肿瘤活性。

2.药动学

本药的血浆蛋白结合率约47%,一次剂量的50%～60%以原形经尿排出,终末半衰期约5小时。

3.适应证

用于1～21岁的复发或难治性急性淋巴细胞白血病。

4.用法用量

每天52 mg/m^2,静脉输注2小时,连续5天,每2～6周重复一次(根据患者的骨髓抑制情况和其他不良反应而定)。

5.不良反应

参见氟达拉滨,但神经毒性轻于氟达拉滨。使用克罗拉滨会导致细胞因子释放引起毛细血管漏综合征,表现为呼吸性窘迫、低血压、胸膜和心包积液以及多器官衰竭,皮质激素预防可能有效;其他不良反应包括全身炎症反应(SIRS)、心动过速、低血压、肝毒性、肌痛、关节痛和头痛。

6.禁忌证

孕妇及哺乳期女性禁用。

7.药物相互作用

一位曾接受定向造血干细胞器官移植的患者在使用依托泊苷(100 mg/m^2)和环磷酰胺(440 mg/m^2)时应用氯法拉滨(40 mg/m^2)出现静脉闭塞性疾病,暗示一种潜在的肝脏毒性的风险增加。

8.注意事项

(1)使用克罗拉滨治疗期间应监测肝功能、肾功能、血常规。

(2)治疗时应维持水化,使肿瘤溶解综合征和其他不良反应的发生率降至最低。

(3)需要监测血压和呼吸,以防出现毛细血管漏综合征,一旦发生应立即停药。

(4)对于在全身炎症反应、毛细血管渗漏综合征和器官功能障碍之后稳定的患者,再次使用克罗拉滨应减量25%,可以预防性使用甾类药物来阻止细胞因子释放的症状和体征。

五、影响核酸转录的药物

以放线菌素为例。

(一)药理作用

其能抑制RNA的合成,作用于mRNA干扰细胞的转录过程。

(二)药动学

静脉注射后迅速由血中消失,在24小时内12%～25%由肾脏、50%～90%由胆汁排出。与放疗并用可提高肿瘤对放疗的敏感性。

(三)适应证

肾母细胞瘤、横纹肌肉瘤、神经母细胞瘤、霍奇金病及绒毛膜上皮癌,对睾丸肿瘤也有一定作用。

(四)用法用量

一次0.2～0.4 mg,溶于5%葡萄糖注射液500 mL中静脉滴注,或溶于生理盐水20～40 mL中静脉注射,每天或隔天1次,1个疗程的总剂量为4～6 mg,两个疗程间隔2周。

(五)不良反应

有消化道反应、骨髓抑制,少数者可有脱发、皮炎、发热及肝功能损害。

(六)禁忌证

严重的骨髓抑制,严重的肝、肾功能不全者禁用;孕妇及哺乳期女性禁用。

(七)药物相互作用

可增加放疗的敏感性,与放疗合用可能会加重放疗降低白细胞和局部组织损害作用;本药能削弱维生素K的疗效。

(八)注意事项

(1)水痘或近期患过水痘的患者不宜应用。

(2)骨髓功能低下,有痛风病史、肝功能损害、感染及尿酸盐性结石病史者慎用。

(3)用药期间严密检查血常规、肝功能、肾功能。

(葛振永)

第二节　拓扑异构酶抑制剂

拓扑异构酶(topoisomerase,Topo)是一类可以控制和改变DNA拓扑状态的核酶,在DNA的代谢过程中发挥重要作用,可分为TopoⅠ和TopoⅡ两大类,是抗肿瘤药物的重要的作用靶点。

一、作用于TopoⅠ的药物

肿瘤细胞TopoⅠ的含量和活性明显高于正常细胞,因此TopoⅠ是抗肿瘤药物作用的重要靶点和新药研究热点。TopoⅠ可诱导DNA单链发生可逆性断裂,使DNA的超螺旋结构松解。TopoⅠ抑制剂通过与TopoⅠ-DNA形成复合物,阻止DNA单股断链重新连接,进而影响DNA的合成,起到抗肿瘤的目的,属于S期细胞周期特异性抑制剂。目前已经上市的药物主要为喜树碱类,包括伊立替康和拓扑替康,另尚且有许多新药在临床试验当中。

(一)伊立替康

1.药理作用

本药及其代谢产物SN38是TopoⅠ抑制剂,与TopoⅠ及DNA形成的复合物能引起DNA单链的断裂,阻止DNA复制及抑制RNA合成,是作用于S期的特异性药物。

2.药动学

静脉注射后，本药大部分迅速转化为活性代谢产物SN-38。分布半衰期约6分钟，消除半衰期为2.5小时，终末半衰期为16.5小时。SN-38与原药有平行的血浆分布，半衰期为13.8小时。主要经胆道排泄，24小时内的尿中排泄量为原药的20%。可以透过血-脑屏障。SN-38主要与葡萄糖醛酸结合，形成无活性的SN-38G。

3.适应证

(1)用于晚期结直肠癌：与氟尿嘧啶和亚叶酸钙联合治疗既往未接受化疗的晚期大肠癌患者；单一用药用于治疗含氟尿嘧啶的化疗失败的患者。

(2)对小细胞肺癌、乳腺癌、胃癌、胰腺癌、宫颈癌、卵巢癌也有一定疗效。

4.用法用量

仅用于成人。

(1)单药治疗(对既往接受过治疗的患者)：推荐剂量为按体表面积一次300～350 mg/m^2，静脉滴注30～90分钟，每3周1次。

(2)联合化疗：与氟尿嘧啶及亚叶酸钙组成的两周方案中，推荐180 mg/m^2，持续静脉给药30～90分钟，随后静脉滴注氟尿嘧啶及亚叶酸钙。

5.不良反应

(1)迟发性腹泻：多发生于用药后5天，平均持续4天，可致命。

(2)骨髓抑制：为剂量限制性毒性，主要表现为中性粒细胞计数减少、血小板计数下降及贫血，联合用药更常见。

(3)胃肠道反应：常见恶心、呕吐，但不严重。

(4)急性胆碱能综合征：用药后24小时内出现，可用阿托品预防。

(5)其他：包括肌肉痉挛、感觉异常、脱发等；有导致间质性肺炎的可能。

6.禁忌证

(1)慢性肠炎和/或肠梗阻患者禁用。

(2)胆红素超过3倍正常值高限者禁用。

(3)严重的骨髓功能不全者禁用。

(4)孕妇或哺乳期女性禁用。

7.药物相互作用

伊立替康有抗胆碱酯酶作用，因此与其他具有抗胆碱酯酶活性的药物合用时会延长神经肌肉阻滞作用，非去极化神经肌肉阻滞药可能会被拮抗。

8.注意事项

(1)伊立替康可导致急性腹泻和迟发性腹泻，具体的发生机制及处理方式见抗肿瘤药物的常见不良反应。

(2)伊立替康主要经肝脏代谢，一方面可被肝药酶CYP2B6和CYP3A4代谢；另一方面其活性代谢产物SN-38经葡萄糖醛酸化后经胆道系统排泄，该过程由UGT1A1催化完成，而约10%的普通患者存在该酶缺乏，因此这部分患者容易出现迟发性腹泻和中性粒细胞减少。目前已有针对此酶的商业检测。

(3)由于制剂中含有山梨醇，因此不适合用于遗传性果糖不耐受者。

(4)美国食品药品监督管理局妊娠期药物安全性分级为肠道外D级。

（二）拓扑替康

1.药理作用

作用机制与伊立替康相似。

2.药动学

给药后本药很容易分布到肝、肾等血流灌注好的组织中。分布半衰期为4.1～8.1分钟，消除半衰期为2.4～4.3小时。血浆蛋白结合率为6.6%～21.3%。26%～80%经肾脏排泄，约90%可在给药后的12小时内排出，其余部分由胆汁排出。本药可以通过血-脑屏障，并能蓄积。

3.适应证

二线治疗进展期、对铂类无效或耐药的卵巢癌；治疗复发的小细胞肺癌。

4.用法用量

按体表面积一次1.2 mg/m^2，静脉滴注30分钟，每天1次，连用5天，21天为1个疗程。倘若治疗中出现严重的中性粒细胞减少者，其后的疗程可减少0.2 mg/m^2，或与粒细胞刺激因子(G-CSF)同时使用。

5.不良反应

(1)骨髓抑制：为剂量限制性毒性，主要表现为中性粒细胞减少，白细胞最低值通常发生在一次用药后的第9～12天。血小板和血红蛋白减少也能发生，但不普遍。

(2)胃肠道反应：恶心、呕吐、腹泻、便秘、肠梗阻、腹痛、口腔炎和肝功能损害。

(3)皮肤及附件：脱发，偶见严重的皮炎及瘙痒。

(4)神经肌肉：头痛、关节痛、肌肉痛、全身痛、感觉异常。

(5)呼吸系统：可致呼吸困难。

(6)全身反应：疲乏、发热和不适。

(7)罕见变态反应及血管神经性水肿。

6.禁忌证

(1)对喜树碱类药物有过敏史者禁用。

(2)严重的白细胞减少者禁用。

(3)孕妇及哺乳期女性禁用。

7.注意事项

(1)主要经肾排泄，1/3～1/2以原形经尿排出。Ccr为40～59 mL/min时血浆清除率下降33%，一般不需要调整剂量；Ccr为20～39 mL/min时血浆清除率下降75%，此时剂量应调整为0.6 mg/m^2。胆红素增高一般不影响药物代谢和毒性。

(2)骨髓毒性较大，因此需要严密监测血常规，避免出现中性粒细胞减少性发热。

(3)美国食品药品监督管理局妊娠期药物安全性分级为肠道外D级。

二、作用于TopoⅡ的药物

（一）蒽环类

蒽环类药物是从S.peucetius菌中提取的，为嵌入型拓扑异构酶Ⅱ(TopoⅡ)抑制剂，通过插入到DNA相邻的碱基对之间，药物以嵌入的形式与DNA双螺旋形成可逆的结合，使DNA与TopoⅡ形成的复合物僵化，最终导致DNA断裂并使肿瘤细胞死亡。该类药物是许多肿瘤的根治性化疗方案中的重要组成部分，尤其对造血系统肿瘤和实体瘤具有高效的治疗作用。具体药

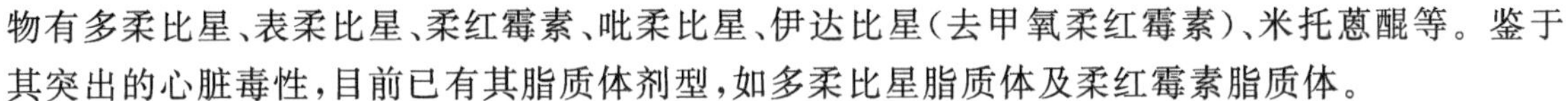

物有多柔比星、表柔比星、柔红霉素、吡柔比星、伊达比星(去甲氧柔红霉素)、米托蒽醌等。鉴于其突出的心脏毒性,目前已有其脂质体剂型,如多柔比星脂质体及柔红霉素脂质体。

1.多柔比星

(1)药理作用:本药直接作用于DNA,插入DNA的双螺旋链,使后者解开,改变DNA的模板性质,抑制DNA聚合酶从而既抑制DNA,也抑制RNA。此外,本药还具有超氧基自由基的功能,有特殊的破坏细胞膜结构和功能的作用。属于周期非特异性药物,对S期最敏感,M期次之,G1期最不敏感。

(2)药动学:本药仅静脉给药,血浆蛋白结合率很低,进入体内后可迅速分布于心、肾、肝、脾、肺组织中,不能透过血-脑屏障。主要在肝脏内代谢,经胆汁排出,仅5%～10%在6小时内从尿液中排泄。分布半衰期为0.5小时,消除半衰期为3小时,终末半衰期为40～50小时。

(3)适应证:用于急性白血病(淋巴细胞性和粒细胞性)、恶性淋巴瘤、乳腺癌、支气管肺癌(未分化小细胞性)、卵巢癌、软组织肉瘤、成骨肉瘤、横纹肌肉瘤、尤因肉瘤、肾母细胞瘤、神经母细胞瘤、膀胱癌、甲状腺癌、前列腺癌、头颈部鳞癌、睾丸癌、胃癌和肝癌等。

(4)用法用量:缓慢静脉或动脉注射。临用前以生理盐水溶解,浓度一般为2 mg/mL。一般主张间断给药,40～50 mg/m^2,每3周1次;或20～30 mg/m^2,1周1次,连用2周。

(5)不良反应:骨髓抑制、脱发、消化道反应和口腔溃疡常见;心脏毒性呈剂量累积性,具体见抗肿瘤药物的常见不良反应及处理;少数患者注射部位可能出现皮肤发红或色素沉着,若药液外渗,可导致红肿疼痛甚至蜂窝织炎及局部坏死;白血病和恶性淋巴瘤患者使用本药时,特别是初次使用者,可因肿瘤细胞溶解导致高尿酸血症,进而造成关节疼痛或肾功能损害。

(6)禁忌证:①可过胎盘屏障,因此妊娠初期的3个月内禁用;孕妇用本药后,对胎儿的毒性反应有时可能会在数年后发生。②在进行纵隔或胸腔放疗期间禁用。③血常规检查显示白细胞$<3.5\times10^9$/L或血小板低于50×10^9/L者禁用。④明显感染或发热、恶病质、失水、电解质或酸碱平衡失调者禁用。⑤胃肠道梗阻、明显黄疸或肝功能损害者禁用。⑥心肺功能失代偿者禁用。⑦水痘或带状疱疹患者禁用。

(7)药物相互作用:任何可导致肝功能损害的药物和本药合用可增加本药的肝毒性;与阿糖胞苷合用可导致坏死性结肠炎;与柔红霉素呈交叉耐药性;用药期间慎用活病毒疫苗接种。

(8)注意事项:①少数经肾排泄,但在用药后的1～2天内可出现红色尿,一般在2天后消失。肾功能不全者用药后需要警惕高尿酸血症的出现;痛风患者用药后需适当增加别嘌醇的用量。②少数患者用药后可引起黄疸或其他肝功能损害,有肝功能不全者用量应酌减。③用药期间需检查:用药前后定期检查心脏功能、监测心电图、超声心动图、血清酶和其他心肌功能试验;监测血常规及肝功能;③检查有无口腔溃疡、腹泻及黄疸等情况,教育患者多喝水以加快尿酸排泄,必要时检查肾功能和尿酸水平。④美国食品药品监督管理局妊娠期药物安全性分级为肠道外D级。

2.表柔比星

(1)药理作用:本药是多柔比星的主体异构体,是多柔比星氨基糖部分中C'_4羟基的反式构型,作用机制与多柔比星相似。但由于C'_4羟基易与葡糖醛酸酶结合,从而使毒性低于多柔比星。

(2)药动学:本药的体内代谢和排泄较多柔比星快,其分布半衰期、消除半衰期和终末半衰期分别为3.1～4.8分钟、1.3～2.6小时和20～40小时。主要在肝脏代谢,经胆汁排泄。48小时内9%～10%由尿排出,4天内40%的给药量经胆汁排出。本药不通过血-脑屏障。肝损害或肝转移患者本药在血浆中的浓度维持时间长,故需适当减量。肾功能情况对本药的代谢影响不大。

(3)适应证:同多柔比星。

(4)用法用量:50～90 mg/m^2静脉给药,每 3 周 1 次。

(5)不良反应:同多柔比星,但程度较轻,尤其是心脏毒性。

(6)禁忌证:①禁用于因化疗或放疗导致的严重的骨髓抑制者。②禁用于既往已用过大剂量蒽环类药物的患者。③禁用于近期或既往有心脏受损病史的患者。④禁用于血尿患者膀胱内灌注。

(7)药物相互作用:给药前先予紫杉醇类药物,本药原形及代谢产物的血药浓度会升高;但若先予本药,则无影响。

(8)注意事项:①定期检查血常规、心电图、肝功能等。②联合用药及肝胆疾病患者适当减量。

3.柔红霉素

(1)药理作用:为第一代蒽环类药物,作用机制与多柔比星相似,抗瘤谱窄于多柔比星。

(2)药动学:本药不能透过血-脑屏障。经肝脏代谢成活性产物柔红霉素醇,并与原形药物一起分布至全身,以肾、脾、肝和心脏中的浓度较高。本药的分布半衰期和消除半衰期分别为 45 分钟和 18.5 小时。13%～25%经肾脏排泄,约 40%经胆汁排出。

(3)适应证:用于各种类型的急性白血病、红白血病、慢性粒细胞白血病、恶性淋巴瘤,也用于神经母细胞瘤、尤因肉瘤和肾母细胞瘤。

(4)用法用量:静脉注射或滴注。使用前将所需量加 10 mL 生理盐水溶解。静脉滴注用生理盐水 250 mL 溶解后再滴注,1 小时内完成给药。成人用量一般为 0.4～1.0 mg/kg,儿童为 1.0 mg/kg,每天 1 次,共 3～5 次,连续或隔天各药。停药 1 周后重复,总给药量不超过25 mg/kg。

(5)不良反应:常见恶心、呕吐、口腔炎及食管炎;白细胞减少几乎不可避免,但血小板减少罕见;胃痛、腹泻等的发生率低于多柔比星;心脏毒性同多柔比星,但累积剂量不同。

(6)禁忌证:对本药或多柔比星或表柔比星过敏者禁用;哺乳期女性及孕妇禁用;心脏疾病、既往有心脏病史的患者禁用。

(7)药物相互作用:见多柔比星。

(8)注意事项:见多柔比星。

4.吡柔比星

(1)药理作用:半合成的蒽环类药物,化学结构与多柔比星相近。主要是以很快的速度进入细胞内,迅速分布于细胞核,抑制 DNA 聚合酶 α 和 β,阻止核酸的合成;药物嵌入 DNA 的双螺旋链,使细胞终止在 G2 期。

(2)药动学:静脉给药后细胞内的浓度高于血浆中的浓度。静脉给予 30 mg/m^2后,血浆浓度迅速降低。5 分钟内药物在血浆中迅速被消除,转移至组织内,脾、肺、肾中的浓度较高,心脏中较低;一次给药和多次给药,组织内的浓度相近。分布半衰期、消除半衰期和终末半衰期分别为 0.89 分钟、0.46 小时和 14.2 小时。主要经胆汁随粪便排泄。

(3)适应证:主要用于恶性淋巴瘤、急性白血病、乳腺癌、泌尿道上皮癌(膀胱癌及输尿管癌)、卵巢癌,也用于子宫颈癌、头颈部癌及胃癌。

(4)用法用量:用 5%葡萄糖注射液或灭菌注射用水溶解,置于小壶内静脉冲入。①静脉冲入:一次 40～50 mg/m^2,每 3～4 周重复;一次 20～25 mg/m^2,1 周 1 次,连用 2 周,3 周为 1 个周期；一次 20 mg/m^2，每天 1 次，连用 2 天，3～4 周为 1 个周期。②动脉冲入(用于头颈部癌、膀胱癌)：7～14 mg/m^2，每天 1 次，连日或间隔使用 5 次。③膀胱内注射：导管导尿后，15～30 mg 溶成 0.5～1.0 mg/mL 的稀释液行膀胱内灌注，每天 1 次，1 周 3 次，每次使药液保留 1～2 小时为 1 个周期，反复 2～3 个周期。

(5)不良反应：①常见骨髓抑制、消化道反应及心脏毒性。②其他不良反应包括乏力、脱发、发热、肝肾功能损害。

(6)禁忌证：①对柔红霉素、多柔比星或表柔比星过敏者禁用。②孕妇及哺乳期女性禁用。

(7)药物相互作用：尚不明确。但因是多柔比星的异构体，可能存在与多柔比星相似的药物相互作用。

(8)注意事项：①难溶于生理盐水中，只能用灭菌注射用水或 5%葡萄糖注射液溶解。②定期检查心脏功能、血常规及肝、肾功能。

5.伊达比星

(1)药理作用：柔红霉素的类似物，因蒽环第 4 位少一个甲氧基，故比柔红霉素的脂溶性高，更易透过细胞膜。本药可抑制核酸合成，干扰 TopoⅡ。

(2)药动学：静脉给药后迅速分布于全身组织中，广泛与组织结合。在肝内和肝外广泛代谢，主要的代谢产物伊达比星醇也具有抗肿瘤作用。骨髓和有核细胞中伊达比星和伊达比星醇的峰浓度分布比血浆中的浓度高 400 倍和 200 倍。本药主要以原形和代谢产物的形式从胆汁中排泄。

(3)适应证：成人急性非淋巴细胞白血病的一线治疗，以及复发和难治患者的诱导缓解治疗；二线用于成人和儿童的急性淋巴细胞白血病。

(4)用法用量：仅供静脉注射给药。①急性非淋巴细胞白血病：与阿糖胞苷合用时推荐 12 mg/m^2，连用 3 天；另一种单独和联合用药的用法推荐 8 mg/m^2，连用 5 天。②急性淋巴细胞白血病：成人推荐 12 mg/m^2，连用 3 天；儿童 10 mg/m^2，连用 3 天。

(5)不良反应：参见多柔比星，20%～30%的患者有氨基转移酶或胆红素升高。

(6)禁忌证：①禁用于严重的肝、肾功能不全或心脏功能不全者。②禁用于曾接受过其他蒽环类药物并且达到最高累积剂量者。③治疗期间应停止哺乳。

(7)药物相互作用：①合并用药引起的肝、肾功能变化可能会影响伊达比星的代谢、药动学、疗效或毒性反应。②同时应用其他作用于心脏的药物时，需在整个治疗期间严密监测心脏功能。

(8)注意事项：①定期监测血常规、心功能、肝功能、肾功能。②如果发生严重的黏膜炎，第 2 个周期应减量 25%。

6.米托蒽醌

(1)药理作用：作用机制与其他蒽环类相似，对 RNA 合成也有抑制。

(2)药动学：本药静脉给药后迅速分布于各组织中，消除缓慢。血浆蛋白结合率为 78%。半衰期为 40～120 小时，有腹水者半衰期进一步延长。主要在肝脏代谢，经粪便排泄，可分泌入乳汁中。

(3)适应证：恶性淋巴瘤、乳腺癌及各种急性白血病。

(4)用法用量：静脉滴注。①单药：成人 10 mg/m^2，溶于 5%葡萄糖注射液 100 mL 内，静脉滴注 30 分钟，每 3～4 周 1 次。②联合用药：成人 6～8 mg/m^2，其余同单药治疗。

(5)不良反应：参见多柔比星。白细胞减少常见于给药后的 10 天，在 21 天恢复；尿液可暂时变成青绿色，偶尔出现巩膜呈青绿色，不需特殊处理；外渗后组织坏死较少见。

(6)禁忌证：对本品过敏者禁用，孕妇及哺乳期女性禁用。

(7)药物相互作用：与多柔比星同用可加重心脏毒性。

(8)注意事项：不宜做鞘内注射，可能会出现截瘫；用药过程中需关注心脏功能、肝功能、肾功能及血常规。

(二)鬼臼毒素类

鬼臼毒素本身的抗肿瘤作用主要通过破坏有丝分裂的细胞中的微管蛋白集解以及微管的形成，使细胞有丝分裂停止于 M 期。而其衍生物依托泊苷(VP-16)和替尼泊苷(VM-26)的抗肿瘤作用与之不同，主要作用于 TopoⅡ来实现：通过与 DNA-酶复合物结合后，抑制酶的再封闭活性，导致断裂的 DNA 链不能修复，最终使肿瘤细胞终止于 G 期。

1.依托泊苷

(1)药理作用：本药为细胞周期特异性药物，主要作用于晚 S 期或 G_2 期，干扰 TopoⅡ，致使受损的 DNA 不能修复。

(2)药动学：①静脉滴注后分布半衰期为 1.4 小时，消除半衰期为 5.7 小时，血浆蛋白结合率为 97%，脑脊液中的浓度(给药后 2～20 小时)仅为血药浓度的 1%～10%。44%～60%经肾排泄(其中 67%为原形)，经粪便排泄仅 16%。②口服给药后 t_{max} 为 0.5～4 小时，生物利用度为 48%。血药浓度仅为静脉注射的(52±8)%，半衰期为(4.9±0.4)小时。药物体内代谢的变异大，与消化道 pH 等因素有关。

(3)适应证：主要用于小细胞肺癌、恶性淋巴瘤、恶性生殖细胞瘤、急性粒细胞白血病，对卵巢癌、乳腺癌和神经母细胞瘤也有效。

(4)用法用量：每天 60～100 mg/m^2，静脉注射，每天 1 次，连用 5 天，每 3～4 周重复 1 次。口服相同剂量，连服 10 天或加倍剂量连服 5 天，亦每 3～4 周重复 1 次。

(5)不良反应：骨髓抑制明显，最低值出现在给药后的 14 天；消化道反应可见恶心、呕吐、口腔炎及食欲下降；脱发常见；静脉滴注速度过快(＜30 分钟)易引起低血压、喉痉挛等变态反应。

(6)禁忌证：对本品过敏者、孕妇禁用。

(7)药物相互作用：①可抑制机体的免疫防御机制，使疫苗接种不能继发人体产生抗体，因此化疗结束后的 3 个月内不宜接种病毒疫苗。②本药与血浆蛋白的结合率高，因此与血浆蛋白结合的药物可影响本药的排泄。

(8)注意事项：①哺乳期女性使用本药期间应终止哺乳。②用药期间需定期监测血常规和肝、肾功能。③注意口腔卫生和口腔炎的发生。④美国食品药品监督管理局妊娠期药物安全性分级为肠道外 D 级。

2.替尼泊苷

(1)药理作用：为依托泊苷的衍生物，通过阻止细胞的有丝分裂起作用。作用机制与依托泊苷相似。

(2)药动学：主要为静脉注射给药。给药后骨髓中的浓度最高，肾、肝、肺、脾、心肌、胃、肠次之，肌肉和脑中最低。静脉给药后 2 小时，各组织中的浓度迅速下降，但骨髓中的浓度下降较慢。血浆蛋白结合率＞99%。分布半衰期为 56 分钟，消除半衰期为 4.45 小时，终末半衰期为 20.3 小时。本药可以通过血-脑屏障。体内代谢主要在肝脏进行，给药后的 24 小时内排出约 50%，其中 42.2%经尿排出、6.3%经粪便排出。

(3)适应证:小细胞肺癌、急性淋巴细胞白血病、神经母细胞瘤和淋巴瘤。

(4)用法用量:使用前以5%葡萄糖注射液或生理盐水配制成0.5~1.0 mg/mL的溶液,静脉滴注30~60分钟。每天50~100 mg,每天1次,连用3~5天,每3~4周重复。

(5)不良反应:参见依托泊苷,但一些研究揭示替尼泊苷的致突变和致癌性大于依托泊苷。

(6)禁忌证:因溶剂中含有聚氧乙基蓖麻油,故对此过敏者禁用;严重的白细胞及血小板减少者禁用。

(7)药物相互作用:本药主要在肝脏代谢,肝药酶诱导剂苯妥英钠和苯巴比妥可提高本药的清除率,可能会降低疗效;环孢素可能会使本药的清除率下降,增加血药浓度,进而导致毒副作用增加。

(8)注意事项:肝功能不全者酌情减量。用药期间需监测血压,静脉给药时间不少于30分钟。

(葛振永)

第三节 干扰有丝分裂及影响蛋白质合成的药

一、紫杉醇类

紫杉醇类药物是最有效的抗肿瘤药物之一,具有广谱抗肿瘤活性,是目前应用最多的抗肿瘤药物。该类药物通过打破细胞有丝分裂时微管蛋白二聚体和微管蛋白之间的动态平衡起抗肿瘤作用,此类药物目前已上市的有紫杉醇和多西他赛(多烯紫杉醇)。

(一)紫杉醇

1.药理作用

本药是新型的抗微管药物,可促进微管双聚体装配成微管,并通过干扰去多聚化过程使微管稳定,从而抑制微管网正常动力学重组,导致细胞分裂受阻。另外,本药还具有放射增敏效应,可促进离子照射所致细胞损害。

2.药动学

静脉给药后,消除半衰期为5.3~17.4小时,有广泛的血管外分布和组织结合效应,本药的血浆蛋白结合率为89%~98%。主要在肝脏代谢,经胆道排泄,仅有13%经尿液排出。

3.适应证

与铂类联合用于卵巢癌;常规治疗失败后的转移性卵巢癌和转移性乳腺癌;与多柔比星、环磷酰胺联合治疗结节阳性乳腺癌;非小细胞肺癌;另外对头颈部癌、食管癌、胃癌、膀胱癌、恶性淋巴瘤及恶性黑色素瘤也有效。

4.用法用量

仅供静脉输注给药,可予以5%葡萄糖注射液或0.9%生理盐水稀释,稀释液浓度应为0.3~1.2 mg/mL,稀释好后缓慢旋转使紫杉醇分散,禁止剧烈摇动。单药剂量一般为135~200 mg/m^2,每3周一次;联合化疗时一般为135~175 mg/m^2,每3周一次,输注时间持续3小时以上。单周方案时,剂量为50~80 mg/m^2,连用2~3周,休息1周,为1个周期,3~

4 周期为 1 个疗程。

5.不良反应

(1)变态反应:由溶剂聚氧乙烯蓖麻油引起,变态反应的发生率很高,需预处理。主要表现为支气管痉挛性呼吸困难、低血压、血管神经性水肿、全身荨麻疹,通常发生于给药后最初的 10 分钟左右,与给药剂量无关。

(2)骨髓抑制:为主要的剂量限制性毒性,但无累积性,延长输注时间亦可增加骨髓毒性,以中性粒细胞减少为主,少见血小板数量减少。白细胞计数最低值一般见于给药后的 11 天之后,15～21 天可恢复。

(3)心脏毒性:紫杉醇治疗过程中可出现心动过缓和低血压,大多数心血管事件为无症状性,不需要治疗。但与蒽环类药物合用时,因为存在药物相互作用,可能会增加充血性心力衰竭的发生率。

(4)神经系统:为周围神经毒性,且为剂量依赖性毒性,表现为指(趾)末端轻度麻木及感觉异常,呈对称性,每周方案可减轻。

(5)肝脏毒性:紫杉醇主要经肝脏代谢、经胆汁排出,因此存在一定的肝损害。为剂量相关性毒性,表现为 ALT、AST 及 AKP 增高。

(6)其他:几乎所有接受紫杉醇治疗的患者均发生脱发;55%的患者可能会出现关节或肌肉疼痛,症状持续时间一般较短,治疗后的 2～3 天可消失;少数患者可出现轻到中度的胃肠道反应;另外还有指甲毒性。

6.禁忌证

禁用于对本品过敏者;禁用于对聚氧乙基-35-蓖麻油或用聚氧乙基-35-蓖麻油配制的药物(如环孢素浓缩注射液和替尼泊苷浓缩注射液)过敏者。

7.药物相互作用

(1)与肝药酶抑制剂如氟康唑、环孢素、红霉素等合用时需加以注意。

(2)有高致敏风险,尽管给予相应的预处理,但仍能发生,在整个治疗过程中需严加观察,尤其是刚开始输注时。

8.注意事项

(1)因致敏风险高,需予皮质激素、抗组胺药及 H_2受体抑制剂预处理,但仍有过敏可能,在整个给药过程中需严密观察,尤其在给药后的 10 分钟内。

(2)药液不能接触含有聚氯乙烯树脂(PVC)的器械。

(二)多西他赛

1.药理作用

作用机制与紫杉醇相同。

2.药动学

本药代谢符合三室模型。分布半衰期为 4 分钟,消除半衰期为 36 分钟,终末半衰期为 11.2 小时。血浆蛋白结合率>98%,主要在肝脏代谢,以胆道排泄为主,仅有 5%～7%随尿液排出。肝功能不全者本药的体内清除率减少,但年龄差异未见影响。

3.适应证

多西他赛的适应证与紫杉醇相似,对晚期乳腺癌、非小细胞肺癌、前列腺癌、卵巢癌有较好效果,对头颈部癌、胰腺癌、胃癌、黑色素瘤、软组织肉瘤也有一定作用。

4.用法用量

单药治疗为 75～100 mg/m^2，国内一般为 75 mg/m^2；联合用药为 60～75 mg/m^2，国内用 60 mg/m^2，静脉给药 1 小时，每 3 周重复 1 次。每周方案可按 35～40 mg/m^2 给药，连用 6 周，停 2 周。可以生理盐水或 5%葡萄糖注射液溶解，浓度为 0.3～0.9 mg/mL。

5.不良反应

(1)变态反应：由溶剂聚山梨酯-80(吐温-80)引起，发生率较紫杉醇低。轻度变态反应表现为瘙痒、潮红、皮疹、药物热及寒战；严重变态反应不多见，表现为支气管痉挛、呼吸困难及低血压。使用接受 3 天地塞米松(8 mg，每天 2 次)预防处理仍不能完全避免。

(2)骨髓抑制：为剂量依赖性、非时间依赖性毒性。可见白细胞和中性粒细胞数减少，最低值多见于用药后的 8 天；85.5%的患者可发生贫血，其中 2.4%为Ⅳ度贫血；血小板数减少少见，为 12.9%。

(3)体液潴留：为多西他赛的特殊不良反应，一般发生于累积剂量达 400 mg/m^2 后，主要表现为下肢水肿、体重增加，少数可出现鞘膜腔积液。给药前连续口服 3～5 天地塞米松不仅能降低发生过敏的风险，同时也能延迟和抑制体液潴留的发生，并降低其严重程度。

(4)指甲、皮肤毒性：与紫杉醇相似，是一种常见的局部不良反应。表现为指甲变色、松动、剥离、疼痛、甲下血肿和囊肿等，与多西他赛的累积剂量有关，无法治愈，但可通过指甲自行生长而好转。

(5)神经毒性：为周围神经病变，是一种剂量累积性中毒，多数情况下停药可逐渐消失。主要包括感觉、运动与视神经毒性，表现为感觉异常、手脚麻木及沉闷感、足踝反射和膝跳反射消失。

(6)胃肠道反应：恶心、呕吐和腹泻。

(7)其他：可见脱发、肌肉关节疼痛、黏膜炎，心脏节律异常的发生率低。

6.禁忌证

(1)孕妇及哺乳期女性禁用。

(2)严重的肝功能不全者禁用。

(3)对吐温-80 严重过敏者禁用。

7.药物相互作用

(1)同紫杉醇。

(2)多西他赛给药初期若无糖皮质激素预处理，接受 3～5 周期后约 50%的患者可出现累积性体液潴留(毛细血管漏综合征)，并呈剂量限制性毒性，因此接受多西他赛化疗的患者需予糖皮质激素预处理，药物剂型一般选择口服制剂。

8.注意事项

(1)静脉输注时，刚开始的 10 分钟滴速宜控制在 20 滴之内，并严密观察变态反应。轻度变态反应一般不需要停止治疗，通常可以采用减慢给药速度来缓解；严重变态反应应立即停止给药并及时对症处理，后续治疗不能再选用该药。

(2)对 ALT 和/或 AST＞1.5 倍正常值上限合并 AKP＞2.5 倍正常值上限者，重度不良反应的风险增加，包括致死的脓毒血症和胃肠道出血、发热性中性粒细胞减少症、血小板减少症、口腔炎及乏力，所以使用多西他赛前需检查肝功能。若胆红素增高且(或)ALT 及 AST＞3.5 倍正常值上限伴 AKP＞6 倍正常值上限，除非有严格的使用指征，否则禁用。

(3)患者可发生重度的体液潴留，连续使用 3 天地塞米松预防处理亦不能完全避免，仍有

6.5%发生可能，应密切注意胸腔积液、心包积液和腹水的发生。

二、长春碱类

该类药物主要作用于细胞有丝分裂期。通过与β-微管蛋白上的一个共价结合位点结合，进而阻断微管蛋白α和β亚单位形成微管的二聚化过程，导致有丝分裂受阻，细胞死亡。具体药物有长春新碱、长春地辛和长春瑞滨等。

(一)长春新碱

1.药理作用

通过与有丝分裂中的微管蛋白结合，阻止其进一步聚集成纺锤体而起作用。作用方式与浓度有关。低浓度时与微管蛋白的低亲和点结合，抑制微管聚合；高浓度时与高亲和点结合，使微管聚集，形成类结晶。

2.药动学

口服吸收差。静脉给药后迅速分布至各组织中，肝内较多，肿瘤组织可选择性地浓集药物，由于浓集于神经细胞较血细胞多，因此神经毒性较大，本药很少透过血-脑屏障。血浆蛋白结合率为75%。分布半衰期为0.07小时，消除半衰期为2.27小时，终末半衰期为85小时。本药主要在肝脏内代谢，通过胆汁排泄，可进入肝肠循环。70%经粪便排泄，5%～16%经尿排泄。

3.适应证

主要用于急、慢性白血病，Hodgkin病以及Burkitt淋巴瘤在内的其他淋巴瘤的联合化疗，也用于治疗骨髓瘤、成神经细胞瘤、肉瘤包括Kaposi肉瘤和横纹肌肉瘤以及脑、乳腺、头颈部和肺肿瘤。

4.用法用量

以适量生理盐水稀释，供静脉注射给药。成人常用量为按体表面积一次1.0～1.4 mg/m^2或体重一次0.02～0.04 mg/kg，一次量不超过2 mg，1周1次，1个疗程的总剂量为20 mg；儿童1.5～2.0 mg/m^2，每周1次，最大2 mg。

5.不良反应

(1)轻微的骨髓毒性。

(2)反复注射可致血栓性静脉炎；液体外渗可导致局部组织坏死。

(3)在动物中有致癌作用，长期应用可抑制生殖系统功能。

6.禁忌证

对本品过敏者、孕妇禁用。

7.药物相互作用

其与CYP3A4抑制剂合用可能会降低长春新碱的代谢，增加毒性；与门冬酰胺酶合用可增加神经毒性，故需先于门冬酰胺酶12～24小时应用(合用或后用时长春新碱的清除率降低)；本品可阻止甲氨蝶呤从细胞内渗出，提高后者的细胞内浓度，故先注射本品；可以改变地高辛的吸收而降低其疗效。

8.注意事项

(1)本品仅供注射给药，主要不良反应为神经系统毒性；如出现严重的神经毒性，应停药或减量。

(2)由于孕妇为D级，应用本品期间应停止哺乳。

(3)可以导致血钾、尿酸水平增高。

(4)2 岁以下儿童周围神经的髓鞘尚不健全,应慎用。

(二)长春地辛

1.药理作用

作用机制与长春新碱相同。

2.药动学

本药分布半衰期为 0.037 小时,消除半衰期为 0.912 小时,终末半衰期为 24.2 小时。静脉注射后,血浆中药物浓度迅速下降,广泛分布于脾脏、肺和肝脏中,周围神经和淋巴结等中的浓度高于血浆浓度数倍,但脑脊液中的浓度很低。本药不与血浆蛋白结合,大部分以未代谢物的形式经胆汁分泌至肠道排出,约 10%由尿液排出。

3.适应证

非小细胞肺癌、小细胞肺癌、恶性淋巴瘤。

4.用法用量

按体表面积一次 3 mg/m^2,每周 1 次,连续用药 3 周为 1 个周期,以生理盐水或 5%葡萄糖注射液溶解后缓慢静脉滴注(6～12 小时)。

5.不良反应

骨髓毒性较长春碱轻,但强于长春新碱,可以引起白细胞减少,但严重的白细胞减少不多见;对血小板的影响小;神经毒性常见;其他可见脱发、静脉炎。

6.禁忌证

骨髓功能低下和严重感染者禁用;孕妇和哺乳期女性禁用。

7.药物相互作用

(1)主要经过肝药酶 CYP3A4 代谢,因此潜在的药物相互作用较多。肝药酶诱导剂如苯妥英钠与长春碱类药物相互增加代谢,容易引起癫痫发作;唑类抗真菌药为 3A4 抑制剂,会减慢长春碱类药物的代谢,因此合用时需要严加注意,必要时减量处理。

(2)与脊髓放疗等合用可加重神经系统毒性。

8.注意事项

(1)应用本品期间应终止哺乳。

(2)用药期间定期检查以下项目:血常规、肝功能、肾功能,注意观察心率、肠鸣音及肌腱反射等。

(3)能增加尿酸量,因此慎用于有痛风病史者;因本品通过胆汁排泄,因此慎用于胆管阻塞、感染者。

(三)长春瑞滨

1.药理作用

作用机制与长春新碱相同。

2.药动学

本药静脉给药后吸收迅速,肝脏中的浓度最高,其次为肺、脾、淋巴结和骨骼,可以在肺内维持较高浓度数天,肺内浓度分别是 VCR 和 VDS 的 14.8 和 3.4 倍。终末半衰期为 40 小时,主要经胆管由粪便排出,经尿排泄 10%～15%。

3.适应证

主要用于非细胞肺癌、乳腺癌、卵巢癌和淋巴瘤等。

4.用法用量

一般为 25～30 mg/m^2，静脉滴注，每周1次，连用2次为1个疗程。低于 20 mg/m^2 时疗效下降或无效。

5.不良反应

(1)骨髓抑制明显，主要为白细胞减少，多在7天内恢复；血小板减少及贫血少见。

(2)神经毒性：主要表现为肌腱反射消失及便秘，个别者有肠麻痹，多为卵巢癌既往腹腔手术或肝功能不全且与顺铂合用者。指(趾)麻木的发生率低于长春新碱。

(3)其他：轻微的消化道反应；肝功能受损、脱发和下颌痛，偶见呼吸困难和支气管痉挛，多于注射给药后的数分钟或数小时内发生。

6.禁忌证

严重的骨髓抑制，严重的肝、肾功能不全，孕妇及哺乳期女性禁用。

7.药物相互作用

主要经过肝药酶 CYP3A4 代谢，因此潜在的药物相互作用较多。肝药酶诱导剂，如苯妥英钠与长春碱类药物相互增加代谢，容易引起癫痫发作；唑类抗真菌药为 3A4 抑制剂，会减慢长春碱类药物的代谢，因此合用时需要严加注意，必要时减量处理。

8.注意事项

可刺激静脉，给药后予 100～250 mL 生理盐水冲洗静脉。

三、影响蛋白合成的药物

门冬酰胺是细胞合成蛋白质及增殖生长必需的氨基酸，正常细胞有合成门冬酰胺的功能，而一些肿瘤细胞却不能自身合成，必须从血中获取。门冬酰胺酶是一种细菌来源性蛋白，通过催化左旋门冬酰胺的脱氨基作用使其含量下降，导致肿瘤细胞增殖受抑；同时，也能干扰细胞 DNA 和 RNA 的合成。主要有2种剂型：普通门冬酰胺酶(L-ASP)和聚乙二醇化的门冬酰胺酶(培门冬酶，PEG-ASP)。这两种制剂的药理作用及不良反应相似，故只介绍门冬酰胺酶。

(一)应用原则与注意事项

(1)L-ASP 具有高度的致敏风险，故给药前需皮试，给药后需严密观察患者的生命体征；PEG-ASP 的过敏风险尽管低于 L-ASP，但仍需给予地塞米松及抗组胺药预防。

(2)本类药物通过影响蛋白质合成而起抗肿瘤作用，因此正常组织蛋白质的合成也会受到影响，如肝脏蛋白质合成障碍导致低蛋白血症、抑制胰岛素合成导致高血糖、抑制纤维蛋白原和凝血因子合成导致凝血异常等，建议在使用过程中常规监测凝血功能。

(二)门冬酰胺酶

1.药理作用

本药可将血清中的门冬酰胺水解为门冬氨酸和氨，而门冬酰胺是细胞合成蛋白质及增殖生长所必需的氨基酸。正常细胞具有自身合成门冬酰胺的功能，而肿瘤细胞却无此作用。因而，当本药使门冬酰胺急剧缺失时，可导致肿瘤细胞蛋白质合成障碍，增殖受抑，达到抗肿瘤的目的。

2.药动学

本药经肌肉或静脉途径吸收，血浆蛋白结合率约30%，吸收后能在淋巴液中测出，但在脑脊液中的浓度很低。注射后，血中的门冬酰胺浓度几乎立即下降至不能检测出的水平，说明本药能很快起作用。肌内注射后，本药的半衰期为 39～49 小时；静脉注射后，本药的半衰期为 8～

30 小时。

3.适应证

对急性淋巴细胞白血病疗效最好，缓解率在 50%以上；对急性粒细胞白血病和急性单核细胞白血病也有一定的疗效；对恶性淋巴瘤也有较好的疗效。单药应用缓解期短，多与其他药物联合应用。

4.用法用量

根据不同疾病，用量差异较大。以急淋的缓解方案为例，按体表面积日剂量为 500 IU/m^2 或 1 000 IU/m^2，最高 2 000 IU/m^2，10～20 天为 1 个疗程。

5.不良反应

(1)变态反应：主要表现为突发性呼吸困难、关节肿痛、皮疹、皮肤瘙痒和面部水肿，严重者可发生呼吸窘迫、休克甚至致死，一般在多次反复注射者中易发生。

(2)肝功能损害常见，一般见于开始治疗的 2 周内发生，表现为氨基转移酶及胆红素升高。

(3)胰腺炎、恶心、呕吐和腹泻。

(4)脱氨基作用可导致血氨、血/尿尿酸水平升高。

(5)血糖过高：停药或给予适量胰岛素及补液可减轻或消失。

(6)高热、畏寒、寒战，可能由制剂中的内毒素引起。

(7)精神及神经毒性：程度不一的嗜睡、精神抑郁、错乱、激动或幻觉；偶可导致帕金森综合征。

(8)罕见的有凝血异常，包括血栓及出血、骨髓抑制等。

6.禁忌证

(1)对本品过敏者禁用。

(2)有胰腺炎病史或患胰腺炎者禁用。

(3)现患水痘、广泛带状疱疹等严重感染者禁用。

(4)妊娠 3 个月的孕妇禁用。

7.药物相互作用

(1)在使用甲氨蝶呤前应用门冬酰胺酶会导致甲氨蝶呤的活性降低。

(2)静脉使用门冬酰胺酶可能会增加长春碱类药物的神经毒性。

8.注意事项

(1)超敏反应的发生率高，应用前后密切监测呼吸、血压、心率及出入量，一般给药后观察 1 小时，防止超敏反应。抢救措施与青霉素过敏相同，包括应用肾上腺素、糖皮质激素、抗组胺药及吸氧。首次使用或停药 1 周及以上者必须皮试。

(2)血糖、血氨、尿酸、尿素氮水平可能会增加。监测血糖；大量补充水分、碱化尿液和口服别嘌醇，以预防高尿酸血症及尿酸性肾病。

(3)治疗的最初 3 周内部分凝血酶原时间、凝血酶时间可能延长，血小板计数增加。

(4)本品可抑制蛋白质合成，患者的血浆纤维蛋白原、抗凝血酶、纤维蛋白溶酶原和血清蛋白等可能降低。

(5)可进一步抑制患者的免疫功能，并增加所接种病毒的增殖能力、毒性和不良反应，故接受本品后的 3 个月内禁止接种活病毒疫苗，另与患者密切接触者的口服脊髓灰质炎疫苗的时间亦推迟。

(葛振永)

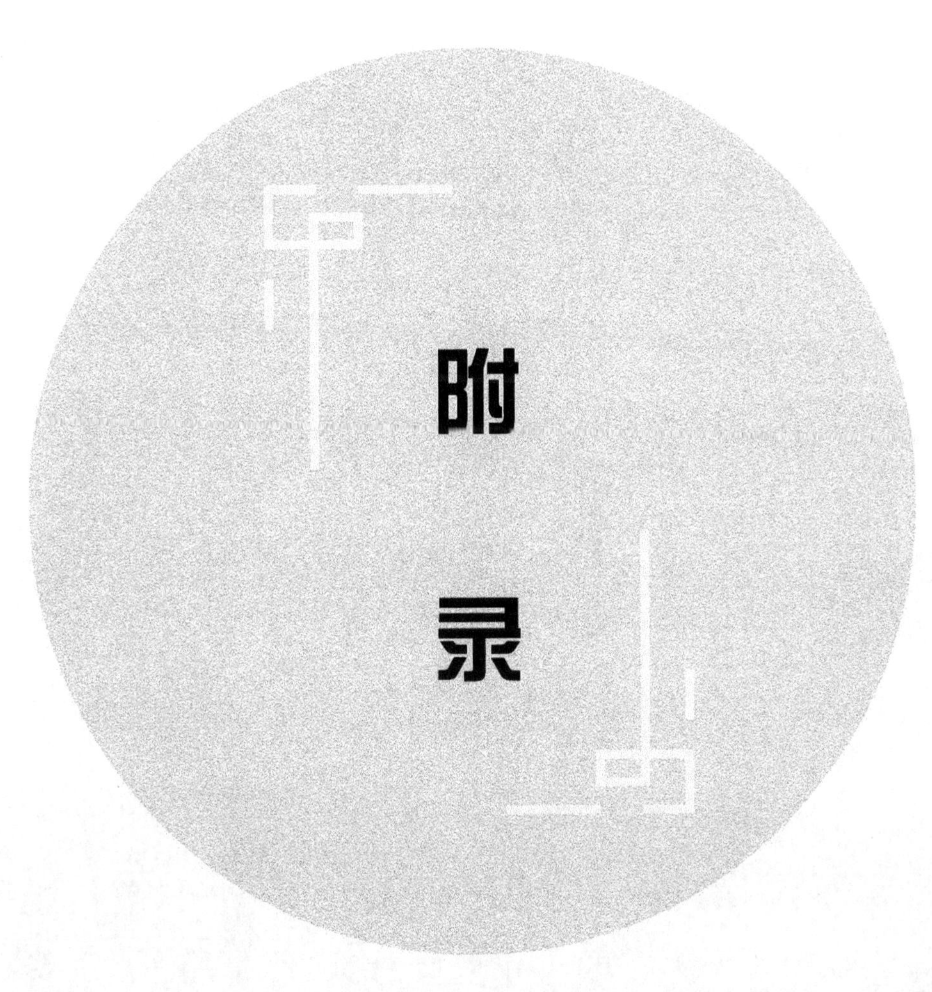

附录

参考文献

[1] 周林光.临床药物应用实践[M].开封:河南大学出版社,2019.
[2] 张金兰.药物分析技术进展与应用[M].北京:中国协和医科大学出版社,2021.
[3] 彭净.临床药物应用指南[M].上海:上海交通大学出版社,2020.
[4] 吴国忠.药物基本知识[M].北京:人民卫生出版社,2020.
[5] 刘圣,沈爱宗,唐丽琴.静脉用药物临床应用指导[M].北京:人民卫生出版社,2021.
[6] 唐志刚.现代药物临床应用精要[M].开封:河南大学出版社,2019.
[7] 李雄.临床药物治疗学[M].北京:中国医药科技出版社,2019.
[8] 刘辉.实用常用药物与合理用药[M].北京:科学技术文献出版社,2020.
[9] 高可新.新编临床药物应用实践[M].南昌:江西科学技术出版社,2020.
[10] 时慧.药学理论与药物临床应用[M].北京:中国纺织出版社,2021.
[11] 王博.药物学基础[M].重庆:重庆大学出版社,2021.
[12] 赵立春.现代药物学指南[M].天津:天津科学技术出版社,2020.
[13] 丛晓娟,杨俊玲,韩本高.实用药物学基础[M].石家庄:河北科学技术出版社,2021.
[14] 杜妍辰,石更强.药物制剂工艺与设备[M].北京:科学出版社,2021.
[15] 张淑娟.临床药物治疗实践[M].北京:科学技术文献出版社,2020.
[16] 张艳秋.现代药物临床应用实践[M].北京:中国纺织出版社,2021.
[17] 张雪飞,文秀云,林拴宝.药物制剂技术[M].广州:世界图书出版广东有限公司,2020.
[18] 丁秀芹.实用临床药物应用[M].北京:科学技术文献出版社,2020.
[19] 冀洪波.实用药物与应用[M].天津:天津科学技术出版社,2020.
[20] 刘秀梅.实用药物基础与实践[M].沈阳:沈阳出版社,2020.
[21] 吴宝剑.药物代谢与转运[M].北京:科学出版社,2020.
[22] 王文萱.常用临床药物[M].北京:科学技术文献出版社,2020.
[23] 赵志宇.药物与临床[M].长春:吉林科学技术出版社,2019.
[24] 刘欣.药物应用与疾病诊疗[M].天津:天津科学技术出版社,2020.
[25] 唐士平.药物学基础与临床常用药物[M].北京:金盾出版社,2020.
[26] 张爱华.药物学基础与临床[M].哈尔滨:黑龙江科学技术出版社,2020.
[27] 丁立,郭幼红.药物制剂技术[M].北京:高等教育出版社,2020.
[28] 单鹏.现代临床药物应用[M].长春:吉林科学技术出版社,2020.

[29] 赵丽娅.药物学基础[M].郑州:河南科学技术出版社,2020.
[30] 王佳佳.临床药物理论与实践[M].北京:科学技术文献出版社,2020.
[31] 王潞.实用药物学进展[M].北京:科学技术文献出版社,2020.
[32] 崔红霞.临床药学与药物治疗学[M].昆明:云南科技出版社,2020.
[33] 沈柏蕊.精编临床药物基础与应用[M].沈阳:沈阳出版社,2020.
[34] 徐世军.实用临床药物学[M].北京:中国医药科技出版社,2019.
[35] 王春娟.现代药物诊疗学[M].沈阳:沈阳出版社,2019.
[36] 贾海珍,彭君,潘云红,等.常用不同二氢吡啶类钙通道阻滞剂对原发性高血压患者血管内皮功能的影响[J].微循环学杂志,2021,31(3):27-31.
[37] 郭思瑞,徐文峰,金鹏飞.基本药物综合评价方法研究进展[J].中国医院用药评价与分析,2023,23(4):510-512.
[38] 李颖.不同剂量硝酸甘油对冠心病心绞痛患者炎症因子的影响[J].中国现代药物应用,2022,16(2):5-8.
[39] 杨继婷.分析小剂量罗红霉素在支气管扩张治疗中的应用效果[J].中国医药指南,2021,19(15):65-66.
[40] 李青.艾司奥美拉唑镁联合盐酸伊托必利片治疗难治性胃食管反流病的疗效分析[J].中国现代药物应用,2022,16(3):215-217.